AF402307

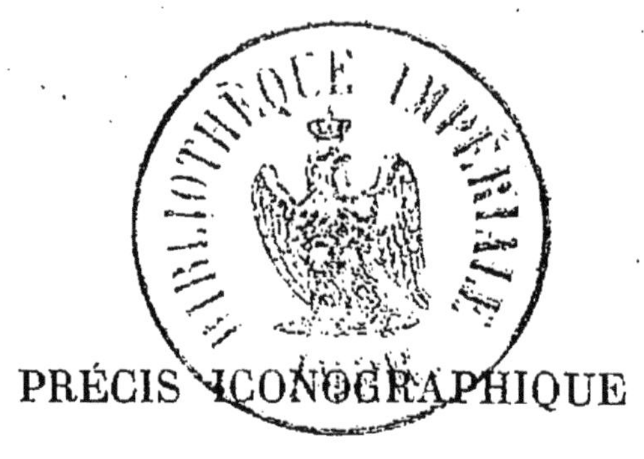

PRÉCIS ICONOGRAPHIQUE

DE

MÉDECINE OPÉRATOIRE

ET

D'ANATOMIE CHIRURGICALE

TRAVAUX DE M. CLAUDE BERNARD

Recherches expérimentales sur les fonctions du nerf spinal ou accessoires de Willis (*Mémoires présentés par divers savants étrangers à l'Académie des sciences*. Paris, 1851, t. XI).

Nouvelle fonction du foie considéré comme organe producteur de matière sucrée, chez l'homme et chez les animaux. Paris, 1853, in-4 de 94 pages.

Mémoire sur le pancréas et sur le rôle du suc pancréatique dans les phénomènes digestifs, particulièrement dans la digestion des matières grasses neutres. Paris, 1856, in-4 de 190 pages, avec 9 pl. gravées et en partie coloriées.

Leçons de physiologie expérimentale appliquée à la médecine, faites au Collége de France. Paris, 1855-1856, 2 vol. in-8, avec figures.

Leçons sur les effets des substances toxiques et médicamenteuses. Paris, 1857, 1 vol. in-8, avec figures.

Leçons sur la physiologie et la pathologie du système nerveux. Paris, 1858, 2 vol. in-8, avec figures.

Leçons sur les propriétés physiologiques et les altérations pathologiques des liquides de l'organisme. Paris, 1859, 2 vol. in-8, avec figures.

Leçons de pathologie expérimentale et de physiologie opératoire, professées au Collége de France en 1859-1860. Paris, 1870, 1 vol. in-8, avec figures.

Introduction à l'étude de la médecine expérimentale. Paris, 1865, in-8 de 400 pages.

Principes de médecine expérimentale, ou De l'expérimentation appliquée à la physiologie, à la pathologie et à la thérapeutique. 2 vol. grand in-8, avec figures. *En préparation.*

Corbeil. — Typ. et stér. de Crété fils.

PRÉCIS ICONOGRAPHIQUE

DE

MÉDECINE OPÉRATOIRE

ET

D'ANATOMIE CHIRURGICALE

PAR LES DOCTEURS

CLAUDE BERNARD

Sénateur, membre de l'Institut (Académie française et Académie des sciences)

Professeur de médecine au Collége de France,
Professeur de Physiologie générale au Muséum d'Histoire naturelle
Commandeur de la Légion d'honneur

ET

Ch. HUETTE (de Montargis)

Ancien interne des hôpitaux civils de Paris
Membre fondateur de la Société de Biologie, membre des Sociétés
anatomiques et de médecine pratique de Paris

—

OUVRAGE

CONTENANT 113 PLANCHES DESSINÉES D'APRÈS NATURE
ET GRAVÉES AU BURIN SUR ACIER

—

NOUVEAU TIRAGE

—

PARIS

J.-B. BAILLIÈRE ET FILS

LIBRAIRES DE L'ACADÉMIE IMPÉRIALE DE MÉDECINE
19, rue Hautefeuille, près le boulevard Saint-Germain

MÉQUIGNON-MARVIS, ÉDITEUR

1870

Tous droits réservés.

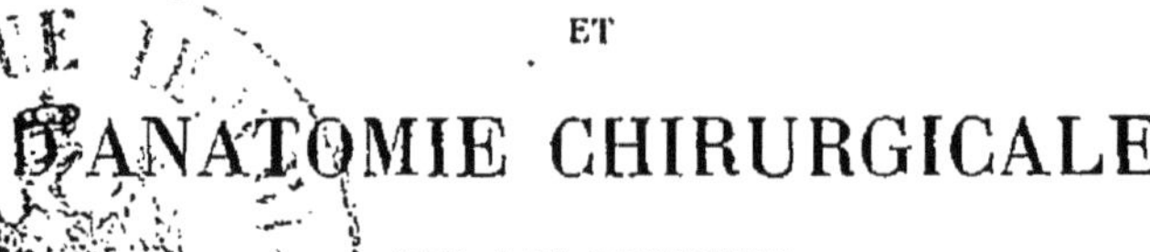

ANATOMIE CHIRURGICALE

ET

MÉDECINE OPÉRATOIRE

INSTRUMENTS

DE CHIRURGIE

Pl. I.

INSTRUMENTS NÉCESSAIRES POUR PRATIQUER
LES INCISIONS.

Fig. 1. Bistouri droit.

Fig. 2. Bistouri convexe.

Fig. 3. Bistouri boutonné ou mousse.

   a a a dos du bistouri.

   b b b tranchant du bistouri.

   c c c articulation de la lame et du manche du bistouri.

   d d d talon du bistouri.

Fig. 4. Pince à disséquer ordinaire.

   a a mors de la pince.

Fig. 5. Sonde cannelée.

   a rainure de la sonde.

   b extrémité boutonnéo de la sonde.

   b' extrémité de sonde non boutonnée, la rainure n'étant pas limitée.

Fig. 6. Ciseaux droits.

Fig. 7. Ciseaux courbes sur le tranchant.

Pl. II.

INSTRUMENTS NÉCESSAIRES POUR OPÉRER LA LIGATURE DES ARTÈRES.

Fig. 1. Pinces à pression continue de M. Charrière.
Fig. 2. Pinces à artère à ressort de Gräff.
Fig. 3. Pinces courbes à pression continue de M. Charrière.
Fig. 4. Pinces à torsion de M. Amussat
Fig. 5. Tenaculum.
Fig. 6. Aiguille de Deschamps.
Fig. 7. Sonde cannelée à œillet.
Fig. 8. Aiguille de Cooper.
Fig. 9. Stylet aiguillé.
Fig. 10. Serre-nœud de M. Sottot.

Pl. III et IV.

INSTRUMENTS NÉCESSAIRES POUR PRATIQUER
LES AMPUTATIONS.

Fig. 1, 2. 3. Couteaux à amputation de différentes grandeurs.

Fig. 4. Couteau inter-osseux.

Fig. 5 et 6. Tenailles incisives.

Fig. 7. Tourniquet à pression continue, de M. Charrière.

Fig. 8. Scie ordinaire à arbre; *a*, lame de rechange.

Fig. 9. Petite scie; *b*, lame de rechange.

Fig. 10. Scie à chaînette; *c*, aiguille pour la conduire; *d*, tenon de la scie qu'on articule après son introduction.

Fig. 11. Aiguilles à sutures

Fig. 12. Pinces à centre à pression continue de M. Charrière.

Fig. 13. Pinces à torsion de M. Amussat.

Fig. 14. Tenaculum.

Pl. V et VI.

INSTRUMENTS POUR LES RÉSECTIONS.

Fig. 1. Scie en crête de coq.

Fig. 2. Scie droite en couteau.

Fig. 3. Autre petite scie en crête de coq. — *a*, plaque servant de point d'appui au doigt indicateur de la main qui dirige l'instrument, quand il faut joindre la force à la précision des mouvements.

Fig. 4. Scie droite de Larrey.

Fig. 5. Scie Martin.—Elle se compose d'une tige *a*, *b*, à l'extrémité de laquelle s'adapte une scie circulaire, *c*. Un mouvement de rotation est imprimé à la tige *a*, *b*, et à la scie terminale par une autre tige *d*, *e*, qui s'articule avec la première au moyen d'une genouillère, *f*. Ce système permet la transmission des mouvements, quel que soit d'ailleurs l'angle que forment entre elles les deux tiges. L'extrémité *h*, est reçue dans un arbre de trépan (fig. 5 *bis*) qu'un aide met en mouvement, tandis que l'opérateur, tenant le manche *i*, que traverse la tige *a*, *b*, dirige l'action de la scie et en détermine la puissance par des pressions fortes ou ménagées. Des scies de différents diamètres, *j*, en *champignon*, *k*, peuvent être adaptées à la tige *a*, *b*, suivant les cas.

Fig. 6. Scie à mollette de Charrière. — Une manivelle *a*, meut la roue *b*, dont l'engrenage avec les roues *c*, *d*, *e*, transmet la rotation à la scie *f*. A l'aide de cet instrument, qui est très-solide et d'un emploi facile, on agit sur des os profondément situés. Des mollettes de différents diamètres peuvent être adaptées à la tige-mère.

Fig. 7. Perforateur de Dupuytren.—Instrument destiné à diviser à de grandes profondeurs les séquestres qu'on ne pourrait retirer entiers par une plaie trop étroite. Deux mors, *a*, *a*, susceptibles d'un écartement variable, servent à saisir le fragment osseux sur lequel on veut agir; une fraise, *b*, mise en mouvement à l'aide d'un archet dont la corde s'enlace autour d'un tourillon, *c*, divise le séquestre.

Fig. 8. Cisailles de Liston, employées pour reséquer d'un seul coup les os peu volumineux.

Fig. 9. Pinces fortes pour saisir et scier les os sur lesquels on opère.

Fig. 10. Pinces propres à extraire les séquestres ou fragments osseux.

Fig. 11 et 12. Gouge ou ciseau plat. — Gouge ou ciseau concave.

Fig. 13. Maillet en plomb.

Fig. 14. Grattoir.

Fig. 15. Cautère olivaire monté sur son manche.

Fig. 16. Cautère hastaire ou transcurrent.

Fig. 17. Cautère nummulaire.

Pl. VII.

INSTRUMENTS DE PERFORATION.

Fig. 1. *a a*, arbre du trépan muni de sa couronne, *b; c*, curseur servant à limiter la profondeur à laquelle doit pénétrer la couronne; *d*, pyramide servant de perforatif et terminant la tige quadrangulaire sur laquelle on monte la couronne.

Fig. 2. Exfoliatif.

Fig. 3. Tréphine à main ; *a, b*, pyramidal servant de perforatif; *c,* couronne; *d*, curseur.

Fig. 4. Brosse pour nettoyer les couronnes.

Fig. 5. Rugine à cinq tranchants.

Fig. 6. Couteau lenticulaire.

Fig. 7. Élévatoire double.

Fig. 8. Élévatoire à rugine.

Fig. 9. *a*, tirefond indépendant servant à enlever le fragment osseux à l'aide d'un manche, *b*.

Fig. 10. Perforatif à manche.

Pl. VIII et IX.

INSTRUMENTS POUR LES OPÉRATIONS QUI SE PRATIQUENT SUR LES YEUX.

Pl. VIII.

Fig. 1. Pince d'Adams modifiée par M. Charrière.

Fig. 2. Pince-anneau de M. Desmarres pour saisir et fixer la paupière supérieure pendant l'ablation des kystes et tumeurs qui nécessitent une dissection minutieuse et prolongée.

Fig. 3. Pinces à mors bifurquées de M. Desmarres, pour saisir les parties molles dans lesquelles on veut faire pénétrer des aiguilles à suture.

Fig. 4. Pince droite à pression continue de M. Charrière. Entre ses branches fines et allongées, on retient facilement les plis cutanés sur lesquels on veut opérer.

Fig. 5. Autre pince à pression continue. Ses mors, recourbés et sillonnés extérieurement d'un pas de vis, peuvent servir à la fois de mandrin pour poser et extraire les canules.

Fig. 6. Pince pour saisir les bords libres des paupières.

Fig. 7. Bistouri pour ouvrir les tumeurs lacrymales, le sac lacrymal et le canal nasal.

Fig. 8. Sondes de M. Gensoul pour le cathétérisme des voies lacrymales.

Fig. 9. Stylets en argent assez fins pour être introduits par les points lacrymaux. — Stylet de Méjean.

Fig. 10. Porte-caustique libre et dans sa canule pour la cautérisation du sac lacrymal.

Fig. 11. Seringue d'Anel. *a* et *b*, siphons de rechange.

Fig. 12. Trocart de M. Laugier pour perforer le sinus maxillaire.

Fig. 13. *a*, canule de Dupuytren ; *b* et *c*, clous en plomb de Scarpa ; *d*, clou en ivoire préparé par M. Charrière.

M. Charrière ramollit l'ivoire par l'acide chlorhydrique et prépare ainsi des clous flexibles, qui sont susceptibles, en se dilatant par leur contact avec des parties humides, de dilater les voies lacrymales.

Fig. 14. Mandrin à crochet de M. Cloquet pour dégager les canules.

Fig. 15. Canule de Desault avec son mandrin boutonné.

Fig. 16. Relève-paupière de Comperat.

Fig. 17. Speculum de Lusardi.

Pl. IX.

Fig 1. Cératotome de Beer.
Fig. 2. Cératotome de Richter.
Fig. 3. Cératotome de Wenzel.
Fig. 4. Couteau lancéolaire de Beer.
Fig. 5. Cératotome de M. Furnari.
Fig. 6. Couteau de M. Desmarres pour agrandir les incisions de la cornée.
Fig. 7. Serpette de Chéselden modifiée par Boyer. L'instrument se termine par une curette, *a*.
Fig. 8. Aiguille de Dupuytren.
Fig. 9. Aiguille de Scarpa.
Fig. 10. Aiguille à kératonyxis de Walter.
Fig. 11. Aiguille fine.
Fig. 12. Aiguille-érigne de Lusardi.
Fig. 13. Ophtalmostat de M. Velpeau.
Fig. 14, 15, 16, 17 et 18. Ciseaux fins pour la pupille artificielle. Les uns sont coudés sur leurs bords et boutonnés à l'extrémité d'une de leurs pointes; les autres sont courbés sur le plat.
Fig. 19. Pince-érigne.
Fig. 20. Pince oculaire.
Fig. 21. Pince à mors courbés.
Fig. 22. Pince pour la pupille artificielle de M. Maunoir.
Fig. 23. Pince-Charrière. Elle se termine inférieurement par une petite lancette à coulisse qui peut rentrer dans le manche de l'instrument.
Fig. 24, 25. Érignes.
Fig. 26. Érigne de Beer.
Fig. 27. Érigne double.
Fig. 28. Érigne mousse.
Fig. 29. Blépharectôme.
Fig. 30. Relève-paupière de Gellies

Pl. X.

INSTRUMENTS DES OPÉRATIONS QUI SE PRATIQUENT SUR L'OREILLE

Fig. 1. Speculum d'Itard.

Fig. 2. Speculum de Bonnafont.

Fig. 3. Pince de Fabrizj pour l'extraction des corps étrangers.

Fig. 4. Pince de Dupuytren pour l'arrachement des polypes.

Fig. 5. Curette pour l'extraction des corps étrangers.

Fig. 6. Speculum de M. Deleau.

Fig. 7. Cathéter double de Fabrizj.

Fig. 8. Sonde d'Itard pour les injections de la trompe.

Fig. 9. Sonde de M. Blanchet.

Fig. 10. Porte-caustique de M. Blanchet.

Fig. 11. Sonde flexible et mandrin de M. Deleau.

Fig. 11 *bis*. Entonnoir de la sonde de M. Deleau.

Fig. 12. Trépan de Fabrizj pour perforer la membrane du tympan.

Fig. 13. Pince porte-charpie de M. Bonnafont.

Fig. 14. Perforateur du tympan de M. Bonnafont.

Fig. 15. Sonde de Belloc pour arrêter les hémorrhagies des fosses nasales.

Fig. 16. Perforateur du tympan, de M. Deleau.

Fig. 17. Vessie en caoutchouc avec robinet et soupape (de M. Blanchet) pour injections d'air et d'éther.

Pl. XI.

INSTRUMENTS POUR LA LARYNGOTOMIE
ET LA TRACHIOTOMIE.

Fig. 1. Canule bivalve de M. Moreau. *a, a*, canules; *b*, trocart.

Fig. 2. Trocart coudé de Bauchot avec sa canule.

Fig. 3. Trocart droit,   ·id.

Fig. 4. Écouvillon pour nettoyer les canules.

Fig. 5. Canule double de Borgelat. *a*, canule extérieure; *b*, canule intérieure.

Fig. 6. Canule à soupape de M. Charrière.

Fig. 7. Canule de M. Guersent.

Fig. 8. Canule de M. Bretonneau.

Fig. 9. Canule à écartement de M. Gendron.

Fig. 10. Mandrin en baleine de M. Guersent pour l'introduction des canules.

Fig. 11. Pince dilatatrice de M. Trousseau.

Fig. 12. Baleines à éponges pour nettoyer les canules sur place.

Fig. 13. Dilatateur de M Maslieurat-Lagemar.

Pl. XII.

INSTRUMENTS POUR LES LIGATURES DES POLYPES
DES FOSSES NASALES.

Fig. 1. Pince à polype droite à pivot latéral.

Fig. 2. Pince à polype courbe.

Fig. 3. Porte-ligature de M. Félix Hatin; face convexe. *a*, plaque mobile soutenant le fil; *b*, vis servant à porter la ligature et à la dégager en élevant la plaque *a*; *c*, vis écartant ou rapprochant deux lames latérales qui élargissent l'instrument.

Fig. 3 *bis*. Face concave du même instrument. *a*, la plaque mobile et les crochets dégagés au-dessus des lames latérales.

Fig. 4. Porte-ligature de M. Charrière. *a*, plaque servant à pousser deux tiges mobiles qui retiennent ou dégagent à volonté le fil passé dans la rainure supérieure de l'instrument.

Fig. 5. Serre-nœud à double canule.

Fig. 6. Serre-nœud de Graff modifié par Dupuytren; le fil est serré par une vis de rappel contenue dans l'intérieur de la canule.

Fig. 7. Serre-nœud à chapelet de Mayor; même mécanisme. Le chapelet permet de porter la ligature dans des cavités qui ne pourraient recevoir une tige droite.

Fig. 8. Serre-nœud de Desault.

Pl. XIII.

INSTRUMENTS DES OPÉRATIONS QUI SE PRATIQUENT SUR
LES AMYGDALES ET LE VOILE DU PALAIS.

Fig. 1. Pince de Museux.
Fig. 2. Tonsillitome de Fahnestoch, modifié par M. Velpeau
Fig. 3. Broche de rechange de M. Guersent.
Fig. 4. Griffe tournante de M. Leroy d'Étioles pour saisir l'amyg-
dale.
Fig. 5. Bistouri à long manche.
Fig. 6. Pince de Graff.
Fig. 7. Ciseaux coudés de M. Roux pour la staphyloraphie.
Fig. 8, 9, 10, 11. Aiguille et porte-aiguille de M. Bourgou-
gnon pour la suture du voile du palais.
Fig. 12. Aiguille de Dieffenbach avec fil de plomb.
Fig. 12 *bis*. Aiguille de Graff.
Fig. 13. Aiguille et porte-aiguille de M. Roux.
Fig. 14.et 15. Porte sutures de M. Depierris.

Pl. XIV.

INSTRUMENTS POUR LES OPÉRATIONS QUI SE PRATIQUENT SUR LE PHARYNX ET LE LARYNX.

Fig. 1. Sonde œsophagienne pour l'alimentation artificielle, servant également à d'autres usages.

Fig. 2. Pinces œsophagiennes pour l'extraction des corps étrangers.

Fig. 3. Sonde de M. Falret.

Fig. 4, 5 et 6. Sonde et mandrin articulé de M. Blanche

Fig. 7. Sonde de M. Baillarger; *a*, mandrin de fil de fer; *b*, mandrin de baleine.

Fig. 8. Œtopésophage de Vacca, modifié, pour faciliter l'incision de l'œsophage

Fig. 9. Crochet à bascule de Græff et de Dupuytren pour l'extraction des corps étrangers.

Fig. 10. Sonde de Chaussier pour faciliter la respiration chez les enfants nouveau-nés.

Fig. 11. Pompe munie d'un robinet à double effet de M. Charrière, destiné à introduire ou extraire les aliments de l'estomac sans interrompre le jeu de la pompe. *a*, canule plongeante; *b*, pièce conique destinée à recevoir la sonde œsophagienne ou toute autre canule.

Fig. 12 et 13. Canules de la pompe qui peuvent être adaptées à des sondes de différents calibres.

Pl. XV.

INSTRUMENTS POUR LES OPÉRATIONS QUI SE PRATIQUENT SUR LES INTESTINS. — PLAIES DES INTESTINS ; HERNIES ; ANUS CONTRE NATURE.

Fig. 1 et 2. Virole de Denans. La figure 1 représente une coupe des viroles d'argent afin de montrer la disposition de la virole d'acier *a*.

Fig. 3. Pince destinée à saisir la virole d'acier *a*, et à en diminuer le diamètre par pression pour en faciliter l'introduction dans les deux viroles d'argent *b* et *c*.

Fig. 4. Bistouri de Blandin modifié par M. J. Guérin pour la cure radicale des hernies ; *a*, lame dégagée de la tige protectrice ; *b*, lame couverte par la tige protectrice.

Fig. 5. Porte-aiguille de M. P. Boyer pour placer les points de suture dans les anus contre nature.

Fig. 6. Aiguille de M. Gerdy pour la cure radicale des hernies ; *a*, l'aiguille est dégagée de la tige cannelée ; *b*, l'aiguille est protégée par la tige cannelée.

Fig. 7. Entérotome de Dupuytren.

Fig. 8. Entérotome de Blandin.

Pl. XVI.

SUITE DES INSTRUMENTS POUR LES OPÉRATIONS QUI SE PRATIQUENT SUR LES INTESTINS, etc.

Fig. 1. — Sonde cannelée à ailes de M. P. Boyer.

Fig. 2. — Bistouri de Thompson; *a*, tranchant.

Fig. 3. — Spatule cannelée de M. Vidal (de Cassis).

Fig. 4. — Bistouri de M. Tesse; *a* tranchant

Fig. 5. — Bistouri d'Astley Cooper; *a*, tranchant

Fig. 6. — Bistouri de Pott.

Fig. 7. — Bistouri engaîné de Grimala; *a,* lame; *b,* lame dégagée de la gaîne par une pression exercée sur le ressort *c*

Fig. 8. — Aiguille lancéolée de M. Velpeau pour la cure radicale des hernies

Pl. XVII.

INSTRUMENTS POUR LE PHIMOSIS, LA FISTULE A L'ANUS ET LES HÉMORRHOÏDES.

Fig. 1. Aiguille lancéolée pour l'opération du phimosis.

Fig. 2. Pinces de M. Ricord pour l'opération du phimosis.

Fig. 3. Pinces de M. Vidal pour l'opération du phimosis.

Fig. 4 et 4 bis. Serre-fines de M. Vidal.

Fig. 5. Bistouri royal.

Fig. 6. Bistouri de Marx et Brechet.

Fig. 7. Gorgeret en bois de Desault.

Fig. 8 et 9. Pince porte-caustique et Pince protectrice de M Amussat pour les hémorrhoïdes.

Pl. XVIII.

BANDAGES HERNIAIRES ET PESSAIRES.

Fig. 1. Bandage double demi-corps, inguinal.
2. Bandage double à brisures et à plaque dorsale.
3. Bandage double brisé dit imperceptible, crural.
4. Bandage ombilical ou exomphal, pelote à spirale.
5. Bandage simple.
6. Bandage simple de gauche à droite.
6 *bis*. Pelotte inguinale très-forte.
7. Pessaire à antéversion, de M. Hervez de Chegoin.
8. Gimblette à tige.
9. Bilboquet en ivoire.
10. Entonnoir oblique à tige.
11. Entonnoir simple.
12. Entonnoir rond en gimblette.
13. Entonnoir ovale en gimblette.
14. Bondon.
15. Élytroïde de M. J. Cloquet.
16. Pessaire ælytromoglion de M. Kilian.
17. Pessaire en 8 de chiffre.
18. Pessaire en sablier de M. Malgaigne.

Pl. XIX et XX.

INSTRUMENTS POUR LE TRAITEMENT DES MALADIES DE L'URÈTRE ET DE LA PROSTATE.

Fig. 1. Bougie exploratrice, en cire.
2. Bougie conique en gomme élastique.
3. Bougie conique et à olive en gomme élastique.
4. Sonde droite en gomme élastique.
5. Sonde courbe en gomme élastique.
6. Sonde conique en argent.
7. Sonde courbe en argent.
8. Bougie en étain.
9. Urétrotome de M. Civiale.
10. Porte-caustique prostatique de M. Mercier.
11. Porte-caustique urétral de M. Lallemand.
12. Porte-caustique urétral prostatique de M. Civiale.
13. Porte-caustique prostatique de M. Lallemand pour les pertes séminales.
14. Porte-caustique urétral d'avant en arrière de M. Barré de Rouen.
15. Porte-caustique urétral d'avant en arrière de M. Ducamp.
16. Porte-caustique urétral d'avant en arrière de M. Leroy d'Étiolles.
17. Scarificateur courbe de M. Ricord.
18. Scarificateur droit de M. Ricord.
19. Scarificateur à gaîne de MM. Bégin et Robert.
20. Scarificateur et sa lame de rechange.
21. Scarificateur prostatique de M. Mercier.
22. Scarificateur urétral de M. Civiale.
23. Explorateur de rétrécissement de M. Civiale.
24. Pince à deux branches de Hunter.
25. Sonde prostatique de M. Mercier.
26. Curette articulée de M. Leroy d'Étiolles.
27. Brise-pierre urétral.
28. Dilatateur urétral droit.

Pl. XXI.

INSTRUMENTS DE LITHOTRITIE ET DE TAILLE.

Fig. 1. Sonde à dard de frère Côme, modifiée par M. Civiale.
2. Sonde à double courant métallique de M. J. Cloquet.
3. Sonde à robinet, à courbure de Pasquier.
4. Bistouri aponévrotome de M. Belmas.
5. Sonde évacuatrice de Pasquier.
6. Bistouri fixe convexe.
7. Bistouri fixe à deux tranchants, taille périnéale.
8. Brise-pierre à mors tont à la fois fenêtré et à cuiller à pi_gnon, de MM. Mercier et Charrière.
9. Brise-pierre de M. Heurteloup à mors fenêtré et à pignon, de M. Charrière, pour attaquer et diviser la pierre.
10. Instrument pour extraire une bougie dans la vessie.
11. Instrument pour extraire les corps étrangers de la vessie.
12. Brise-pierre à mors plats et à écrou brisé de MM. Amussat, Civiale et Charrière.
13. Brise-pierre à mors et à écrou libre de MM. Ségalas et Charrière.

Pl. XXII.

SUITE DES INSTRUMENTS DE LITHOTRITIE ET DE TAILLE.

Fig. 1. Lithotome double de Dupuytren, modèle Charrière.
2. Lithotome simple de frère Côme, modifié par M. Charrière.
3. Tenettes droites à forceps, à branches croisées et décroisées près des anneaux, modèle Charrière.
4. Tenette courbe modifiée par le même.
5. Bouton à curette et à crête conductrice de tenette.
6. Cathéter conducteur à cannelures rondes, modèle Charrière.
7. Marteau pour percuter.
8. Tenette droite à branches croisées et décroisées, à crémaillère dépendante ou indépendante à volonté et dont les branches peuvent se séparer au moyen du nouveau système de tenon, modèle Charrière.
9. Canule de Dupuytren pour le tamponnement.
10. Canule divisée en trois grosseurs variées allant sur la seringue à anneaux (voy. planche XIV, fig. 11, 12 et 13).
11. Canule à jet unique et à arrosoir pour injection de la vessie.
12. Gorgeret conducteur de tenettes.
13. Gorgeret suspenseur et conducteur de MM. Belmas et Civiale.

Pl. XXIII.

INSTRUMENTS POUR LES MALADIES DES FEMMES.

Fig. 1. Aiguille de M. Vidal (de Cassis) pour la suture du périnée.
Fig. 2. Aiguille de M. Roux, même usage.
Fig. 3. Lame plate de M. Jobert pour déprimer les parois latérales du vagin.
Fig. 4. Dépresseur à une valve coudée pour la partie postérieure du vagin.
Fig. 5. Deux bistouris convexes et pointus pour aviver.
Fig. 6. Deux couteaux hystérotomes droit et gauche.
Fig. 7. Longue paire de ciseaux courbes sur le plat.
Fig. 8. Pince porte-ligature de M. J. Cloquet.
Fig. 9. Sonde utérine modifiée par M. Valleix.
Fig. 10. Long porte-pierre à trois usages : 1° la pince à deux branches ; 2° la pince porte-nitrate ; 3° la cuvette porte-caustique (qui n'est pas figurée sur cette planche).

Pl. XXIV.

SUITE DES INSTRUMENTS POUR LES MALADIES DES FEMMES.

Fig. 1. Speculum en ivoire de M. Jobert.
Fig. 2. Spéculum à quatre valves de MM. Ricord et Charrière.
Fig. 3. Speculum bivalve de M. Benett (de Londres).
Fig. 4. Speculum à trois valves (modèle Charrière).
Fig. 5. Redresseur utérin de M. Valleix.
Fig. 5 *bis*. Le même sur un manche servant à l'introduire.

Pl. XXV.

INSTRUMENTS POUR LES OPÉRATIONS OBSTÉTRICALES.

Fig. 1. Ciseaux perce-crâne de Smellie avec gaîne protectrice
Fig. 2. Compas pelvimètre de Van-Huewel.
Fig. 3.   *Idem.*   de Baudelocque.
Fig. 4. Ciseaux céphalotomes de M. Dubois, à branches croisées
      et décroisées près des anneaux (modèle Charrière).
Fig. 5. Forceps trempé en ressorts.
Fig. 6. Céphalotribe de Baudelocque, à crémaillère articulée de
      MM. Depaul et Charrière.
Fig. 6 *bis.* Clef du céphalotribe.
Fig. 7. Pince à faux germe.
Fig 8. Porte-cordon en baleine de Schôller.

TABLE

DES

INSTRUMENTS DE CHIRURGIE.

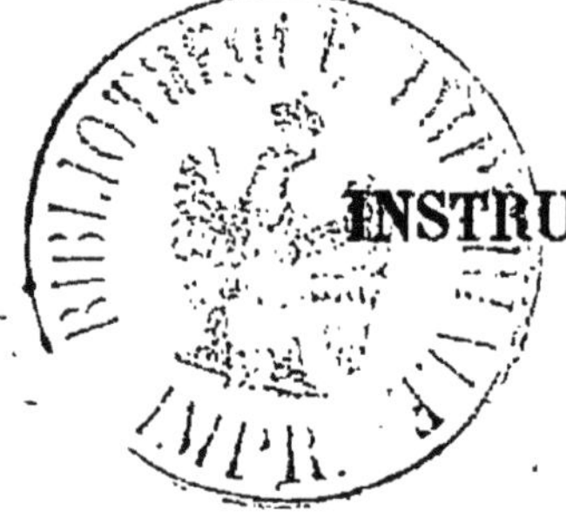

Pl. 1.

MANIÈRES DE TENIR LE BISTOURI.

On peut varier, en quelque sorte, à l'infini les positions du bistouri ; cependant, sous le rapport de la médecine opératoire, ces positions peuvent se résumer à trois, qui se dédoubleront, si l'on veut, chacune en deux variétés.

Première position (fig. 1 et 2). Le manche du bistouri est tenu solidement à pleine main, comme un couteau de table. Dans cette position, le talon de l'instrument repose toujours dans la paume de la main, seulement le tranchant peut être tourné en bas, et alors l'index s'étend sur le dos de la lame (fig. 1) ; ou bien le tranchant étant tourné en haut (fig. 2), l'index se place plus près de l'articulation de la lame et sur ses côtés. La première position convient toutes les fois qu'on a besoin d'une grande solidité et de beaucoup de force dans les mouvements.

Deuxième position (fig. 3 et 4). Le bistouri est **tenu** comme une plume à écrire, le tranchant peut être tourné en bas (fig. 3), ou en haut (fig. 4). La deuxième position est convenable quand on veut avoir des mouvements à la fois légers et précis.

Troisième position (fig. 5 et 6). Le bistouri est tenu comme un archet de violon. Dans un cas, le talon de l'instrument sera porté en arrière et son tranchant tourné en bas (fig. 6), et dans l'autre, ce sera l'inverse ; c'est-à-dire que le talon du bistouri sera porté en avant et son tranchant dirigé en haut (fig. 5). La troisième position est bonne quand il faut apporter une grande délicatesse et beaucoup de précautions dans les mouvements opératoires.

INCISIONS.

En pratiquant des incisions aux téguments avec le bistouri ou les ciseaux, on a ordinairement pour but de se frayer un passage vers des parties plus profondes qu'il s'agit de découvrir ou d'enlever, etc. Dans ces différents cas, l'incision sera faite de *dehors en dedans* ou de *dedans en dehors*.

Dans l'incision de *dehors en dedans*, la peau sera toujours préalablement tendue, afin d'éviter son plissement et de faciliter sa division sous le tranchant du bistouri, qui doit toujours agir en pressant et en sciant, et de façon à diviser bien perpendiculairement le tissu cutané.

1° *Incisions simples*. La peau étant maintenue appliquée et tendue sur les parties profondes, par la main gauche du chirurgien ou par des aides, l'opérateur prend un bistouri droit en première ou deuxième position (fig. 1 et 3), le plonge d'abord perpendiculairement jusqu'à une profondeur convenable, et l'incline ensuite, sous un angle de 45° environ, jusqu'au moment où, voulant finir l'incision, il le relève perpendiculairement pour éviter de terminer l'incision *en queue*, c'est-à-dire par une section oblique de la peau. On suit les mêmes règles pour pratiquer les incisions transversales, longitudinales ou courbes, etc. Mais il est quelquefois nécessaire d'éviter avec le plus grand soin les parties situées immédiatement au-dessous de la peau. Alors on fait l'incision avec un bistouri convexe, tenu comme un archet de violon (fig. 6), et en divisant les parties couche par couche. Ou bien encore, on soulève un repli des téguments, dont un aide retient le côté opposé, et on fait agir le tranchant du bistouri, tenu en première position, perpendiculairement au repli, tantôt de *dehors en dedans* ou de *dedans en dehors* (fig. 2).

2° *Incisions composées*. Elles résultent de la rencontre de deux ou plusieurs incisions simples. Les principales sont : 1° L'incision en V, qui se compose de deux incisions simples réunies sous un angle aigu ; si l'angle formé est un angle droit, l'incision est dite en L. 2° L'incision en T, formée par une incision qui tombe perpendiculairement sur une autre ; elle est dite en croix, quand les deux incisions simples se croisent à angle droit sur leur milieu ; en étoile, si les branches plus nombreuses convergent vers un centre commun. Pour pratiquer plus facilement ces différentes solutions de continuité qui se croisent, il est convenable, quand la peau est molle et roulante, d'opérer d'abord une incision transversale, de tendre ensuite fortement ses bords et d'y faire tomber les incisions secondaires.

3° *Incisions de dedans en dehors.* Elles se pratiquent avec ou sans conducteur. Dans un premier procédé, on introduit obliquement le bistouri, tenu en deuxième ou troisième position, sous la peau, l'aponévrose, ou dans le trajet fistuleux qu'on veut inciser, puis on relève le bistouri perpendiculairement *devant soi* quand le tranchant est tourné en avant, ou *contre soi* quand le tranchant regarde en arrière (fig. 5). On effectue ainsi l'incision des parties qui recouvrent le tranchant du bistouri en le faisant couper de son talon vers sa pointe. Dans le deuxième procédé, on introduit sous la peau le bistouri en première position avec ou sans sonde cannelée jusqu'au point où l'on veut finir l'incision, puis relevant la pointe de l'instrument on lui fait percer les téguments de dedans en dehors, et on achève l'incision en abaissant le poignet et en coupant de la pointe vers le talon du bistouri.

Pl. 2.

RÉUNIONS.

Les méthodes de réunion des plaies varient suivant la nature de la solution de continuité et suivant le but que le chirurgien se propose. Lorsque la plaie doit suppurer, on s'opposera simplement, en attendant la cicatrisation, à l'écartement et au décollement de ses bords, ainsi qu'à la stagnation du pus, au moyen de différents appareils de pansement. Mais quand on veut obtenir une réunion immédiate sans suppuration et, comme on le dit, *par première intention*, il convient d'affronter très-exactement les lèvres de la plaie, jusqu'à ce que l'inflammation adhésive qui se développera entre elles ait déterminé et assuré leur union définitive. Si les solutions de continuité sont assez régulières et ont leur siége sur les membres, par exemple, ou sur certaines parties du tronc, il est quelquefois possible d'obtenir le rapprochement exact des tissus divisés, à l'aide de bandages unissants appropriés, d'une position convenable du membre ou d'emplâtres agglutinatifs (fig. 1); mais dans une foule d'autres circonstances, on est obligé de recourir à une opération réelle qui est *la suture*.

Fig. 2, 3, 4, 5, 6. SUTURES.

La suture est une opération qui a pour but de maintenir réunies les deux lèvres d'une solution de continuité qui sont trop courtes ou trop molles, etc., pour qu'on puisse y appliquer un bandage.

Les instruments nécessaires pour pratiquer les sutures sont des aiguilles et des fils. L'aiguille aplatie de Boyer, courbée en arc de cercle régulier *aa′*, et celle de M. Velpeau à chas latéral, courbée et aplatie seulement dans sa moitié antérieure *bb′*, sont les plus usitées, à moins d'indications spéciales, que nous aurons soin de mentionner en leur lieu. On ne se sert également du porte-aiguille (fig. 7), que lorsque la nature des tissus exige qu'on emploie une grande force pour y faire pénétrer l'aiguille.

Relativement à leur procédé opératoire et à la manière dont elles agissent, les sutures peuvent être distinguées en trois espèces. 1° *La suture simple* ou du Pelletier (fig. 2 et 3), qui affronte les lèvres de la plaie bord à bord ; 2° *la suture à points passés* (fig. 5), qui rapproche les lèvres de la plaie par leurs parties profondes et, en quelque sorte, face à face; 3° *la suture entortillée* (fig. 6), qui se rapporte aux deux indications précédentes et réunit les lèvres de la plaie à la fois par leurs bords et par leurs parties profondes.

1° *La suture simple* (fig. 3) s'obtient en passant un fil avec une aiguille courbe au-dessous des deux lèvres de la solution de continuité qu'on veut affronter. Pour cela, l'opérateur pique sur le bord droit et supérieur de la plaie, et fait pénétrer l'aiguille à cinq ou six millimètres de distance de la section de la peau. En poussant ainsi l'aiguille, dans une position telle que sa convexité regarde vers les parties profondes, sa pointe tend à se relever et vient ressortir par la lèvre gauche de la plaie, qu'elle traverse de dedans en dehors à une distance de la section, égale à celle qu'on avait conservée à droite. Quelquefois des irrégularités ou un grand écartement des bords, etc., empêchent de traverser ainsi, d'un seul coup et avec une seule aiguille, les deux côtés de la plaie. Alors on se sert d'un fil armé d'une aiguille à chacune de ses extrémités, et l'on perce, dans ce cas, les deux bords de la division de leur face intérieure vers l'extérieure.

Le premier point de suture étant opéré, on en pratique d'autres de la même manière jusqu'à réunion complète de toute la solution de continuité. Lorsqu'on opère ainsi une certaine étendue de suture simple sans couper le fil, il en résulte une suture continue, dite *à surjet* ou *du Pelletier* (fig. 3). Quand, au contraire, on coupe le fil entre chaque point de suture et qu'on noue les bouts sur le côté de la plaie, on obtient la suture simple *interrompue* ou *entrecoupée* (fig. 2). Enfin si, au lieu de nouer les extrémités des fils, on les rassemble toutes en un seul faisceau pour le maintenir tendu en dehors, on fait la *suture à anse* de Ledran. (Voyez *Entéroraphie*).

2° *Suture à points passés* (fig. 3). On commence cette suture absolument comme la suture simple, c'est-à-dire qu'on passe ordinairement avec une seule aiguille un fil dans les deux lèvres de la plaie; mais ce fil, au lieu de revenir traverser sur la plaie, longe ses bords en allant alternativement sur le côté gauche et sur le côté droit. Quand on fait un certain nombre de points de suture de cette façon, sans couper le fil, on décrit en quelque sorte des zigzags, qui ont valu à ce mode de réunion le nom de *suture en zigzags* (fig. 5). *La suture enchevillée* (fig. 4) dérive évidemment de celle à points passés. En effet, elle tend à rapprocher toujours les bords de la plaie par leur face profonde, seulement les anses des fils qui opèrent ce résultat dans la suture en zigzags sont ici remplacées par un tuyau de plume, un bout de sonde en gomme élastique, etc. Le mode opératoire consiste à passer dans les lèvres de la plaie autant de fils doubles qu'on veut avoir de points de suture ; puis on glisse parallèlement à la plaie dans l'anse produite par le dédoublement de chaque fil une tige de bois ou de plume, tandis qu'on noue, en serrant modérément, les extrémités libres de chacun des fils sur une pareille tige, placée du côté opposé.

3° *La suture entortillée* (fig. 6) participe, quant à ses effets, des deux précédentes, seulement on la pratique autrement ; au lieu de passer un fil dans les lèvres de la plaie, on y passe une tige métallique, soit une épingle ordinaire, *a*, ou une épingle d'entomologiste, comme M. Dieffenbach le préfère, etc. Par ce premier temps, les parties profondes de la plaie se trouvent rapprochées ; mais, pour maintenir ce rapprochement dans les parties superficielles, on les réunit au moyen d'un fil croisé en 8 de chiffre autour des extrémités de chaque épingle, *c* ; puis les fils croisés en X, et conduits autour de l'épingle suivante, l'entourent de la même manière, et ainsi de suite. On termine l'opération en excisant les pointes des épingles, et pour qu'elles ne puissent point blesser la peau, on interpose habituellement au-dessous d'elles une bandelette de sparadrap, *f, f*.

Pl. 3.

DU SÉTON.

Le séton est une opération qui consiste à établir un exutoire qu'on entretient par la présence d'une mèche de coton ou d'une bandelette de linge. Nous ne parlerons que du séton à la nuque ; on peut cependant l'appliquer dans plusieurs autres régions du corps, mais le procédé opératoire est toujours à peu près le même.

Fig. 1. Séton a la nuque.

Ayant opéré sur la peau de la région postérieure du cou un pli vertical, dont un aide retient la partie supérieure, on traverse ce pli de peau à sa base avec un bistouri droit, tenu en première position, qu'on relève en égalisant l'ouverture des deux côtés et en l'agrandissant en haut et en bas. Alors au moyen d'un stylet aiguillé, *ab*, on passe la mèche, *c*, préalablement graissée de cérat, après quoi on lâche le pli qu'on avait fait à la peau.

Le pansement se compose d'un linge fenestré, enduit de cérat sur les plaies, de la charpie par-dessus et une compresse dans le dédoublement de laquelle on reploie l'excédant de la mèche. Une bande ordinaire, passée circulairement autour du cou, maintient cet appareil qui sera enlevé le quatrième ou le cinquième jour, c'est-à-dire lorsque la suppuration sera bien établie. A chaque pansement, on fait passer dans la plaie une nouvelle partie de la mèche, qu'on a eu soin d'enduire de cérat, et on resèque l'ancienne : pour la remplacer, on coud une nouvelle mèche à l'extrémité de celle qui finit.

L'aiguille de Boyer (fig. 1′) dispense du bistouri et du stylet aiguillé, en ce qu'elle fait l'ouverture et passe la mèche en même temps. Cet instrument est néanmoins peu employé.

Fig. 2. Vaccination.

C'est ordinairement la partie supérieure et externe du bras qu'on choisit pour inoculer le vaccin. Quatre procédés peuvent arriver à ce but : 1° *la friction*, 2° *le vésicatoire*, 3° *la scarification*, 4° *la piqûre* Nous parlerons seulement de ce dernier procédé qui est le plus généralement mis en usage.

Pour opérer la vaccination *par piqûre*, on fait usage d'une lancette ordinaire, ou bien encore de la lancette et de l'aiguille à vaccine *a*, *b*. On commence par charger son instrument de vaccin, soit en trempant la pointe dans le liquide d'un bouton de vaccine ouvert, si l'on fait la vaccination de *bras à bras*, soit en l'humectant avec du virus de vaccin conservé. La lancette, tenue de la main droite comme une plume à écrire, est alors présentée presque horizontalement à la surface de la peau, et on fait pénétrer sa pointe à deux millimètres environ au-des sous de la membrane épidermique; après cinq ou six secondes on retire l'instrument en soulevant un peu l'épiderme, pour mieux faire pénétrer le vaccin dans la piqûre. Il sort habituellement une petite gouttelette de sang qu'on étale sur la petite plaie, en essuyant la lancette de façon à empêcher l'entraînement du virus.

On pratique ainsi à chaque bras trois à quatre piqûres qu'on laisse sécher à l'air avant de vêtir l'enfant, et l'opération est terminée.

Fig. 3. MOUCHETURES ET SCARIFICATIONS.

Les mouchetures, *a*, *a*, *a*, sont des piqûres petites et nombreuses, faites très-rapidement avec une aiguille en fer de lance ou avec une lancette aiguë, dans le but de dégorger une partie enflammée ou œdématiée.

Les scarifications b, *b*, *b*, sont des incisions superficielles et rapprochées qui provoquent un écoulement de sang plus ou moins abondant : c'est un moyen très-anciennement connu d'opérer la saignée capillaire. Les instruments employés à cet usage peuvent être un rasoir, une lancette ou même encore un bistouri convexe, tenu en troisième position. Pour abréger la douleur aux personnes pusillanimes, on a quelquefois recours au scarificateur allemand (fig. 3') qui, à l'aide d'un ressort, met en mouvement d'un seul coup seize à vingt-quatre lancettes, et opère conséquemment ce nombre d'incisions dans le même temps qui serait nécessaire pour en faire une seule avec le bistouri.

Fig. 4. ACUPUNCTURE.

L'acupuncture est une opération qui consiste à enfoncer des aiguilles *a*, *b*, *c*, dans les tissus. Quand on met les aiguilles en communication avec les pôles d'une pile pour faire passer un courant électrique dans un membre ou dans une partie malade, on lui donne le nom d'*électro-puncture*. Tout récemment on s'est servi de l'électro-puncture, et dans plusieurs circonstances avec succès pour opérer la coagulation du sang dans les artères et obtenir ainsi la guérison de tumeurs anévrysmales

Il y a trois procédés pour faire pénétrer l'aiguille, soit brusquement et d'un seul coup, soit, au contraire, d'une manière lente et graduelle. Dans ce dernier cas, on fait pénétrer l'aiguille doucement, en même temps qu'on fait rouler le manche entre le pouce et l'index, ou qu'on frappe à petit coup sur la tête. Ces procédés peuvent être employés indifféremment et sont également peu douloureux.

Pl. 4.

1º SAIGNÉE DU BRAS.

FIG. 1. ANATOMIE.

La peau et le tissu adipeux qui recouvrent les veines du pli du bras ont été enlevés, ainsi que l'aponévrose anti-brachiale subjacente, 2, afin de montrer les rapports que les parties profondes affectent avec les veines superficiel-les. Ces dernières sont, de dehors en dedans :

A, *Veine radiale*, accompagnée par quelques filets ner-veux, *a*, provenant du nerf musculo-cutané.

B, *Veine médiane céphalique*, croisée par le rameau in-terne, *b*, du nerf musculo-cutané.

C, *Veine céphalique*, formée par la réunion des deux précédentes ; son bord interne est longé par le nerf mus-culo-cutané, *c*.

D, *Veine médiane commune* et filets, *d* provenant des nerfs musculo-cutané et cutané interne.

E, *Veine médiane basilique*, croisée par la branche an-tibrachiale, *c*, du cutané interne. Plus volumineuse et plus superficielle que les précédentes, elle marche, dans sa moitié externe, parallèlement à l'artère humérale, F, dont elle est séparée par l'expansion aponévrotique du biceps, G. Elle est croisée en haut et en arrière par le nerf médian, H.

I, *Veines cubitales* ; M, *Veine basilique*, naît de la réunion de la médiane basilique avec les cubitales. N, nerf bra-chio-cutané interne.

FIG 2. PROCÉDÉ OPÉRATOIRE.

Le malade étant assis ou ccuché, l'opérateur, muni d'une petite bande en fil ou mieux en drap, place d'abord son plein sur la partie antérieure du bras, à trois ou quatre travers de doigt au-dessus du pli du coude, et en ramène les deux chefs sur le côté externe du bras, où il les fixe par une simple rosette. Pendant que les veines se gonflent sous l'influence de cette constriction, assez modérée toutefois pour ne pas empêcher de sentir le pouls au poignet, le chirurgien prépare une petite compresse ployée en quatre pour le pansement, et arme sa lancette pour l'opération, c'est-à-dire qu'il l'ouvre de façon que la lame fasse un angle un peu obtus avec sa châsse; après quoi il la place dans un endroit à sa portée, ou bien encore saisit le bout de la châsse entre les dents, de manière que la main qui opérera puisse facilement saisir l'instrument par le talon.

Alors le chirurgien reprend le bras du malade, le place dans l'extension, et fixe la main sous son aisselle gauche, si c'est sur le bras droit qu'il opère, et *vice versa*, si c'est sur le bras gauche; puis, au moyen de douces frictions, il fait remonter le plus de sang possible dans la veine, qu'il maintient avec le pouce de sa main gauche, en même temps que les quatre derniers doigts saisissent le membre et se placent en arrière pour tendre la peau. Cela fait, l'opérateur prend le talon de sa lancette entre le pouce et l'index, et se sert des autres doigts pour s'en faire un point d'appui sur le bras, au moment où il va piquer la veine. L'ouverture de la veine doit se faire en général par *simple ponction*, et obliquement à la direction des veines, a, a', a''. Aussitôt après la piqûre, le sang jaillit avec plus ou moins de force, et on facilite son écoulement en faisant presser dans la main du malade un lancetier, une bande roulée, un étui, etc. Lorsqu'on a obtenu la quantité de sang désirée, on arrête la saignée en appliquant le pouce de la main gauche sur l'ouverture de la veine, pendant qu'on enlève la ligature du bras. Après avoir nettoyé les parties souillées de sang, on applique sur la plaie, à la place du pouce, une petite compresse ployée en quatre, qu'on maintient au moyen d'une bande disposée en 8 de chiffre, et dont on assujettit le bout avec une épingle.

La saignée du bras offre quelques particularités relatives au choix de la veine et de la lancette. On peut saigner toutes les veines du pli du bras, quand elles sont bien apparentes sous la peau. Cependant c'est ordinairement aux médianes *basilique* A ou *céphalique* B qu'on s'adresse. Ce que nous avons dit précédemment peut être appliqué à la saignée de la médiane céphalique; mais quand la médiane basilique est la seule apparente et qu'on est forcé de la piquer, il convient de bien s'assurer de la position de l'artère avant d'agir. Il vaut mieux, en général, faire la piqûre à la partie inférieure de la veine, parce que là elle est séparée de l'artère par l'expansion aponévrotique du biceps. Si au moment de pratiquer la ponction on recommande au malade de contracter son bras, comme s'il voulait attirer l'opérateur à lui on obtient, par suite de la contraction du biceps, une tension plus forte de son expansion aponévrotique, qui soulève davantage la veine médiane basilique, et l'éloigne d'autant plus sûrement de l'artère qui est placée au-dessous et qu'on veut éviter.

La lancette à pointe large et brusquement terminée, dite *à grain d'orge* (Pl. 5, fig. 1), fait une ouverture plus large, et convient dans le plus grand nombre des cas; la lancette pointue, dite *à grain d'avoine* (fig. 2), et celle très-pointue, dite *à langue de serpent* (fig. 3), sont employées lorsque les veines sont très-profondes et recouvertes de graisse : on recommande, dans ce dernier cas, d'élargir la plaie de la veine en faisant éprouver à la pointe de la lancette un mouvement d'*élévation* ou de *bascule* qui succède à celui de *ponction*.

Par ce moyen, on favorise l'écoulement du sang et on prévient le *thrombus*, c'est-à-dire son épanchement dans le tissu cellulaire sous-cutané.

2° SAIGNÉE DU PIED.

Fig. 3. Anatomie.

La veine saphène, A, naît de la veine dorsale interne du pied, B; se porte de bas en haut au-devant de la malléole interne, C, et sur la face interne du tibia accompagnée en avant par le nerf saphène, D. Une lamelle aponévrotique très-mince la sépare de la peau.

Fig. 4. Procédé opératoire.

On arrête la circulation veineuse au moyen d'une bande disposée comme pour le bras et placée à deux travers de doigt au-dessus des malléoles, après quoi on fait plonger le pied dans un bain d'eau chaude, en attendant qu'on prépare la lancette et tout ce qui est nécessaire pour le pansement. Au bout d'un instant, le chirurgien, étant assis vis-à-vis du malade, retire le pied de l'eau, l'essuie, le place sur son genou et fixe avec soin la veine saphène qui est habituellement roulante sous le doigt, puis opère, comme pour les veines du bras , la ponction du **vaisseau**, A. Il est rare que le sang s'écoule par jet; on est alors dans l'habitude de replacer le pied dans l'eau chaude, jusqu'à ce que la coloration rouge du liquide ou le temps de l'immersion dans l'eau fasse juger que l'on a obtenu une suffisante quantité de sang.

Le pansement se compose d'une petite compresse carrée sur la plaie, maintenue par un bandage en 8 de chiffre ou par le bandage de l'étrier.

Pl. 5.

FIG. 1. LANCETTES 1 A GRAIN D'ORGE, 2 A GRAIN D'AVOINE,
3 A LANGUE DE SERPENT.

a, lame de la lancette. *e*, talon de la lancette. *g*, châsse de la lancette. *h*, *h'*, deux valves qui composent la châsse. *f*, articulation de la lame avec la châsse.

Fig. 2. Saignée de la veine jugulaire externe, B ; artériotomie de l'artère temporale, A'.

SAIGNÉE DE LA JUGULAIRE.

Fig. 2. ANATOMIE.

La jugulaire externe tantôt unique, tantôt double à son origine, et alors naissant par deux branches qui se réunissent en un tronc commun à la partie moyenne du cou, s'étend de l'angle de la mâchoire inférieure au milieu de la clavicule. Obliquement dirigée d'avant en arrière, elle croise la direction du sterno-cléido-mastoïdien, elle est appuyée sur ce muscle et recouverte dans tout son trajet par le peaucier et la peau. Vers sa partie supérieure, elle est en rapport avec quelques filets nerveux.

PROCÉDÉ OPÉRATOIRE.

Le malade étant assis ou mieux couché, on interrompt la circulation veineuse à l'aide d'une compression établie sur le vaisseau, un peu au-dessus de la clavicule. On fait usage, à cet effet, d'une compresse épaisse que maintient une bande, A, qui vient se nouer sous l'aisselle opposée. Une simple ficelle un peu serrée au lieu de bande dispenserait de la compresse, parce qu'elle s'imprime dans la peau et aplatit exactement la veine dans le point qu'elle comprime. Le vaisseau étant convenablement gonflé, le chirurgien l'assujettit au moyen de son index et en opère la ponction, B. L'ouverture de la veine, qui se pratique dans la région moyenne du cou, doit être assez large et dirigée dans un sens opposé à la direction des fibres du peaucier, parce que celles-ci, étant coupées en travers, se rétractent et maintiennent la plaie ouverte. Très-souvent il arrive que le sang coule en bavant, et on est alors obligé de le diriger dans le vase au moyen d'une petite gouttière de carton.

On arrête l'écoulement du sang en enlevant le bandage compresseur, en même temps qu'on appuie sur la plaie avec le doigt pour empêcher l'introduction de l'air.

Le pansement se fait en recouvrant la piqûre, dont on essuie et rapproche les bords avec un peu de sparadrap ou du taffetas d'Angleterre. Quelquefois ces moyens ou même un bandage circulaire ne sont pas suffisants pour empêcher le sang de couler ; alors M. Magistel propose un point de suture.

ARTÉRIOTOMIE

ANATOMIE.

A, ponctué du trajet de l'*artère temporale* ; *b'*, division de la peau ; *c'*, compresses en pyramides destinées à la compression de l'artère.

L'*artère temporale*, née de la carotide externe, au niveau du condyle de la mâchoire inférieure, se porte verticalement en haut derrière l'arcade zygomatique. Arrivée au milieu de la région temporale, elle se bifurque en deux branches : l'une, postérieure, se porte en arrière, l'autre, antérieure ou frontale, sillonne le front d'arrière en avant. Cette dernière repose sur l'aponévrose épicrânienne et n'est recouverte que par la peau : position et rapport favorables pour l'artériotomie.

PROCÉDÉ OPÉRATOIRE.

Le malade étant assis ou couché, on cherche à découvrir la direction de l'artère temporale par ses battements, après quoi on la fixe avec le pouce et l'index gauches, qui ont encore pour but de tendre la peau. Alors, au moyen d'un bistouri droit, tenu en troisième position, le chirurgien opère une courte incision, dirigée de manière à couper l'artère en travers. Le sang sort quelquefois par jet, et le plus souvent en bavant ; pour l'arrêter, on comprime l'artère sur les deux côtés de la plaie, au moyen de compresses en pyramides *c, c'*, qu'on maintient avec le bandage appelé nœud d'emballeur.

Pl. 6.

LIGATURE DES ARTÈRES.

1° EFFETS DE LA LIGATURE SUR LES ARTÈRES.

Fig. 1. Les artères sont formées de trois membranes superposées, appelées *tuniques* : *a*, tunique externe, la plus vivante, souple et très-résistante ; *b*, tunique moyenne, jaune, élastique, formée de fibres circulaires, offre peu de résistance dans le sens longitudinal, possède une vitalité obscure ; *c*, tunique interne, mince, lisse, transparente, très-friable, sans vitalité, est considérée comme analogue aux produits épidermoïdes.

Fig. 2. Lorsqu'on applique une ligature, *a*, sur une artère, les deux tuniques interne et moyenne, *b*, *e*, sont brisées par le fil et se rebroussent de façon que les parois *c*, *d*, de la tunique externe, la seule qui résiste à la ligature, se trouvent mises en contact par leur face interne.

Fig. 3. Après la ligature d'une artère, la collatérale, *a*, située au-dessus se dilate ; dans l'espace compris entre la ligature et la naissance de cette première collatérale, le sang stagne et il s'y forme par suite un caillot, *b*, qui oblitérera l'artère après la chute de la ligature.

Fig. 4 et 5 [1]. La torsion, *a*, produit sur les tuniques artérielles un effet analogue à la ligature, à savoir qu'elle brise les deux tuniques interne et moyenne *b*, *b*, qui sont refoulées en haut et en bas, tandis que la tunique externe, *c*, seule résiste et se tortille pour oblitérer le ca libre de l'artère.

Fig. 6. Après que le cours du sang a été interrompu dans une artère, par une ligature ou par une autre circonstance, la circulation se rétablit au-dessous au moyen de la dilatation des anastomoses entre les collatérales inférieures et supérieures. La figure 6, empruntée au Musée Dupuytren, représente un anévrysme, *a*, de l'artère poplitée, guéri par l'emploi de la glace. On voit la dilatation considérable des rameaux articulaires *b*, *b*, *b*, *b*, qui ont rétabli la circulation dans la partie inférieure du membre.

Fig. 7. *a*, artère dans un moignon, saisie ou plutôt accrochée par la pointe, *b*, du tenaculum ; *c*, *c'*, ligatures destinées à lier l'artère saisie par l'instrument.

[1] Empruntées au traité des ligatures de M. Manec.

2° PROCÉDÉS GÉNÉRAUX POUR OPÉRER LA LIGATURE DES ARTÈRES.

Pour découvrir une artère qu'on veut lier il faut :

1° Chercher d'abord à déterminer la direction du vaisseau, tant par les connaissances anatomiques qu'on possède que par les battements artériels, si c'est sur le vivant qu'on opère.

2° La peau étant convenablement tendue, avec un bistouri convexe, tenu en troisième position, faire, suivant le trajet de l'artère, une incision qui sera d'autant plus grande qu'elle est située plus profondément. Cette première incision devra toujours comprendre la peau et le tissu cellulaire.

3° On divisera, à l'aide de la sonde cannelée, l'aponévrose générale d'enveloppe et on écartera les muscles pour chercher le paquet vasculo-nerveux composé de l'artère entourée par une gaîne commune avec ses veines et ses nerfs satellites

4° Après avoir soulevé cette membrane commune au moyen des pinces à disséquer, on la divise avec précaution et en dédolant.

5° Alors on quitte le bistouri, et saisissant la sonde cannelée comme une plume à écrire, on s'en sert pour isoler l'artère à droite et à gauche, après quoi on cherche à la dégager et à la soulever en faisant passer la sonde au-dessous. Il y a deux précautions à garder dans ce temps opératoire ; la première, c'est de ne pas dénuder l'artère dans une trop grande étendue; la seconde, est d'introduire la sonde entre l'artère et son organe satellite le plus important, afin de ne pas s'exposer à blesser ce dernier avec le bec de la sonde.

6° Une fois l'artère dénudée et soulevée sur la sonde, on s'assure de ses battements et on passe la ligature au-dessous avec un stylet aiguillé muni d'un fil. Quand l'artère est profondément située on fait usage de la sonde de Deschamps ou de l'aiguille de Cooper.

7° Enfin l'artère étant bien reconnue on doit l'étreindre par un premier nœud. Si le vaisseau est profond, on devra introduire l'extrémité des deux doigts indicateurs dans la plaie de façon à ce qu'ils forment au fil qui serre, comme deux espèces de poulies de renvoi, et qu'ils préviennent ainsi le soulèvement et le trop grand tiraillement de l'artère. On opère ensuite un second nœud, et on coupe un des chefs du fil tandis qu'on place l'autre dans l'angle le plus déclive de la plaie.

Pl. 7.

LIGATURE DES ARTÈRES CUBITALE ET RADIALE.

FIG. 1. ANATOMIE.

A, *artère humérale* côtoyée en dedans par le *nerf médian*, *b*.

c, veine médiane basilique, croisant la direction de l'artère humérale et du nerf médian, dont elle est séparée par l'expansion aponévrotique, *d*, du tendon du biceps.

E, origine commune des *artères cubitale* et *radiale*.

f, nerf médian, croisant l'artère cubitale près de son origine.

EG, moitié supérieure de l'artère cubitale couchée sur le fléchisseur profond; elle est recouverte par les muscles rond pronateur, grand palmaire et fléchisseur superficiel, dont la section permet de voir la direction de l'artère qui, dans ce trajet, est accompagnée seulement de ses deux veines satellites. Le nerf cubital est plus en dedans.

GK, moitié inférieure de l'artère cubitale plus superficiellement située que la moitié supérieure, également accompagnée par ses veines satellites. Elle est en rapport en dedans avec le *nerf cubital*, *h*, et le tendon du cubital antérieur, *i*; en dehors avec les tendons *j*, du fléchisseur superficiel.

L, *artère cubitale* donnant naissance à l'arcade palmaire superficielle.

EP, moitié supérieure de l'artère radiale accompagnée par ses deux veines satellites, et en rapport en dedans avec les bords externes des muscles coupés rond pronateur, *n*, et grand palmaire, *o*; en dedans avec le bord interne du muscle long supinateur, *m*, qui la recouvre un peu dans une partie de son trajet. Le nerf radial est plus en dehors.

PT, moitié inférieure de l'artère radiale, presque sous-cutanée, accompagnée de ses deux veines satellites, et en rapport en dehors avec le tendon du long supinateur, *q*, et le *nerf radial*, *r*; en dedans avec le tendon du grand palmaire, *s*, son muscle satellite.

FIG. 2. OPÉRATION.

Plaie n° 1. *Ligature de l'artère cubitale dans son tiers supérieur.* — *a*. division de la peau; *b*, division de l'aponévrose; *c*, division dans la partie intermusculaire du cubital et du fléchisseur superficiel; *d*, nerf cubital; *A*, artère cubitale sur l'aiguille de Cooper.

Plaie n° 2. *Ligature de l'artère cubitale dans son tiers inférieur.* —

a, division de la peau , *b*, division de l'aponévrose; *c*, nerf cubital ; *d*, tendon des muscles fléchisseurs superficiels ; A, artère sur la sonde.

Plaie n° 3. *Ligature de l'artère radiale dans son tiers supérieur. —* *a*, division de la peau ; *b*, division de l'aponévrose; *c*, nerf radial ; *d*, bord interne du long supinateur ; A, artère radiale sur la sonde.

Plaie n° 4. *Ligature de l'artère radiale dans sa partie inférieure. —* *a*, division de la peau ; *b*, division de l'aponévrose; *c*, nerf radial ; A, artère radiale sur la sonde.

PROCÉDÉ OPÉRATOIRE.

§ 1. *Ligature de l'artère radiale à la partie inférieure de l'avant-bras. —* (Voir plaie n° 4.) 1° Pratiquer sur le côté externe du tendon du grand palmaire, qu'il est toujours facile de sentir, une incision de quatre à cinq centimètres qui divisera la peau et le tissu cellulaire ; 2° diviser l'aponévrose antibrachiale en conduisant le bistouri sur la sonde cannelée ; 3° chercher, isoler et lier l'artère qui se trouve placée au côté externe du tendon du grand palmaire toujours reconnaissable à son aspect nacré.

§ 2. *Ligature de l'artère radiale au tiers supérieur de l'avant-bras. —* (Voir plaie n° 3.) Sur le bord interne du grand supinateur, si on peut le sentir, ou encore sur le trajet d'une ligne représentant la direction de l'artère et étendue du milieu au pli du coude au côté interne de l'apophyse styloïde du radius , on pratiquera une incision de sept à huit centimètres qui divisera la peau et le tissu cellulaire, en ayant soin d'éviter les veines sous-cutanées. L'aponévrose étant divisée à son tour sur la sonde cannelée, on cherchera au-dessous le bord du muscle grand supinateur. Ce point de repère étant déterminé et le muscle soulevé avec un crochet mousse, on trouvera au-dessous de lui l'artère radiale renfermée dans sa gaîne avec ses deux veines satellites, dont il faut l'isoler pour la lier ensuite.

§ 3. *Ligature de l'artère cubitale au tiers inférieur de l'avant-bras. —* (Voir plaie n° 2.) 1° Sur le côté externe du tendon du muscle cubital antérieur, ou, si l'on aime mieux, sur le trajet d'une ligne tirée de l'épitrochlée à la saillie de l'os pisiforme, on tracera une incision de cinq à six centimètres qui divisera la peau et le tissu cellulaire ; 2° L'aponévrose étant ensuite incisée sur la sonde cannelée, on trouvera le tendon du cubital qu'il faut déjeter en dedans ; 3° l'artère qui est au-dessous entre ses deux veines satellites sera ensuite dégagée de sa gaîne celluleuse, puis soulevée sur la sonde et liée

§ 4. *Ligature de l'artère cubitale à la partie moyenne de l'avant-bras.* — (Voir plaie n° 1.) 1° Sur le trajet de la ligne précédemment in diquée, pratiquer une incision de huit à neuf centimètres qui intéressera la peau et le tissu cellulaire sous-cutané ; 2° chercher ensuite le premier interstice musculaire visible en procédant de dedans en dehors ; 3° le diviser avec la sonde cannelée, puis écarter en dehors le fléchisseur sublime au-dessous duquel est placée l'artère accompagnée de ses deux veines. Après avoir divisé la gaine d'enveloppe de ces vaisseaux, il sera plus commode, pour passer la ligature, de faire usage de la sonde de Deschamps ou de l'aiguille de Cooper, à cause de la profondeur de la plaie.

Pl. 8.

LIGATURE DE L'ARTÈRE HUMÉRALE.

FIG. 1. ANATOMIE

AB , *artère humérale*. — Elle s'étend du bord inférieur de l'aisselle jusqu'à trois centimètres environ au-dessous de l'articulation huméro-cubitale. Située à la face interne de l'humérus en haut, elle descend en le contournant de dedans en dehors et lui devient antérieure en bas.

En rapport dans son quart supérieur avec le bord interne du muscle *coraco-brachial*, C, plus bas elle répond au bord interne du muscle *biceps*, D, qui la recouvre un peu dans ses deux tiers inférieurs. Chez les sujets amaigris ou peu musculeux , elle n'est recouverte que par l'aponévrose brachiale et la peau. Tout à fait en bas, elle longe le côté interne du tendon du biceps en s'engageant sous son expansion aponévrotique, *a,* qui la sépare de la veine médiane basilique, *b.*

E , *le nerf médian*, accompagne l'artère dans son trajet, enveloppé avec elle dans une gaîne aponevrotique commune. Supérieurement, il lui est externe ; il la croise en avant vers son milieu , et lui devient interne dans son tiers inférieur. *Les nerfs cubital et radial* sont en rap·port avec l'artère en dedans et en arrière, mais seulement à sa partie supérieure.

F,G, *veines humérales.* L'interne est plus volumineuse que l'externe. Elles côtoient l'artère qu'elles enlacent par de fréquentes anastomoses.

H, branche superficielle provenant de l'humérale profonde. Elle se porte en arrière, accompagnée par le *nerf cubital.*

FIG. 2. OPÉRATION.

Plaie n° 1. *Ligature de l'humérale à sa partie inférieure.* — *a,* incision de la peau et du tissu cellulaire sous-cutané ; *b,* division de l'aponévrose antibrachiale ; *c,* veine médiane basilique, située entre la peau et l'aponévrose et déjetée en dedans ; *d,* bord interne du muscle biceps ; *e,* nerf médian situé en dedans de l'artère ; F, artère dégagée de la gaîne commune et soulevée sur la sonde cannelée.

Plaie n° 2. *Ligature de l'humérale à la partie supérieure du bras.* — *a,* incision de la peau et du tissu cellulaire ; *b,* incision de l'aponévrose générale d'enveloppe ; *c,* veine brachiale ; *d,* nerf médian au côté externe de l'artère ; E, artère dégagée et soulevée par la sonde.

PROCÉDÉ OPÉRATOIRE.

§ 1. *Ligature de l'humérale à sa partie inférieure ou au pli du bras.* (Voir plaie n° 1.) — 1° Chercher à reconnaître le tendon du biceps et le bord interne de ce muscle.

2° Pratiquer une incision de six centimètres, en suivant le contour inférieur et interne du biceps. Dans cette incision, qui n'intéressera que la peau et le tissu cellulaire, ménager la veine basilique, c, qu'on déjettera, suivant le cas, en dehors ou en dedans de l'incision.

3° La couche aponévrotique est constituée en ce point par l'expansion du biceps; la diviser sur la sonde cannelée.

4° Au-dessous, on verra l'artère accompagnée de ses veines et côtoyée par le nerf médian en dedans; soulever avec des pinces la gaîne commune des vaisseaux et nerfs, l'inciser en dédolant, isoler l'artère et la lier.

§ 2. *Ligature de l'humérale à la partie supérieure du bras.* (Voir plaie n° 2.) — 1° Après avoir bien déterminé le bord interne du biceps, pratiquer dans sa direction une incision de six à sept centimètres de longueur, qui intéressera la peau et le tissu cellulaire.

2° Inciser l'aponévrose humérale sur la sonde cannelée.

3° Chercher le tronc nerveux le plus rapproché du bord interne du biceps; c'est le nerf médian au-dessous et en dedans duquel se trouvera l'artère.

4° Inciser en dédolant la gaîne commune des vaisseaux, après l'avoir attirée avec des pinces; puis écarter le nerf médian en dehors, isoler l'artère, et la soulever en faisant passer la sonde au-dessous d'elle de dehors en dedans.

Pl. 9

LIGATURE DE L'ARTÈRE AXILLAIRE DANS LE CREUX DE L'AISSELLE.

FIG. 1. ANATOMIE.

1, muscle grand pectoral soulevé; 2, muscle petit pectoral; 3, muscles grand dorsal et grand rond; 4, muscle biceps; 5, muscle triceps; 6, aponévrose brachiale.

A, *Artère axillaire*. Continuation de la sous-clavière, elle commence au bord inférieur de la première côte, et se termine au bord inférieur de l'aisselle; son trajet sépare le tiers antérieur du tiers moyen de l'aisselle. Dans sa moitié inférieure, elle répond en dehors à la face interne de l'humérus sur lequel on peut facilement la comprimer; en dedans elle n'est recouverte que par la peau et l'aponévrose générale d'enveloppe, qui permettent de sentir facilement ses battements.

b, *muscle coraco-brachial*, satellite de l'artère. On la trouve au bord interne et postérieur de ce muscle qui offre un point infaillible de ralliement.

c, d, e, f, *branches terminales du plexus brachial*. Elles enlacent étroitement l'artère au-dessous du muscle petit pectoral; c, *le musculo-cutané*, longe le côté externe de l'artère; d, *le médian*, la plus volumineuse des branches du plexus, naît par deux racines qui enlacent l'artère au niveau du bord inférieur du petit pectoral; ce nerf recouvre l'artère en avant et un peu en dehors, en longeant le bord interne du muscle coraco-brachial; e, *le brachial cutané interne*, branche grêle, née de la racine interne du médian, se trouve en dedans en avant. Enfin, *le cubital*, f, et *le radial*, que la veine axillaire ne permet pas de voir, se trouvent encore plus en dedans et en arrière.

G, *la veine axillaire* se place en avant de l'artère et des nerfs, qu'elle recouvre en partie.

Tous les vaisseaux et nerfs axillaires sont unis par un tissu cellulaire assez lâche, parcouru par des vaisseaux et ganglions lymphatiques, h.

J, artères et veines scapulaires inférieures

K, artère humérale, continuation de la sous-clavière, dégagée des nerfs et veines qui l'entourent

FIG. 2. OPÉRATION.

a, incision de la peau; *b*, incision de l'aponévrose générale d'enveloppe; *c*, nerf médian refoulé en haut; *d*, veine axillaire abaissée par un crochet mousse; *e*, brachial cutané interne; *f*, gaîne aponévrotique des vaisseaux axillaires; G, artère axillaire sur la sonde qu'on a passée de dedans en dehors et de bas en haut.

PROCÉDÉ OPÉRATOIRE.

Le procédé opératoire, à l'aide duquel on lie l'artère axillaire dans le creux de l'aisselle, au-dessous du petit pectoral, est décrit sous le nom de procédé de M. Lisfranc; il consiste : 1° à trouver la place de l'artère, en tirant une ligne longitudinale qui séparerait le tiers antérieur de l'aisselle de ses deux tiers postérieurs, ou encore en sentant le bord interne du muscle coraco-brachial, satellite de l'artère. 2° Inciser dans cette direction et avec précaution la peau et le tissu cellulaire dans une étendue de six à sept centimètres. 3° Aussitôt qu'on apercevra le faisceau des vaisseaux et nerfs, abandonner le bistouri et donner un peu de relâchement aux parties en abaissant légèrement le bras. 4° Reconnaître alors le muscle coraco-brachial et s'en servir comme d'un point de repère pour aller à la recherche de l'artère. 5° A l'aide de la sonde cannelée, et en partant du muscle coraco-brachial, écarter d'abord les nerfs médian et cutané interne en avant, puis les nerfs cubital et radial en arrière; dans cet intervalle se trouvent l'artère et la veine. 6° Isoler avec précaution l'artère de la veine et la soulever, en passant la sonde d'arrière en avant, afin d'éviter la lésion de la veine axillaire qui, dans ce point, est un organe plus important à ménager que le nerf.

Pl. 10.

LIGATURE DES ARTÈRES AXILLAIRE ET SOUS-CLAVIÈRE.

(Pour l'origine et les collatérales des artères sous-clavières voir Pl. II.)

FIG. 1 ET 2. ANATOMIE.

Fig. 1. 1, la clavicule et le muscle grand pectoral, 2, reséqués dans une partie de leur étendue, laissent à nu les vaisseaux axillaires. 3, muscle trapèze. 4, m. sterno-mastoïdien. 5, m. omoplat-hyoïdien. 6, m. deltoïde. 7, m. petit pectoral.

A, *l'artère axillaire*, dans sa moitié supérieure, est successivement recouverte, en bas, par le sommet du muscle petit pectoral, 7 ; plus haut, par le muscle grand pectoral dont l'isole une couche de tissu adipeux sillonnée de rameaux artériels et veineux ; enfin par l'aponévrose et la peau. a, artère scapulaire supérieure qui longe le bord supérieur de la clavicule.

B, la *veine axillaire*, en dedans et en avant de l'artère, n'est point en contact immédiat avec elle. La *veine céphalique*, c, remonte dans l'interstice cellulaire qui sépare le deltoïde du grand pectoral, croise l'artère axillaire au-dessus du bord supérieur du petit pectoral, et se jette dans la veine axillaire.

D, les *nerfs du plexus brachial* sont plus en dehors et en arrière. Un filet thoracique croise souvent l'artère tantôt en avant tantôt en arrière.

Fig. 1 et 2, A, *l'artère sous-clavière*, née du tronc brachio-céphalique à droite, de la crosse de l'aorte à gauche, se porte en haut, se recourbe en arcade sur la première côte, a, et descend de dedans en dehors jusqu'au premier espace intercostal, où elle prend le nom *d'artère axillaire*. De la variété d'origine des sous-clavières il résulte que la sous-clavière gauche, dans sa portion ascendante, a plus d'étendue que la sous-clavière droite. (Voir Pl. II, fig. 1.)

L'*artère sous-clavière*, après s'être engagée entre les muscles scalènes, descend sur la première côte, a (fig. 2), dans une gouttière située en dehors du tubercule d'insertion du scalène antérieur, b (fig. 2), tubercule qui offre un point de ralliement essentiel signalé par M. Malgaigne. Au delà du scalène, elle répond en avant au triangle sus-claviculaire limité en bas par la clavicule et le muscle sous-clavier ; en dedans, par le sterno-mastoïdien, 4, qui la recouvre souvent un peu de son bord externe ; en dehors par l'omoplat-hyoïdien. Là, elle n'est recouverte en haut que par l'aponévrose cervicale profonde, le peaussier et la peau ; plus bas, par le sous-clavier et la clavicule. La première côte s'élève au-dessus de la clavicule chez les sujets dont le cou est allongé, alors l'artère peut être comprimée soit directement soit par l'abaissement forcé de la clavicule.

B , la *veine sous-clavière*, située au-dessous et en avant de l'artère, en est séparée par l'insertion du scalène antérieur, *b*, fig. 2. La veine jugulaire externe, *e*, peut croiser l'artère en avant en se jetant dans la veine sous-clavière.

D , les *nerfs du plexus brachial*, plus en dehors et en arrière, ne sont en rapport avec l'artère qu'à sa partie inférieure et postérieure

Fɪɢ. 3. OPÉRATIONS.

Plaie n° 1. *Ligature de l'artère axillaire.*— *a*, incision de la peau ; *b*, incision de l'aponévrose subjacente ; *c*, bord supérieur du petit pectoral ; *e*, fibres du grand pectoral incisées en travers ; *d*, veine axillaire ; A, artère axillaire sur l'aiguille de Deschamps au-dessous de l'abouchement de la veine céphalique.

Plaie n° 2. *Ligature de l'artère sous-clavière en dehors des scalènes.* — *a*, incision de la peau ; *b*, incision de l'aponévrose ; *c*, muscle omohyoïdien ; *d*, nerfs du plexus brachial ; *e*, muscle scalène antérieur ; *f*, veine sous-clavière ; A, artère sous-clavière.

PROCÉDÉS OPÉRATOIRES.

§ 1. *Ligature de l'artère axillaire au-dessous de la clavicule ou par la paroi antérieure de l'aisselle.* — I. *Procédé ordinaire.* — L'épaule étant bien dégagée, le coude légèrement écarté du tronc et la tête penchée du côté opposé, le chirurgien pratiquera, à dix-huit ou vingt millimètres au-dessous de la clavicule et parallèlement à la direction de cet os, une incision comprenant la peau, le peaussier et le tissu cellulaire sous-cutané et s'étendant depuis l'espace celluleux qui sépare le grand pectoral du deltoïde, jusqu'à deux travers de doigt en dehors de l'articulation sterno-claviculaire. Les fibres musculaires, successivement divisées et écartées, permettront ensuite de sentir la gaîne postérieure du muscle grand pectoral (aponévrose coraco-claviculaire). Alors pour favoriser l'écartement des lèvres de la plaie, on abaissera un peu l'épaule, et, à l'aide de la sonde cannelée, on déchirera le tissu de l'aponévrose coraco-claviculaire. Le doigt introduit dans la plaie déprimera en bas et en dehors le petit pectoral, et l'œil pourra reconnaître plus profondément : 1° *la veine* axillaire gonflée par le sang ; 2° *l'artère* axillaire plus en dehors et en arrière ; 3° les *nerfs* du plexus brachial situés un peu plus haut et plus en arrière encore. Pour passer la ligature au-dessous de l'artère, il est important de déjeter un peu la veine en dedans afin qu'elle ne soit point froissée, en faisant pénétrer la sonde entre elle et l'artère.

Par ce procédé, on opère la ligature de l'artère axillaire dans un espace triangulaire, qui est limité en haut par la clavicule, en bas et en dehors par le petit pectoral, en bas et en dedans par la portion sternale du grand pectoral.

II. *Procédé de Desault.*—Il consiste à pratiquer une incision oblique de sept centimètres environ, suivant l'interstice cellulo-graisseux qui sépare le deltoïde du grand pectoral, et dans lequel rampe la veine céphalique qu'il importe de ménager. Par cette opération on a pour but d'atteindre l'artère axillaire *au-dessous* du petit pectoral.

III. *Procédé de Chamberlayne.* — Pratiquer une incision de douze centimètres au dessous de la clavicule, puis en faire une seconde de la même grandeur parallèlement à la ligne cellulo-graisseuse qui sépare le grand pectoral du deltoïde. Ce mode opératoire réunit, comme on le voit, l'incision du *procédé ordinaire* à celle *du procédé de Desault.* Il en résulte un lambeau triangulaire qu'on déjette en bas pour aller à la recherche de l'artère. La ligature de l'artère axillaire *au-dessus* du petit pectoral est rendue bien plus facile par la double incision de Chamberlayne ; ce procédé mérite sous ce rapport d'être préféré au procédé ordinaire.

§ 2. *Ligature de l'artère sous-clavière.* — On arrive toujours par le triangle sus-claviculaire pour atteindre l'artère ; toutefois on peut, en pénétrant par cette voie, la lier en trois points différents : 1° *en dehors* des scalènes ; 2° *au niveau* des scalènes ; 3° *en dedans* des scalènes.

I. *En dehors des scalènes.* —*Procédé de M. Velpeau.*— 1° Le malade étant convenablement disposé, pratiquer au-dessus de la clavicule une incision transversale, parallèle au bord postérieur de cet os et s'étendant depuis la face antérieure du muscle sterno-mastoïdien jusqu'au trapèze. La peau, le peaussier, le tissu cellulaire seront divisés couche par couche ; la veine jugulaire externe elle-même, si elle ne peut être évitée, sera reséquée, après toutefois l'avoir liée au-dessus et au-dessous ; 2° déchirer et écarter, à l'aide de la sonde, le tissu cellulo-graisseux, après quoi on porte le doigt dans le fond de la plaie vers la racine du scalène pour reconnaître le *tubercule de la première côte ;* 3° ce point de repère étant bien reconnu, faire glisser sur le doigt, d'avant en arrière et un peu de dehors en dedans, le bec d'une sonde recourbée ou d'une aiguille, pour passer au-dessous de l'artère et la soulever, en même temps que le doigt vient la soutenir et l'empêcher de fuir en se plaçant entre elle et le premier faisceau du plexus brachial. Pour faciliter cette dernière manœuvre, on fera abaisser l'épaule le plus possible.

II. *Entre les deux scalènes.*—*Procédé de Dupuytren.*—Cette opération ne diffère de la précédente qu'en ce que la ligature doit être placée sur la portion de l'artère située entre les deux scalènes. Pour cela, après avoir reconnu le *tubercule de la première côte* et senti la racine du scalène antérieur, on glissera entre le côté postérieur de ce muscle et l'artère une sonde cannelée sur laquelle on le divisera. Alors par la rétraction des fibres du scalène l'artère se trouve à nu et peut être entourée d'une ligature en ce point. On reproche au procédé de Dupuytren d'exposer à la lésion du nerf diaphragmatique qui descend le long du côté interne du scalène antérieur, à la blessure de la veine sous-clavière et de l'artère mammaire interne qui avoisinent l'insertion du scalène antérieur sur la première côte.

III. *En dedans des scalènes.* — Cette ligature, qui a été pratiquée sans succès par MM. Colles, Liston, etc., offre de si grandes difficultés à cause de l'importance des organes à ménager et de la profondeur à laquelle il faut atteindre l'artère, qu'elle a reçu la réprobation de la majorité des chirurgiens.

Pl. 11.

LIGATURE DES ARTÈRES CAROTIDE PRIMITIVE, LINGUALE ET FACIALE.

FIG. 1, 2 ET 3. ANATOMIE.

Fig. 1. *Origine des artères carotide et sous-clavière ; collatérales des sous-clavières.* — *a*, *a*, crosse de l'aorte ; *b*, tronc brachio-céphalique ; *d*, *c*, sous-clavière et carotide droites résultant de la bifurcation du tronc brachio-céphalique ; *e*, *f*, sous-clavière et carotide gauches. Avant de s'engager entre les muscles scalènes, *g*, les sous-clavières fournissent : les artères vertébrales, *h*, *h* ; thyroïdiennes et scapulaires supérieures, naissant isolées où d'un même tronc *i*, *i* ; mammaires internes *j*, *j*. En dehors des scalènes naissent : les scapulaires postérieures, *k*, *k* ; le tronc acromio-thoracique, *l*, qui, le plus souvent, émerge de l'axillaire au-dessus du bord supérieur du petit pectoral.

Fig. 2. *Rapports des troncs artériels avec les troncs veineux.* — *a*, *a*, jugulaires internes, en avant et en dehors des carotides ; *b*, *b*, veines sous-clavières, antérieures parallèles et un peu inférieures aux artères de même nom ; *c*, tronc veineux innominé, brachio-céphalique droit en avant et en dehors du tronc brachio-céphalique artériel ; *d*, tronc veineux brachio-céphalique gauche, croisant en avant et de dehors en dedans les artères carotide et sous-clavière gauches à leur origine ; *e*, veine thyroïdienne inférieure ; *f.* jugulaire externe.

Fig. 3. 1, m. sterno-thyroïdien ; 2, scapulo-hyoïdien ; 3, 3, faisceau sternal du m. sterno-cléido-mastoïdien coupé ; 4, masséter.

A, *Artère carotide primitive droite.* Etendue depuis le tronc brachio-céphalique jusqu'au niveau de l'extrémité supérieure du larynx, elle monte un peu obliquement d'avant en arrière et de dedans en dehors, en longeant les faces antérieures et latérales du cou ; appuyée en arrière sur les muscles prévertébraux, elle répond en dedans à la trachée, au larynx et au pharynx. En dehors et en avant, elle est recouverte dans sa moitié inférieure par le bord externe du sterno-thyroïdien, 1 ; vers son milieu le scapulo-hyoïdien, 2, la croise ainsi que le faisceau sternal du sterno-mastoïdien, 3, 3, ces derniers muscles la séparent du peaussier et de la peau, qui la recouvrent seuls dans sa moitié supérieure.

B, la *veine jugulaire interne* répond en dehors à l'artère et la recouvre un peu.

2.

C, le *nerf pneumo-gastrique*, d'abord situé en arrière des vaisseaux, descend bientôt entre la veine et l'artère contenu dans la même gaîne aponévrotique ; plus bas il passe entre l'artère et la veine sous-clavières pour plonger dans le thorax. Il fournit des filets cardiaques variables en nombre, qui croisent en avant le quart inférieur de l'artère.

Le *nerf grand sympathique*, plus en arrière et en dehors, est séparé du pneumo-gastrique par une couche de tissu cellulaire assez lâche que parcourent des vaisseaux et des ganglions lymphatiques.

D, la *carotide interne* et la *carotide externe* D′, naissent de la bifurcation de la carotide primitive. La carotide externe, placée en avant de l'interne, se termine au niveau du condyle de la mâchoire inférieure où elle prend le nom de *temporale*. Superficielle à son origine, un peu plus loin elle est recouverte par le *nerf hypoglosse* H, les muscles digastrique et stylo-hyoïdien et la glande parotide.

E, l'*artère faciale*, née de la carotide externe un peu au-dessus de l'os hyoïde, s'engage sous le digastrique et le stylo-hyoïdien, longe la face externe de la glande sous-maxillaire, et gagne, flexueuse, le corps du maxillaire inférieur, puis sillonne l'interstice musculaire qui sépare le masséter, 4, du triangulaire du menton, et de là se répand sur la joue.

F, l'*artère linguale*, née de la carotide externe au-dessous de la précédente et au niveau de l'os hyoïde, contourne les petites cornes de cet os et s'enfonce dans la langue. A son origine elle est croisée par le nerf grand *hypoglosse*, H.

OPÉRATIONS.

Plaie n° 1. *Ligature de l'artère faciale.* — *a*, incision de la peau ; *b*, incision du peaussier et de l'aponévrose ; A, artère faciale sous laquelle on a passé un fil.

Plaie n° 2. *Ligature de l'artère linguale.* — *a*, incision du peaussier et de l'aponévrose ; *c*, incision du muscle génio-glosse ; **A**, artère linguale au-dessous de laquelle on a passé un fil.

Plaie n° 3. *Ligature de l'artère carotide à sa partie moyenne.* — *a*, incision de la peau ; *b*, incision de l'aponévrose cervicale ; *c*, nerf pneumo-gastrique ; *d*, muscle sterno-mastoïdien ; A, artère carotide sur la sonde.

PROCÉDÉS OPÉRATOIRES.

§ 1. *Ligature du tronc brachio-céphalique.* — Cette artère, émanée de la portion la plus antérieure de la crosse de l'aorte, se termine, après un trajet de trois ou quatre centimètres, en arrière de l'articulation sterno-claviculaire droite. Malgré sa brièveté et sa situation très-profonde, le tronc brachio-céphalique a pu cependant êtra lié sans trop de difficultés sur le vivant , par M. Mott , à l'aide du procédé suivant.

Procédé de M. Mott. — 1° Le malade étant couché et la tête renversée en arrière, pratiquer une incision en L , dont la branchè horizontale, parallèle à la direction de la clavicule et à treize millimètres environ au-dessus de cet os, s'étendra depuis la ligne médiane du cou jusqu'à huit centimètres en dehors et dont la branche verticale, longue de huit centimètres également , suivra le bord interne du muscle sterno-mastoïdien droit.

2° Diviser sur la sonde cannelée toute l'insertion sternale et la plus grande partie de l'insertion claviculaire du muscle sterno-mastoïdien droit , qu'on renversera ensuite en haut et en dehors ; 3° apercevant alors l'artère carotide, se guider sur elle pour arriver sur le tronc brachio-céphalique ; 4° isoler avec soin le tronc brachio-céphalique, en évitant les nerfs pneumo-gastrique et phrénique, ainsi que la veine jugulaire interne, puis passer un fil au-dessous de lui, à l'aide d'une sonde recourbée ou de l'aiguille de Deschamps, qu'on introduira d'avant en arrière et de droite à gauche.

§ 2. *Ligature de l'artère carotide primitive à la partie moyenne.* — *Procédé ordinaire.* — (Pl. 16, fig, 2.) 1° Le malade étant couché et la tête renversée du côté opposé, pratiquer, en suivant le bord interne du muscle sterno-mastoïdien , une incision de huit centimètres, qui divisera la peau , le tissu cellulaire sous-cutané, et le peaussier ; 2° inciser sur la sonde l'aponévrose cervicale qui unit le m. sterno mastoïdien aux m. sterno-thyroïdien et hyoïdien ; 3° alors, faisant fléchir la tête du malade en même temps qu'on opère l'écartement des muscles précédents, on aperçoit en travers, dans la plaie , le muscle scapulo-hyoïdien, qu'on peut conserver ou diviser s'il gêne la manœuvre opératoire ; 4° on peut voir alors l'artère et la veine enveloppées dans leur gaîne commune qu'on doit inciser avec beaucoup de précaution sur la sonde cannelée , en même temps qu'un aide pèse à l'angle supérieur de la plaie sur la jugulaire interne, dont la dilatation énorme par le sang devient gênante pour l'opérateur : 5° il ne reste plus alors qu'à déchirer avec le bec de la sonde cannelée le tissu cellulaire qui unit les vaisseaux, et à soulever l'artère en glissant la sonde au-dessous d'elle, de dehors en dedans.

2° *Ligature de la carotide primitive à sa partie inférieure.* — *Procédé de M. Malgaigne.* — 1° Pratiquer une incision de six à huit centimètres, qui partira d'un centimètre au-dessus de l'articulation sterno-claviculaire et s'étendra supérieurement dans la direction d'une ligne qui rejoindrait la symphyse du menton ; 2° la peau , le tissu cellulaire et l'aponévrose cervicale étant divisés , on apercevra à nu les fibres du faisceau sternal du sterno-mastoïdien ; 3° diviser ce faisceau dans la direction de l'incision cutanée, et au dessous se rencontrent les muscles sterno-hyoïdien et sterno-thyroïdien , qu'on déjettera en dedans ; 4° alors apparaissent les vaisseaux enveloppés de leur gaîne, qu'on ouvrira le plus près possible de la trachée afin d'isoler et lier l'artère.

§ 3. *Ligature de l'artère linguale.—Procédé de M. Malgaigne.*—(Planche 11 , fig. 4.) 1° Après avoir reconnu sous les téguments la grande corne de l'os hyoïde, pratiquer parallèlement à elle et à quatre millimètres environ au-dessus , une incision de trois centimètres , qui comprendra la peau, le tissu cellulaire sous-cutané et le peaussier ; 2° cette incision mettra à nu le bord inférieur de la glande sous-maxillaire, qu'on soulèvera un peu en haut pour apercevoir au-des sous le tendon nacré du digastrique ; 3° à un millimètre plus bas on peut apercevoir l'hypoglosse ; et c'est à deux millimètres au-dessous de ce nerf qu'il convient de diviser transversalement le muscle hyo-glosse pour tomber exactement sur l'artère, d'autant plus facile à dégager alors qu'elle n'est en contact avec aucune veine ni avec aucun nerf.

§ 4. *Ligature de l'artère faciale à son passage sur le bord de la mâchoire inférieure.* (Pl. 11 , fig. 4.)—1° Sentir avec le doigt porté sur la mâchoire inférieure au-devant du masséter, une dépression assez profonde qui indique le trajet du vaisseau ; 2° pratiquer en ce point une incision verticale de trois centimètres, qui intéressera la peau, le peaussier et le tissu cellulaire ; 3° au-devant des fibres du masséter, qu'on aperçoit alors à nu , se trouve l'artère directement appliquée sur l'os maxillaire, et souvent un peu masquée par une veine satellite dont il faut la dégager ainsi que du tissu cellulaire assez dense qui l'entoure.

Pl. 12.

LIGATURE DES ARTÈRES RADIALE ET PÉDIEUSE.

FIG. 1. ANATOMIE DE L'ARTÈRE RADIALE A LA FACE DORSALE DU CARPE.

1, ligament annulaire postérieur du carpe; tendons des muscles long abducteur, 2 ; court extenseur, 3 ; et long extenseur du pouce, 4.

A, l'*artère radiale* (voy. Pl. 7, fig. 1), au niveau de l'articulation radio-carpienne, contourne d'avant en arrière l'apophyse styloïde du radius; s'engage sous les tendons réunis, 2-3, des muscles long abducteur et court extenseur du pouce: puis, descend un peu obliquement sous le tendon du muscle long extenseur qu'elle croise, et pénètre dans le premier espace interosseux du métacarpe pour gagner la paume de la main, où elle constitue l'arcade palmaire profonde.

Dans ce trajet, elle est en rapport avec des rameaux veineux et quelques filets nerveux provenant du nerf radial; l'aponévrose générale d'enveloppe et la peau la recouvrent.

FIG. 2. OPÉRATION.

a, incision de la peau; *b*, incision de l'aponévrose ; A, artère radiale.

FIG. 3. LIGATURE DE L'ARTÈRE PÉDIEUSE.

1, ligament dorsal du tarse ; 2, tendon de l'extenseur propre du gros orteil ; 3, tendons de l'extenseur commun des orteils ; 4, muscle pédieux.

A, l'*artère pédieuse*, continuation de l'artère tibiale antérieure, commence sous le ligament dorsal du tarse, 1, et s'étend du milieu de l'espace intermalléolaire à l'extrémité postérieure du premier espace interosseux, où elle s'infléchit en bas pour gagner la plante du pied, et s'anastomoser avec l'arcade plantaire.

Recouverte par une lamelle aponévrotique qui la bride sur les os du tarse, puis par l'aponévrose générale d'enveloppe et la peau, la *pédieuse* descend sur le coude-pied accompagnée de ses deux veines satellites et du *nerf tibial* b, en dedans. Elle longe le bord externe du tendon, 2, de l'extenseur propre du gros orteil : rapport important qui offre un point de ralliement par l'extension du gros orteil. En dehors, elle répond au bord interne du muscle pédieux, 4, qui la recouvre un peu chez les sujets musculeux.

FIG. 4. OPÉRATION.

a, incision de la peau; *b*, incision de l'aponévrose; A, artère pédieuse sur la sonde.

PROCÉDÉS OPÉRATOIRES.

§ 1. *Ligature de l'artère radiale à la face dorsale du carpe. — Procédé des auteurs.* — 1° Par l'extension forcée du pouce, déterminer sous la peau la saillie de son long extenseur ; 2° pratiquer sur le côté interne de ce tendon, et parallèlement à lui, une incision de trois centimètres dont le milieu correspondra au sommet du premier espace intermétacarpien ; 3° diviser en dédolant l'aponévrose d'enveloppe ; 4° au-dessous, dans l'angle formé par le sommet du premier espace intermétacarpien, on trouvera l'artère radiale accolée sur les os et accompagnée de ses deux veinules latérales ; la dégager avec le bec de la sonde cannelée et la lier.

§ 2. *Ligature ae l'artère pédieuse.* — 1° Sur le trajet d'une ligne étendue du milieu de l'espace intermalléolaire jusqu'au sommet du premier espace interosseux, ou mieux encore, sur le bord externe de l'extenseur propre du gros orteil, et parallèlement à sa direction, pratiquer, vers le milieu du coude-pied, une incision de cinq centimètres qui intéressera la peau et le tissu cellulaire sous-cutané ; 2° inciser sur la sonde l'aponévrose dorsale du pied ; 3° chercher à reconnaître le premier faisceau du muscle pédieux, après quoi on divisera le feuillet profond de la gaîne de ce muscle ; 4° au-dessous se rencontre l'artère accolée sur les os et côtoyée par ses deux veines ; l'isoler avec le bec de la sonde cannelée et la lier.

Pl. 13.

LIGATURE DE L'ARTÈRE TIBIALE ANTÉRIEURE.

FIG. 1. ANATOMIE.

1, rotule ; 2, malléole externe ; 3, aponévrose jambière externe ; 4 et 5, muscles jambier antérieur et extenseur commun des orteils, écartés, laissent à nu les vaisseaux profondément situés dans leur interstice musculaire ; 6, péroniers latéraux coupés ; 7, péroné.

A, l'*artère tibiale antérieure*, branche externe et antérieure de la bi furcation de la poplitée, naît au-dessous de l'arcade fibreuse du soléaire et se termine sous le ligament dorsal du tarse, où elle prend le nom d'*artère pédieuse*. Sa direction, un peu oblique du haut en bas et d'ar rière en avant, serait représentée par une ligne qui, du milieu de l'espace compris entre la tête du péroné et la tubérosité antérieure du tibia, tomberait sur la partie moyenne de l'articulation tibio-tar sienne.

Cette artère perce d'arrière en avant le ligament interosseux au niveau du quart supérieur de la jambe, et descend dans ses deux tiers supérieurs sur ce ligament, où la maintient fixée une lamelle aponévrotique ; plus bas elle repose sur la face externe antérieure du tibia. Profondément située dans la première moitié de son trajet entre le jambier antérieur, 4, et l'extenseur commun des orteils, 5 ; plus superficiellement dans sa moitié inférieure entre le jambier antérieur, 4, et l'extenseur propre du gros orteil, 5, elle est recouverte en bas par ce dernier muscle qui, la croisant de dehors en dedans, la sépare de la peau ; enfin elle longe son tendon en dehors, et s'engage avec lui maintenue dans la même gaîne aponévrotique, sous le ligament dorsal du tarse.

Les muscles extenseurs et jambier antérieur, à l'interstice desquels l'artère répond, sont intimement unis et bridés par l'aponévrose jam bière externe, 3 : disposition qui rend leur écartement difficile, cache leurs cloisons aponévrotiques, et nécessite l'incision en travers de cette aponévrose.

B, B, les *veines tibiales antérieures* accompagnent l'artère dans tout son trajet.

C, le *nerf tibial antérieur*, d'abord externe à l'artère, la croise en avant dans son quart inférieur, et lui devient interne sous le ligament dorsal du tarse.

A', l'*artère péronière*, branche externe et postérieure de la bifurcation du tronc tibio-péronier, descend verticalement le long de la face postérieure du péroné jusqu'au calcanéum, recouverte en haut par le muscle soléaire ; plus bas entre le fléchisseur propre du gros orteil, **9**, et le jambier postérieur ; dans son quart inférieur, elle rampe sur le ligament interosseux.

FIG. 2. OPÉRATION.

Plaie nº 1. *Ligature de la tibiale antérieure dans sa moitié inférieure.* — *a*, incision de la peau ; *b*, incision de l'aponévrose ; *c*, jambier antérieur ; *d*, extenseur propre du gros orteil ; *e*, nerf tibial antérieur ; A, artère sur l'aiguille de Deschamps.

Plaie nº 2. *Ligature de la tibiale antérieure dans sa moitié supérieure.* — *a*, incision de la peau ; *b*, incision de l'aponévrose ; *c*, extenseur commun des orteils ; *d*, jambier antérieur; *e*, veine tibiale antérieure; A, artère sur l'aiguille de Deschamps.

Plaie nº 3. *Ligature de l'artère pédieuse dans sa moitié inférieure.* — *a*, incision de la peau ; *b*, incision de l'aponévrose ; *c*, long péronier latéral, *e*, bord externe du soléaire ; *d*, fléchisseur propre du gros orteil; A, artère sur l'aiguille de Deschamps.

PROCÉDÉS OPERATOIRES.

§ 1. *Ligature de l'artère tibiale antérieure à sa partie inférieure.* — 1º Suivant la ligne qui représente la direction de l'artère, ou mieux parallèlement au bord externe du muscle jambier antérieur dont on peut apercevoir assez facilement la saillie, pratiquer une incision de sept à huit centimètres qui comprendra la peau et le tissu cellulaire sous-cutané; 2º diviser sur la sonde l'aponévrose d'enveloppe ; 3º avec l'index porté dans la plaie écarter l'interstice musculaire au fond duquel se trouve l'artère accolée contre le tibia et avoisinée par ses deux veinules; 4º la dégager et la lier.

§ 2. *Ligature de l'artère tibiale antérieure dans sa moitié supérieure.* — 1º A deux centimètres et demi en dehors de la crête du tibia; et suivant une ligne qui s'étendrait de la tubérosité externe du tibia au milieu du coude-pied, on pratiquera une incision de huit à dix centimètres qui divisera la peau et le tissu cellulaire sous-cutané; 2º l'espace intermusculaire étant difficile à trouver, il conviendra d'inciser crucialement l'aponévrose jambière; 3º en introduisant ensuite le doigt dans la plaie, la résistance plus faible dans un point indiquera l'interstice musculaire qu'on écartera pour trouver au fond l'artère appuyée sur le ligament interosseux accompagnée par le nerf en avant et latéralement par ses deux veinules ; 4º on isolera l'artère et on passera la ligature à l'aide de l'aiguille de Deschamps.

§ 3. *Ligature de l'artère péronière dans sa moitié inférieure—Procédé de M. Malgaigne.* — 1º Chercher le bord externe du péroné, et à trois ou quatre millimètres en arrière de cet os et parallèlement à sa direction, pratiquer une incision de sept à huit centimètres qui intéressera la peau et le tissu cellulaire sous-cutané ; 2º diviser l'aponévrose d'enveloppe ; 3º décoller légèrement et pousser en dedans le bord externe du muscle soléaire qui quelquefois vient recouvrir le péroné : alors prenant pour point de départ le bord de l'os que l'on aperçoit nettement, on décollera de ses attaches au péroné le fléchisseur propre du gros orteil qui s'insère à sa face postérieure ; 4º déjeter ce muscle en dedans, et c'est à son côté interne, vers l'insertion du ligament interosseux que se trouve l'artère péronière enveloppée par une lamelle aponévrotique profonde dépendant du fléchisseur propre du gros orteil, lamelle qu'il faut diviser pour rencontrer l'artère immédiatement au dessous.

Pl. 14.

LIGATURE DE L'ARTÈRE TIBIALE POSTÉRIEURE.

Fig. 1. ANATOMIE.

1, rotule ; 2, malléole interne ; 3, face interne du tibia ; 4, aponévrose jambière interne ; 5, muscle soléaire érigné en arrière.

A, *l'artère tibiale postérieure* naît du tronc tibio-péronier dont elle est la branche interne de bifurcation, et se termine sous le ligament annulaire interne du tarse, où sa division donne naissance aux artères plantaire interne et plantaire externe. Sa direction, oblique de dehors en dedans, serait représentée par une ligne qui, du milieu du jarret, tomberait derrière la malléole interne.

Dans son *tiers supérieur*, la *tibiale postérieure* est profondément située sur le muscle jambier postérieur, 7, et recouverte par l'aponévrose profonde, le soléaire, 5, et le jumeau interne, 9; dans son *tiers moyen*, plus rapprochée des téguments, elle descend parallèlement au bord interne du tibia, séparée de cet os par le fléchisseur commun des orteils, 8, et recouverte par l'aponevrose profonde et le bord interne du soléaire, 5 ; enfin, dans son *tiers inférieur*, placée immédiatement sous l'aponévrose jambière, elle marche derrière les tendons des muscles jambier postérieur et fléchisseur commun, répondant en arrière au bord interne du tendon d'Achille, 6.

BB, deux *veines satellites* accompagnent la tibiale postérieure dans toute son étendue, et l'enlacent par de fréquentes anastomoses. 6, veine saphène interne.

C, le *nerf poplité interne* (*tibial postérieur*) longe le côté externe et postérieur de l'artère.

Fig. 2. OPÉRATIONS.

Plaie n° 1. *Ligature de la tibiale postérieure dans son tiers inférieur.* — *a*, incision de la peau ; *b*, incision de l'aponévrose ; *c*, nerf tibial postérieur. A, artère sur la sonde.

Plaie n° 2. *Ligature de la tibiale postérieure dans son tiers moyen.* — *a*, incision de la peau ; *b*, incision de l'aponévrose ; *c*, bord externe du soléaire ; *d*, fléchisseur commun ; *e*, nerf tibial postérieur. A, artère sur la sonde.

Plaie n° 3. *Ligature de la tibiale postérieure dans son tiers supérieur.* — *a*, incision de la peau ; *b*, incision de l'aponévrose; *c*, jumeau in terne refoulé en arrière par un crochet mousse ; *d*, incision faite sur les fibres du soléaire ; **A**, artère sur la sonde.

PROCÉDÉS OPÉRATOIRES.

§ 1. *Ligature de l'artère tibiale postérieure dans son tiers inférieur ou derrière la malléole. — Procédé de M. Velpeau.* — 1° A sept ou huit millimètres en arrière du bord postérieur de la malléole interne, pratiquer une incision demi-circulaire de cinq centimètres, à concavité embrassant la malléole, qui n'intéressera que la peau ; 2° diviser l'aponévrose en dédolant sur la sonde cannelée et éviter soigneusement de toucher aux coulisses fibro-synoviales qui circonscrivent immédiatement la malléole en arrière ; 3° au-dessous de l'aponévrose et au-devant du nerf se trouve l'artère au milieu de ses deux veines satellites.

§ 2. *Ligature de l'artère tibiale postérieure dans son tiers moyen. — Procédé ordinaire.* — 1° A quinze ou dix-huit millimètres en dehors du bord interne du tibia, ou encore à égale distance du bord de l'os et du tendon d'Achille, pratiquer une incision de six à huit centimètres qui intéressera la peau et le tissu cellulaire sous-cutané ; 2° diviser l'aponévrose générale d'enveloppe et déjeter un peu en dehors le bord du muscle soléaire ; 3° inciser sur la sonde cannelée l'aponévrose profonde, et immédiatement au-dessous se trouve l'artère au milieu de ses deux veines satellites.

§ 3. *Ligature de l'artère tibiale postérieure dans son tiers supérieur. —Procédé de M. Malgaigne.—* 1° A deux centimètres du bord interne du tibia pratiquer une incision longitudinale de onze centimètres, qui comprendra d'un seul coup la peau, le tissu cellulaire et l'aponévrose d'enveloppe ; 2° à l'aide du doigt indicateur porté dans la plaie, décoller et écarter en dehors le muscle jumeau interne, puis détacher en la renversant en dehors, la portion correspondante du muscle soléaire de la face postérieure du tibia ; 3° pendant qu'un aide armé d'un crochet mousse retient ce muscle tiré en arrière et en dehors, diviser sur la sonde cannelée le feuillet aponévrotique profond immédiatement au-dessous duquel se voient les vaisseaux ; 4° isoler l'artère et passer la ligature au moyen de l'aiguille de Deschamps ou de Cooper.

Procédé de M. Mannec. — Au lieu de détacher le muscle soléaire du tibia, cet auteur conseille de diviser couche par couche ce muscle dans toute son épaisseur, en pénétrant par la face postérieure à vingt millimètres environ du bord interne du tibia. On tombe bientôt sur une lame fibreuse, épaisse, nacrée, sur laquelle s'insèrent les fibres charnues, c'est l'aponévrose antérieure du muscle traversée par plusieurs rameaux vasculaires. On l'incise sur la sonde cannelée dans une étendue suffisante , et alors apparaît le feuillet aponévrotique profond qui recouvre l'artère.

Dans le procédé ordinaire il arrive, sur le vivant, que la contraction des muscles gêne l'opérateur au point de l'obliger, ainsi que cela est arrivé à M. Bouchet, de Lyon , de diviser en outre le soléaire en travers. La modification du procédé de M. Mannec a pour but de mettre à l'abri de l'inconvénient précité.

Pl. 15.

LIGATURE DE L'ARTÈRE POPLITÉE.

FIG. 1, 2 ET 3. ANATOMIE.

Fig. 1. *Couche sus-aponévrotique.* — Vaisseaux et nerfs superficiels.

1-1, aponévrose poplitée enlevée dans la moitié supérieure de la région ; 2, m. demi-membraneux ; 3, m. biceps ; 4, vaisseaux et nerfs cutanés ; 5, veine saphène interne.

A, *veine saphène externe* ou *postérieure ;* elle rampe verticalement de bas en haut, suivant la ligne médiane jusqu'au milieu de l'aponév. poplitée qu'elle perfore. Au-dessous, elle monte en contournant le bord externe du nerf poplité interne, et va s'ouvrir dans la veine po plitée. Dans son trajet sus-aponévrotique, la saphène externe est côtoyée en dehors par le *nerf saphène externe* ou *tibial, b ;* souvent elle le recouvre et en est séparée par une lamelle aponévrotique qui forme une gaîne propre au nerf.

C, *nerf sciatique poplité interne ;* sous-aponévrotique dans la région poplitée qu'il traverse verticalement de haut en bas ; situé au-dessus et un peu en dehors des vaisseaux poplités dont il est séparé par une légère couche de tissu adipeux, il fournit au-dessous de l'aponévrose plusieurs filets dans la région poplitée. Le principal est le *saphène postérieur externe* ou *tibial, b,* qui, après un court trajet sous-aponévrotique, émerge de l'aponévrose par le trou de passage de la veine saphène externe.

D, *nerf sciatique poplité externe ;* plus superficiel et moins volumineux que le précédent, il s'en détache à angle aigu dans le haut de la région poplitée, puis descend obliquement de dedans en dehors sous l'aponévrose pour se distribuer aux muscles externes et antérieurs de la jambe. Dans le creux poplité, il fournit une racine au nerf saphène externe, et le nerf *saphène péronier, e,* qui perçant l'aponévrose dans un point variable, vient plus bas s'accoler au saphène externe, *b.*

Fig. 2. *Plan sous-aponevrotique*. — Le nerf poplité interne reséqué.
dans une partie de son trajet, et le tissu adipeux qui remplit le creux
poplité enlevé, laissent à nu les vaisseaux poplités.

A, l'*artère poplitée*, étendue de l'anneau du troisième adducteur au
bord inférieur du muscle poplité, est dirigée un peu obliquement de
dedans en dehors, recouverte dans son trajet, et croisée au milieu du
creux poplité par la *veine poplitée*, B, qui monte verticalement de bas
en haut ; d'où il résulte que l'artère, toujours au-dessous de la veine,
lui est un peu interne en haut et externe en bas. Ces deux vaisseaux
sont recouverts supérieurement par le ventre du demi-membraneux, 1;
en bas, ils s'engagent entre les jumeaux, 2-3. Ils sont unis dans leur
trajet par un tissu cellulaire très-serré qui rend leur isolement difficile.

Fig. 3. A, l'*artère poplitée*, d'abord interne au fémur, 1, repose plus
bas sur sa face postérieure, passe entre les condyles, 2-3, et s'appuie
directement sur l'articulation tibio-fémorale, 2. Dans son trajet, elle
fournit plusieurs branches, dont les principales sont : les *articulaires
supérieures, a, b, c ;* les *articulaires inférieures, d, e,* qui s'anastomosent
avec les précédentes au-devant du genou ; les *articulaires moyennes* qui
pénètrent dans l'articulation, et les *jumelles, f, g,* destinées aux
muscles jumeaux.

Fig. 4. Opération.

Ligature de l'artère poplitée dans sa moitié supérieure. — *a,* incision
de la peau ; *b,* incision de l'aponévrose ; *c,* tissu adipeux ; *d,* nerf
sciatique poplité interne ; *e,* veine saphène externe ; *f,* veine poplitée ;
A, artère poplitée sur l'aiguille de Deschamps.

Procédés opératoires.

Procédé ordinaire. — 1° Le malade couché sur le ventre et la jambe
modérément tendue, pratiquer au milieu du creux poplité et suivant
l'axe du membre une incision longitudinale de huit à douze centimètres
qui divisera la peau et le tissu cellulaire sous-cutané ; 2° inciser sur
la sonde cannelée et dans la même étendue que la peau l'aponévrose
d'enveloppe en ayant soin d'éviter et de repousser en dehors la veine
saphène externe ; 3° à l'aide du bec de la sonde cannelée déchirer avec
ménagement les tissus cellulaires et adipeux, en même temps qu'on
fera légèrement fléchir la jambe sur la cuisse afin d'écarter plus facilement les muscles ; 4° déjeter en dedans le nerf sciatique qui apparaît le premier dans la plaie ; au-dessous et un peu en dedans du
nerf se trouve la veine poplitée, qu'on isolera avec précaution pour
la refouler également en dedans et saisir, au moyen de l'aiguille de

Deschamps, l'artère qui est l'organe le plus profondément situé sur la face postérieure de l'articulation fémoro-tibiale.

On pourrait lier encore l'artère poplitée à la partie inférieure ou supérieure du creux du jarret, par le mode opératoire que nous venons d'indiquer, avec cette différence seulement que pour atteindre le vaisseau *dans sa partie inférieure,* il faudra opérer l'incision extérieure de dix centimètres en commençant à un centimètre au-dessous de l'articulation du genou et suivant la direction de l'intervalle qui sépare les deux muscles jumeaux. Pour lier l'artère poplitée *à sa partie supérieure* (voy. fig. 4) au-dessus des condyles du fémur, on pratiquera une incision extérieure de onze centimètres qui, partant du tiers inférieur de la cuisse, au niveau de l'origine de l'artère et vers le bord externe de la saillie musculaire qui limite en dedans le creux poplité, viendra tomber dans le milieu de l'espace poplité, au niveau de l'articulation.

Procédé de M. Marchal. — Dans ce procédé, l'opérateur a pour but de lier l'artère poplitée à sa partie inférieure; mais au lieu d'y arriver par le creux poplité, comme il a été dit précédemment, on pénètre par le côté interne de la jambe immédiatement au-dessous du condyle tibial interne. Pour cela, le malade étant sur le dos, la jambe fléchie et reposant sur sa face externe, le chirurgien placé en dehors du membre commencera immédiatement au-dessous du condyle tibial interne une incision de huit centimètres qui se dirigera obliquement en bas de dehors en dedans et d'arrière en avant jusqu'à huit à neuf millimètres du bord interne du tibia en longeant le bord interne du jumeau interne. La peau étant divisée, on évitera la veine saphène interne, puis on séparera le muscle jumeau de la couche des muscles profonds, et décollant ses adhérences celluleuses avec le doigt introduit dans la plaie, en même temps qu'on fait fléchir davantage la jambe sur la cuisse pour produire le relâchement des muscles, on arrivera bientôt ainsi sur l'artère qui est en dedans du nerf tibial postérieur et entourée par ses deux veines satellites. Il suffira pour la saisir d'inciser le mince feuillet de l'aponévrose profonde qui la recouvre.

Procédé de M. Jobert. — Dans ce procédé, qui offre en quelque sorte le pendant du précédent, l'opérateur a pour but de lier l'artère poplitée dans sa partie supérieure, mais au lieu d'y arriver par la partie supérieure du creux poplité, il y parvient par le côté interne de la cuisse en pratiquant une incision de huit centimètres immédiatement au-dessus du condyle interne du fémur, entre le vaste interne et les muscles qui forment le bord interne de l'espace poplité.

Pl. 16.

LIGATURE DE L'ARTÈRE FÉMORALE.

FIG. 1. ANATOMIE.

A, *l'artère femorale*, continuation de l'artère iliaque externe, s'étend du milieu de l'arcade crurale, 1, à l'anneau du troisième adducteur, 2, au delà duquel elle constitue la *poplitée*. Obliquement dirigée, elle contourne la cuisse d'avant en arrière ; elle lui est antérieure en haut, interne à sa partie moyenne et postérieure dans la région poplitée

Dans son quart supérieur, elle n'est recouverte que par quelques ganglions lymphatiques du pli de l'aine, l'aponévrose fémorale et la peau : position superficielle qui permet de la comprimer sur le corps du pubis et la tête du fémur, qui se trouvent en arrière. Plus bas, le muscle couturier, b-b, devient son muscle satellite, la sépare de la peau et la recouvre, en la croisant assez obliquement pour qu'elle ré ponde à son bord interne dans une partie de son étendue en haut et à son bord externe en bas, au niveau de l'anneau du troisième adducteur.

C, la *veine fémorale*, accompagne l'artère dans son trajet. Elle lui est interne en haut, postérieure dans sa partie moyenne, enfin postérieure et un peu externe en bas. Ces deux vaisseaux, unis entre eux par un tissu cellulaire très-dense dans leurs deux tiers inférieurs, sont en outre contenus dans une gaîne aponévrotique propre. La *veine saphène interne*, d, sous-cutanée, longe habituellement le bord interne du muscle couturier, et vient déboucher dans le quart supérieur de la veine fémorale.

E, le *nerf crural*, situé en dehors de l'artère, en est encore isolé par une lamelle aponévrotique qui le rallie au muscle psoas-iliaque.

Le *nerf saphène interne*, F, pénètre seul dans la gaîne des vaisseaux fémoraux, vers leur quart supérieur, et descend ensuite au bord externe de l'artère ; plus bas, il la croise en avant et s'engage avec elle dans l'anneau du troisième adducteur, au-dessous duquel il l'abandonne pour côtoyer la veine saphène interne. L'artère fémorale est aussi croisée dans son quart inférieur par la branche externe, g, du troisième rameau du *musculo-cutané femoral* ou *accessoire du nerf saphène* (Cruveilhier), tandis que la branche externe, h, plus en avant et en dedans, accompagne la veine saphène interne ; i-i, rameaux musculo-cutanés.

Fig. 2. Opération.

Plaie n° 1. *Ligature de l'artère fémorale dans son quart inférieur.* — *a*, incision de la peau et du tissu cellulaire sous-cutané ; *b*, incision de l'aponévrose ; *c*, bord externe du couturier rejeté en dedans ; *d*, nerf saphène interne ; *e*, gaîne tendineuse des vaisseaux fémoraux ; A, artère sur la sonde.

Plaie n° 2. *Ligature de l'artère fémorale dans son tiers supérieur.* — *a*, incision de la peau et du tissu cellulaire sous-cutané ; *b*, incision de l'aponévrose ; *c*, gaîne des vaisseaux fémoraux ; *d*, veine fémorale ; *e*, nerf saphène ; *f*, bord interne du couturier ; A, artère sur la sonde.

PROCÉDÉS OPÉRATOIRES.

§ 1. *Ligature de l'artère fémorale dans sa partie inférieure ou dans la gaîne des adducteurs.* (Voy. fig. 2, n° plaie 1.) 1° La cuisse étant légèrement fléchie et renversée en dehors, et le trajet de l'artère pouvant être représenté par une ligne qui du milieu de l'arcade crurale s'étendrait au milieu de la région poplitée, en croisant obliquement le fémur en dedans, il faudra pratiquer suivant la direction indiquée, ou mieux encore sur le bord externe du couturier, si on peut le reconnaître sous les téguments, une incision de huit centimètres qui intéressera la peau et le tissu cellulaire sous-cutané, et dont le milieu correspondra à la réunion du tiers inférieur avec le tiers moyen de la cuisse.

2° On s'assurera avec le doigt de la position du muscle couturier, et on incisera l'aponévrose à quelques millimètres en dedans du bord externe de ce muscle, après quoi on le déjettera en dedans pour diviser le feuillet postérieur de sa gaîne aponévrotique. Alors, cherchant avec le doigt l'intervalle qui sépare le triceps du grand adducteur, on incisera avec précaution sur la sonde cannelée la couche fibreuse qui les sépare ; c'est la paroi du canal que le grand adducteur forme à l'artère ; et après sa division, on aperçoit l'artère avec la veine crurale en dedans et le nerf saphène en dehors. 3° On séparera avec beaucoup de précaution l'artère de la veine qui là se trouvent unies par un tissu cellulaire serré, et on passera la ligature de dehors en dedans.

§ 2. *Ligature à la partie moyenne de la cuisse.* — *Procédé de Hunter.* — 1° Le membre étant placé comme précédemment, pratiquer une incision de huit centimètres au tiers moyen de la cuisse dans la direction de l'artère, suivant le bord interne du couturier ; dans cette incision qui divisera les téguments et le tissu cellulaire, on évitera de léser la veine saphène interne. 2° Rejeter en dehors et en avant le muscle couturier pour mettre à nu la gaîne des vaisseaux qui lui est sous-jacente. 3° Inciser avec précaution sur la sonde cannelée le feuillet de la gaîne vasculaire. 4° Opérer le dégagement de l'artère , qui est assez facile en ce point, et passer la ligature au-dessous du vaisseau de dedans en dehors. (Voy. fig. 2 , plaie n° 2.)

§ 3. *Ligature au tiers supérieur de la cuisse.* — *Procédé de Scarpa.* — A l'aide de ce procédé , on a pour but d'atteindre l'artère fémorale au sommet d'un triangle qu'elle occupe dans son tiers supérieur , triangle dont la base est l'arcade crurale, et dont le sommet est formé par la rencontre du couturier et du premier adducteur. — *Mode opératoire.* — 1° A douze centimètres environ au-dessous de l'arcade crurale, point vers lequel l'artère s'enfonce sous le muscle couturier et où ses battements cessent d'être bien sensibles, on commencera une incision de huit centimètres qui se prolongera inférieurement dans la direction du bord interne du couturier. 2° La veine saphène qui rampe dans le tissu cellulaire sous-cutané, devra être ménagée et déjetée en dedans; il est presque inévitable de ne pas diviser quelques vaisseaux ou ganglions lymphatiques. 3° L'aponévrose étant incisée sur la sonde cannelée, on tombe presque immédiatement sur l'artère qui se présente au bord interne du couturier ayant le nerf saphène en dehors et la veine en dedans et en arrière. 4° L'artère isolée avec précaution , on glissera la sonde au-dessous d'elle de dedans en dehors.

Pl. 17.

LIGATURE DES ARTÈRES FÉMORALE SOUS L'ARCADE, ILIAQUES ET ÉPIGASTRIQUE.

FIG. 1 ET 2. ANATOMIE.

Fig. 1. — 1, muscles grand oblique, petit oblique et transverse coupés et enlevés avec les aponévroses, qui forment la paroi antérieure de l'abdomen ; 2, péritoine et fascia-transversalis recouvrant la masse des circonvolutions intestinales. Le fascia-transversalis engaîne le cordon par un prolongement infundibuliforme, 3 ; 5, arcade fémorale; 6, aponévrose fascia-lata ; sa portion criblée est enlevée au niveau des vaisseaux fémoraux.

A, *artère fémorale ;* B, *veine fémorale ;* entre la veine et l'artère se voit une lamelle aponévrotique, 7, résultant de la section longitudinale qui partage le canal crural en deux loges. C, D, *saphène interne,* vaisseaux et ganglions lymphatiques.

A'. *L'article épigastrique* naît au côté interne de l'iliaque externe, un peu au-dessus de l'arcade crurale. Elle passe sous le cordon testiculaire (sous le ligament rond, chez la femme), en décrivant une anse à concavité supérieure, et monte obliquement de dehors en dedans, entre le péritoine et le fascia-transversalis, pour gagner la bord externe, puis la face profonde du m. grand droit de l'abdomen, 8. Deux veines satellites l'accompagnent dans son trajet.

Fig. 2. 1, section des muscles abdominaux coupés parallèlement à la crête iliaque; 2, épine iliaque antéro-supérieure; 3, aponévrose fascia-lata ; 4, m. psoas; 5, m. iliaque.

A, *aorte.* B, *iliaque primitive droite.* Née de la bifurcation de l'aorte au niveau du bord inférieur de la quatrième vertèbre lombaire, elle descend obliquement de dedans en dehors jusqu'à la symphyse sacro-iliaque où elle se divise en *iliaque externe,* C, et en *iliaque interne,* D.

L'iliaque interne, C, continuant le trajet de l'iliaque primitive jusqu'à l'arcade crurale, ces deux artères réunies forment un seul tronc à peu près rectiligne, appuyé en haut sur la colonne vertébrale et plus bas sur le m. psoas ; 4, l'iliaque externe avant de franchir l'arcade donne naissance en dehors à la circonférence iliaque *c*. et à l'épigastrique *c'*.

L'*iliaque interne* ou *hypogastrique*, D, forme un angle aigu avec la précédente, et plonge dans le bassin où ses ramifications se distribuent aux organes de la cavité pelvienne.

Les *artères iliaques* sont croisées au niveau de la symphyse sacro iliaque par l'*uretère e*, et *les vaisseaux spermatiques, d*.

E, les *veines iliaques*, d'abord situées en dedans et en arrière des artères se réunissent à droite de l'aorte, où elles constituent la *veine cave inférieure*, F. La veine iliaque gauche d'abord en rapport avec l'artère iliaque gauche croise en arrière l'artère iliaque droite, pour se réunir à sa congénère.

G, *nerf crural*. H, H, *ganglions et vaisseaux lymphatiques*[1].

FIG. 3. OPÉRATION

a, incision de la peau; B, C, D, incisions des aponévroses et des muscles de la paroi antérieure de l'abdomen ; *e*, péritoine décollé et soulevé ; *f*, veine iliaque externe ; A, artère iliaque externe sur l'aiguille de Deschamps.

PROCÉDÉS OPÉRATOIRES

§ 1. *Ligature de l'artère femorale au niveau de l'arcade crurale.* — 1° Dans le milieu de l'étendue qui sépare l'épine pubienne de l'épine iliaque antérieure et supérieure, on reconnaîtra très-facilement les battements de l'artère crurale, qui est superficielle en ce point. 2° Pratiquer dans la direction du vaisseau une incision, qui commencera au niveau de l'arcade crurale et s'étendra à cinq ou six centi mètres au-dessous : cette incision comprendra la peau et le tissu cellulaire sous-cutané, ainsi que quelques filets et ganglions lymphatiques difficiles à éviter. 3° Inciser avec précaution sur la sonde cannelée l'aponévrose crurale, au-dessous de laquelle se rencontrent la veine crurale en dedans, le nerf en dehors et l'artère au milieu. 4° Dénuder l'artère crurale, en repoussant la veine en dedans, et glisser la sonde sous les vaisseaux de dedans en dehors.

§ 2. *Ligature de l'artère iliaque externe.* — *Procédé de Cooper.* — Le malade étant couché sur le dos et les muscles de l'abdomen placés dans le relâchement, pratiquer au-dessus de l'arcade crurale, et dans

---

[1] Cette planche anatomique et celles qui accompagnent le débridement des hernies sont empruntées à l'*Anatomie chirurgicale de la région inguinale chez l'homme et chez la femme* ; travail inédit de MM. Ch. Robin Ch. Huette.

la même direction, une incision longue de 8 centimètres légèrement courbe, à convexité inférieure, un peu au-dessus et parallèle au ligament de Fallope. Le premier coup de bistouri divisant la peau et le fascia sous-cutané, intéresse quelquefois en même temps des branches de l'artère tégumentaire qui devront être liées avant d'aller plus loin. L'aponévrose de l'oblique externe mise à découvert sera incisée sur la sonde cannelée ainsi que les fibres du petit oblique situées au-dessous. Alors, à l'aide du doigt, on détachera le fascia transversalis jusqu'au cordon spermatique qui devra être repoussé en arrière et en haut avec une certaine force, en ayant grand soin de ménager le péritoine. Si, malgré l'écartement et le soulèvement des parties, l'œil ne distingue pas les objets dans le fond de la plaie, on y portera le doigt indicateur pour sentir le lieu qu'occupe l'artère. Au moyen de la sonde cannelée, on déchirera avec précaution la gaîne vasculaire envoyée par le *fascia iliaca*, puis, portant le bec de l'instrument au côté interne de l'artère, on l'isolera de la veine et du rameau nerveux qui rampe à leur surface par des mouvements ménagés de *va-et-vient*. Enfin, on passera la ligature au-dessous du vaisseau au moyen de l'aiguille de Deschamps ou de celle de Cooper [1].

§ 3. *Ligature de l'artère épigastrique.* — Le procédé qui précède peut être mis en pratique pour la ligature de l'artère épigastrique. Seulement, quand on est arrivé au cordon spermatique, on le soulève pour découvrir l'orifice interne du canal inguinal ; on dilate cette ouverture avec le doigt ou la sonde, et on reconnaît l'artère épigastrique immédiatement derrière la lame aponévrotique qui constitue le bord interne de l'anneau.

§ 4. *Ligature de l'artère iliaque interne.* — *Procédé de Stevens.* — 1° Pratiquer une incision longue de 12 à 13 centimètres, en dehors de l'artère épigastrique et dans la même direction parallèle. 2° Après avoir divisé successivement la peau et les muscles abdominaux, décoller le péritoine d'avec les muscles psoas et iliaque, et le repousser en dedans jusqu'au niveau de la bifurcation de l'artère iliaque primitive. 3° Isoler avec précaution, au moyen du doigt indicateur, le tronc de l'artère iliaque interne, et passer la ligature au moyen d'un instrument approprié. On pourrait également user de ce procédé si l'on avait à lier l'artère *iliaque primitive.*

§ 5. *Ligature de l'artère fessière.* — *Procédé de M. Robert.* — 1° Le malade étant couché sur le ventre, chercher d'abord à constater la position du sommet du grand trochanter et de l'épine iliaque pos-

---

[1] On devra, dans l'indication du procédé, substituer le nom de M. Velpeau à celui de Cooper.

téro-supérieure. 2° Pratiquer une incision de 8 centimètres qui commencera à 3 centimètres environ au-dessous de l'épine iliaque postéro-supérieure et à 3 centimètres en dehors du sacrum, pour descendre obliquement vers le sommet du grand trochanter. 3° L'incision ayant intéressé successivement la peau, le tissu cellulaire, les fibres du muscle grand-fessier, on trouvera l'artère située immédiatement au-dessous du rebord supérieur de la grande échancrure sciatique. 4° Enfin, écarter les muscles pyramidal et moyen-fessier, qui masquent un peu par leur rapprochement l'artère fessière, puis isoler le vaisseau et le lier.

AMPUTATIONS

DANS LA CONTIGUITÉ DES MEMBRES OU DÉSARTICULATIONS.

Lorsque, pour des causes très-diverses que nous n'avons pas à énumérer ici, on veut retrancher un membre ou une portion de membre par *désarticulation*, il faut : 1° découvrir d'une manière précise le lieu de l'articulation ; 2° la traverser, en divisant les moyens d'union des os ; 3° ménager, dans l'opération, les parties molles environnantes, pour qu'après la désarticulation le moignon se trouve suffisamment recouvert, et que la cicatrisation puisse en être obtenue facilement.

§ 1. *Préceptes généraux pour reconnaître l'articulation.* — Presque toutes les extrémités des os qui contribuent à former les articulations sont pourvues de *tubérosités osseuses* qui font saillie sous la peau. Ces tubérosités, plus ou moins voisines de l'article, se trouvent toujours avec lui dans des rapports invariables qui peuvent diriger d'une manière sûre le chirurgien dans la recherche de la jointure. Pour reconnaître facilement ces différentes tubérosités, il convient : 1° de toujours commencer par celle qui est la plus saillante et la plus nettement distincte ; avec ce premier point de repère, on parviendra mieux ensuite à déterminer les autres tubérosités plus petites. 2° On placera, à cet effet, le membre dans une position convenable, et on lui fera même, au besoin, exercer quelques mouvements qui pourraient mettre en plus grande évidence les saillies osseuses ou rendre visibles et appréciables au toucher des tendons qui prennent attache au voisinage de l'articulation.

On trouve encore, autour des articulations, *des plicatures de la peau* qui offrent des dispositions assez fixes que le chirurgien met souvent à profit pour découvrir le lieu d'une jointure. Ces plis, particulièrement marqués pour les articulations des doigts, ont leur siége quelquefois immédiatement sur l'article, d'autres fois à une certaine distance.

Mais il peut arriver que de la graisse ou de la sérosité accumulées autour d'une articulation viennent à dissimuler les saillies osseuses, et à déformer les plicatures de la peau ; qu'une maladie douloureuse, siégeant près de l'article, rende impossible l'exécution des mouvements nécessaires pour trouver la jointure, etc. Alors, dans ces cas, on cherchera d'abord à déterminer les tubérosités osseuses en procédant du connu à l'inconnu, en suivant, par exemple, avec le doigt, la diaphyse d'un os long jusqu'à son extrémité, et si toutes ces données deviennent impuissantes, il faudra se résoudre à inciser la peau dans la direction présumée de l'articulation. On fera relever le lambeau pour s'assurer avec le doigt de l'interstice articulaire. Si ce moyen n'apprend rien encore, on portera le couteau dans l'angle de la plaie le plus près de soi, de telle manière que le talon soit perpendiculaire à l'horizon et le tranchant perpendiculaire à l'os ; on marchera ensuite le long de l'os, en raclant et en sciant, sans faire de saut, et, parvenu vers la jointure, on sentira le tranchant du couteau y pénétrer sans efforts.

§ 2. *Règles pour traverser l'articulation.* — Pour traverser avec sûreté une articulation au milieu du sang et des parties molles qui masquent souvent les surfaces articulaires, il faut que l'opérateur ait tellement présente à l'esprit la disposition de la jointure, qu'il puisse en quelque sorte la dessiner avec son couteau sans la voir. Il ne lui sera pas moins utile de bien connaître le siége, la forme et l'étendue des ligaments, afin de les attaquer et de les détruire sans hésitation. D'après M. Lisfranc, les couteaux à désarticuler doivent être étroits pour tourner plus facilement dans les articulations, et renforcés dans le dos pour ne se point briser. Ceci posé, on procède à la désarticulation en se conformant aux préceptes généraux qui suivent :

1° On déterminera par l'application du pouce et de l'index de la main droite les deux extrémités du diamètre articulaire ; on limitera ainsi le chemin que le couteau devra parcourir.

2° Lorsqu'on pénétrera dans une articulation par sa partie antérieure, on la mettra dans l'extension ; si, au contraire, on l'attaqne par sa face dorsale, on placera le membre dans la demi-flexion pour augmenter l'interligne articulaire.

3° On commencera toujours par détruire les principaux ligaments qui maintiennent les os rapprochés. Les ligaments latéraux et dorsaux étant divisés, on pourra habituellement engager le couteau entre les surfaces articulaires. Mais si l'articulation est à engrenages multipliés, il pourra exister entre les os des moyens d'attache spéciaux dits *ligaments interosseux* qu'il faudra préalablement diviser avec la pointe du couteau, faute de quoi il serait impossible de pénétrer dans l'article.

4° Lorsque l'articulation sera bien ouverte, il suffira, en général, pour engager le couteau, d'écarter les surfaces articulaires par des tractions modérées parallèles à l'axe du moignon. Si l'articulation se trouvait trop serrée, il faudrait opérer une sorte de luxation des surfaces osseuses, mais toujours en agissant avec beaucoup de précautions pour ne pas tirailler trop douloureusement les parties. Enfin s'il existait par hasard des ligaments ossifiés qui ne pussent céder au couteau, il conviendrait de les séparer par un trait de scie.

5° Lorsqu'on a pénétré dans l'articulation, le talon et la pointe du couteau devront marcher parallèlement sur la même ligne, et si, au moment de contourner les surfaces articulaires pour sortir de la jointure, on craint d'échancrer les téguments destinés à la formation du lambeau, il suffira de les écarter par de légères tractions exercées par le pouce et l'index de la main qui embrasse et soutient le membre.

§ 3. *De la méthode opératoire.* — C'est le choix de la méthode qui fixera le mode d'incision des parties molles destinées à recouvrir le moignon. Dans toutes les amputations des membres, on peut donner à la plaie du moignon trois formes principales. Dans le premier cas, on divise circulairement toutes les parties, et la surface de section est recouverte uniquement par la peau préalablement retroussée en forme de manchon et ensuite rabaissée. Cette forme de moignon caractérise la méthode *circulaire*. Dans un autre cas, on circonscrit la partie ou l'articulation à enlever au moyen d'une incision elliptique, et lorsque l'amputation est terminée, il en résulte une plaie dont les bords peuvent se rapprocher assez facilement, et dont la forme plus ou moins ovale caractérise la méthode dite *oblique* ou *ovalaire*. Enfin, dans le troisième cas, on taille aux dépens des parties environnantes un ou plusieurs lambeaux de dimensions déterminées qui devront recouvrir la surface de section des parties. Cette forme de moignon appartient à la méthode dite *à lambeaux*. Chacune de ces *méthodes* offre un grand nombre de *procédés* qui, bien que différents, doivent néanmoins toujours arriver à produire un moignon avec une forme déterminée d'avance, suivant qu'on a choisi *la méthode circulaire, oblique* ou *à lambeaux.*

Ainsi donc la méthode indique le but ou le résultat, et les procédés, les moyens différents qu'on peut mettre en usage pour y parvenir.

§ 4. *De la confection des lambeaux.* — 1° On peut, suivant les circonstances, pratiquer un ou plusieurs lambeaux. Dans ce dernier cas, on commence toujours par tailler le lambeau le moins important, et ce ne sera qu'après la désarticulation opérée qu'on procédera à la taille du dernier lambeau qui contiendra les gros vaisseaux, pour que les doigts d'un aide puissent s'en emparer et les comprimer au moment de leur section.

2° On devra éviter de terminer le lambeau en pointe, et pour cela il faut faire marcher la lame du couteau largement et sans hésiter parallèlement aux os, et quand, en rapprochant le lambeau de la surface qu'il doit recouvrir, on juge qu'il est assez long, on tournera le tranchant du couteau directement en dehors, et on divisera les tissus

nettement et carrément. Si des tendons dépassent la peau, on les exci
sera avec des ciseaux.

3° Il faut autant que possible choisir des tissus sains pour former
les lambeaux ; cependant on peut, au besoin, les tailler aux dépens
de tissus engorgés ou même lardacés, parce que l'inflammation suppurative bien dirigée amène ordinairement le dégorgement de ces tissus
sans que la gangrène s'ensuive. Enfin, d'après M. Lisfranc, on peut
même opérer une désarticulation lorsqu'il ne reste aucun tissu pour
former le lambeau, l'expérience ayant prouvé qu'il s'établissait un
tissu de cicatrice sur les surfaces articulaires.

Pl. 18.

DÉSARTICULATION DES DEUX DERNIÈRES PHALANGES DES DOIGTS ET DE L'UN DES DOIGTS EN TOTALITÉ.

ANATOMIE.

Fig. 1. *Squelette d'un des quatre derniers doigts vu par sa face palmaire.* a, extrémité inférieure du métacarpien; b, corps de la première phalange; c, tête de la première phalange; d, deuxième phalange ou *phalangine*; e, troisième phalange ou *phalangette*.

Les articulations des phalanges entre elles sont des ginglymes parfaits, c'est-à-dire ne permettent que deux mouvements, la flexion et l'extension. La phalange supérieure qui entre dans la formation de l'article présente deux condyles séparés par une gouttière, sur lesquels s'appliquent les deux cavités de la phalange inférieure séparées par une saillie. De plus, chaque phalange présente près de l'article des saillies assez considérables, à la face dorsale (fig. 2, e) et à la face palmaire (fig. 1, c, c). Deux ligaments latéraux font presque toute la solidité de l'articulation. Le tendon extenseur en arrière et un ligament antérieur assez lâche complètent les moyens d'union des phalanges entre elles. La direction de l'interligne articulaire, à peu près transversale, se rencontre au niveau du pli cutané de la face palmaire pour l'articulation de la première avec la seconde phalange, et à 3 millimètres au-dessous de ce pli pour l'articulation de la seconde avec la troisième.

Fig. 2. *Coupe des os d'un des quatre derniers doigts pour montrer les rapports des interlignes articulaires avec les plis de la peau.* a, extrémité inférieure du métacarpien; bb, interligne articulaire métacarpo-phalangien, situé, dans l'état sain, à 24 ou 27 millimètres au-dessus du niveau de la commissure digitale c; dd, interligne articulaire phalango-phalanginien, située au niveau du pli palmaire de la peau; ff, interligne articulaire phalangino-phalangettien, située à trois millimètres au-dessous du pli palmaire de la peau.

Fig. 3. *Moyen d'union des phalanges entre elles et avec le métacarpe* a a a, face dorsale de ces articulations; b, tendon du fléchisseur sublime; c, tendon du fléchisseur profond des doigts.

Fig. 4. *Squelette d'un des quatre derniers doigts fléchi pour montrer les rapports qu'affectent les surfaces articulaires dans la flexion.*

OPÉRATIONS.

Fig. 5 *Désarticulation de la deuxième phalange des doigts par la face dorsale.* — 1er *procédé de M. Lisfranc.* — 1er temps. Le tranchant du bistouri, *aa*, pénètre dans l'article.

Fig. 6. Même opération. — 2e temps. Après avoir traversé l'articulation, le bistouri est ramené au-dessous de l'os en le circonscrivant exactement pour venir tailler le lambeau palmaire.

Fig. 7. Opération achevée; *lambeau appliqué sur le moignon et maintenu par une bandelette agglutinative.*

Fig. 8. *Modification du procédé précédent.* (Voir *procédés opératoires.*)

Fig. 9. *Désarticulation de la deuxième phalange des doigts par la face palmaire.* — 2e *procédé de M. Lisfranc. a b c,* forme à donner au lambeau palmaire.

Fig. 10. Désarticulation achevée.

Fig. 11. Opération précédente. — 2e temps. Le lambeau *a* étant relevé, le bistouri *b b* pénètre dans l'article.

Fig. 12. *Désarticulation d'un doigt en totalité. a b c,* plaie résultant d'une désarticulation par la méthode à deux lambeaux. *a' b' c' d',* plaie résultant d'une désarticulation par la méthode ovalaire.

MÉTHODES ET PROCÉDÉS OPÉRATOIRES.

§ 1er. *Désarticulation des deux dernières phalanges des doigts.* — — *Méthode circulaire.* — La main étant placée dans la pronation, un aide maintiendra tous les doigts fléchis, excepté celui sur lequel on va opérer. Puis le chirurgien, mettant ce dernier dans l'extension en même temps qu'il en soutient l'extrémité avec le pouce, l'indicateur et le médius de la main gauche, pratique avec un bistouri ordinaire, tenu à pleine main, une incision circulaire placée à un centimètre plus bas que l'article, quand on opère la désarticulation de la dernière phalange, et à huit millimètres lorsqu'on désarticule la seconde phalange des doigts. L'incision n'ayant intéressé que la peau et le tissu cellulaire, un aide devra, au moyen de tractions soutenues et modérées, faire remonter les tissus au niveau de l'articulation, tandis que le chirurgien pénétrera dans la jointure par la face dorsale en divisant successivement tous les ligaments.

Méthode à lambeaux. — Le procédé à deux lambeaux latéraux de Ledran, et celui à deux lambeaux dorsal et palmaire de Garangeot, sont aujourd'hui inusités, et on leur substitue généralement les procédés à un seul lambeau.

Premier procédé de M. Lisfranc, ou Désarticulation par la face dorsale.
— La main étant mise en pronation, un aide maintient les doigts sains
et les éloigne autant que possible de celui sur lequel on va pratiquer
l'opération. Le chirurgien saisit la phalange à enlever avec le pouce
et l'indicateur de la main gauche (fig. 5), et il la fléchit à angle
de 45°. Alors, avec un bistouri droit tenu en première position
(pl. I, fig. 1, il attaque l'articulation par sa face dorsale, en incisant
perpendiculairement à deux millimètres et demi au-dessous de la partie
supérieure du plan incliné formé par la demi-flexion de la phalange, ou
encore, à défaut du signe précédent, en incisant au niveau du pli
palmaire de l'articulation lorsqu'il s'agit de la deuxième phalange, et
à deux millimètres et demi au-dessous de ce même pli lorsqu'il s'agit
de la dernière phalange des doigts. En même temps qu'il ouvre la
capsule de la jointure, le bistouri, conduit de son talon vers sa pointe,
devra tailler de gauche à droite un très-petit lambeau demi-circulaire.
Puis on portera le tranchant du bistouri à droite et à gauche de l'articulation en même temps qu'on tournera légèrement son tranchant du côté
de l'opérateur, on divisera les ligaments latéraux, et on pénétrera
alors facilement dans l'article à plein tranchant (fig. 6). A ce
moment on saisit la phalange par ses côtés, et le bistouri, après avoir
contourné la tête de la phalange, est ramené en rasant sa face antérieure dans l'étendue de sept millimètres, pour tailler le petit lambeau
demi-circulaire destiné à recouvrir la solution de continuité (fig. 7).

On évitera, en attaquant les ligaments latéraux de l'articulation, de
diviser la base du lambeau palmaire. Néanmoins, malgré les précautions convenables, il arrive quelquefois qu'après la désarticulation les
côtés de l'os font saillie dans les angles de la plaie. C'est pour remédier à cet inconvénient que M. Andral neveu, au lieu du petit lambeau dorsal semi-lunaire, a proposé de pratiquer une incision à concavité inférieure qui laisserait assez de tégument sur les côtés pour
couvrir les faces de l'os. On opère pour le reste ainsi qu'il a été dit, et
la plaie qui résulte de l'opération ainsi modifiée ne présente pas d'angle
prononcé à la base du lambeau palmaire (fig. 8).

Deuxième procédé de M. Lisfranc, ou Désarticulation par la face palmaire.
— La main étant placée dans une forte supination, un aide maintiendra tous les doigts fléchis, excepté celui sur lequel on va opérer. Le
chirurgien saisit la phalange qu'il veut amputer avec le pouce et l'indicateur de sa main gauche, et, pour éviter d'être blessé par la pointe
du bistouri qui taillera le lambeau, il doit la saisir de telle façon que
son pouce soit appliqué sur le bout de la face palmaire en deçà de l'article,
et la deuxième phalange de son doigt indicateur sur la face dorsale
de l'articulation qu'il doit ouvrir. Alors l'opérateur tenant de la main

droite un bistouri à pointe bien aiguë en première position (pl. I, fig. 2),
la lame tournée à plat et le tranchant tourné de son côté, il enfonce
la pointe à deux millimètres et demi en avant du pli cutané palmaire
s'il ampute la troisième phalange, et au niveau même de ce pli s'il
désarticule la deuxième. Il fera marcher ainsi le bistouri directement
d'un côté à l'autre du doigt en rasant exactement la face antérieure
de l'os de manière à soulever le plus de tissu qu'il est possible (fig. 9).
On fait de cette manière pénétrer l'instrument jusqu'au talon, et en
pressant et sciant on longe la face antérieure de l'os dans l'étendue de
douze millimètres, après quoi on relève le tranchant pour achever de
tailler le lambeau semi-lunaire, qu'un aide relèvera aussitôt (fig. 10).
On reporte ensuite le tranchant du bistouri perpendiculairement pour
diviser en quelque sorte d'un seul coup les ligaments antérieurs et
latéraux, et l'instrument pénètre alors en plein dans l'articulation qu'il
traverse et enlève la phalange sans faire de lambeau postérieur. Cependant si l'on craignait que les tissus ne se rétractassent trop en
arrière, on pourrait faire leur section à deux ou trois millimètres au-
dessous du niveau de l'articulation.

D'après les deux procédés mentionnés ci-dessus, on comprend, sans
qu'il soit besoin de description spéciale, comment on pourrait, suivant l'exigence des cas pathologiques, former *deux lambeaux égaux*
dont l'un dorsal et l'autre palmaire, ou bien *un lambeau dorsal* plus
court que le palmaire, ou enfin *deux lambeaux latéraux*. Les règles
que nous avons établies pour la désarticulation de la troisième phalange des quatre derniers doigts sont en tout applicables à la désarticulation de la deuxième phalange du pouce qui, à ce point de vue,
doit être considérée comme une articulation phalangino-phalanget-
tienne. (Lisfranc.)

§ 2. *Désarticulation d'un doigt en totalité.* (fig. 12.) — *Méthode à*
deux lambeaux. — *Procédé de M. Lisfranc.* — La main étant placée
dans la pronation, et les doigts voisins écartés par un aide de celui
sur lequel on opère, le chirurgien cherchera, avant de commencer
son opération, à reconnaître d'une manière précise le niveau de l'articulation métacarpo-phalangienne. Pour cela, il se rappellera que l'article se trouve habituellement situé à vingt-quatre ou vingt-sept millimètres au-dessus de la commissure digitale. Un autre moyen conseillé
par M. Malgaigne et auquel l'opérateur pourra avoir recours, surtout
quand les parties molles seront peu déformées, consiste à mettre le
doigt dans l'extension et à le tirer en avant, en même temps qu'on
maintient le métacarpe en arrière. Les surfaces articulaires s'écartent
alors de deux à trois millimètres, et une dépression sensible à la vue et
surtout au toucher sur la face dorsale indique cet écartement. Ceci

posé, on fera la désarticulation en se conformant aux préceptes qui suivent :

1er *temps*. Ayant saisi la première phalange du doigt qu'on veut amputer par ses faces dorsale et palmaire, on la fléchira à angle de 45°. Avec un bistouri droit, à talon saillant, tenu en première position (pl. I, fig. 1), le chirurgien commencera sur l'articulation au devant de la tête de l'os du métacarpe, une incision qui se dirigera de puis l'union des deux tiers internes de l'article avec son tiers externe, si l'on opère sur la main gauche, et *vice versâ*, pour la main droite, jusqu'au niveau de la commissure digitale. Cette incision faite en promenant le bistouri d'arrière en avant et de son talon vers sa pointe, devra inciser du premier coup tous les tissus jusqu'à l'os. Arrivé au niveau de la commissure digitale, ainsi qu'il a été dit, le bistouri devra avoir son tranchant ramené presque subitement à la perpendiculaire, au moment où on le fera passer sur la face latérale de la phalange pour tailler transversalement l'extrémité du lambeau. Alors, en même temps qu'on élève le membre du malade pour que les yeux devancent toujours le bistouri sur les points où il doit pas ser, l'opérateur baissera le manche du bistouri vers la main de l'opéré, de telle sorte que le talon de l'instrument vienne pratiquer à la face palmaire une incision oblique semblable à celle de la face dorsale.

2e *temps*. Dans le temps qui précède on a taillé un premier lambeau latéral demi-circulaire qui devra être détaché de la phalange. Puis, le bistouri toujours tenu en première position, sera porté dans la partie inférieure de la solution de continuité, en tournant son tranchant parallèlement à l'axe du doigt, et son talon perpendiculairement à l'horizon. On remontera vers l'articulation de cette manière, en sciant et pressant légèrement sur l'os jusqu'au moment où l'on rencontrera un obstacle. Ce point d'arrêt est formé par la tête de la phalange ; on la contournera en continuant à faire marcher le bistouri dans la même position et sans faire de saut. Aussitôt que le tranchant arrivera dans l'article on l'y sentira pénétrer avec facilité.

3e *temps*. On traversera l'articulation avec la portion la plus étroite du bistouri qui avoisine sa pointe. Pour rendre la manœuvre plus facile on exercera quelques tractions sur le doigt qu'on ampute, de manière à élargir l'articulation, en même temps qu'on écarte les tégu ments du côté opposé au tranchant de l'instrument. L'article étant traversé, on revient en longeant le côté de la phalange, et on taille le second lambeau, qui finit, comme le premier, à la commissure digitale.

Lorsqu'on applique la méthode à deux lambeaux à l'amputation

des doigts indicateur ou auriculaire, il n'y a que le lambeau correspondant au doigt voisin qui se trouve en rapport avec la commis
sure digitale ; l'autre lambeau n'offrant pas cette condition a plus
de tendance à la rétraction , c'est pourquoi il sera convenable de
donner à ce dernier plus d'étendue qu'au premier.

Méthode ovalaire. — Procédé de M. Scoutetten. — Le chirurgien ayant
saisi le doigt comme il a été dit précédemment , commence, avec le
talon du bistouri tenu de la main droite , une incision oblique qui,
commençant sur la face dorsale, à six millimètres au delà de l'articulation , est ramenée jusqu'à la commissure digitale pour contourner
ensuite la face palmaire du doigt en suivant exactement la rainure
cutanée qui sépare le doigt de la main. Pour faciliter la manœuvre
qui correspond à l'incision palmaire , le chirurgien aura soin en
même temps d'élever le doigt dans l'extension, mais une fois parvenu
à la commissure digitale opposée , il le fléchira de nouveau et reprendra son incision pour lui faire rejoindre son autre extrémité à quatre millimètres au-dessous du point où elle a commencé (Malgaigne).
On dissèque ensuite légèrement chaque lèvre de la plaie, en même
temps qu'on attaque l'article par la face dorsale en divisant d'abord
le tendon extenseur, puis les ligaments latéraux. Alors, on augmente
un peu la flexion du doigt et on tire un peu sur lui comme pour le
luxer, en même temps qu'on divise les tendons fléchisseurs et les
parties molles voisines pour terminer l'amputation.

La méthode circulaire est à peu près inusitée pour la désarticulation
des doigts.

Pl. 19.

DÉSARTICULATION DES QUATRE DERNIERS DOIGTS ET DES MÉTACARPIENS.

I. OPÉRATIONS.

Fig. 1. *Désarticulation des quatre derniers doigts. a b c*, incision dorsale pratiquée au devant de la tête des métacarpiens ; le couteau passe sous les phalanges pour tailler le lambeau palmaire.

Fig. 2. Plaie résultant de l'opération. *a b c*, forme du lambeau palmaire.

Fig. 3. *Désarticulation du premier métacarpien*. Méthode ovalaire modifiée ; *a b c*, forme de l'incision dite en *raquette*.

Fig. 4. Le pouce étant renversé dans la paume de la main, le bistouri achève la désarticulation de la tête, *a*, du premier métacarpien.

Fig. 5. Bords de la plaie affrontés, forme de la cicatrice.

Fig. 6. *Désarticulation du cinquième métacarpien*. Méthode ovalaire modifiée ; *a b c*, forme et direction qu'il faut donner à l'incision dite en *raquette*.

Fig. 7. Opération précédente terminée ; forme de la cicatrice.

MÉTHODES ET PROCÉDÉS OPÉRATOIRES.

§ 1er. *Désarticulation des quatre derniers doigts ensemble. — Méthode à un lambeau. — Procédé de M. Lisfranc* (fig. I). La main étant placée dans la pronation, le chirurgien embrasse les quatre derniers doigts dans la paume de sa main gauche, en même temps que son pouce se plaçant sur la face dorsale des doigts à amputer, les fléchit modérément. Un aide tend la peau en la tirant en arrière.

Alors, avec un couteau étroit, l'opérateur pratiquera une incision semi-lunaire à convexité inférieure, qui passera à douze ou quinze milli mètres au-dessous de l'extrémité des os du métacarpe et qui sera dirigée de l'indicateur vers l'auriculaire si l'on opère sur la main gauche, ou de l'auriculaire vers l'indicateur, si, au contraire, on opère sur la main droite. Les tendons extenseurs se trouvant mis à nu par la rétraction des tissus, que l'opérateur favorise en les disséquant un peu au besoin, le couteau divise successivement toutes les articulations métacarpo-phalangiennes, en attaquant d'abord les ligaments dorsaux , puis latéraux, et enfin les palmaires. Ensuite il ne reste plus qu'à glisser le couteau sous la face inférieure des phalanges pour venir tailler d'arrière en avant le lambeau palmaire , qui sera limité par la rainure qui réunit la face palmaire des doigts avec celle de la main.

§ 2. *Désarticulation de l'os métacarpien du pouce. — Méthode ovalaire. — Procédé de M. Scoutetten modifié par M. Malgaigne* (fig. 3, 4, 5). — La main étant placée dans la supination, pratiquer sur la face dorsale du métacarpien du pouce une incision longitudinale qui commencera à douze millimètres au-dessus de l'articulation du trapèze, et viendra passer , en divisant tous les tissus jusqu'à l'os, au côté interne de la première phalange du pouce , au niveau de la commissure interdigitale. Alors retournant la main dans la pronation, on reprendra l'incision , qui sera ramenée sur la face dorsale et viendra tomber au tiers inférieur de celle précédemment décrite. On détachera ensuite de chaque côté les muscles adhérents à l'os , et après avoir disséqué convenablement la peau , on attaquera l'articulation carpométacarpienne par la face dorsale, puis luxant en dehors l'os métacarpien on achève de le désarticuler et de diviser le reste des chairs qui le retiennent.

§ 3. *Désarticulation de l'os métacarpien du petit doigt. — Méthode ovalaire. — Procédé de M. Scoutetten modifié par M. Malgaigne* (fig. 6, 7). — La main étant placée dans une forte pronation on commencera, à douze millimètres au-dessus de l'articulation carpo-métacarpienne une incision qui, descendant en ligne droite jusque vers le bord interne de la première phalange du petit doigt au niveau de la rainure digito-palmaire , contournera la base du doigt en suivant exactement cette rainure. Alors, abandonnant cette première incision, l'opérateur relève le petit doigt , achève de contourner sa base et remonte snr la face dorsale du métacarpe pour venir y rejoindre la première incision au niveau de son tiers inférieur. On isole ensuite de chaque côté de l'os la peau et les chairs, après quoi on détruira les ligaments articulaires avec la pointe du bistouri en terminant, ainsi qu'il a été indiqué pour la désarticulation des métacarpiens dorsaux.

Pl. 20.

DÉSARTICULATION CARPO-MÉTACARPIENNE ET RADIO-CARPIENNE.

ANATOMIE.

Fig. 1. *a*, extrémité inférieure du cubitus; *b*, celle du radius. *c*, *d*, *e*, *f*, *g*, *h*, *i*, os du carpe; 1, 2, 3, 4 et 5, premier, second, troisième, quatrième et cinquième métacarpiens.

L'articulation carpo-métacarpienne représente une ligne brisée dont les deux extrémités sont faciles à reconnaître. *En dehors* elle répond à l'extrémité supérieure du premier métacarpien; il suffira de porter ce dernier dans une adduction forcée pour faire saillir l'extrémité articulaire reçue dans la concavité du trapèze, *i*, où la retiennent des ligaments assez lâches. *En dedans* l'articulation carpo-métacarpienne répond à l'articulation du cinquième métacarpien avec l'os crochu, *f*. Elle offre comme point de ralliement la saillie de l'extrémité supérieure du cinquième métacarpien, saillie qu'on reconnaîtra sous les téguments en longeant cet os avec le doigt d'avant en arrière: à quelques millimètres au dessus se trouve l'article L'apophyse unciforme que présente en avant l'os crochu peut aider aussi à reconnaître l'article qui se trouve immédiatement au-dessous.

L'articulation radio-carpienne est constituée par les extrémités inférieures du radius et du cubitus qui, légèrement concaves d'arrière en avant et transversalement, reçoivent la convexité formée par le scaphoïde *d*, le semi-lunaire *c* et le pyramidal *e*. Le pisiforme, plus en avant et un peu au-dessous de la ligne articulaire, forme, à la face palmaire du poignet, une saillie qu'il faut avoir soin de contourner avec le tranchant du couteau en taillant le lambeau palmaire. Les apophyses styloïdes, celle du radius en dehors, celle du cubitus en dedans, servent à reconnaître l'article. L'apophyse du radius descend quatre millimètres plus bas que celle du cubitus, et l'article se trouve à cinq millimètres au-dessus d'une ligne passant par les sommets de ces apophyses. Le second pli cutané qu'on trouve à la face palmaire du poignet en partant de la main se trouvant au niveau de l'articulation radio-carpienne, offre aussi un point de ralliement utile quand on ne peut déterminer la position des apophyses styloïdes.

OPÉRATIONS.

Fig. 2. *Désarticulation de tous les métacarpiens en conservant celui du pouce. —Procédé de M. Maingault. a b c*, forme du lambeau palmaire.

Fig. 3. Même procédé. *a b c*, incision des téguments à la face dorsale, le couteau opère la désarticulation.

Fig. 4. *Désarticulation radio-carpienne*. Méthode circulaire. *a b* manchette de peau relevée; *c c*, couteau divisant les parties tendineuses qui protégent l'article.

Fig. 5. *Procédé de M. Denonvilliers*. — Méthode à lambeau; *a b c*, incision semi-circulaire pratiquée sur la face dorsale du poignet. Le couteau taille le lambeau palmaire.

Fig. 6. Plaie et moignon. *a b c*, forme du lambeau palmaire.

MÉTHODES ET PROCÉDÉS OPÉRATOIRES.

§ 1ᵉʳ. *Désarticulation carpo-métacarpienne des quatre derniers doigts ensemble. — Méthode à un lambeau. — Procédé de M. Maingault* (fig. 2 et 3). — 1° La main étant placée dans une forte supination, reconnaître au côté externe l'articulation du trapèze avec le second métacarpien, et au côté interne l'articulation de l'unciforme avec le cinquième. 2° Enfoncer un petit couteau étroit entre les os et les parties molles en passant un peu au-dessous des saillies de l'unciforme et du trapèze, de façon à venir sortir au-dessous du pouce ; 3° faire marcher la lame du couteau parallèlement à la face antérieure des os métacarpiens, et tailler un grand lambeau palmaire de forme elliptique ; 4° alors, retourner la main en pronation et pratiquer sur sa face dorsale une incision demi-lunaire qui divisera à plein tranchant l'espace qui est entre l'indicateur et le pouce et passera à deux centimètres au-dessous des articulations. Pendant qu'un aide rétracte la peau en haut, le chirurgien maintient les métacarpiens du malade avec sa main gauche et procède à leur désarticulation d'arrière en avant, en commençant par le métacarpien du petit doigt ou de l'indicateur, suivant qu'on opère sur la main droite ou sur la main gauche.

§ 2. *Désarticulation radio-carpienne.—*1°*Méthode circulaire. — Procédé ordinaire* (fig. 4).—1° Un aide retire fortement la peau de l'avant-bras en arrière, tandis qu'un autre soutient la main à amputer ; 2° le chirurgien, à l'aide d'un couteau tenu de la main droite, pratique une incision circulaire, qui n'intéresse que la peau et rase les éminences thénar et hypothénar ; 3° la peau est disséquée et relevée en forme de manchette jusqu'au niveau de l'articulation radio-carpienne ; 4° on fait une seconde section circulaire qui divise les tendons , et on pénètre dans l'articulation en l'attaquant de sa face dorsale vers sa face palmaire.

2° *Méthode à un lambeau.* — *Procédé de M. Denonvilliers* (fig. 5, 6). —La main étant convenablement maintenue dans la pronation, et la peau de l'avant-bras étant fortement rétractée en arrière par un aide, l'opérateur s'assure de la situation des éminences du radius et du cubitus, les embrasse avec le pouce et l'index de sa main gauche, et pratique à la face dorsale du poignet une incision demi-circulaire à concavité inférieure, dont les deux extrémités , externe et interne , tombent un peu au-dessous des apophyses styloïdes du radius et du cubitus. Après cette première division de la peau et du tissu cellulaire , les téguments se rétractent en bas et en haut et laissent la jointure du poignet à nu. Alors une seconde incision, dirigée comme la première, dans le sens de l'articulation, divise tous les ligaments extenseurs et le ligament radio-carpien postérieur. On attaque ensuite les ligaments latéraux , on pénètre dans l'article et on circonscrit les os du carpe pour faire arriver le couteau au devant d'eux afin de tailler le lambeau antérieur ou palmaire, qui doit avoir environ deux centimètres de longueur. Pour ne pas être arrêté dans la confection du lambeau , il faut incliner suffisamment le tranchant du couteau du côté des téguments pour ne pas heurter contre les saillies osseuses du carpe et éviter d'emporter l'os pisiforme dans l'épaisseur du lambeau. Après la désarticulation par le procédé que nous venons d'indiquer on n'est pas exposé à voir saillir les angles osseux de la plaie ; si les tendons sont trop longs il est convenable de les exciser avant d'opérer le pansement.

Pl. 21.

DÉSARTICULATION DU COUDE.

ANATOMIE.

Fig. 1. L'articulation du coude est constituée par l'extrémité inférieure de l'humérus, A, et les extrémités supérieures du radius, B,
en dehors, et du cubitus, C, en dedans.

Fig. 2. Le radius n'est uni à l'humérus que par juxtaposition,
tandis que le cubitus reçoit la trochlée dans un engrenage formé par
l'olécrane, *b*, en arrière et l'apophyse coronoïde, *c*, en avant : cette
disposition anatomique ne permet d'attaquer l'articulation à plein tranchant que par son côté externe. Les surfaces osseuses sont maintenues
en.contact par des ligaments antérieurs, postérieurs et latéraux.

Fig. 3. Pour reconnaître l'articulation, on détermine la position de
deux tubérosités osseuses : l'une interne, *b*, ou épitrochlée, saillante,
est facilement sentie sous les téguments ; l'autre externe, *a*, ou épicondyle, plus mousse que la précédente, se continue insensiblement avec le
bord externe de l'humérus. L'épicondyle et l'épitrochlée, situés sur une
ligne à peu près horizontale à laquelle l'humérus serait perpendiculaire, se trouvent au-dessus de l'interligne articulaire, *c d e*, dont
les deux extrémités sont inégalement distantes de l'horizontale *a b*.
En effet, l'extrémité externe, *c*, est à sept millimètres au-dessous du
point le plus inférieur de l'épicondyle, *a*, tandis que l'extrémité interne, *b*, est à près d'un centimètre et demi au-dessous du point le
plus inférieur de l'épitrochlée, *b*. (Malgaigne.)

OPÉRATIONS.

Fig. 4. *Méthode à lambeaux.* — *a b c*, forme du lambeau antérieur.

Fig. 5. *a b c*. lambeau antérieur releve ; *a,* articulation huméro-
radiale ouverte ; *e*, ligament antérieur non encore divisé au niveau
de l'articulation huméro-cubitale.

Fig. 6. *Méthode circulaire.* — *Procédé de M. Velpeau.* — *a b*, manchette
de peau relevée.

Fig. 7. Plaie résultant de la désarticulation par la méthode circulaire, *a*, extrémité inférieure de l'humérus ; *b*, section de l'artère
humérale.

MÉTHODES ET PROCÉDÉS OPÉRATOIRES.

§ 1er. *Méthode à un lambeau.* — (fig. 4 et 5.) — L'avant bras sera placé aussi complétement que possible dans la supination et affectera une position légèrement fléchie. Alors le chirurgien, situé au côté interne du membre , embrasse avec sa main gauche les parties latérales de l'articulation , et soulève par une légère pression latérale les chairs placées au devant des os de l'avant-bras. A l'aide d'un couteau étroit il pénètre au côté interne de l'articulation, à vingt-cinq millimètres environ au-dessous de la saillie de l'épitrochlée et vient sortir, après avoir rasé les os de l'avant-bras, à cinq ou six centimètres au-dessous de la saillie de l'épicondyle, pour tailler un lambeau anté-rieur semi-lunaire de huit centimètres de longueur. Ce lambeau étant aussitôt relevé par un aide, qui opère en même temps la rétraction de la peau du bras en haut, pour faire remonter les angles de la plaie , le chirurgien porte le couteau en dehors à la base du lambeau et divise tous les tissus, en même temps qu'il pénètre à plein tranchant entre le radius et l'humérus, puis il continue son incision transversale en circonscrivant le membre en arrière et en divisant tous les tissus jusqu'à l'angle opposé de la plaie. Alors il ne reste plus qu'à diviser avec la pointe du couteau les ligaments huméro-cubitaux antérieurs et latéraux , puis on termine en luxant l'articulation pour diviser en arrière le tendon du triceps , qui retenait encore l'apophyse olécrane.

La grande obliquité de la base du lambeau , qui semblerait devoir être la conséquence de la direction donnée au couteau , s'efface sur le vivant à cause de la rétraction des tissus beaucoup plus considérable du côté externe que du côté interne.

§ 2. *Méthode circulaire.* — *Procédé de M. Velpeau.* (fig. 6 et 7.) — Le bras étant disposé comme précédemment, mais le chirurgien, placé en dehors du membre, on divisera circulairement la peau à trois travers de doigt au-dessous de l'articulation du coude ; on la disséquera en forme de manchette jusqu'au niveau de la jointure, après quoi on divisera les muscles antérieurs, puis les ligaments laté-raux, pour désarticuler d'avant en arrière et terminer par la section du tendon du triceps. Ce mode d'opérer coupe l'artère humérale avant sa bifurcation et donne à la plaie une forme qui favorise sa réunion immédiate.

Pl. 22.

DÉSARTICULATION DE L'ÉPAULE.

ANATOMIE.

Fig. 1. *a*, tête de l'humérus ; elle représente à peu près une demi-sphère ; *b*, clavicule ; *c*, acromion ; *d*, fosse sous-épineuse de l'omoplate ; *e*, tête humérale unie à la cavité glénoïde par le ligament capsulaire.

Fig. 2. *a*, cavité glénoïde ; elle présente une facette articulaire al-longée concave qui n'embrasse qu'un tiers de la tête humérale ; *b*, acromion ; *c*, apophyse coracoïde.

La tête humérale est unie à la cavité glénoïde par un ligament capsulaire très-lâche qui permettrait l'écartement des surfaces articulaires, si elles n'étaient maintenues en contact par l'action des muscles scapulaires. Le sus-épineux, le sous-épineux et les grand et petit rond en arrière, le sous-scapulaire en avant, concourent à la solidité de cette articulation, que fortifient encore les fibres ligamenteuses acromio-capsulaires et le muscle deltoïde.

Les apophyses acromion et coracoïde forment une voûte qui protége l'articulation en haut. L'acromion, situé à peu près à un centimètre au-dessus de la cavité glénoïde, la déborde en dehors de trois centimètres. L'apophyse coracoïde, plus bas et plus en dedans, est plus rapprochée de la tête humérale.

OPÉRATIONS.

Fig. 3. *Procédé de M. Lisfranc.* — *a b c*, forme qu'on donnera au lambeau postérieur.

Fig. 4. *a b c*, lambeau postérieur relevé ; *d*, tête humérale désarticulée.

Fig. 5. *Procédé de M. Larrey.* — *a b*, première incision verticale ; *c d*, incision postérieure partant de la première ; *c e*, incision antérieure partant également de la première.

Fig. 6. *a b c d*, plaie résultant de l'amputation par le procédé précédent ; *e*, cavité glénoïde et fragments du ligament capsulaire ; *f f*, vaisseaux axillaires.

MÉTHODES ET PROCÉDÉS OPÉRATOIRES.

§ 1er. *Désarticulation de l'épaule.* — *Méthode à deux lambeaux.* — *Procédé de M. Lisfranc* (fig. 3, 4).

1er *temps*. Le malade assis sur une chaise et convenablement maintenu, le bras est rapproché du tronc en même temps qu'il est porté en dehors et en haut. Alors étant placé sur le côté de l'épaule qu'on doit désarticuler, on s'assure par le toucher de la position de l'acromion et de l'apophyse coracoïde, puis on saisit un long couteau interosseux tenu de la main droite. Si on opère sur l'épaule gauche, la pointe du couteau sera plongée parallèlement à l'humérus, au côté externe du bord postérieur de l'aisselle, au devant des tendons des muscles grand dorsal et grand rond. A mesure qu'on enfonce le couteau il faut avoir soin que le plat de sa lame forme avec l'axe de l'épaule un angle de 35°, et que sa pointe vienne longer la face posterieure et externe de l'humérus, pour arriver ensuite sous l'acromion. A ce moment on fait exécuter au couteau un mouvement de bascule en vertu duquel sa pointe s'abaisse tandis que son manche se relève en formant avec l'axe de l'articulation un angle de 30 à 35°. On continue à pousser dans cette nouvelle direction la pointe du couteau qui traverse l'article et vient sortir au devant de la clavicule dans un espace triangulaire qui existe entre l'acromion et l'apophyse coracoïde, et qui est limité en arrière par la clavicule. Le couteau étant convenablement engagé, on le fait marcher surtout par le bout de sa lame, de manière à contourner la tête de l'humérus et à le dégager de dessous la voûte acromiale : lorsque la lame du couteau est arrivée à prendre une direction presque horizontale, le chirurgien saisit le deltoïde, le soulève en même temps qu'on éloigne un peu le bras du tronc, et le couteau descend à pleine lame sur le côté externe du bras pour tailler un lambeau postérieur de huit centimètres environ qui devra aussitôt être relevé. Dans ce premier temps, on a dû, en faisant le lambeau postérieur, diviser la partie supérieure de la capsule, les tendons du grand dorsal, grand et petit ronds et une portion du deltoïde.

2° *temps*. La tête de l'humérus s'éloignant facilement de la cavité glénoïde après la division des parties précédemment indiquées, l'opérateur fera passer la lame du couteau derrière la tête de l'humérus, puis longera le côté interne de l'os pour confectionner le lambeau antérieur ; en même temps on comprimera l'artère humérale qui se trouve comprise dans l'épaisseur de ce lambeau.

Quand on désarticule l'épaule droite, on peut se servir toujours de la main droite ; seulement on renversera la manière de faire la ponction , en ce qu'on enfoncera le couteau dans le triangle claviculaire indiqué pour le faire sortir en avant du bord postérieur de l'aisselle.

§ 2ᵉ. *Méthode ovalaire.* — *Procédé de M. Larrey* (fig. 5, 6). — 1° Pratiquer, sur le côté externe de l'épaule, une incision verticale qui intéressera la peau et tous les tissus jusqu'à l'os, et qui partira du bord de l'acromion pour s'étendre en descendant jusqu'à trois centimètres au-dessous du niveau du col de l'humérus ; 2° pratiquer ensuite deux incisions obliques partant de la précédente, dont l'une antérieure et l'autre postérieure, viendront couper les téguments et les chairs des parois antérieure et postérieure de l'aisselle près de leurs insertions humérales ; 3° écarter les chairs en avant et en arrière, pour mettre l'article à nu et l'ouvrir d'un coup de couteau , en même temps qu'on tire légèrement sur l'os pour écarter sa tête de la cavité glénoïde ; 4° luxer l'os, passer le couteau derrière lui et terminer l'opération en coupant les chairs qui correspondaient au creux de l'aisselle et dans lesquelles se trouve l'artère axillaire, qu'un aide doit saisir et comprimer en même temps. La plaie qui résulte de ce procédé opératoire est une véritable plaie ovalaire.

Pl. 23.

DÉSARTICULATION DES ORTEILS.

ANATOMIE.

Fig. 1. *Ostéologie du pied. Face dorsale.* — *a* et *b*, extrémités inférieures du tibia et du péroné ; *c*, astragale ; *d*, calcanéum ; *e*, scaphoïde ; *f*, cuboïde ; *g*, premier cunéiforme ; *h*, second cunéiforme ; *i*, troisième cunéiforme ; 1, 2, 3, 4 et 5, premier, second, troisième, quatrième et cinquième métatarsiens ; *k, k, k, k, k,* phalanges des orteils.

Fig. 2. *Ligaments articulaires de la face dorsale du pied.* — *a, a,* ligaments tibio-astragaliens antérieurs ; *b*, ligament péronéo-astragalien antérieur ; *c*, ligament calcanéo-scaphoïdien interne ; *d*, calcanéo-astragalien externe ; *e*, ligament astragalo-scaphoïdien supérieur ; *f*, ligament calcanéo-cuboïdien supérieur ; *g, g, g,* ligaments scaphoïdo-cunéiformes ; *h*, ligament cuboïdo-métatarsien ; *i, i, i,* ligaments cunéo-métatarsiens ; *k, k, k, k, k,* articulation des métatarsiens entre eux et des phalanges avec les métatarsiens ; *l, l, l, l, l,* ligaments latéraux des phalanges.

Fig. 3. *Coupe horizontale des os du tarse. Ligaments inter-articulaires.*

OPÉRATIONS.

Fig. 4. *Désarticulation du premier et du troisième orteil.* — *a b c d,* plaie résultant de la désarticulation par la méthode ovalaire ; *e*, tête du premier métatarsien ; *f g h,* plaie résultant de la désarticulation par la méthode à lambeaux ; *i*, tête du troisième métatarsien.

Fig. 5. *Désarticulation des cinq orteils ensemble.* — *a b c,* forme et direction de l'incision qui doit être pratiquée en avant de la tête des métatarsiens.

Fig. 6. Les téguments *a b c,* tirés en arrière, le couteau glisse sous les orteils pour tailler un lambeau plantaire.

Fig. 7. Plaie résultant de l'opération qui précède. — *a b c,* forme du lambeau plantaire.

Fig. 8. *Désarticulation du premier métatarsien.* — *a b c d,* incision dite *en raquette.*

Fig. 9. *a b c,* incision pour pratiquer la désarticulation du premier métatarsien sans le premier orteil (voir les résections).

MÉTHODES ET PROCÉDÉS OPÉRATOIRES.

§ 1er *Désarticulation d'un seul orteil* (fig. 4). — Les méthodes décrites pour la désarticulation des doigts sont exactement applicables aux procédés de celle des orteils sans qu'il soit nécessaire d'entrer ici de nouveau dans leur description ; seulement nous dirons que la méthode ovalaire est en général préférable, parce qu'on désarticule le plus ordinairement un orteil en totalité ; la petitesse des phalanges, leur peu d'utilité ne donne plus ici l'indication de les conserver comme à la main.

Beaucoup de chirurgiens ont proposé dans la désarticulation du gros orteil (fig. 8,) d'enlever en même temps la tête du premier os métacarpien qui, à cause de la saillie qu'elle forme après la désarticulation laisse une tumeur difforme qui frotte douloureusement dans les chaussures. (Voir les résections pour ce cas spécial et pour l'amputation des métatarsiens.)

§ 2. *Désarticulation des cinq orteils ensemble.* — *Méthode à lambeaux.* — *Procédé de M. Lisfranc* (fig. 6 , 7). — 1° L'opérateur embrassant tous les orteils dans sa main gauche, pratique, à l'aide d'un couteau étroit, une incision semi-circulaire qui s'étendra (pour le pied gauche et *vice versâ*) depuis le côté interne du premier métatarsien jusqu'au côté externe du cinquième os du métatarse, en passant en avant des articulations des orteils avec le pied (fig. 5) ; 2° avec la pointe du couteau, les articles seront ouverts successivement et les moyens d'union divisés ; 3° le couteau sera ensuite glissé au-dessous des phalanges pour venir tailler à plein tranchant le lambeau plantaire (voy. fig. 6).

Pl. 24.

DÉSARTICULATION TARSO-MÉTATARSIENNE.

ANATOMIE.

Fig. 1. L'articulation tarso-métatarsienne, constituée en arrière par le cuboïde, *a*, et les trois cunéiformes, *b*, *c*, *d* ; en avant, par les cinq métatarsiens. présente une ligne irrégulièrement courbe, dont la direction et les sinuosités doivent être étudiées.

En dehors, le cuboïde, *a*, s'articule avec le cinquième et le quatrième métatarsien, suivant une ligne oblique de dehors en dedans et d'arrière en avant. Cette ligne est légèrement brisée, l'articulation du quatrième métatarsien étant plus transversale que celle du cinquième. A deux ou trois millimètres plus en avant, se trouve l'articulation du troisième métatarsien avec le troisième cunéiforme, *b* ; à trois ou quatre millimètres plus en arrière est situé l'articulation du deuxième métatarsien avec le deuxième cunéiforme, *c*. Enfin, c'est à près d'un centimètre en avant de la précédente qu'on rencontre l'articulation du premier métatarsien avec le premier cunéiforme, *d*.

Cette disposition générale présente à l'attention de l'opérateur deux points essentiels : 1° l'extrémité interne de l'articulation tarso-méta tarsienne, située à peu près à un centimètre et demi en avant d'une ligne transversale, *e f*, passant par l'extrémité externe ; 2° l'extrémité postérieure du deuxième métatarsien enclavée dans une mortaise constituée par les trois cunéiformes, *b*, *c*, *d*, mortaise dont la paroi interne a près d'un centimètre d'arrière en avant.

Les ligaments dorsaux cuboïdo-métatarsiens et scaphoïdo-métatar siens (voir pl. 23), s'insèrent à plusieurs millimètres en arrière et en avant de l'interligne articulaire, disposition qui permet toujours l'écartement des surfaces osseuses quand les ligaments ne sont point divisés au niveau même de l'interligne articulaire. Les ligaments inter-osseux, plus puissants vers la face plantaire que vers la face dorsale, sont en général faciles à diviser. Cependant ceux qu'on rencontre à la face interne de la mortaise, et qui unissent le deuxième métatarsien au premier et au second cunéiformes, véritable clef de l'articulation, offrent une résistance qui nécessite une manœuvre particulière pour leur division.

Pour reconnaître l'articulation. 1° Par le côté interne, suivre avec le doigt, d'avant en arrière, le côté interne du premier métatarsien jusqu'à la rencontre d'une tubérosité, *g*; deux ou trois millimètres plus en arrière est l'interligne articulaire qui répond à l'enfoncement situé entre la tubérosité, *g*, et la tubérosité, *h*, du premier cunéiforme. L'articulation peut encore être trouvée à trois centimètres en avant de la saillie du scaphoïde, *t*.

2° Par le côté externe : suivre avec le doigt, d'avant en arrière, le côté externe de l'os jusqu'à la rencontre de la tubérosité, *k*, de l'extrémité postérieure du cinquième métatarsien ; l'article est situé immédiatement en arrière : dans quelques cas, cette extrémité postérieure se prolonge un peu au delà de l'article.

OPÉRATIONS.

Fig. 1 *bis*. *Procédé de M. Lisfranc.* — *a b c*, forme et direction de l'incision à pratiquer au devant des os du tarse.

Fig. 2. *a, b, c*, ligaments dorsaux du tarse divisés.

Fig. 3. *Manœuvre opératoire pour diviser la clef de l'articulation.* — *a b c*, arc de cercle qui sera décrit par le couteau pour diviser la clef de l'articulation ; *d*, deuxième métatarsien ; *e*, premier métatarsien.

Fig. 4. *a*, artère pédieuse. Le couteau, *b*, taille le lambeau plantaire.

Fig. 5. *a b c d*, plaie résultant de l'amputation : *a b c*, forme du lambeau plantaire.

MÉTHODES ET PROCÉDÉS OPÉRATOIRES.

1ᵉʳ *temps*. Le malade est couché en supination et le pied fixé dans la rotation en dedans. Le chirurgien s'assure d'abord par l'anatomie indiquée du siége de la jointure, puis embrasse avec la paume de sa main gauche la face plantaire du pied, son pouce étant placé sur l'extrémité postérieure et externe du cinquième métatarsien, et son doigt indicateur ou médius contre la partie antérieure du bord interne de l'articulation tarso-métatarsienne. Ensuite, avec le couteau tenu de la main droite, il pratique de dehors en dedans sur la région dorsale une incision semi-lunaire à convexité antérieure, qui passe à un centimètre et demi au-dessous de l'article, divise les tissus jusqu'aux os et aboutit aux deux extrémités de l'articulation.

2ᵉ *temps*. Le chirurgien porte la pointe du couteau sur le côté externe de l'articulation, y pénètre et la parcourt jusqu'au troisième cunéiforme. A ce moment, il porte le couteau à un millimètre en avant, incise à peu près transversalement et parvient ainsi au deuxième métatarsien. Ensuite il attaque l'articulation du premier métatarsien (fig. 2).

3e *temps.* Il reste à détruire la mortaise qui engrène la tête du deuxième métatarsien dans les os du tarse. Pour cela, l'opérateur introduit la pointe de son couteau entre le premier cunéiforme et le deuxième métatarsien, de telle façon que le tranchant de l'instrument tourné en haut soit incliné sur les orteils de 45°. Alors, il relève le couteau à angle droit en lui faisant parcourir tout le côté interne de la mortaise afin de diviser le ligament interosseux interne. A ce moment il retire le couteau et va diviser avec sa pointe les ligaments dorsaux postérieur et externe de la mortaise.

4e *temps.* Tous les moyens d'union étant divisés on appuie légèrement sur le bout du pied avec la main gauche pour écarter les surfaces articulaires, tandis que de haut en bas on attaque successivement les ligaments interosseux restés intacts. Enfin, plaçant le pied dans une position horizontale le chirurgien achève l'opération en divisant largement les ligaments plantaires, après quoi il glisse le couteau sous la rangée des métatarsiens, en évitant les tubérosités du premier et du cinquième de ces os. Il ne reste plus qu'à tailler le lambeau plantaire en lui donnant cinq centimètres et demi de longueur à sa partie interne, et trois centimètres à sa partie externe

Pl. 25.

DÉSARTICULATION MÉDIO-TARSIENNE DITE DE CHOPART.

ANATOMIE.

Fig. 1. L'articulation médio-tarsienne constituée en arrière par l'astragale, *a*, et le calcanéum, *b*; en avant par le cuboïde, *c*, et le scaphoïde, *d*, présente une ligne articulaire transversale contournée en *S* italique dont la convexité antérieure est interne, et la convexité postérieure est externe.

L'extrémité interne de l'articulation est à deux centimètres et demi en avant de la malléole tibiale. *g*, et à cinq millimètres en arrière de la tubérosité, *h*, du scaphoïde.

L'extrémité externe, *i*, est à un centimètre et demi en arrière de la tubérosité, *j*, que présente l'extrémité postérieure du cinquième métatarsien. Elle répond à la saillie qne forme le cuboïde en s'unissant au calcanéum, saillie située sur le bord externe du pied, à deux centimètres et demi en avant de la malléole externe, *k*.

La partie moyenne de l'articulation se trouve immédiatement en avant de la tête de l'astragale, qu'on peut faire saillir en fléchissant fortement la pointe du pied en bas. En dehors de cette saillie est un enfoncement dépressible sous le doigt, entre l'astragale, le cuboïde et le calcanéum : au-dessous se trouve l'article. (Malgaigne.)

Pour parcourir l'article, il faut connaître les différentes obliquités que présentent les surfaces articulaires. Le stylet, *l*, introduit entre l'astragale et le scaphoïde indique l'obliquité que l'on doit donner au tranchant du couteau quand on attaque l'articulation sur son côté interne.

Le stylet, *m*, introduit entre le calcanéum et le cuboïde au niveau de la saillie signalée plus haut, indique également la direction que doit avoir le tranchant quand on ouvre l'article par son côté externe.

Fig. 2. Une fois introduite dans l'article par le côté interne, la lame du couteau devra suivre les inclinaisons des surfaces osseuses entre l'astragale *a* et le calcanéum, *b*; d'abord oblique en avant, *c*, elle sera ramenée perpendiculairement en *d*.

Fig. 3. Si l'on opère sur le pied droit, la lame légèrement oblique, *c*, sera redressée un peu *d*, entre le calcanéum, *a*, et le cuboïde, *b*, quand on attaquera l'article par le côté externe.

Le ligament interne qui se trouve au centre de l'articulation et qui unit les quatre os ensemble, devra toujours être divisé avec la pointe du couteau aussitôt que l'écartement des os le permettra. Chez les sujets avancés en âge, il est quelquefois ossifié, particularité qui nécessite l'emploi de la scie pour sa division.

Les autres ligaments n'offrent rien de remarquable au chirurgien.

OPÉRATIONS.

Fig. 4. Procédé ordinaire. a b c, forme et direction de l'incision qu'on pratiquera en avant de l'article.

Fig. 5. L'article divisé, le couteau taille le lambeau plantaire. *a*, artère pédieuse.

Fig. 6. *a b c*, forme du lambeau plantaire. *d* et *d'*, artères pédieuses dorsale et plantaire.

Fig. 7. *Procédé de M. Sédillot. a b c*, forme de l'incision antérieure.

MÉTHODES ET PROCÉDÉS OPÉRATOIRES.

§ 1er. *Désarticulation médio-tarsienne ou de Chopart* fig. 4 5). — *Procédé ordinaire.* — 1° L'articulation ayant été reconnue par les moyens précédemment indiqués, le chirurgien embrasse la plante du pied avec la paume de sa main gauche en plaçant le pouce sur le côté externe de l'articulation, et l'indicateur ou le médius sur la tubérosité du scaphoïde ; 2° pratiquer, en allant du pouce vers l'indicateur qui limitera l'article, une incision dorsale demi-circulaire qui descendra un centimètre et demi au devant de l'article ; 3° après avoir fait retirer les chairs, le couteau sera reporté dans la plaie pour diviser les tendons restants et ouvrir l'articulation : on se rappellera la direction des surfaces articulaires indiquées, et on aura soin de diviser les rubans fibreux qui unissent le scaphoïde à l'astragale sans essayer de pénétrer dans l'article, qui est en quelque sorte recouvert par le rebord mince du scaphoïde qui s'avance sur l'astragale ; 4° l'articulation étant largement ouverte et tous les moyens d'union bien divisés jusqu'à la face plantaire, on passe le couteau à pleine lame derrière les os, et on glisse au-dessous d'eux, en donnant au pied une position horizontale, et l'on vient tailler un lambeau plantaire qui, pour avoir une longueur convenable devra s'étendre à cinq ou six millimètres au devant des os sésamoïdes ; on évitera toutefois d'aller heurter contre les saillies du scaphoïde, du cuboïde et des premier et cinquième métatarsiens, qui se trouvent plus en avant.

2° *Procédé de M. Sédillot* (fig. 6, 7,). — Après avoir reconnu l'articulation par les moyens ordinaires et soutenant le pied convenablement, on pratiquera une incision transversale partant à quelques millimètres en avant de l'articulation calcanéo-cuboïdienne et venant finir sur le milieu de la face dorsale du pied, en dehors du tendon du muscle jambier antérieur. De ce même point, on fera partir une deuxième incision oblique d'arrière en avant et de dehors en dedans, qui passera sur le côté interne du pied à deux travers de doigt derrière l'articulation du premier métatarsien avec la phalange du gros orteil ; on continuera de dedans au dehors et de haut en bas cette même incision pour la ramener sur la face plantaire du pied au point de départ de la première incision, à laquelle on la réunira. Les téguments plantaires devront être divisés en biseau aux dépens du tissu cellulo-graisseux qui les double intérieurement. Cette précaution a pour but de favoriser la réunion immédiate de la plaie. Il reste ensuite à disséquer le lambeau interne jusqu'au tubercule du scaphoïde, qui sert de point de repère pour entrer dans l'articulation. On désarticule ensuite à la manière ordinaire et on termine l'opération par la section des chairs profondes au niveau de l'incision plantaire.

Pl. 26.

DÉSARTICULATION TIBIO-FÉMORALE.

ANATOMIE.

Fig. 1. *Articulation tibio-fémorale; face antérieure. a*, fémur; *b*, rotule; *c*, tibia; *e*, péroné; *g*, ligament latéral externe; *f*, ligament latéral interne; *d*, ligament rotulien inférieur.

Fig. 2. *Coupe verticale antéro-postérieure permettant de voir les ligaments croisés. d*, et l'artère poplitée, *e a*, fémur; *b*, tibia; *c*, rotule.

Cette articulation présente à l'attention de l'opérateur quelques particularités anatomiques. Le condyle interne du fémur descend plus bas que l'externe d'un centimètre environ. L'un et l'autre sont reçus dans des facettes concaves que présente le tibia; les cartilages semi-lunaires adhérents au tibia complètent l'espèce de cavité glénoïde dans laquelle roule chaque condyle. L'artère poplitée (fig. 2, *e*) logée dans l'échancrure postérieure que laissent entre eux les condyles, est en contact immédiat avec la face postérieure de l'articulation.

Les moyens d'union sont en avant, les ligaments rotuliens inférieur et supérieur; sur les côtés, les ligaments latéraux externe et interne; en arrière le ligament postérieur. Indépendamment de ces moyens d'union extérieurs, deux ligaments croisés interosseux (fig. 2, *d*), forts et résistants, maintiennent en contact les surfaces osseuses et limitent leur glissement dans le sens antéro-postérieur.

Pour reconnaître l'article il faut s'assurer de la position de la tête du péroné; le côté interne de l'articulation est à deux centimètres au-dessus. Le fémur présente sur les faces latérales de ses condyles deux tubercules dont le point le plus saillant est généralement facile à sentir sous les téguments : deux centimètres au-dessous se trouvent l'un et l'autre côté de l'article. Enfin le bord inférieur de la rotule se trouve au niveau de l'articulation.

OPÉRATIONS.

Fig. 3. *Désarticulation du genou. — Méthode à lambeau. — a l c*, forme à donner à l'incision antérieure.

Fig. 4. Même opération. — Articulation ouverte, le couteau taille le lambeau postérieur ; *a b c*, forme à donner à ce lambeau.

Fig. 5. *Désarticulation du genou.* — *Méthode circulaire.* — *a b c*, section de la peau ; *d e*, manchette de peau relevée, le couteau entre dans l'articulation par sa partie antérieure.

Fig. 6. *Désarticulation du genou.* — *Méthode ovalaire.* — *Procédé de M. Baudens.* — *a b c*, section oblique de la peau : *d e*, la peau relevée, le couteau traverse l'article d'avant en arrière.

MÉTHODES ET PROCÉDÉS OPÉRATOIRES.

§ 1er. *Désarticulation du genou.* — 1° *Méthode à lambeaux.* — *Procédé de Hoin.* — 1° La jambe étant dans l'extension, pratiquer au devant du genou et au-dessous de la rotule une incision demi-circulaire qui s'étend d'un condyle à l'autre du fémur; 2° par une deuxième incision qui rentre dans la première et qu'on pratique en même temps qu'on fléchit le genou, l'articulation se trouve largement ouverte ; on achève de diviser convenablement les ligaments et on vient circonscrire la partie postérieure du tibia et du péroné pour tailler aux dépens des muscles du mollet un lambeau suffisant pour recouvrir la plaie.

§ 2. *Méthode circulaire.* — *Procédé de M. Velpeau.* — 1° Inciser la peau circulairement à trois ou quatre travers de doigt au-dessous de la rotule sans intéresser les muscles ; 2° la disséquer et la relever en conservant, autant que possible, du tissu cellulaire graisseux qui la double ; 3° la manchette de peau étant maintenue par un aide, le genou est fléchi et le chirurgien portant le couteau sur le ligament rotulien pénètre à plein tranchant dans l'article en divisant tous les téguments et en laissant les ménisques inter-articulaires, et on termine d'un seul coup par la section des nerfs, des vaisseaux et des muscles du jarret perpendiculairement à leur longueur, au niveau du bord des téguments relevés.

§ 3. *Méthode ovalaire.* — *Procédé de M. Baudens.* — 1° Tracer avec de l'encre une ligne qui partira de la crête du tibia à trois travers de doigt au-dessous du ligament rotulien, et sera ramenée obliquement en arrière de bas en haut vers l'espace poplité, et se terminera à deux travers de doigt seulement au-dessous d'une ligne correspondante au ligament rotulien ; 2° le couteau suivra ce trait pour pratiquer la section des téguments, après on disséquera la peau et on la relèvera jusqu'au niveau de l'articulation. On désarticule ensuite comme dans la méthode circulaire, en traversant l'article d'avant en arrière.

Pl. 27.

DÉSARTICULATION DE LA CUISSE.

ANATOMIE.

Fig. 1. A, os coxal, fosse iliaque interne; A′, artère fémorale; B, fémur; C, tête du fémur recouverte par le ligament capsulaire; *d*, épine iliaque antérieure et supérieure; *e*, épine iliaque antérieure et inférieure; *f*, épine du pubis; *g*, tubérosité de l'ischion; *h*, petit trochanter.

L'articulation coxo-fémorale est constituée par la cavité cotyloïde et la tête du fémur; la tête du fémur n'est pas complétement reçue dans la cavité cotyloïde, mais elle s'y trouve maintenue par un *ligament capsulaire* large et très-résistant, et par un *ligament rond*, corde fibreuse qui unit le fond de la cavité avec la tête du fémur. Le ligament capsulaire prend ses attaches à l'épine iliaque antérieure et inférieure et au pourtour de la cavité cotyloïde; il est nécessaire de l'inciser très-près de ses attaches cotyloïdiennes en rasant circulairement le bourrelet cotyloïdien pour parvenir à dégager facilement la tête du fémur. Le plan de la circonférence du sourcil cotyloïdien regarde un peu obliquement en avant et en bas, d'où il résulte que la tête du fémur est plus recouverte en arrière qu'en avant, ce qu'il faut savoir, afin de ne point s'égarer en deçà du bourrelet cotyloïdien quand on attaque le ligament capsulaire en arrière.

Pour reconnaître l'articulation, on pourra se guider sur les données anatomiques qui suivent :

1° l'épine iliaque antérieure et inférieure est à deux centimètres au-dessus de la circonférence de la cavité cotyloïde; l'épine iliaque antérieure et supérieure est à quatre ou cinq centimètres au-dessus de cette même cavité et à deux centimètres en dehors;

2° le sujet étant debout, une ligne oblique allant de l'épine iliaque antérieure et supérieure, à la tubérosité de l'ischion, traverse la cavité cotyloïde à l'union de son tiers postérieur avec ses deux tiers antérieurs;

3° le bord antérieur de la cavité cotyloïde est à trois ou quatre centimètres en dehors de l'épine des pubis;

4° l'axe de la branche horizontale du pubis, prolongé par une ligne fictive, traverserait la cavité cotyloïde à l'union de son tiers supérieur avec son tiers moyen;

5° le bord supérieur du grand trochanter se trouve au niveau du tiers supérieur de l'articulation coxo-fémorale.

Cette articulation, superficielle en avant, où elle n'est recouverte que par les extrémités inférieures des muscles psoas et iliaque et les vaisseaux, est protégée en dedans et en arrière par une masse considérable de muscles; en dehors les parties musculaires sont peu abondantes.

L'*artère femorale* A', passe au-devant de l'article, au niveau de l'union du tiers moyen de la tête du fémur avec son tiers interne; elle ne se rapproche du fémur que plus bas, pour venir le croiser en arrière et constituer plus bas l'artère poplitée.

OPÉRATIONS.

Fig. 2. *Desarticulation de la cuisse.* — *Méthode à lambeaux.* — Le couteau, plongé de dehors en dedans, taillera le lambeau antérieur *a b c.*

Fig. 3. Même opération. La main d'un aide, *a,* relève le lambeau antérieur; la tête du fémur, *b,* est luxée, et le couteau passé derrière elle taille le lambeau postérieur; *c, c,* section des vaisseaux fémoraux.

Fig. 4. Plaie résultant de la précédente opération. *a b c,* lambeau antérieur relevé; *a d c,* lambeau postérieur; *e,* cavité cotyloïde; *f f,* section des vaisseaux fémoraux.

Fig. 5. Même opération avec *lambeaux latéraux.* Le couteau, *a,* est plongé de manière à tailler successivement deux lambeaux : l'un interne, *b c f,* l'autre externe, *b c d.*

Fig. 6. Suite du même procédé. Les lambeaux interne et externe étant taillés, il ne reste plus qu'à désarticuler le fémur, *f.*

MÉTHODES ET PROCÉDÉS OPÉRATOIRES.

Désarticulation de la cuisse.

§ 1. *Méthode à un lambeau.* — *Procédé de M. Manec.* — Le malade étant convenablement placé et supposant que l'on agisse sur le membre gauche, on portera le couteau sur le milieu de l'espace qui sépare l'épine iliaque d'avec le grand trochanter et on le plongera dans les chairs obliquement de haut en bas, de manière à venir raser la partie antérieure du col du fémur et à ressortir à un pouce au-dessous au-devant de l'ischion. Alors, faisant marcher le tranchant du couteau en bas et parallèlement au fémur, on taillera un large lambeau antérieur semi-lunaire, long d'environ dix ou douze centimètres. Aussitôt un aide devra relever le lambeau et comprimer l'artère fémorale contenue dans son épaisseur; puis, reportant la pointe du couteau sur l'articulation, on divisera la capsule articulaire dans la moitié de sa circonférence au moins, très-près de la cavité cotyloïde, comme si l'on voulait couper en travers le milieu de la tête du fémur, sans essayer d'entrer dans l'articulation. Cela étant fait, on portera le membre dans l'abduction pour luxer l'articulation, après quoi on passera le couteau en arrière de la tête du fémur en divisant les restes de la capsule et les tendons des muscles fessiers. L'article étant ainsi traversé, on termine l'opération en coupant les chairs verticalement en bas, comme s'il s'agissait d'une opération circulaire.

Cette méthode à lambeaux comporte encore quelques modifications dans les procédés; ainsi Larrey et Delpech commencent par lier l'artère avant de faire le lambeau antérieur dans le but d'éviter l'hémorrhagie. MM. Plantade et Ashmead taillent le lambeau de la peau vers les parties profondes. M. Lenoir, après avoir pratiqué le lambeau antérieurement, coupe circulairement les chairs en arrière avant d'ouvrir la jointure et de procéder à la désarticulation. La louette, Delpech pratiquent un lambeau interne au lieu d'un lambeau antérieur, avec cette différence que Lalouette confectionne son lambeau après avoir désarticulé et en terminant l'opération, tandis que Delpech taille le lambeau en pointant et ne désarticule qu'après

§ 2. *Méthode à deux lambeaux.* — *Procédé de M. Lisfranc, avec deux lambeaux latéraux.* (Fig. 5 et 6.)—Le malade sera couché en supination et placé sur le bord du lit de manière à ce que les tubérosités sciatiques débordent légèrement et que le membre soit placé dans une position intermédiaire à l'adduction et à l'abduction. Alors, ayant reconnu, d'après les données anatomiques indiquées, le côté antérieur et externe de l'article, on enfoncera à ce niveau la pointe d'un fort et long couteau à deux tranchants en dirigeant le tranchant inférieur du côté du grand trochanter. A mesure qu'on enfoncera la pointe du couteau, on contournera exactement la tête du fémur en même temps qu'on inclinera le manche en dehors et en haut de manière à former avec l'horizon un angle de 50 à 55°. Le couteau étant plongé toujours dans cette direction viendra ressortir à quelques millimètres au-dessous de la tubérosité sciatique. A ce moment, un aide, pour favoriser la formation du lambeau, refoulera au côté externe les tissus de la région postérieure de la cuisse. Les choses en étant à ce point, le couteau ayant toujours la même inclinaison et son tranchant inférieur étant tourné du côté du grand trochanter, on contournera le grand trochanter plus en sciant qu'en pressant, après quoi on longera le fémur pour tailler un lambeau externe, *a b c* (fig. 6), long de six centimètres environ.

Ce premier lambeau étant taillé, on procède à la confection du second; pour cela, après avoir refoulé toutes les parties molles en dedans, l'opérateur plongera son couteau au-dessous de la tête du fémur, au côté interne du col de cet os, de telle manière qu'un des tranchants du couteau soit dirigé en bas et l'autre en haut. En pénétrant dans les chairs, la pointe du couteau contournera le col du fémur et viendra sortir, sans heurter les os du bassin, dans l'angle postérieur et supérieur de la solution de continuité; après quoi on longe le fémur en rasant l'os et en évitant le petit trochanter; puis on vient tailler un lambeau interne, *d e* (fig. 6), long de six centimètres environ, comme le lambeau externe.

Les lambeaux relevés par des aides et les artères ayant été liées, le chirurgien saisira le fémur de la main gauche et portera le tranchant du couteau perpendiculairement sur le côté interne de la tête de l'os et coupera perpendiculairement le ligament capsulaire sans chercher à pénétrer dans l'articulation. Une fois l'article ouvert, la désarticulation s'achève en divisant les fibreuses et quelques faisceaux musculaires restés intacts.

§ 3. *Méthode ovalaire.*—*Procédé de M. Cornuau.*—1° Le malade étant placé sur le côté sain, le chirurgien enfonce la pointe du couteau à 3 centimètres au-dessus du grand trochanter et part de là pour faire une première incision oblique qui, commençant au-dessus du grand trochanter, se porte en arrière, en dehors et en bas, jusqu'au-dessous de l'ischion. 2° Le couteau, reporté dans l'angle supérieur de la plaie, pratiquera une semblable incision en avant et en dedans. 3° Les muscles seront divisés en dehors aussi profondément que possible, après quoi on attaquera l'articulation par sa face externe, on luxera le fémur en dehors, puis on traversera l'article pour porter le couteau au côté interne du fémur. Alors un aide comprime l'artère dans le lambeau antérieur en même temps qu'un autre relève les chairs situées au côté externe, tandis que l'opérateur termine l'opération en divisant les parties molles comprises entre les deux incisions en forme de V.

La méthode circulaire est désavantageuse et peu usitée pour désarticuler la cuisse.

AMPUTATIONS

DANS LA CONTINUITÉ DES MEMBRES.

Pl. 28.

AMPUTATIONS QUI SE PRATIQUENT SUR LE PIED ET SUR LA MAIN.

OPÉRATIONS.

Fig. 1. *Amputation d'une phalange.* — *a*, bandelette de linge destinée à refouler les chairs ; *b*, main gauche de l'opérateur saisissant l'extrémité du doigt, pendant que la droite armée des cisailles de Liston, *c*, opère d'un seul coup la section de l'os.

Fig. 2. *Amputation du cinquième métacarpien.* — *a*, l'os scié obliquement de haut en bas et de dehors en dedans, la main étant mise en pronation ; *b*, compresse protégeant les parties molles contre la scie.

Fig. 3. *Amputation des quatre derniers métacarpiens.* — Méthode circulaire ; *a*, *a*, bandelettes de linge passées entre les os afin de refouler les parties molles en haut, pendant que la scie opère la section successive des os.

Fig. 4. *Amputation des métatarsiens.* — Méthode à lambeau plantaire ; des bandelettes sont passées entre les os comme pour l'amputation des métacarpiens.

Fig. 5. Même procédé. Opération terminée ; *a b c*, forme du lambeau plantaire.

MÉTHODES ET PROCÉDÉS OPERATOIRES.

§ 1. *Amputation des phalanges.* (Fig. 1.) — La méthode circulaire est la plus généralement employée. Après avoir incisé circulairement la peau, on l'attire en haut, et si les brides fibreuses gênaient sa rétraction, il faudrait la disséquer jusqu'à cinq ou six millimètres au-dessus de la première incision. On divise ensuite les tissus fibreux qui entourent l'os, et particulièrement les gaînes tendineuses placées à la face palmaire de la phalange, après quoi on scie l'os avec une scie d'horloger, ou on le reséque avec les cisailles de Liston. La peau étant rabattue sur l'extrémité osseuse, sera réunie de façon à donner une cicatrice transversale qui soit moins exposée à être lésée dans la flexion des doigts.

§ 2. *Amputation d'un métacarpien et du doigt qu'il supporte.* — Il convient, dans ces cas, d'employer la méthode ovalaire, absolument comme s'il s'agissait de la désarticulation. Seulement lorsqu'on a découvert l'os jusqu'au point où l'on désire le couper, on passe derrière lui une compresse ou une lame de bois ou carton pour éloigner les chairs et les protéger contre l'action de la scie. On devra opérer la section de l'os avec une petite scie et dans une direction oblique de haut en bas et de dehors en dedans pour le cinquième métacarpien (fig. 2), obliquement de haut en bas et de dehors en dedans pour le deuxième, et indifféremment en dedans ou en dehors pour le troisième et le quatrième. Pour le métacarpien du pouce, ce biseau n'est pas nécessaire, et on opère perpendiculairement la section de l'os, comme pour les phalanges. Lorsque l'on opère sur le troisième ou le quatrième métacarpien isolément, il est très-difficile, quand on fait usage de la méthode ovalaire, de faire manœuvrer la scie. Dans ce cas, M. Velpeau divise l'os avec la cisaille de Liston, et l'expérience a appris que la section de l'os, ainsi faite, n'apporte aucune influence sur la cicatrisation.

§ 3. *Amputation simultanée des quatre derniers métacarpiens.* (Fig. 3.) — On pratiquera à la paume de la main un lambeau palmaire, et on dirigera l'opération absolument comme pour la désarticulation en masse des quatre derniers doigts. (Voy. pl. 20, fig. 2.) Puis, avec un bistouri étroit, on dégagera les os de leurs muscles et du périoste, après quoi on passera, dans les espaces interosseux, une compresse fendue à cinq chefs pour protéger les chairs contre l'action de la scie.

§ 4. *Amputation d'un métatarsien isolément et de l'orteil qu'il supporte.*— On suit les mêmes règles que nous avons indiquées pour les métacarpiens, c'est-à-dire qu'on commence l'opération comme s'il s'agissait d'opérer la désarticulation du métatarsien ; seulement, au lieu de remonter jusque vers l'articulation, on ne dénude l'os que jusqu'au point où on veut le reséquer. C'est la méthode ovalaire qui est la plus convenable et la plus généralement suivie dans ces cas. Pour le premier et le cinquième métacarpien, on sciera l'os en biseau, de façon à ce que le bec ou la pointe du biseau soit placée du côté du métatarsien voisin, et n'ait, par conséquent, pas de tendance à venir blesser les téguments.

§ 5. *Amputation simultanée de tous les métatarsiens.* (Fig. 4 et 5).— On taille d'abord un lambeau plantaire, comme pour l'amputation de Chopart, puis on réunit les deux extrémités de la base du lambeau par une incision demi-circulaire qui vient passer sur la face dorsale du pied pour diviser la peau et les tendons extenseurs, à quelques millimètres plus bas que l'endroit où l'on veut opérer la section des os. On rétracte la peau et, à l'aide d'un bistouri étroit, on dénude soigneusement les os, et on opère avec la scie la section simultanée de tous les os en allant du dos vers la plante du pied.

Pl. 29.

AMPUTATIONS DE L'AVANT-BRAS ET DU BRAS.

OPÉRATIONS.

Fig 1 *Amputation de l'avant-bras droit. — Méthode circulaire. — Procédé ordinaire.* — *a*, main d'un aide soutenant l'avant-bras. L'opérateur placé en dehors du membre et armé d'un couteau, incise les muscles

Fig. 2 *Même operation.* — 3ᵉ *temps.* — Une compresse à trois chefs, *a*, passée entre les os, sert à retirer les parties molles et à les protéger contre l'action de la scie.

Fig. 3 *Amputation du bras gaucne. — Méthode circulaire. — Procédé ordinaire.* — *a*, main d'un aide relevant les chairs pendant que l'opérateur, armé d'un couteau, *b*, achève la section des muscles profonds

Fig. 4 Vue du moignon, l'opération achevée ; *a*, vaisseaux ; *b*, humérus

Fig. 5 *Même opération. — Méthode à deux lambeaux. — Procédé de M. Velpeau.* — L'opération est achevée ; *a*, lambeau interne ; *b*, lam beau externe

MÉTHODES ET PROCÉDÉS OPÉRATOIRES.

§ 1. *Amputation de l'avant-bras. — Méthode circulaire. — Procédé ordinaire.* — L'avant-bras étant maintenu par des aides dans une position intermédiaire à la pronation et à la supination, l'opérateur, armé d'un couteau interosseux, se placera en dedans du membre, s'il opère sur l'avant-bras gauche, et en dehors pour l'avant-bras droit. Puis il procédera à l'amputation ainsi qu'il suit :

1ᵉʳ *temps.* — Pratiquer une incision circulaire qui intéressera la peau et le tissu cellulaire sous-cutané jusqu'à l'aponévrose. Diviser les brides fibreuses et relever la peau en manchette, à moins que la rétraction ne s'opère très-facilement. Si le membre était volumineux et conique, il faudrait diviser latéralement la peau, afin de pouvoir la relever.

2ᵉ *temps.* — Diviser circulairement les muscles à plein tranchant en pressant et sciant, et en suivant le pourtour de la manchette de peau. Les muscles profonds, logés dans l'intervalle des deux os de l'avant-bras , échappent au couteau dans cette incision. Il faut , pour les atteindre, reporter la pointe du couteau dans l'espace interosseux et diviser toutes les chairs qui s'y rencontrent. La pointe du couteau sera portée d'abord à la face dorsale du radius , pénétrera dans l'espace interosseux, puis contournera le radius pour revenir dans l'espace interosseux palmaire où restaient encore des parties musculaires à diviser. On exécutera de cette manière l'incision dite en 8 de chiffre, qui est propre à l'amputation des membres à deux os. (Voir *Amputation de la jambe*, pl. 30, fig. 2 et 2 *bis*.)

3e *temps*. — Une compresse fendue à trois chefs sera introduite dans l'espace interosseux pour maintenir les chairs relevées. Alors, limitant avec l'ongle le point où les os cessent d'être dénudés, l'opérateur trace la voie de la scie d'abord sur le radius, puis sur le cubitus. Pour tracer les premières voies de la scie, on va à petits coups et en agissant avec le talon de l'instrument; mais une fois la scie engagée, on ira à grands traits, en faisant en sorte que l'os à articulation mobile, c'est-à-dire le radius soit scié le premier, et en ayant soin de ralentir un peu la marche de la scie et d'appuyer faiblement lorsque l'on arrivera à la fin de la section du cubitus.

4e *temps*. — On lie les artères qui sont : la radiale, les interosseuses antérieure et postérieure, et la cubitale. Puis, la peau étant rabattue, on la dispose de manière à obtenir une cicatrice transversale.

Dans le cas où la méthode circulaire ne pourrait être appliquée , on aurait à choisir parmi d'autres méthodes qui sont : 1° la méthode à lambeaux; 2° la méthode ovalaire. Dans la méthode à un seul lambeau , *par le procédé de Graefe*, on taille le lambeau à la partie antérieure de l'avant-bras. En pratiquant *par le procédé de Vermale*, deux lambeaux dont un antérieur et l'autre postérieur, on s'expose à voir saillir les extrémités osseuses aux deux angles de la plaie. La méthode ovalaire de M. Baudens n'offre pas non plus assez d'avantages pour la faire accepter comme méthode générale.

§ 2. *Amputation du bras*. — *Méthode circulaire*. — *Procédé ordinaire*. (Fig. 3 et 4.) — Le bras étant maintenu par un aide, écarté du tronc presque à angle droit, le chirurgien, armé d'un couteau , se place en dehors du membre, et procède à l'opération en se conformant aux règles qui suivent :

1er *temps*. — Inciser circulairement la peau et le tissu cellulaire sous-cutané jusqu'à l'aponévrose. La rétraction de la peau est facile, et la seule traction de la main d'un aide suffit en général pour l'opérer.

2e *temps*. — Après cette première traction de la peau, le chirurgien incise circulairement, en suivant le contour de la peau , les chairs jusqu'à l'os en pressant et sciant. L'aide opère à ce moment encore la rétraction de la peau, et une seconde incision divise les muscles profonds aussi haut que possible en circonscrivant exacte ment l'os, de manière à inciser le périoste circulairement et à ne pas laisser le nerf radial qui est logé dans sa gouttière humérale.

4ᵉ *temps*. — Il ne reste plus qu'à passer autour de l'os la compresse fendue à deux chefs, après quoi on scie l'humérus. Les artères à lier sont la brachiale et quelquefois des branches collaté rales, surtout quand on pratique l'amputation un peu haut.

Méthode à lambeaux. — On peut, suivant les cas, pratiquer deux lambeaux dont un antérieur et l'autre postérieur, ou bien obtenir deux lambeaux latéraux. M. Velpeau préfère cette dernière mé thode

Pl. 30.

AMPUTATION DE LA JAMBE.

OPÉRATIONS.

Fig. 1. *Amputation au lieu d'élection.* — *Méthode circulaire, procédé ordinaire.* — *a b c*, incision circulaire pratiquée aux téguments ; *d*, manchette de peau relevée. L'opérateur placé en dedans du membre et armé d'un couteau à deux tranchants commence l'incision des muscles.

Fig 2 et 2 *bis. Même operation.* — Incision des parties musculaires profondes autour des os.

Fig. 3. *Même opération.* — Une compresse fendue à trois chefs, *a a*, passée entre les os, sert à maintenir les chairs et les protége contre l'action de la scie.

Fig. 4. *Plaie resultant de la précédente opération.* — La main d'un aide, *a*, maintient la manchette formée par les téguments ; *b b b*, vaisseaux de la jambe.

Fig. 5. *Amputation de la jambe à la partie inférieure.* — *Procédé de M. Lenoir.* — Vue de la plaie après l'opération. *a*, *b*, lambeaux angulaires formés par la division et dissection de la peau formant une manchette fendue en avant ; *c*, tibia, *d*, péroné.

MÉTHODES ET PROCÉDÉS OPÉRATOIRES.

§ 1. *Amputation de la jambe au lieu d'élection, c'est-à-dire à deux ou trois travers de doigt au-dessous de la tubérosité du tibia.* — *Procédé ordinaire.* (Fig. 1, 2, 2 *bis* et 3.) — Le malade étant couché, la jambe hors du lit sera convenablement écartée et maintenue par des aides ; le chirurgien, armé d'un couteau à deux tranchants, sera placé en dedans du membre.

1er *temps.* — On incisera circulairement l'épaisseur de la peau et du tissu cellulaire sous-cutané. Cette incision circulaire des téguments commence à la crête du tibia et se fait complète sans désemparer. Cependant on peut, sans inconvénient, se reprendre à deux fois. Après cette division, les téguments se rétractent en haut, mais pas suffisamment, de sorte que le chirurgien doit disséquer cette peau dans une étendue d'environ trois ou quatre centimètres et la relever en forme de manchette.

2ᵉ *temps*. Le couteau ramené au niveau du bourrelet de la peau relevée, incisera circulairement les chairs à plein tranchant en pressant et en sciant jusqu'aux os.

3ᵉ *temps*. — On pratique l'incision en 8 de chiffre autour des os pour diviser les parties musculaires profondes. Voici comment s'exécute ce temps de l'opération (fig. 2) : le couteau à deux tranchants est porté d'abord sur la face externe du membre, puis agit sur le péroné et pénètre dans l'espace interosseux ; c, incise les chairs contre le tibia, a, et contre la face interne du péroné, b, si bien que le couteau est ramené en d. Alors (fig. 2 bis.) on porte le couteau en bas d'abord sur la face externe du péroné, après quoi on le fait pénétrer dans l'espace interosseux, c, pour agir sur le péroné, b, et le tibia, a, et ressortir finalement en d. On passera, comme à l'ordinaire, la compresse fendue pour protéger les chairs.

4ᵉ *temps*. — Après avoir laissé le couteau pour prendre la scie, le chirurgien limite avec l'ongle le point où le tibia est dénudé, et engage la scie à petits traits d'abord sur cet os seul, puis élève le poignet pour agir sur le péroné en même temps et le scier complétement avant le tibia, par lequel il devra finir. Les artères à lier sont (fig. 4) la *tibiale antérieure*, la *tibiale postérieure*, et la *péronière*, puis quelquefois des rameaux des *artères jumelles*.

Remarques. M. Roux recommande de scier le péroné plus haut que le tibia pour éviter qu'il ne fasse saillie dans le moignon. Plusieurs chirurgiens abattent, par un trait de scie, l'angle antérieur du tibia. Sanson fait la section oblique sur tout le côté interne du tibia. Sabatier recommande de faire descendre l'incision des téguments un peu obliquement en arrière sur le mollet, parce que les muscles se rétractant davantage dans ce point, entraînent la peau et rétablissent une incision circulaire lorsque l'opération est achevée.

Il existe encore, pour l'amputation de la jambe au lieu d'élection, les méthodes *à un seul lambeau*, *à deux lambeaux*, et la méthode *oblique ou ovalaire*, auxquelles on peut avoir recours dans des cas exceptionnels où la méthode circulaire ne pourrait être appliquée.

§ 2. *Amputation de la jambe à la partie inférieure, au-dessous du lieu d'élection. — Procédé de M. Lenoir.* (Fig. 5.) — Le chirurgien se place en dedans du membre et pratique à quatre centimètres environ au-dessous de l'endroit où doivent être sciés les os, une incision circulaire qui n'intéressera que la peau et le tissu cellulaire sous cutané. On abaisse ensuite, sur le devant de l'incision circulaire, une incision verticale d'environ quatre centimètres qui longe la crête du tibia. On dissèque jusqu'en arrière les deux espèces de lambeaux auriculaires résultant de cette incision. En les renversant ensuite, on obtient une sorte de manchette ouverte en avant, dont le bord adhérent et retroussé est dirigé obliquement en arrière.

Le couteau est ensuite reporté sur les muscles qu'il divise jusqu'aux os en suivant le bord oblique de la peau relevée. On pénètre comme à l'ordinaire dans l'espace interosseux pour diviser les chairs qui s'y rencontrent, après quoi la compresse fendue est passée et les os divisés par la scie.

Pl. 31.

AMPUTATION DE LA CUISSE.

OPÉRATIONS.

Fig. 1. *Méthode circulaire.* — *Procéde ordinaire.* — La main d'un aide, *a*, comprime l'artère fémorale; *b c d*, incision circulaire des téguments

Fig. 2. Même opération. Les muscles étant incisés jusqu'à l'os, une compresse fendue, *a*, *a*, sert à relever les chairs et les protége contre l'action de la scie.

Fig. 3. Même opération terminee. vue du moignon, *a*. section du fémur; *b*, *b*, lumières des vaisséaux remoraux.

Fig. 4. *Méthode à lambeaux.* — *Procédé de M. Sédillot.* — *a*. premier lambeau relevé; le couteau, *b*, plongé obliquement, taille un second lambeau en suivant la ligne *c d*.

MÉTHODES ET PROCÉDÉS OPÉRATOIRES.

Méthode circulaire. — *Procéde ordinaire.* (Fig. 1, 2 et 3.) — Le malade étant couché, la cuisse légèrement fléchie sur le bassin et libre dans toute son étendue, sera maintenue suffisamment écartée par des aides. Le chirurgien sera placé au dedans du membre.

1er *temps.* — Inciser la peau circulairement aussi bas que possible au-dessus du genou et à quatre ou cinq travers de doigt au-dessous du point où l'os devra être scié. Une fois la peau incisée dans tout le pourtour du membre, on la fait retirer par un aide en même temps que le chirurgien divise les brides fibreuses qui la retiennent et qui sont plus nombreuses et plus fortes au-devant des bords du jarret

2e *temps.* — Le couteau, en suivant le bord des téguments rétractés, coupe circulairement les muscles superficiels; au niveau de leur rétraction, le chirurgien divise ensuite circulairement les muscles profonds jusqu'à l'os aussi exactement que possible; enfin on passe la compresse fendue pour protéger les chairs, et l'os est scié comme à l'ordinaire (fig. 2).

3e *temps.* — Les artères à lier sont la *fémorale,* placée en dedans sous le couturier; les *musculaires superficielles* et *profondes* et les *perforantes*

Les lèvres de la plaie doivent être disposées de manière à obtenir une cicatrice oblique.

Il existe encore, pour l'amputation de la cuisse, les méthodes *à lambeaux* et *ovalaire* auxquelles on peut avoir recours dans les cas exceptionnels

Pl. 32.

RÉSECTIONS QUI SE PRATIQUENT SUR LE MEMBRE SUPÉRIEUR.

OPÉRATIONS.

Fig. 1. *Resection de l'articulation du poignet.* — *Procédé de M. Velpeau.* — *a b c d*, lambeau cutané quadrilatère taillé à la face postérieure de l'articulation radio-carpienne.

Fig. 2. *Résection de l'extrémité inférieure du cubitus.* — *a*, lambeau triangulaire de peau relevée; *b*, extrémité inférieure du cubitus; *c*, planchette passée au-dessous de l'os pour protéger les chairs voisines contre l'action de la scie, *d*.

Fig. 3. *Résection de l'articulation au coude.* — *Procédé de M. Moreau.* — *a*, main d'un aide relevant le lambeau quadrilatère qui a été disséqué de bas en haut pour mettre l'article à nu par sa face postérieure; *b*, planchette glissée au-dessous de l'extrémité inférieure de l'humérus tandis que la scie, *c*, opère la section de cet os.

Fig. 4. Même opération achevée. *a b c d*, lambeau quadrilatère rabattu et réuni par la suture entortillée.

Fig. 5. *Extirpation du radius.* — *a b*, grande incision pratiquée sur le côté externe de l'avant-bras pour atteindre le radius; *c*, main gauche du chirurgien soulevant l'extrémité inférieure du radius pendant qu'avec un bistouri, *d*, tenu de la main droite, il en opère la désarticulation; *e*, artère radiale accompagnée du nerf radial.

MÉTHODES ET PROCÉDÉS OPERATOIRES

§ 1. *Résection de l'articulation métacarpo-phalangienne.*— Suivant les cas, on fait l'ablation de la tête de l'os métacarpien, de l'extrémité de la phalange ou de ces deux parties osseuses à la fois.

Du milieu de la face dorsale de l'os métacarpien, on fait partir une incision oblique qui commencera à un centimètre et demi au delà du point où l'on veut pratiquer la section de l'os, et qui viendra aboutir à une commissure du doigt. Puis on trace une seconde incision semblable, qui se dirigeant vers l'autre commissure circonscrira ainsi un lambeau en V, à base inférieure. Après avoir disséqué et renversé ce lambeau, on écarte le tendon extenseur, sans le diviser, et on le détache latéralement des muscles interosseux. On ouvre alors l'articulation, en attaquant les ligaments latéraux avec précaution, pour ne pas intéresser les tendons fléchisseurs. On luxe ensuite la phalange en arrière, en circonscrivant aussi exactement que possible les parties malades. L'opération à ce point, on pratique la section de l'os ou de la tête avec la pince de Liston, ou à l'aide d'une petite scie cultellaire en glissant au-dessous de l'os une plaque de bois ou de carton, pour protéger les parties molles. En usant de ce procédé pour l'index ou le petit doigt, il sera plus avantageux de former le lambeau sur le côté libre du doigt, afin de ne pas mettre à nu le tendon extenseur.

§ 2. *Extraction de la première phalange.* — Pratiquée sur le pouce avec succès et avec conservation des mouvements de la phalangette (*Velpeau*), cette opération peut aussi être indiquée sur les autres doigts de la main.

—On tracera sur la face dorsale de la phalange, une incision qui commencera à un centimètre et demi au-dessus de l'articulation métacarpo-phalangienne, et qui se prolongera à six millimètres au-dessous de l'articulation de la première phalange avec la deuxième. On dissèque la peau en écartant sur le côté le tendon fléchisseur; après quoi, on entre dans l'articulation métacarpienne en incisant les ligaments latéraux et glénoïdien, sans intéresser les tendons fléchisseurs. On luxe la phalange en haut, en même temps qu'on la dénude, et qu'on achève son extraction en ouvrant son articulation inférieure.

§ 3. *Résection des os métacarpiens.* — 1° On pratique une incision longitudinale ou cruciale, sur la face dorsale de l'os métacarpien qu'on veut réséquer : les tendons extenseurs sont rejetés de côté; 2° on divise latéralement les muscles interosseux et on ouvre l'articulation carpo-métacarpienne ou métacarpo-phalangienne, suivant que l'on a pour but, d'enlever la moitié supérieure ou la moitié inférieure de l'os métacarpien ; 3° après avoir convenablement protégé les parties molles, au moyen d'une petite compresse longue passée au-dessous des métacarpiens, on fait la résection de l'os malade avec la pince de Liston ou avec la scie à chaîne ; 4° la résection opérée, on renverse le fragment de l'os reséqué d'avant en arrière en achevant de le séparer des parties molles.

Lorsque l'ablation porte sur le premier ou le cinquième os du métacarpe, il est indiqué de pratiquer la section obliquement, afin d'éviter la saillie anguleuse qui résulterait inévitablement d'une section perpendiculaire de l'os (pl. 28, fig. 2).

§ 4. *Résection de l'articulation du poignet.* — On peut, suivant les cas, enlever l'extrémité inférieure du radius seul, du cubitus seul ou les extrémités carpiennes des deux os à la fois.

I° *Résection de l'extrémité inférieure du cubitus* (pl. 32, fig. 2). — La main étant fortement renversée en dehors, on pratique sur le bord interne du cubitus une incision longitudinale terminée inférieurement par une incision transversale qui se dirige sur le dos de l'articulation. On dissèque avec soin le lambeau triangulaire, *a,* qui en résulte et on dénude l'os, *b,* avec le bistouri, puis on le désarticule en écartant les tendons et en évitant les vaisseaux. Alors on passe une petite planchette *c,* au-dessous de l'extrémité de l'os, et on en opère la section avec une petite scie cultellaire, *d.*

II° *Résection de l'extrémité inférieure du radius* (pl. 32, fig. 1). — 1° La main étant placée dans la pronation et appuyée sur un plan solide, on pratiquera deux incisions longitudinales suivant les bords du radius et du cubitus, *a b.* — Ces deux incisions seront ensuite réunies sur la face postérieure du poignet par une incision transversale, *b c;* 2° en disséquant la peau, on obtiendra un lambeau quadrilatère qui sera renversé de bas en haut sur le dos de l'avant-bras ; 3° on procédera ensuite à la désarticulation en détachant avec soin les os des chairs qui les environnent, et particulièrement des artères radiale et cubitale placées en avant ; 4° une plaque de carton ou une planchette passée au-dessous des os protégeront les parties molles pendant qu'on divisera d'un trait de scie les deux os à la fois.

Le procédé de M. Dubled se compose seulement des deux incisions longitudinales sur le radius et le cubitus. Par l'incision interne, il extirpe le cubitus, puis il passe au radius, qu'il désarticule et resèque au moyen de l'incision externe.

M. Roux joint aux incisions longitudinales de M. Dubled deux incisions transversales qui s'avancent sur le dos du poignet jusqu'au bord du paquet formé par les tendons extenseurs. Les deux incisions transversales restent ainsi séparées par une portion de peau correspondant au milieu du dos du poignet qui protége les tendons extenseurs.

M. Velpeau réunit les deux incisions longitudinales de M. Dubled, par une incision transversale faite au-dessus de l'articulation du poignet. Il résulte un large lambeau quadrilatère à base inférieure, qu'on dissèque et qu'on renverse de haut en bas. Pour le reste, on opère ainsi qu'il a été dit plus haut.

§ 5. *Résection de l'articulation du coude.* — On peut, suivant que la maladie l'exige, extirper les trois os qui concourent à former l'articulation huméro-cubitale ou se borner à la résection de deux ou d'un seul d'entre eux.

I° *Résection de l'extrémité inférieure de l'humérus* (pl. 32, fig. 3 et 4). — *Procédé de Moreau.* — 1° Le bras étant demi-fléchi, et la face postérieure de l'articulation tournée du côté de l'opérateur, on pratiquera sur les côtés de l'humérus deux incisions longitudinales qui, partant de l'épicondyle en dehors, et de l'épitrochlée en dedans, se prolongeront à huit centimètres au-dessus; 2° réunissant ensuite ces deux plaies par une incision transversale qui divisera la peau et le triceps brachial, immédiatement au-dessus de l'olécrane, on obtient un lambeau quadrilatère qui, après avoir été disséqué de bas en haut, sera maintenu par un aide, *a* (fig. 3); 3° alors on isole avec précaution l'os des parties environnantes et particulièrement du nerf cubital, qu'on fait écarter en dedans par un aide, après l'avoir dégagé de sa gaîne fibreuse; 4° l'os dénudé avec soin, on insinuera entre lui et les chairs une plaque de bois, *b*, ou de métal pour protéger les parties molles pendant qu'on pratiquera la section de l'humérus avec une scie ordinaire, *c* (fig. 3); 5° on enlève ensuite la portion d'os réséqué en détruisant successivement ses adhérences et en ouvrant l'articulation d'arrière en avant.

II° *Résection de l'extrémité supérieure des os de l'avant-bras.* — Le procédé de Moreau peut être mis en usage en prolongeant l'incision latérale externe le long du radius jusqu'au point où l'on veut réséquer l'os. On isole ensuite le radius du cubitus et des autres parties molles; on passe, comme à l'ordinaire, une planchette ou une compresse au-dessous de lui pour protéger les tissus environnants contre l'action de la scie; puis on resèque le radius en tâchant de ménager le plus possible de ses insertions au triceps brachial.

S'il s'agit de faire la résection du cubitus, on le met à découvert de la même manière en prolongeant l'incision latérale interne. On procède comme pour le radius, et on conserve, si l'opération le permet, l'attache du brachial antérieur.

III° *Extirpation du radius* (pl. 32, fig. 5). — 1° Pratiquer sur le côté externe et antérieur du radius une incision longitudinale, *a b;* on divise successivement la peau et les chairs pour mettre l'os à découvert; 2° après avoir bien dénudé l'os, on passe derrière lui, dans le milieu de sa largeur environ, une scie à chaîne ou une planchette

pour protéger les parties molles si on se sert de la scie ordinaire ;
3° on isole ensuite chaque fragment du radius, qu'on désarticule in
férieurement et supérieurement, en ménageant les vaisseaux et nerfs
voisins

§ 6. *Résection de l'articulation scapulo-humérale.*—1° *Méthode par incision simple.* — *Procédé de M. Baudens.*—On pratiquera sur le bord antérieur du deltoïde une incision verticale commençant au-dessous de l'a-
pophyse coracoïde. Ensuite, à chacun des angles de la plaie du del
toïde, on fait une incision transversale qui divise les fibres du muscle
sans intéresser la peau. Ce débridement en travers a pour but de déterminer l'écartement des lèvres de la plaie et de rendre plus facile
l'ouverture de la capsule fibreuse qui est nécessaire pour amener au
dehors la tête de l'humérus.

Procédé de M. Malgaigne. — On pratiquera également une incision
verticale sur le deltoïde, mais plus en dehors que dans le procédé de
M. Baudens. Cette incision sera faite vis-à-vis le sommet du triangle
coraco-claviculaire en la faisant remonter jusqu'à ce sommet. On divisera jusqu'à l'os la peau, le muscle et la capsule d'un seul coup de
bistouri. Alors l'articulation se trouve ouverte en avant et par la
partie supérieure jusque près de la cavité glénoïde. L'écartement des
lèvres de la plaie étant très-facile, permet au couteau de manœuvrer
librement pour faire saillir la tête de l'os en dehors et opérer sa résection à l'aide de la scie à chaîne ou de la scie ordinaire.

.2° *Méthode à lambeaux.*—En général, on pratique un seul lambeau
comme si on voulait opérer la désarticulation de l'épaule. Moreau et
Manne font un lambeau quadrilatère : le premier à base inférieure ;
le second à base supérieure. Morel taille un lambeau semi-lunaire à
la base supérieure. Sabatier le veut triangulaire à base supérieure.
M. Malgaigne conseille de faire le lambeau latéral et postérieur
exécuté d'après le procédé de M. Lisfranc pour la désarticulation
de l'épaule, etc. Le lambeau une fois taillé, on ouvre l'articulation
et on dégage l'os qu'on attire en dehors en ménageant les vaisseaux
et les nerfs. On opère la résection avec la scie comme à l'ordinaire.

§ 7. *Résection de la clavicule.* — 1° *Résection de l'extrémité scapulaire.*
—M. Velpeau décrit ainsi le procédé qu'il mit en usage en 1828 chez
une femme affectée depuis longtemps de nécrose au tiers externe de
la clavicule : « J'ai d'abord, dit M. Velpeau, pratiqué une incision
cruciale dont les deux branches avaient chacune environ quatre
pouces (onze centimètres); après avoir disséqué, renversé et fait
maintenir les lambeaux écartés, divisé les ligaments acromio-clavi-
culaires et quelques faisceaux d'origine du deltoïde et du trapèze,
j'ai pu, à l'aide d'une plaque de bois enfoncée dans l'articulation
comme un levier, soulever l'os malade et le détacher ainsi des parties saines. En supposant qu'il fût trop enfoncé, il faudrait l'isoler

soigneusement des parties molles en avant et en arrière, glisser sous la face inférieure la scie à chaîne, et le couper d'arrière en avant pour le désarticuler ensuite et l'enlever. »

2° *Résection de l'extrémité sternale.* — Dans un cas particulier, M. Davie pratiqua cette opération au moyen d'une incision de six à sept centimètres faite sur l'extrémité interne de la clavicule et dans l'axe de cet os. Il divisa les ligaments aussi loin que possible, puis il réséqua avec la scie de Scultet l'extrémité de l'os à trois centimètres de sa surface articulaire, et, pour éviter la lésion des parties voisines, il passa une lame de cuir battu au-dessous de l'os pendant qu'il en faisait la section. Quand la section de l'os fut opérée, il fut obligé. pour enlever le fragment interne, de détruire à l'aide du manche du scalpel dont il se servit à la manière d'un levier, les ligaments inter-claviculaires qui n'avaient pu être atteints et qui retenaient encore fortement l'os.

3° *Extraction complète de la clavicule.* — Mott de New-York a fait cette opération avec succès dans un cas d'ostéosarcôme de la grosseur des deux points réunis, et l'a pratiquée par le procédé suivant : il fit une incision curviligne à convexité inférieure s'étendant d'une articulation à l'autre, comme pour détacher la tumeur de l'os en haut. Il éleva une seconde incision supérieure, dirigée de l'acromion au bord externe de la jugulaire externe, incisa le peaussier et une portion du trapèze, glissa sous l'os, près de l'acromion, une sonde cannelée qui servit de conducteur à une scie à chaîne destinée à pratiquer la section de la clavicule. L'extraction des extrémités de l'os fut très-laborieuse à cause du volume de la tumeur et de la déformation des parties.

Pour rendre cette opération plus facile, MM. Velpeau et Malgaigne conseillent la méthode par trois incisions circonscrivant un lambeau quadrilatère, à base supérieure, qui serait disséqué et relevé en haut.

§ 8. *Résection de l'omoplate.* — M. Janson réséqua une grande partie de la portion sous-épineuse de l'omoplate qui était le siége d'une tumeur. La tumeur ayant d'abord été circonscrite au moyen de deux incisions elliptiques, on disséqua et on renversa en dehors les deux lèvres de la plaie. Puis, ayant reconnu que la portion du scapulum au-dessus de l'épine était saine, on sépara d'un trait de scie toute la partie malade en conservant ainsi l'articulation du bras.

———◆———

Pl. 33.

RÉSECTIONS QUI SE PRATIQUENT SUR LE MEMBRE ABDOMINAL.

Fig. 1. *Résection de l'extrémité inférieure du perone.* — L'opérateur armé d'un ciseau *a*, et d'un maillet *b*, enlève la malléole externe.

Fig. 2. *Résection de l'extrémité inférieure du tibia.* — *a*, bandelette de linge servant à soulever les parties situées au-devant de l'os ; *b* planchette de bois refoulant les parties molles en arrière et les protégeant contre la scie, *c.*

Fig. 3. *Résection de l'extrémité inférieure du fémur.* — *aa*, compresse servant à relever les chairs ; *b*, planchette protégeant les parties molles postérieures contre la scie *d* ; *c*, extrémité inférieure du fémur luxée en avant.

Fig. 4. *Résection de la tête du fémur.* — *Procédé de M. Sedillot.* — *a a a*, incision semi-lunaire à convexité supérieure embrassant le grand trochanter ; *b b*, planchette glissée sous la tête du fémur luxé ; *c c*, scie à chaînette opérant la résection de la tête *d*, de dedans en dehors

MÉTHODES ET PROCÉDÉS OPÉRATOIRES.

§ 1. *Résection du premier os métatarsien.* — Le premier métatarsien est le seul sur lequel on opère la résection.

1° *Résection de l'extrémité antérieure du premier métatarsien.* — M. Blandin pratique en dedans du pied un lambeau quadrilatère à base postérieure. Le lambeau étant disséqué et les lèvres de la plaie écartées, on déjette le tendon extenseur sur le côté, puis, après avoir ouvert l'articulation métatarso-phalangienne, on attire et on luxe la tête de l'os en même temps qu'avec le bistouri on détache les chairs sur ses parties latérales. On protége convenablement les parties molles et on pratique, au moyen d'une scie cultellaire ou mieux de la scie à chaîne, l'ablation de la partie malade en sciant l'os perpendiculairement à son axe. On pourra, du reste, modifier la forme de l'incision suivant les cas spéciaux.

2° Pour l'extraction complète du premier métatarsien, on pratiquera, comme précédemment, un lambeau quadrilatère relevé en haut jusqu'au niveau du scaphoïde. On attaquera d'abord l'articulation métatarso-phalangienne qui est plus lâche, puis, soulevant et attirant la tête de l'os, on incisera successivement toutes les adhérences, et on terminera en ouvrant l'articulation du métatarsien avec le cunéiforme. M. Velpeau préfère scier l'os par le milieu avec la scie à chaîne et en extraire ensuite les deux moitiés séparément.

§ 2. *Ablation et résection des os du tarse.* —Les os cunéiformes, le cuboïde, mais surtout l'astragale et le calcaneum ont été enlevés ou réséqués pour certains cas de carie, de luxation, d'écrasement, etc. Ces opérations ne sauraient être soumises à des règles fixes; elles sont subordonnées aux dispositions très-variables, que peut affecter le mal qui les nécessite. Pour désunir les os entre eux, il est souvent nécessaire de recourir à la gouge et au maillet.

§ 3. *Résection de l'articulation tibio-tarsienne* (pl. 32, fig. 1, 2).— *Procédé de M. Roux.* — 1° Pratiquer sur la face externe du péroné et en coupant jusqu'à l'os une incision longitudinale commençant au-dessus du sommet de la malléole externe et s'étendant jusqu'à huit centimètres plus bas. De l'extrémité inférieure de cette première incision en faire partir une autre, dirigée transversalement, qui n'intéresse que la peau et s'arrête au niveau du tendon du muscle péronier-antérieur. Il en résulte un lambeau triangulaire qui est relevé; on ouvre la gaîne des péroniers latéraux qu'on repousse en arrière, et on dénude le péroné en arrière en évitant les vaisseaux et les nerfs. Alors on insinue entre le tibia et le péroné une scie à chaîne pour scier l'os de dedans en dehors. La section opérée, on fait basculer l'extrémité inférieure du péroné en même temps qu'on le désarticule.

2° On placera la jambe sur son côté externe et on procédera à la résection du tibia. Pour cela, on pratiquera à plein tranchant et jusqu'à l'os une incision longitudinale partant du sommet de la malléole interne et s'étendant à huit ou onze centimètres au-dessus. De l'extrémité inférieure de cette première incision on en fera partir une autre qui n'intéressera que la peau et se dirigera transversalement jusqu'au tendon du jambier antérieur. Le lambeau triangulaire sera disséqué et relevé, afin d'isoler le tibia des parties environnantes. On passe alors une plaque protectrice en arrière en même temps qu'on soulève en avant le paquet des tendons extenseurs et vaisseaux tibiaux antérieurs, et on opère la résection de l'os avec une petite scie à lame droite. On pourrait, avec avantage, faire usage de la scie à chaîne, qui serait glissée autour du tibia sans crainte de blesser les tendons et scierait l'os d'arrière en avant. La section du tibia opérée, on désarticule son extrémité inférieure comme pour le péroné.

3° *Extraction du péroné.*—On commencera par dénuder l'os dans sa partie moyenne pour en opérer la division à l'aide de la scie à chaîne. Puis on aura à extraire successivement les extrémités inférieure et supérieure. Suivant le cas, on pourrait aussi n'enlever qu'une portion de chacun de ces fragments sans aller jusqu'à l'articulation.

§ 4. *Resection de l'articulation fémoro-tibiale* (fig. 3). — *Procédé de Syme.* — 1° La jambe fléchie à angle droit sur la cuisse, on tracera au-dessus de la rotule, une incision courbe à convexité supérieure qui s'étendra d'un ligament latéral à l'autre, et entrera en plein d'un seul coup dans l'articulation ; 2° on tracera au-dessous de la rotule une seconde incision courbe à convexité inférieure qui rejoindra les angles de la première. On circonscrit ainsi la rotule dans un lambeau elliptique qui doit être extirpé. Avec la pointe d'un couteau, on divise ensuite les ligaments latéraux et profonds, et on fait saillir successivement le fémur et le tibia après les avoir soigneusement détachés des chairs, en ayant bien soin de ne pas léser les vaisseaux poplités. Pendant la résection des extrémités osseuses, on passe une planchette derrière pour servir d'appui à la scie et de protection aux parties molles, qui doivent encore être relevées par une compresse fendue.

Le *procédé de Moreau* pour la résection du genou est l'analogue de celui du coude. Il se compose de deux incisions latérales remontant sur la cuisse jusqu'au point où l'os doit être reséqué. Une incision transversale passant au-dessous de la rotule les réunit. En disséquant le lambeau quadrilatère qui en résulte, on extirpe la rotule. Les extrémités osseuses peuvent ainsi être mises à nu et reséquées avec facilité.

§ 5. *Résection de l'articulation coxo-fémorale.—Procédé de M. Velpeau.* — A l'aide d'une incision semi-lunaire tracée de l'épine antérieure et supérieure de l'os des îles à la tubérosité de l'ischion, en arrière de l'articulation, tailler aux dépens des chairs de la racine du membre un large lambeau à convexité inférieure. Relever ensuite ce lambeau et diviser la moitié postérieure de la capsule articulaire en même temps qu'on portera la cuisse dans l'adduction et la flexion, pour diviser le ligament inter-articulaire, et passer un couteau entre la tête du fémur et la cavité cotyloïde, pour diviser la totalité de la capsule fibreuse. On fait alors proéminer la tête du fémur au dehors pour en opérer la résection.

Procédé de M. Sedillot. (Fig. 4.) — On pratiquera un lambeau semi-lunaire à convexité supérieure, qui circonscrira le grand trochanter et pénétrera ensuite dans l'articulation ; on fera saillir au dehors la tête de l'os, et, à l'aide de la scie à chaîne, on en opérera la résection.

Pl. 34,

RÉSECTION DU MAXILLAIRE INFÉRIEUR ET DU MAXILLAIRE SUPÉRIEUR.

Fig. 1. *Résection dans l'article d'une moitié du maxillaire inférieur.* — *Procédé de M. Lisfranc.* — *abc*, lambeau quadrilatère supérieur relevé; *d*, maxillaire inférieur scié suivant la symphyse du menton, *e*, moitié gauche du maxillaire luxée en dehors; *f*, artère maxillaire interne; *g*, glande sous-maxillaire.

Fig. 2. *Résection de la portion médiane du corps du maxillaire inférieur.* — *Procédé de Dupuytren.* — *a et b*, lambeaux résultant de l'incision perpendiculaire pratiquée suivant la ligne médiane sur la lèvre inférieure; l'opérateur placé derrière le malade opère la résection de l'os *d*, avec une scie en crête de coq. *c.*

Fig. 3. *Ablation du maxillaire supérieur.* — *Procédé de M. Velpeau* — *abc*, lambeau supérieur relevé; le maxillaire supérieur *d*, a été détaché à l'aide du ciseau et du maillet, et l'opérateur armé du bistouri *e*, divise les parties molles qui adhèrent encore à l'os.

Fig. 4. *Opération précédente terminée.* — *u a a*, points de suture entortillée.

MÉTHODES ET PROCÉDÉS OPÉRATOIRES.

§ 1. *Résection et extirpation complète du maxillaire supérieur.* — *Procédé de M. Gensoul, modifié par M. Velpeau.* — Le malade étant assis sur une chaise basse, et la tête maintenue légèrement renversée en arrière et appuyée contre la poitrine d'un aide, on pratique sur la joue une grande incision à convexité inférieure, qui partira de la commissure labiale, se dirigera en dehors, puis en haut, jusqu'à la fosse temporale. Le large lambeau sera disséqué de bas en haut et renversé sur le front. L'os maxillaire étant ainsi mis à nu, on détruira successivement ses connexions avec les autres os de la face. 1° On divisera d'un coup de cisailles l'apophyse orbitaire externe au niveau de la suture fronto-malaire; 2° en faire autant pour l'arcade zygomatique; 3° on attaquera de la même manière l'os unguis et l'apophyse montante; 4° on disséquera toutes les parties molles qui unissent l'aile du nez à la mâchoire, et on disjoindra les deux os maxillaires en avant, soit avec le ciseau et le maillet, soit avec une petite scie; 5° on détachera les parties molles du plancher de l'orbite, et on portera des ciseaux à plat aussi profondément que possible sur ce plancher, pour y pratiquer une section oblique de haut en bas et d'avant en arrière, qui divisera du même coup le nerf maxillaire supérieur et les connexions de l'os avec l'apophyse ptérygoïde. On termine ensuite l'opération en divisant avec un bistouri ou des ciseaux courbes le voile du palais et les autres parties molles qui peuvent fixer encore l'os maxillaire.

§ 2. *Résection et ablation du maxillaire inférieur.* — 1° *Résection de la partie moyenne du corps de la mâchoire.* — *Procédé ordinaire ou de Dupuytren* (fig. 2). — Le malade est assis sur une chaise un peu élevée, et de façon à ne pouvoir prendre avec ses pieds un point d'appui sur le sol. Un aide placé derrière le malade maintient la tête fixée contre sa poitrine, en même temps qu'il comprime les deux artères faciales à leur passage sur la mâchoire. Le chirurgien, placé au-devant du malade, saisit alors avec la main gauche un des angles de la lèvre inférieure, en même temps qu'un aide s'emparant de l'autre extrémité labiale maintient la lèvre éloignée de la mâchoire et dans un état de tension. Alors d'un seul coup, on la divise verticalement sur la ligne médiane jusqu'à l'os, par une incision qu'on prolongera jusqu'au niveau de la saillie de l'os hyoïde, n'intéressant alors que la peau et le tissu cellulaire. Deux lambeaux, l'un à droite, l'autre à gauche sont détachés en rasant exactement la mâchoire et on les abandonne à des aides. L'os étant mis à découvert dans une étendue convenable, on incise le périoste sur les points où doit porter la résection, et on arrache les dents correspondantes pour faciliter l'action de la scie. Pour opérer la section de l'os, Dupuytren passait derrière son malade et se servait d'une petite scie à main : on peut se servir avec plus d'avantage de la scie à chaîne, et il n'est plus nécessaire de passer derrière le malade. La résection étant opérée des deux côtés, on saisit l'os de la main gauche puis, avec un bistouri boutonné porté de bas en haut, on rase la face postérieure de l'os en divisant successive ment de gauche à droite tous les muscles qui s'y insèrent, pendant qu'un aide écarte la langue avec une spatule pour la soustraire à l'action du bistouri. Quelquefois, la langue se portant en arrière produit de la suffocation. On y remédie habituellement en faisant pencher la tête en avant pour faire tomber la langue dans ce sens et empêcher qu'elle ne se porte en arrière.

2° *Résection ou désarticulation d'une moitié de l'os maxillaire.* — 1° On pratiquera horizontalement une incision longeant le bord inférieur de la mâchoire et étendue de la symphyse à l'angle maxillaire : aux extrémités de cette incision, on en abaisse deux verticales : l'une interne divise la lèvre inférieure sur la ligne moyenne, l'autre externe part de l'arcade zygomatique en passant derrière la branche de la mâchoire. Il en résulte un lambeau quadrilatère qui sera relevé en haut et en dedans. Alors on scie la mâchoire sur la ligne moyenne et en rasant ensuite avec le bistouri la face postérieure de l'os, on en détache successivement toutes les chairs jusque vers l'angle maxillaire. Lorsqu'on est arrivé à l'articulation, on insinue derrière l'apophyse coronoïde, au-déssous de l'arcade zygomatique, un bistouri boutonné qui sert à diviser le tendon du muscle crotaphite, en même temps qu'on abaisse la mâchoire pour dégager l'apophyse et produire la luxation du condyle. On divise ensuite le muscle ptérygoïdien et les ligaments articulaires en attirant fortement l'os, afin d'éloigner ainsi les vaisseaux de la branche de la mâchoire et d'éviter la lésion de la maxillaire interne

Suivant l'étendue du mal, on peut se borner à enlever la totalité ou la moitié de la portion horizontale du maxillaire inférieur.

L'ablation totale de la mâchoire inférieure a même été exécutée par Walther de Bonn avec succès.

RÉSECTION DES OS DU TRONC.

§ 1. *Résection des côtes.* — Le malade étant convenablement couché, on commence par découvrir les côtes affectées au moyen d'incisions suffisantes et en rapport avec l'étendue de l'altération des os. Puis une fois qu'on a limité ce qu'on doit reséquer, on se sert d'une scie à crête de coq ou de la scie de Heine. Un sécateur à lame étroite rendrait l'opération plus simple et plus facile. On devra, dans tous les cas, décoller préalablement avec le bec d'une sonde cannelée la plèvre de la face interne de la côte et passer au-dessous de l'os une compresse protectrice. Une fois la côte divisée d'un côté, on la soulève avec un crochet mousse, et on divise en même temps les muscles intercostaux en rasant soigneusement le bord de l'os, de manière à éviter la lésion de l'artère intercostale et de la plèvre.

§ 2. *Résection du sternum.* — Le plus ordinairement on combine la trépanation et la résection. On ne peut déterminer d'avance des règles fixes dans cette opération, vu la grande variété de cas pathologiques qui peuvent l'indiquer. Le point essentiel est de ménager les vaisseaux mammaires sur les côtés du sternum, et la plèvre au-dessous de lui.

§ 3. *Résection des apophyses épineuses des vertèbres et des os du bassin.* — Pour la résection des apophyses épineuses, on pratiquera une incision extérieure suffisante pour découvrir facilement la vertèbre en décollant, sur les côtés, les muscles des gouttières vertébrales; l'os mis à nu, on enlèvera avec la petite scie de Hey, la portion malade

Les os du bassin peuvent être enlevés dans une étendue plus ou moins considérable. Les cas particuliers seuls peuvent inspirer au chirurgien le procédé à suivre.

Pl. 35.

TRÉPANATION DES OS DU CRANE.

ANATOMIE.

Fig. 1. *Coupe verticale antéro-postérieure du crâne.* — On a laissé l'hémisphère cérébral correspondant revêtu de ses membranes, afin de montrer la disposition de l'artère méningée moyenne et des sinus de la dure-mère.

a a a, branches de l'artère méningée moyenne. — Cette artère pénètre dans l'intérieur du crâne par le trou sphéno-épineux. La branche antérieure, qui est la plus volumineuse, sillonne l'angle antérieur et inférieur du pariétal, logée à demi-diamètre dans une gouttière creusée dans l'os. Souvent elle est entièrement logée dans l'os et ne rampe sur la dure-mère, qu'après avoir parcouru un canal osseux de plusieurs centimètres. La branche postérieure, moins volumineuse que l'antérieure, sillonne la partie écailleuse du rocher. C'est surtout au niveau de l'angle antérieur et inférieur du pariétal, que la lésion de l'artère méningée moyenne est à redouter.

b b b, trajet ponctué du sinus longitudinal supérieur. — Ce sinus est logé entre les deux hémisphères cérébraux, et formé par un dédoublement de la faux du cerveau dont il suit le trajet; il n'est reçu dans une gouttière osseuse, que vers son cinquième postérieur. Commençant à la crête ethmoïdale il se termine à la protubérance occipitale interne *c*, au niveau de laquelle se trouve le confluent médian (pressoir d'Hérophile).

d, sinus latéral droit. — Les sinus latéraux sont logés à demi-diamètre, dans un sillon qui sépare les fosses occipitales supérieures des inférieures. Ils commencent à la protubérance interne *c*, et se dirigent horizontalement vers la base du rocher. Ils ne sont superficiellement situés que dans un espace de cinq à sept centimètres, au delà duquel ils rentrent en dedans et s'infléchissent en bas, pour se jeter dans le trou déchiré postérieur.

Fig. 2. *Application du trépan.* — *a a a a*, quatre lambeaux résultant de l'incision cruciale des téguments; *b*, trépan fonctionnant.

Fig. 3. *Résection à l'aide des cisailles*, *a*, des angles osseux laissés entre les couronnes enlevées.

Fig. 4. *L'operateur, armé du couteau lenticulaire*, *a*, égalise les bords de la plaie osseuse.

PROCÉDÉ OPÉRATOIRE.

Le malade sera couché, et sa tête, reposant sur une planche garnie d'un coussin, sera maintenue par des aides. Le chirurgien pratiquera aux téguments une incision en V, en T ou en croix. Les lambeaux seront disséqués et maintenus relevés. Avec la rugine on enlève le périoste pour appliquer le trépan à vilebrequin ou trépan français, ou bien encore la tréphine anglaise. Si l'on fait usage du trépan, il doit être armé de sa couronne et de son perforatif; puis, le tenant de la main droite comme une plume à écrire, on porte la pointe du perforatif sur l'os dénudé, on embrasse à l'aide du pouce et de l'indicateur de la main gauche la plaque en ébène qui surmonte le trépan en même temps qu'on appuie fortement sur cette plaque avec le menton, tandis que la main droite fait tourner l'arbre du trépan de droite à gauche. Le perforatif entre d'abord, et bientôt les dents de la couronne viennent toucher l'os et y tracent leur rainure circulaire. Lorsque celle-ci est bien tracée et assez profonde pour maintenir la couronne, on enlève le perforatif et on le remplace par le tire-fond. On continue l'opération en accélérant un peu les mouvements de rotation et en pressant modérément. De temps en temps on retire le trépan pour nettoyer les dents avec la brosse et pour sonder avec un stylet si on perce l'os uniformément, et s'il ne serait pas déjà percé dans certains points et non dans les autres. Si cela était, on essayerait d'ébranler le disque osseux avec le tire-fond. Lorsque l'opération est finie, si la section n'est pas bien nette, on enlève les points saillants avec le couteau lenticulaire.

Avec la tréphine, le manuel opératoire est peut-être plus simple. On appliquera d'abord la tréphine armée de son perforatif, puis en lui communiquant des mouvements alternatifs de gauche à droite et de droite à gauche; avec une pression convenable, on tracera une voie suffisante à la couronne. Le perforatif sera ensuite enlevé et l'opération continuée jusqu'à perforation complète de l'os, en suivant les mêmes règles qui sont indiquées pour la manœuvre du trépan français.

Quand on applique plusieurs couronnes de trépan, on peut les apposer à quelque distance les unes des autres, et, dans ce cas, on emporte avec la scie à crête de coq le pont osseux qui les sépare. Ou bien si l'on rapproche les couronnes de trépan de telle sorte qu'elles empiètent l'une sur l'autre, on enlève avec des tenailles incisives les angles osseux qui restent entre elles.

Si, par l'opération du trépan, on a pour but de relever des pièces d'os enfoncées, on glisse un élévatoire entre le crâne et la dure-mère sans diviser cette membrane. Si on veut donner issue à du liquide placé sous la dure-mère, on l'incise longitudinalement ou crucialement avec la pointe d'un bistouri.

OPÉRATIONS

QUI SE PRATIQUENT SUR L'APPAREIL DE LA VISION.

OPÉRATIONS QUI SE PRATIQUENT SUR LES PAUPIÈRES.

ANATOMIE.

Paupières. La structure des paupières présente à considérer dans leur épaisseur, les éléments suivants :

1° *La peau,* fine, molle, élastique et lâchement unie aux tissus subjacents ;

2° *Une couche de tissu cellulaire lamelleux,* unissant la peau à la couche musculeuse. Ce tissu, très-lâche, est par sa structure favorable au développement des tumeurs enkystées ; il est souvent le siége d'infiltrations séreuses et d'inflammations érysipélateuses, qui se développent à la suite des lésions traumatiques des paupières et de la face ;

3° *La couche musculeuse,* composée des fibres les plus concentriques de l'orbiculaire qui forment sur chaque paupière, des arcades pâles et minces, ne se réunissant pas au delà de la commissure externe. La paupière supérieure a de plus un muscle propre, le *releveur,* qui est situé derrière l'orbiculaire. Ce muscle prend son point d'appui fixe au fond de l'orbite, et vient par une lamelle aponévrotique s'attacher au cartilage tarse. Il reçoit ses filets nerveux du moteur oculaire commun, et préside aux mouvements d'élévation de la paupière supérieure, tandis que les mouvements d'abaissement sont sous la dépendance du nerf facial. C'est à la paralysie de ce muscle que sont dues la plupart des blépharoptoses ;

4° *Les cartilages tarses,* situés derrière la couche musculeuse, se présentent sous la forme de petites lamelles fibreuses constituant aux paupières un véritable squelette, qui les maintient étendues en s'opposant à leur plissement vertical. Le cartilage de la paupière supérieure, a environ le double de hauteur du cartilage de la paupière inférieure. L'un et l'autre sont réunis en dedans et en dehors par un ligament palpébral que fournit l'aponévrose orbitaire ;

5° *Les glandes de Meïbomius,* situées entre les cartilages tarses et la conjonctive. Elles s'ouvrent par de petits conduits sur les bords libres des paupières. Leur hypertrophie donne naissance à de petites tumeurs qu'on observe fréquemment sur la conjonctive ;

6° *La conjonctive* ou *muqueuse palpébrale*, tapissant la face profonde des paupières et se repliant sur le globe oculaire. Elle est très-vasculeuse, surtout au niveau du repli oculo-palpébral.

Tous les éléments qui entrent dans la composition des paupières sont intimement unis au niveau des bords libres ; mais à mesure qu'on s'en éloigne, ils présentent plus de laxité.

Les artères des paupières sont assez éloignées des bords libres et ne se rencontrent qu'au delà des cartilages tarses. On peut donc enlever un lambeau semi-lunaire au bord libre des paupières, sans redouter une hémorrhagie considérable.

Pl. 36.

OPÉRATIONS QUI SE PRATIQUENT SUR LES PAUPIÈRES.

Fig. 1. *Symblépharon.* — *Procédé d'Ammon.* — La portion de la paupière adhérente au globe oculaire est comprise entre les deux incisions *a b*, et *c b*, qui l'isolent du reste de la paupière.

Fig. 2. Même opération terminée. Les deux bords libres de la solution de continuité sont réunis par trois points de suture, au devant du petit lambeau triangulaire adhérent *a*.

Fig. 3. *Epicanthus.* — *abcd*, plaie elliptique résultant de l'excision d'un pli cutané pris aux dépens de la peau de la racine du nez.

Fig. 4 *Blépharoptose.* — *Procédé ordinaire.* — *a*. pinces à pression continue saisissant un pli cutané *b*, sur la paupière supérieure ; *c*, ciseaux opérant l'excision du pli.

Fig. 5. *Même opération.* — *Procédé de Hunt.* — *a b c*, forme et position du lambeau enlevé. — Fig. 5 *bis*, opération terminée. Les bords de la solution de continuité sont réunis par des points de suture entortillée.

Fig. 6. *Entropion.* — *Procédé de Janson.* — L'opérateur saisit avec la pince d'Adams *a*, un pli cutané vertical et l'excise avec des ciseaux courbes sur leur plat *b*. — *c d*, même opération terminée près de l'angle externe de l'œil ; les bords de la plaie sont réunis par trois points de suture entortillée.

Fig. 7. *Entropion.* — *Procédé de Crampton modifié par Guthrie.* — *a* et *b*, incisions verticales intéressant toute l'épaisseur de la paupière ; *c d*, incision transversale n'intéressant que la moitié de l'épaisseur de la paupière. Les bords de cette incision sont affrontés par des points de suture *e e e e* ; une bandelette agglutinative *f f*, retient les fils au niveau du sourcil.

Fig. 8. *Ectropion.* — *Procédé d'Adams.* — *a*, première incision pratiquée à la paupière inférieure ; l'opérateur saisit le bord de la paupière en dehors de l'incision avec la pince *b*, et avec les ciseaux *c*, excise un petit lambeau triangulaire.

Fig. 9. *Même opération.* — *Procédé de Dieffenbach.* — *a b*, incision pratiquée à la paupière inférieure ; l'opérateur, armé des pinces *c*, engage dans cette incision la conjonctive et l'excise avec des ciseaux.

Pl. 37.

SUITE DES OPÉRATIONS QUI SE PRATIQUENT SUR LES PAUPIÈRES.

Fig. 1. *Ectropion.* — *Procédé de M. Desmarres.* — *a b*, première incision partant de l'angle externe de l'œil ; *bc*, seconde incision partant du bord libre de la paupière inférieure et se réunissant à la première en *b* ; *cd* et *ad*, deux incisions partant de l'extrémité interne des deux premières, et se réunissant en *d*, au niveau du repli des conjonctives oculaire et palpébrale.

Fig. 2. *Même opération terminée.* — Trois points de suture, *a a a*, réunissent les bords de la plaie.

Fig. 3. *Blépharoplastie par glissement.* — *Procédé de Jones.* — *Opération terminée.* — *abc*, lambeau triangulaire remonté pour couvrir la surface dénudée ; *cd*, rapprochement des téguments pour combler la plaie que le lambeau a laissée derrière lui par son déplacement.

Fig. 4. *Blépharoplastie par déplacement* — *Procédé de Dieffenbach.* — *abc*, plaie triangulaire résultant de l'ablation d'une tumeur. *bd*, et *dc*, deux incisions circonscrivant le lambeau cutané qu'on inclinera en dedans pour couvrir la plaie *abc*.

Fig. 5. *Blépharoplastie par torsion. abcd*, plaie elliptique sur la paupière supérieure ; *cedf*, incision comprenant le lambeau cutané frontal destiné à recouvrir la plaie *abcd*.

Fig. 6. *Même opération terminée.* — Le lambeau recouvre la plaie ; des points de suture *aaa*, le fixent à la paupière, et on a maintenu rapprochées par des points de suture entortillée les lèvres *bc* de la solution de continuité qu'il a laissée derrière lui.

Fig. 7. *Extirpation des tumeurs sur la paupière supérieure.* — Application de la pince-anneau de M. Desmarres (voy. Instruments, pl. VIII, fig 2).

Fig. 8. *Extirpation d'une tumeur sur la face interne de la paupière inférieure.* — Un aide, armé de la pince à double mors *a*, renverse la paupière sur un bâtonnet *b*, tandis que l'opérateur dissèque la tumeur avec des pinces *c*, et un petit bistouri *d*.

PROCÉDÉS OPÉRATOIRES.

COLOBOMA.

Le *coloboma*, est une division congéniale ou accidentelle de toute l'épaisseur de la paupière. Si la division est congéniale, on en avive les bords. puis on les affronte à l'aide de deux ou trois points de suture entortillée. Si la division est au contraire accidentelle et récente, on réunira de suite par le même procédé, les bords sanglants de la plaie. Les épingles seront placées à partir du bord libre des paupières; elles intéresseront la peau et le cartilage tarse, sans ce pendant comprendre toute l'épaisseur de la paupière, afin d'éviter les inflammations qui résulteraient de leur contact avec le globe oculaire.

ANKYLOBLÉPHARON.

L'*ankyloblépharon*, ou adhérence des paupières entre elles par leurs bords libres est rarement congénial; il succède fréquemment aux ulcérations de ces bords libres, et peut être partiel ou total. S'il est partiel, on pourra, suivant l'étendue de l'adhérence, la diviser soit avec des ciseaux boutonnés, soit avec le bistouri glissé sur une sonde cannelée qu'on aura introduite entre l'œil et les paupières. Si l'adhérence est totale, on fera préalablement à l'angle externe de l'œil une petite ouverture entre les deux paupières et par cette ouverture on glissera un stylet cannelé sur lequel on conduira le bistouri pour diviser les adhérences.

Dans tous les cas, avant d'opérer, on s'assurera que les paupières ne contractent aucune adhérence avec le globe oculaire. S'il existait quelques brides fibreuses unissant la muqueuse palpébrale à l'œil, on les détruirait préalablement avec un stylet. Une fois l'opération ter minée, il faut s'opposer à la formation de nouvelles adhérences. A cet effet, on a employé tour à tour les lotions astringentes, l'interpo-sition de corps étrangers entre les bords des paupières, leur écarte-ment forcé à l'aide de bandelettes agglutinatives, la cautérisation avec le nitrate d'argent, etc. Si les adhérences se forment en dépit de ces moyens, on pourrait détruire chaque jour le tissu cicatriciel, suivant la methode de M. Amussat. M. d'Ammon a encore proposé de dissé quer un lambeau de la conjonctive et de le rabattre sur la plaie.

SYMBLÉPHARON.

Le *symblépharon ou adhérence des paupières avec le globe oculaire,* est très-rarement congénial. Il se manifeste fréquemment au contraire à la suite des inflammations qui siégent sur la conjonctive palpébrale ou oculaire. Cette affection consiste alors, en brides fibreuses plus ou moins rapprochées, qui unissent la muqueuse palpébrale au globe de l'œil ; elles entraînent l'immobilité de cet organe, et l'indication à remplir est de les diviser. Si elles sont isolées et peu nombreuses, on peut les couper avec de petits ciseaux boutonnés et courbes sur leur plat. Pour éviter la formation de nouvelles adhérences, on détruira le parallélisme des deux petites plaies résultant de la division des brides en tirant la paupière en dehors, à l'aide d'une bandelette agglutinative.

Quand le symblépharon est constitué par des brides nombreuses et serrées, rendant l'œil immobile , il est nécessaire de recourir à l'opération suivante :

Procédé d'Ammon (pl. 36, fig. 1 et 2). On circonscrit par deux incisions *c b*, et *a b*, intéressant toute l'épaisseur de la paupière, la portion de cette paupière adhérente au globe oculaire. Le lambeau triangulaire ainsi isolé du reste de la paupière suit l'œil dans tous ses mouvements. Alors, on réunit les deux lèvres de la plaie saignante de la paupière par deux ou trois points de suture entortillée. Cette réunion (fig. 2) se fait au-devant du lambeau triangulaire *a*, adhérent au globe. Une fois la paupière reconstituée et la cicatrisation de la petite plaie complète, on dissèque le lambeau triangulaire *a*, et on n'a pas à redouter les récidives qu'entraînerait le contact de deux plaies saignantes.

Procédé de Dieffenbach. — Pour arriver au même but, Dieffenbach produit un entropion artificiel. Deux incisions perpendiculaires partent de chaque angle de la paupière affectée et donnent naissance à un lambeau quadrilatère. Les cils sont rasés ; les adhérences une fois détruites, le lambeau quadrilatère formé par la paupière est replié en dedans , de telle sorte que la face externe de la paupière est en contact avec la plaie de l'œil et ne contracte point d'adhérence avec elle. Une fois la plaie de l'œil cicatrisée , on détruit l'entropion artificiel en ramenant la paupière à sa place normale , et elle se cicatrise à son tour sans qu'on ait à redouter des adhérences qui ne peuvent plus se former avec l'œil, dont la plaie est recouverte de tissu inodulaire.

EPICANTHUS.

D'Ammon nomme *Epicanthus* un pli cutané semi-lunaire à concavité externe, s'avançant plus ou moins sur le grand angle de l'œil (voy. pl. 36, fig. 3). Pour corriger cette disposition vicieuse, on saisit en dedans et au niveau de l'epicanthus un pli cutané vertical aux dépens de la peau du nez. La formation de ce pli a pour effet de découvrir le grand angle de l'œil en tirant en dedans l'epicanthus qui le voilait. On incisera le pli cutané d'un seul coup avec des ciseaux courbes sur leur plat. Il en résulte une plaie ovalaire dont on rapprochera les bords par quelques points de suture afin de faire disparaître l'epicanthus. Si l'epicanthus était double, il conviendrait de prendre le pli cutané entre les deux yeux sur le milieu du nez, afin de remédier à l'un et à l'autre par une même opération.

BLEPHAROPTOSE (PL. 36, FIG. 4, 5 et 5 BIS.)

On nomme *Blépharoptose*, *Ptosis*, *Blepharoplégie*, la chute de la paupière supérieure. Elle peut être produite par l'allongement exagéré des téguments ou par la paralysie plus ou moins complète du muscle releveur. Le traitement chirurgical de cette affection consiste à enlever la partie exubérante de la paupière, de manière à lui rendre l'étendue normale en rapport avec ses fonctions.

Procédé ordinaire (fig. 4). — On saisit avec des pinces à pression continue *a*, un pli cutané transversal *b*, sur la paupière supérieure. Le point essentiel, est de prendre ce pli suffisant, pour que la paupière abaissée recouvre le globe de l'œil; pris trop court, il peut nécessiter une seconde opération; pris trop long, il peut déterminer l'ectropion. Le pli cutané sera excisé d'un seul coup avec des ciseaux *c*. Son excision laisse une plaie elliptique dont on réunira les bords par deux ou trois points de suture. Quelques opérateurs posent les fils dans le pli saisi par les pinces, et l'excisent ensuite au-devant de ces mêmes fils, qui se trouvent ainsi tout placés pour la réunion des bords de la plaie. Cette pratique est avantageuse en ce qu'elle abrége l'opération et la rend moins douloureuse.

Procédé de Hunt (fig. 5 et 5 *bis*). — Après avoir rasé le sourcil on enlèvera au-dessous un lambeau semi-elliptique *abc*. L'étendue de ce lambeau sera proportionnée au degré de relâchement de la paupière et on réunira les bords de la plaie qui en résulte comme dans le procédé précédent. La paupière supérieure se trouve ainsi relevée (voy. fig. 5 bis). Dans cette opération on met à nu les fibres inférieures du muscle occipito-frontal, auquel on rallie la paupière supérieure. La cicatrice de la plaie se trouve cachée par le sourcil

M. Sédillot a proposé d'utiliser le muscle sourcillier en disséquant son insertion externe et en la faisant descendre dans la paupière. Par ce procédé on mettrait les mouvements de la paupière sous la dépendance de ceux du sourcillier.

ENTROPION.

L'*entropion*, est une affection caractérisée par le renversement en dedans des paupières.

Le traitement chirurgical de l'entropion doit puiser ses indications dans la nature même des causes productrices. Parmi ces der nières, nous signalerons, les dispositions vicieuses de la peau ou de la muqueuse palpébrales, la contraction de l'orbiculaire, les altérations du cartilage tarse, etc.

L'entropion produit par le relâchement de la peau ou par les contractions spasmodiques de l'orbiculaire, peut être combattu avec succès par des lotions astringentes ou antispasmodiques; des bandelettes agglutinatives maintenant temporairement la paupière malade renversée en dehors, suffisent souvent pour guérir l'entropion sénile. Si ces moyens sont insuffisants on peut recourir au *vésicatoire* (Carron du Villards) ou à la *cautérisation*, qui déterminent des cicatrices dont l'effet est le renversement en dehors de la paupière. Le vésicatoire a la forme des paupières et doit être entretenu quelques jours. Il a l'inconvénient de laisser une cicatrice visible.

La *cautérisation* se pratique avec le fer rouge ou avec l'acide sulfurique. Pour cautériser avec le fer rouge, on introduit préalablement sous la paupière une plaque de Beer destinée à la maintenir et à protéger le globe oculaire, puis on promène rapidement sur la face tégumentaire de la paupière, un petit cautère ou une spatule chauffée au blanc, de manière à produire une escarre transversale. La cautérisation par l'acide sulfurique, proposée par Quadri, est moins douloureuse. Après avoir bien déterminé la place et l'étendue que doit avoir l'escarre, on protége le globe oculaire par une bandelette agglutinative appliquée sur la fente palpébrale; on étend ensuite transversalement sur la paupière une goutte d'acide sulfurique, soit avec une baguette de verre, soit avec un pinceau d'amiante. On laisse l'acide sur la paupière pendant dix ou quinze secondes, après quoi on l'essuie. Si l'entropion n'est pas corrigé par cette première cautérisation, on peut en pratiquer successivement plusieurs autres, jusqu'à ce que la paupière ait repris sa direction normale. Il arrive aussi quelquefois, que l'opération dépasse le but et qu'un renversement en dehors succède à l'entropion. On obvie à cet inconvénient, en attachant les cils à un fil qu'on fixe sur la pommette pour la paupière supérieure, et sur le front pour la paupière inférieure.

Excision de la peau, proposée par Celse. — On l'emploie contre les entropions les plus graves; on excise alors un pli cutané transversal dont la largeur est en rapport avec le degré de renversement. Les procédés décrits pour la blépharoptose (voy. pl. 36, fig. 4, 5 et 5 *bis*) sont applicables à l'entropion.

Procédé de Janson (voy. pl. 36, fig. 6). — Au lieu d'enlever un pli horizontal, on saisit avec les pinces d'Adams *a*, un pli vertical, qu'on excise avec des ciseaux courbes *b*. Les bords de la plaie sont réunis soit avec des fils passés dans le pli cutané avant son excision, soit à l'aide de points de suture entortillée *c d*. Souvent l'excision d'un seul pli ne suffit pas, il faut en enlever deux ou trois.

Procede de Crampton modifié par Guthrie (voy. pl. 36, fig. 7). — Principalement applicable aux entropions par disposition vicieuse du cartilage tarse; voici comment il se pratique : l'opérateur, armé de ciseaux droits, incise verticalement *a*, toute l'épaisseur de la paupière un peu en dehors du point lacrymal. Une semblable incision *b*, est pratiquée près de l'angle externe; on soulève alors le lambeau compris entre les deux incisions, puis on les joint par une incision transversale n'intéressant que la muqueuse. Le lambeau est alors abaissé, et sur la face tégumentaire on excise un petit pli cutané transversal *c d*; des fils *e e e e*, sont ensuite passés pour réunir les lèvres des plaies et fixés sur le front *f f*. Ce procédé douloureux et d'une exécution difficile laisse après lui une difformité de la paupière qui l'a fait abandonner.

Procédé de Saunders. — Il consiste dans l'ablation du cartilage tarse. Après avoir introduit sous la paupière une plaque de Beer, on pratique parallèlement au bord palpébral, et à deux ou trois millimètres de l'implantation des cils, une incision s'étendant d'un angle à l'autre; on dissèque la peau jusqu'au bord orbitaire du tarse, puis saisissant celui-ci avec des pinces, on le détache de la conjonctive et on l'enlève.

TRICHIASIS.

Le *trichiasis*, ou renversement des cils en dedans contre la muqueuse oculaire, diffère de l'entropion par la direction normale que conserve le cartilage tarse.

Cette affection peut tenir à la direction vicieuse des cils, ou à leur implantation anormale. Dans le second cas il y a quelquefois deux rangées de cils (distichiasis) ou trois (tristichiasis).

Le trichiasis est *total*, quand tous les cils d'une même paupière sont tournés vers le globe oculaire; il est *partiel*, quand quelques cils présentent seuls cette disposition. On peut opposer au trichiasis total, par direction vicieuse des cils, les moyens chirurgicaux que nous avons décrits pour remédier à l'entropion, en les proportionnant toutefois à la gravité du mal. Pour le trichiasis partiel, M. Desmarres saisit avec une érigne double à strabisme, un petit pli cutané transversal, près du bord libre de la paupière qui porte des cils déviés, et l'excise avec un couteau à cataracte; il en résulte une petite plaie qui en se cicatrisant ramène les cils dans leur direction normale.

Quand ces moyens ne sont point applicables, on a recours aux suivants : 1° le redressement des cils; 2° l'arrachement; 3° la cautérisation; 4° l'extirpation des bulbes; 5° l'excision du bord libre de la paupière.

Le *redressement* des cils s'opère au moyen de bandelettes agglutinatives par lesquelles on maintient les cils renversés en dehors, sur la face tégumentaire des paupières. On peut aussi attacher les cils déviés avec un fil, les ramener dans une direction normale et les maintenir ainsi temporairement en fixant le fil sur les parties voisines avec un petit emplâtre agglutinatif. Ces moyens ne sont applicables qu'au trichiasis partiel.

L'arrachement, peut être simple ou avec *cautérisation*. L'arrachement s'opère avec des pinces à épiler, sur chaque cil isolément. Il faut souvent répéter cette opération, et c'est pour empêcher les cils de repulluler qu'on joint la cautérisation à l'arrachement. M. Champmesme, pratique la cautérisation, avec un petit cautère terminé par une boule que surmonte une fine aiguille. La boule réservoir de calorique est chauffée au blanc, et la pointe de l'aiguille est introduite dans chaque bulbe. Ce procédé est long, douloureux et d'une exécution difficile. M. Carron du Villars préfère introduire à froid dans chaque bulbe une longue épingle; les épingles implantées sont ensuite réunies en faisceau et saisies entre les mors d'un fer à papillottes chauffé au blanc. Le calorique se communique subitement aux épingles, et tous les bulbes, sont cautérisés à la fois.

Pour l'*extirpation* des bulbes, proposée par Vacca-Berlinghieri, on introduit sous la paupière une plaque d'ivoire, puis on pratique une première incision parallèle au bord palpébral, dans l'étendue du trichiasis. Deux petites incisions perpendiculaires partent des deux extrémités de la première et permettent ainsi de rabattre un petit lambeau cutané derrière lequel se présentent les bulbes, qu'on dissèque un à un. M. Petrequin, de Lyon, enlève le petit lambeau cutané, qui produit par cicatrisation le renversement favorable du bord palpébral.

L'excision de la marge palpébrale se fait avec des ciseaux ; on a soin de ménager le point lacrymal. On pourrait aussi appliquer au trichiasis partiel, d'après Schreger, l'excision d'un lambeau en V, comme Adams le pratique pour l'ectropion.

ECTROPION (PL. 36, FIG. 8-9, et PL. 37, FIG. 1-2).

L'*ectropion*, ou renversement des paupières en dehors est souvent produit par les mêmes causes qui déterminent l'entropion.

Les maladies de la conjonctive, les déformations du tarse, le raccourcissement de la peau et les affections qui peuvent le produire, les maladies de l'orbiculaire, etc., sont autant de causes qui constituent des variétés d'entropion réclamant des traitements différents.

— *Ectropion causé par les maladies de la conjonctive.* Si l'inflammation aiguë de la conjonctive détermine un boursouflement temporaire, on pourra combattre l'ectropion qui en résultera, par quelques scarifications ou la cautérisation avec le nitrate d'argent. Mais, si par suite de cette inflammation, la conjonctive est hypertrophiée et couverte de granulations fongueuses, la cautérisation devient alors insuffisante; il faut exciser le bourrelet formé par la muqueuse malade. Pour *l'excision*, on saisit la conjonctive avec des pinces ou une érigne et on excise la partie exubérante avec des ciseaux courbes. On relève ensuite la paupière, et on la maintient appliquée contre le globe à l'aide d'un bandage.

Antyllus enlevait sur la muqueuse malade un lambeau triangulaire dont la base était tournée vers le bord libre. Ce procédé, d'une exécution difficile, n'offre aucun avantage sur le précédent.

Procédé de Dieffenbach (pl. 37, fig. 36).—Pour ramener la paupière inférieure dans sa direction normale, en agissant sur la conjonctive, on pratique sur la face cutanée de la paupière, une incision transversale, *ab*, au delà du bord adhérent du tarse. Cette incision doit intéresser toute l'épaisseur de la paupière jusqu'à la conjonctive. On saisit alors la conjonctive avec des pinces *c*, et on l'attire au dehors entre les lèvres de la plaie, de manière à renverser la paupière en dedans. Cette portion de la muqueuse qui fait hernie, est excisée avec des ciseaux fins, et les lèvres de la plaie de la conjonctive sont réunies à la lèvre inférieure de la plaie tégumentaire par, quelques points de suture.

Procédé d'Adams (pl. 36, fig. 8). — On doit y recourir toutes les fois que l'ectropion est produit par un allongement trop considérable de la paupière; on enlève alors sur celle-ci un lambeau triangulaire comprenant toute son épaisseur. La base de ce lambeau doit être au bord libre de la paupière et proportionnée à son relâchement; les deux bords de la plaie, sont ensuite réunis à l'aide d'une suture entortillée, comme il a été dit pour le coloboma.

Procédé de M. Desmarres (voy. pl. 37, fig. 1 et 2). — M. Desmarres voulant éviter la cicatrice toujours visible et disgracieuse que laisse après lui le procédé d'Adams, pratique ainsi cette opération : une première incision horizontale, *a b*, part de l'angle externe de l'œil ; une seconde, *c b*, partant du bord libre de la paupière renversée, vient rencontrer la première en *b*. Deux autres incisions *a d*, *c d*, circonscrivent sur la conjonctive, un petit lambeau triangulaire, dont la base coïncide avec la base du premier lambeau *a b c* ; on excise les tissus compris entre les incisions, et on réunit ensuite les deux bords de la plaie *a b*, et *c b*, à l'aide de points de suture, fig. 2, *a a a*. La cicatrice, par ce procédé, se trouve cachée dans les plis de l'angle externe de l'œil.

Ectropion causé par l'allongement où la déformation du tarse. — On peut y remédier par l'excision de ce cartilage. Weller enlève d'abord les fongosités qui recouvrent la conjonctive et fait ensuite la résection de deux ou quatre millimètres du tarse, en ayant soin de ménager dans

— 124 —

l'opération l'arête externe du bord de la paupière. La plaie est ensuite abandonnée à elle-même.

Sous le nom de *tarsoraphie*, Walther a décrit un procédé qui consiste à enlever dans un même lambeau triangulaire , les deux extrémités externes des cartilages tarses. La base du lambeau comprend
tout l'angle externe de l'œil, et le sommet en est dirigé vers la tempe.
Les lèvres de la plaie sont ensuite réunies à l'aide de quelques points
de suture entortillée.

Ectropion par raccourcissement de la peau. — Les cicatrices suites
de brûlures ou de plaies avec perte de substance, sont les causes les
plus fréquentes de cette variété d'ectropion. Dans quelques cas, on
peut employer le procédé d'Adams (pl. 36, fig. 8) en ayant soin de
prolonger l'une des incisions au delà du sommet du triangle.

Si les brides inodulaires ont peu d'étendue et ne contractent aucune adhérence avec les os subjacents, on peut les inciser transversalement et déterminer une cicatrisation à distance, en tenant écartées
les lèvres des plaies à l'aide de bandelettes agglutinatives ou de corps
étrangers s'opposant à la réunion immédiate. On pourrait encore,
comme le conseille M. Amussat, détruire chaque jour au fond de la
plaie, le tissu inodulaire en voie de formation.

La cicatrice est-elle adhérente aux bords de l'orbite, on la circonscrit entre deux incisions, on dissèque au loin les lèvres de la
plaie et on les ramène sur la cicatrice restée adhérente à l'os ; leur
réunion s'opère à l'aide de points de suture. Ce procédé a été employé
avec succès par MM. d'Ammon et Desmarres.

Quand les cicatrices sont trop étendues pour qu'on puisse employer les procédés qui précèdent, il faut recourir à la blépharoplastie. (Voy, pl. 37, fig. 3, 4, 5. 6.)

Les *maladies de l'orbiculaire* produisant l'ectropion sont : les contractions spasmodiques et le déplacement des fibres de ce muscle.
Dans le premier cas on emploiera les moyens médicaux usités ; s'ils
échouent, on pourra inciser en travers les fibres du muscle au delà
du bord adhérent du tarse ; dans le second cas, M. Desmarres préconise la cautérisation avec l'acide sulfurique , ou l'excision d'un
pli cutané près le bord ciliaire des paupières. L'effet de ce pli serait
de relever un peu les fibres qui s'éloignent du bord libre du tarse.

TUMEURS DES PAUPIÈRES.

1º *Tumeurs enkystées*. — On les observe sur les bords libres et la surface des paupières où elles sont indolentes, bien circonscrites et
très-mobiles. Relativement à leur siége , elles sont : 1º sous-cutanées ;
2º sous-musculaires , situées sous le muscle orbiculaire , et alors
moins mobiles que les premières ; 3º sous-muqueuses, situées entre
le cartilage tarse et la conjonctive.

Les moyens chirurgicaux qu'on leur oppose sont : l'incision, la cautérisation et l'excision. On peut attaquer ces tumeurs par la face antérieure des paupières ou par la conjonctive ; leur siége fournira les indications du procédé à employer. L'incision et l'extirpation des kystes par la conjonctive ont l'avantage de ne point laisser de cicatrices visibles et de moins exposer les paupières aux érysipèles consécutifs.

L'*incision* seule suffit rarement pour empêcher les récidives. On l'emploiera de préférence pour les tumeurs siégeant entre la conjonctive et le tarse quand elles adhèrent à ce cartilage et que leur dissection nécessite des débridements dont la cicatrisation peut déterminer un entropion ultérieur.

L'*incision accompagnée de la cautérisation* par le nitrate d'argent est plus efficace ; elle est suivie de l'inflammation adhésive des parois du kyste.

Pour pratiquer l'incision et l'excision des kystes par la conjonctive, un aide tiendra, avec ses doigts ou une pince bifurquée à mors mousses, la paupière renversée sur un bâtonnet (voy. pl. 37, fig. 8) ; l'opérateur, armé d'une paire de pinces et d'un petit bistouri, fera sur la conjonctive une incision qui dépassera un peu la tumeur à droite et à gauche ; le kyste sera ensuite disséqué et excisé sans être ouvert. Pour enlever les kystes par la face antérieure, on tiendra la paupière avec les doigts, et la dissection se fera comme il a été dit plus haut. Dans tous les cas, la tumeur sera isolée du tarse avec précaution.

Procédé de Desmarres (pl. 37, fig. 7). — Il a l'avantage de faciliter l'opération, en tendant la paupière, et en arrêtant l'hémorrhagie par une compression exercée autour de la tumeur. Une *pince-anneau* (voy. Instruments, pl. VIII, fig. 2), dont l'une des branches se termine par une plaque, et l'autre par un anneau, sert à saisir la paupière. L'anneau rapproché de la plaque au moyen d'une vis circonscrit la tumeur par une compression qui arrête l'hémorrhagie. La pince est confiée à un aide, et l'opérateur dissèque la tumeur comme il a été dit plus haut.

II⁰ *Chalazion* petite tumeur indolente peu mobile occupant le bord libre des paupières. Il n'est pas rare d'en rencontrer une série formant chapelet d'un angle de l'œil à l'autre. Les procédés décrits pour les tumeurs enkystées lui sont applicables.

III⁰ *Tumeurs érectiles.*—La compression, la ligature, la cautérisation peuvent être employées avec succès. La forme et l'étendue de la tumeur fournissent les indications à remplir. Pour la cautérisation, Caron du Villars traverse la tumeur avec plusieurs aiguilles qu'il réunit à une boule métallique. La boule est chauffée à blanc et la cautérisation est suivie d'une suppuration qui détruit la tumeur.

IV° *Tumeurs cancéreuses.* — Leur ablation ne peut être soumise à aucune règle générale ; on peut les circonscrire par une incision courbe ou entre deux incisions réunies en V. On réunira ensuite par des points de suture les lèvres de la plaie, quand son étendue et sa forme le permettront.

Vº L'*enchantis*, ou tumeur de la caroncule lacrymale, peut être combattue par la cautérisation ou l'extirpation. Le second procédé est préférable. A l'aide d'une érigne ou d'une pince on soulève la tumeur au dehors, puis on l'excise soit avec le bistouri soit avec des ciseaux courbes.

RLÉPHAROPLASTIE (PL. 37, FIG. 3, 4, 5, 6).

La blépharoplastie est une opération par laquelle on répare aux dépens des parties voisines les paupières qui ont subi une perte de substance totale ou partielle.

Les procédés décrits pour atteindre ce but se rangent tous sous trois méthodes : l'*extension* ou *glissement*, le *déplacement* ou *inclinaison* (méthode française), et la *torsion du lambeau* (méthode indienne).

1º *Méthode par extension.* — *Procédé de Jones* (pl. 37, fig. 3). — Après avoir avivé les bords de la perte de substance qu'on veut réparer, on fait partir de ses deux extrémités deux incisions *ad*, et *bd*, qui se réunissent en V sur le front, pour la paupière supérieure et sur la pommette pour la paupière inférieure, la base de ce lambeau triangulaire devant toujours servir à réparer la paupière endommagée. Ce premier temps de l'opération achevé, on procédera à la dissection du lambeau triangulaire en commençant par son sommet ; on le détachera en partie ; puis, par de douces tractions, on le fera cheminer jusqu'à ce que sa base couvre la perte de substance qu'on veut réparer ; des points de suture le fixeront en place, et on réunira par le même moyen les bords de la plaie *cd*, que laisse derrière lui le déplacement du sommet du lambeau. La figure 3 représente l'opération terminée, le lambeau *abc*, ayant été remonté pour couvrir la perte de substance.

2º *Méthode par déplacement.*—*Procédé de Dieffenbach.* —M. Dieffenbach ayant enlevé un lambeau triangulaire *abc* (fig. 4) pour réparer la plaie, fit partir de l'angle externe *b*, une incision *bd*, et du point *d*, en abaissant une seconde *de*, il circonscrivit un lambeau *cbde*, adhérant par un pédicule *ce*. Ce lambeau disséqué fut reporté en dedans sur la plaie *abc*, ou des points de suture servirent à le fixer, et il laissa derrière lui une autre plaie, de bonne nature, qui se cicatrisa rapidement.

3º *Méthode par torsion du lambeau* (Græfe et Fricke) fig. 5 et 6.—On enlèvera les cicatrices vicieuses entre deux incisions qui circonscriront une plaie elliptique *abcd* ; on taillera ensuite un lambeau aux dépens de la région fronto-temporal pour la paupière supérieure, et sur la pommette pour la paupière inférieure. Ce lambeau aura la forme de la plaie et devra, dans ses dimensions, être plus grand qu'elle de trois ou quatre millimètres. Il sera taillé en faisant partir du point c, une incision qui sera conduite en ef, et ramenée au niveau et en dehors du point c; le lambeau disséqué avec soin sera tordu sur son pédicule pour être placé horizontalement en $abcd$, où il sera fixé par quelques points de suture aaa, (fig. 6); les bords de la plaie qu'il laisse derrière lui seront ensuite affrontés cb, par trois points de suture entortillée.

Pl. 38.

OPÉRATIONS QUI SE PRATIQUENT SUR L'APPAREIL LACRYMAL.

ANATOMIE

Fig. 1. *Coupe verticale antéro-postérieure montrant la disposition des fosses nasales, de la bouche et du pharynx.* —*a*, cornet inférieur ; *b*, sonde de Laforest introduite dans le canal nasal par le méat inférieur ; *c*, sonde de Belloc pour le tamponnement des fosses nasales ; *d*, sonde de Deleau introduite dans la trompe d'Eustache, *e* ; *f*, stylet introduit dans l'orifice interne du canal de Stenon.

Fig. 2. *Anatomie de l'appareil lacrymal.* — Il est constitué par la glande lacrymale et ses conduits excréteurs, les points et les conduits lacrymaux, le sac lacrymal et le canal nasal.

La *glande lacrymale*, *a*, se compose de deux portions distinctes accolées l'une à l'autre. — La plus considérable, ou portion orbitaire, est située dans la fossette de la voûte orbitaire, à laquelle elle est assez intimement unie par des brides fibreuses ; son bord antérieur répond à l'arcade orbitaire. La portion palpébrale, moins volumineuse que la précédente, est située un peu plus bas et en dehors ; elle est recouverte par la paupière supérieure et par une membrane fibreuse ou dense ; son bord inférieur est souvent en rapport avec le bord supérieur du cartilage tarse.

Les *points lacrymaux* ne sont que les orifices externes des conduits de même nom *b* et *c*. Situés sur le bord libre des paupières, à trois ou quatre millimètres en dehors de la commissure interne, ils se présentent sous la forme de pertuis toujours béants sur deux petits tubercules coniques. L'inférieur regarde en haut et le supérieur en bas. Leur calibre permet l'introduction d'une soie de sanglier ; chez les peuples méridionaux, où il est plus considérable, on peut facilement introduire un petit stylet. D'après Janin, le point lacrymal inférieur aurait un calibre plus considérable que le supérieur, disposition anatomique qu'on peut utiliser pour le cathétérisme des voies lacrymales.

Les *conduits lacrymaux b* et *c*, creusés dans l'épaisseur des paupières, conduisent les larmes dans le sac lacrymal. Leur direction anguleuse doit être connue pour la pratique du cathétérisme ; à partir du point lacrymal, ils s'enfoncent d'abord perpendiculairement, le supérieur en haut et l'inférieur en bas dans la paupière ; après un court trajet de deux millimètres environ, ils se coudent subitement : le supérieur se porte en dedans un peu obliquement de haut en bas ; l'inférieur se porte également en dedans, mais de bas en haut. Les conduits lacrymaux, allant ainsi à la rencontre l'un de l'autre, débouchent dans le sac lacrymal souvent par un canal unique, mais plus fréquemment ils restent séparés par une cloison. Leur texture est lâche, et à l'aide d'une légère traction en dehors sur les bords des paupières, on peut donner à leur direction coudée une rectitude qui permet l'introduction des stylets droits. Leur calibre, plus considérable que celui des points lacrymaux, est toujours maintenu le même par l'élasticité de leurs parois.

Le *sac lacrymal*, d, et le canal nasal par leur réunion forment un seul conduit que les larmes parcourent pour arriver sous le cornet inférieur des fosses nasales. Le sac lacrymal, qui en est la portion supérieure se présente sous la forme d'un petit réservoir oblong, vertical, dans lequel débouchent les conduits lacrymaux. Terminé supérieurement par un cul-de-sac, il se continue inférieurement avec le canal nasal. Il est logé dans la gouttière osseuse formée en arrière et en dedans par l'os unguis et l'apophyse montante du maxillaire supérieur. Sa moitié externe est membraneuse et recouverte par le tendon du muscle orbiculaire que le sac lacrymal déborde en haut et en bas. Ce rapport est important, le tendon de l'orbiculaire offrant un point de repère pour pénétrer dans le sac lacrymal. Cependant les insertions de ce tendon sont sujettes à des variations qui ont forcé les opérateurs à recourir à d'autres données ; l'orifice supérieur du canal nasal se trouve derrière le rebord osseux qu'on rencontre au côté interne de la base de l'orbite en suivant avec le doigt le rebord orbitaire inférieur de dehors en dedans. Or c'est cette saillie osseuse limitant en bas la gouttière lacrymale qui est le point de ralliement le plus fidèle.

Le *canal nasal*, qui fait suite au sac lacrymal, est constitué dans sa partie osseuse en avant par l'apophyse montante de l'os maxillaire, en dedans et en arrière par l'os unguis et le petit crochet du cornet inférieur, en dehors par la paroi interne de l'antre d'hygmore. Par la paroi postérieure du canal nasal on peut donc pénétrer dans les fosses nasales ou dans le sinus maxillaire.

La longueur du canal peut varier entre sept et dix millimètres ; son orifice supérieur est elliptique d'arrière en avant et peut avoir de trois à cinq millimètres de diamétre antéro-postérieur. L'orifice inférieur situé sous le cornet inférieur est taillé en biseau de dedans en dehors aux dépens de la paroi externe du nez ; en avant il est pourvu d'une petite valvule qui souvent est assez développée pour ne permettre l'introduction des sondes que d'arrière en avant.

Fig. 3. *Cathétérisme des voies lacrymales par le point lacrymal supérieur. a*, stylet de Méjan ; *b*, séton.

Pl. 39.

SUITE DES OPÉRATIONS QUI SE PRATIQUENT SUR L'APPAREIL LACRYMAL.

Fig. 1. Cathétérisme des voies lacrymales par l'ouverture inférieure du canal nasal. — Procédé de Laforest. — a, première position de la sonde; b, deuxième position de la sonde; son bec est engagé dans l'orifice inférieur du canal nasal; c, troisième position de la sonde introduite dans le canal nasal.

Fig. 2. Dilatation temporaire des voies lacrymales. — Procédé de J. L. Petit, modifié par Desmarres. — a, doigt d'un aide tirant l'angle externe des paupières afin de faire saillir le tendon de l'orbiculaire; l'opérateur vient de faire la ponction du sac lacrymal avec le bistouri b, et a engagé dans l'ouverture le stylet c.

Fig. 3. Troisième temps de l'opération. — Une sonde cannelée a, est introduite dans le canal lacrymal; elle sert à introduire la corde à boyau a, qui doit produire la dilatation temporaire.

Fig. 4. Dilatation permanente; introduction de la canule. — Le canal ouvert par le bistouri a, qui presse sur la lèvre postérieure de la plaie, l'opérateur introduit la canule b, à l'aide d'une *pince-mandrin,* c (voy. Instruments, pl. VIII, fig. 5).

TUMEUR ET FISTULE LACRYMALES.
PROCÉDÉS OPÉRATOIRES.

Les diverses affections dont l'appareil lacrymal est le siége, peuvent apporter un arrêt mécanique au cours des larmes ou déterminer, dans le sac lacrymal, une accumulation de liquides qui le distendent et produisent la *tumeur lacrymale.*

Si la tumeur n'est point combattue par un traitement convenable, elle augmente de volume, puis la peau s'enflamme, s'ulcère, et les liquides contenus dans l'intérieur du sac s'écoulant par une ouverture accidentelle, produisent la *fistule lacrymale.* Par le traitement chirurgical de ces affections, on se propose l'un des trois buts suivants : 1º le rétablissement des voies naturelles des larmes; 2º l'établissement de nouvelles voies; 3º l'oblitération des voies naturelles.

§ 1. *Rétablissement des voies naturelles. —* Les moyens employés pour y parvenir sont : les injections, le cathétérisme, la dilatation et la cautérisation.

1º *Injections. —* Souvent employées avec succès pour la désobstruction, elles permettent en même temps de porter dans l'intérieur des voies lacrymales des liquides médicamenteux On les pratique avec la seringue d'Anel (voy. Instruments pl. VIII, fig. 11.) Le malade étant assis sur une chaise, la tête maintenue immobile par un aide, l'opérateur se placera en face de lui, tenant la seringue de la main droite pour opérer sur l'œil gauche, et, s'il n'est ambidextre, se plaçant derrière le malade pour opérer sur l'œil droit. Les doigts de la main libre renverseront légèrement la paupière inférieure en dehors, de manière à projeter en avant l'ouverture du point lacrymal inférieur auquel on s'adressera de préférence, parce qu'il est plus court et plus large que le supérieur. L'extrémité du siphon sera engagée perpendiculairement au bord palpébral. Il arrive souvent que le point lacrymal se contractant, ne permet pas l'introduction du siphon ; mais à l'aide de pressions douces et ménagées on parvient facilement à vaincre la résistance momentanée causée par le spasme des points lacrymaux. L'extrémité du siphon étant introduite à une profondeur de deux ou trois millimètres, on inclinera la seringue en dehors de manière à engager le siphon dans la portion horizontale du conduit. Une fois arrivé dans le sac lacrymal, l'opérateur poussera le liquide peu à peu, de manière à désobstruer le canal. Ce but sera atteint dès que le liquide s'écoulera assez abondamment par la narine.

2º *Cathétérisme.* — Le cathétérisme se pratique à l'aide de stylets en argent assez fins pour traverser les points lacrymaux. On les introduit de préférence par le conduit lacrymal supérieur. Une légère traction exercée en dehors sur la paupière supérieure redresse la direction anguleuse du conduit dans lequel on introduit le stylet. On tâchera ensuite de le pousser jusque dans le canal nasal.

Cathétérisme par l'orifice inférieur du canal nasal. — *Procédé de Laforest.* — On le pratique à l'aide de sondes creuses ou pleines, dont la courbure est moulée sur la direction du canal nasal. Le malade étant assis, un aide maintient sa tête immobile et un peu renversée en arrière ; alors, l'opérateur porte l'extrémité de la sonde sous la narine, de manière que le bec puisse s'engager sous le cornet inférieur des fosses nasales par un mouvement de rotation imprimé à la sonde (voy. pl. 39, fig 1 a). Ce mouvement de rotation opéré, il s'agit d'engager le bec dans l'orifice inférieur du canal nasal. On y parviendra par de légers mouvements de va-et-vient, car c'est habituellement d'arrière en avant qu'on pénètre dans le méat inférieur ; b représente cette seconde position de la sonde. Enfin, pour lui faire parcourir le canal nasal, on fait décrire à l'instrument un demi-tour par lequel son pavillon est reporté en dedans et en bas (voy c.). Une fois ce troisième temps terminé, la sonde arrive facilement au sac lacrymal. Les sondes pleines sont bonnes pour opérer la désobstruction, mais une fois le passage frayé on se servira des sondes creuses de Gensoul avec lesquelles il est facile de faire des injections de bas en haut (voy. Instruments, pl. VIII, fig. 8).

3º *Dilatation.* — *Procédé de Méjean.* — Il consiste à pratiquer le cathétérisme par le point lacrymal supérieur avec un stylet dont l'extrémité supérieure porte un œillet, dans lequel un fil de soie est engagé. Le stylet traverse le canal nasal et sort par le méat inférieur entraînant le fil avec lui. A l'extrémité inférieure du fil on attache quelques brins de soie qui forment un petit séton qu'on introduit de bas en haut dans le sac lacrymal, en tirant sur l'extrémité supérieure du fil qui sort par le point lacrymal supérieur. On pourrait encore introduire, d'abord l'extrémité du stylet qui porte l'œillet et une fois cet œillet dégagé des fosses nasales passer le fil et remonter le tout (voy. pl. 38, fig. 3). Par ce procédé, les points lacrymaux seront moins éraillés.

4° *Dilatation par une ouverture artificielle.* — J L. Petit fit le premier une incision au sac lacrymal , pour.y introduire les corps étrangers destinés à le dilater. Il pratiquait l'incision avec un bistouri cannelé sur lequel il glissait dans le canal une bougie renouvelée chaque jour, jusqu'à parfaite dilatation du canal La plaie extérieure se réunissait d'elle-même.

Scarpa enfonçait des clous de plomb dans le canal nasal (voy. Instruments, pl. VIII, fig. 13).

Lecat ouvrait le sac de la même manière , mais au lieu de se servir d'une bougie ou d'un autre corps solide, il introduisait dans les voies lacrymales un fil à l'aide duquel il remontait de bas en haut une mèche dans le canal nasal. Ce procédé ne diffère de celui de Mejean que par l'ouverture accidentelle facilitant le passage du fil

Pouteau, afin d'épargner au malade une cicatrice visible et disgra cieuse, pratiquait l'incision du sac sur la face interne de la paupière.

Jurine introduisait d'abord une canule, dans laquelle il engageait ensuite un stylet courbé qui ressortait par les narines et entraînait avec lui le fil destiné à remonter la mèche.

Pamard (voy. Instruments, fig. 15) passait dans la canule un res sort de montre qui, par son élasticité, se présentait hors des narines et servait ensuite à remonter le fil conducteur de la mèche.

Fournier attachait au fil un grain de plomb destiné à l'entraîner au dehors.

Cabanis saisissait le stylet de Mejean introduit dans les voies lacrymales, en passant sous le cornet une plaque trouée dans laquelle il engageait l'extrémité inférieure du stylet. Une seconde plaque, glissant sur la première, pinçait cette extrémité du stylet qu'il était dès lors facile de tirer au dehors

M. Manec introduit de bas en haut par le canal nasal une sonde à dard ; le dard, poussé à temps, perce d'arrière en avant la paroi an térieure du sac lacrymal et peut recevoir dans un œil un fil qu'on re tire ensuite en bas et au moyen duquel on peut remonter une mèche.

M. Morel Lavallée s'est servi avec avantage d'un stylet légèrement courbé en arc, sous-tendant le fil engagé et maintenu par une petite rainure faite à l'extrémité du stylet ; le fil ainsi éloigné du stylet est facilement saisi avec des pinces sous le cornet inférieur et attiré au dehors.

Telles sont les principales modifications apportées aux procédés de J. L. Petit et de Lecat, dans le but de faciliter le passage du fil par les voies lacrymales. Quel que soit le procédé employé, les règles pour l'incision du sac sont les mêmes.

Procédé de M. Desmarres (voy. pl. 39, fig. 2 et 3). — L'appareil instrumental se compose d'un bistouri, d'un stylet conducteur, d'une sonde cannelée et d'une corde à boyau.

1er *temps.* — *Ponction.* — Un aide maintient la tête du malade immobile et tire avec un doigt sur l'angle externe de l'œil afin de faire saillir le tendon de l'orbiculaire, qui sert de point de ralliement, pour trouver l'orifice supérieur du canal nasal (voy. p. 126 les indications anatomiques). Le bistouri tenu de la main droite, dont le petit doigt prend un point d'appui sur la pommette, est plongé dans le sac lacrymal, d'avant en arrière, vers l'unguis ; puis, le manche de l'instrument étant ramené un peu en dedans et en arrière, jusqu'à ce qu'il touche la tête du sourcil, on fait pénétrer doucement sa lame jusqu'à deux centimètres environ dans le sac lacrymal et le canal nasal, où l'instrument doit se trouver engagé de manière à s'y tenir seul. S'il y a préalablement une fistule dont l'ouverture soit éloignée on allonge l'incision du point de ponction, afin de diviser entièrement le trajet fistuleux.

2e *temps.* — *Introduction d'un stylet sur lequel on glisse une sonde cannelée.* — Le bistouri est retiré à demi, et sur sa lame on glisse un stylet qu'on pousse jusque dans le canal nasal (fig 2). Ce stylet sert à conduire une sonde cannelée.

3e *temps.* — *Introduction de la corde à boyau* (fig. 3). — La sonde étant engagée dans le canal nasal, on glisse dans sa cannelure la corde à boyau destinée à opérer la dilatation, et pressant sur son extrémité, on retire lentement la sonde devenue inutile. Cette corde présente deux petites ailes qui l'empêchent de tomber dans le canal nasal. On la change chaque jour contre une plus grosse et bientôt on y substitue un clou de Scarpa. L'introduction de la corde est souvent suivie d'une réaction inflammatoire très-vive, causée par son gonflement dans l'intérieur du canal ; il faut alors l'enlever au bout de vingt-quatre heures et introduire à sa place un clou de Scarpa très-fin, qu'on remplacera les jours suivants par d'autres clous d'un volume graduellement plus fort.

5° *Dilatation permanente.* — *Introduction d'une canule à demeure.* — Vesale fut le premier qui appliqua la canule aux affections lacrymales. Ce procédé, repris longtemps après par Foubert, Wathen et Pellier, fut remis en vogue et modifié par Dupuytren.

Le *procédé opératoire de Dupuytren* se compose de deux temps : ponction du sac, introduction de la canule. Le premier temps est le même que pour la dilatation temporaire décrite plus haut (procédé de M. Desmarres). Pour l'introduction de la canule, on écarte les lèvres de la plaie en pressant sur son bord postérieur avec la lame du bistouri ; puis on plonge dans le sac et le canal la canule montée sur son mandrin ; une fois qu'elle est engagée dans le canal, on retire le bistouri et on enfonce la canule jusqu'à ce que son bord supérieur disparaisse dans le sac lacrymal. Le mandrin peut alors être retiré. Afin de constater la situation de la canule dans le sac et le canal, on fait l'épreuve suivante : le nez et la bouche du malade étant fermés, l'opérateur commande une forte expiration ; si la canule n'a point fait fausse route, il sort par la plaie extérieure un peu de sang mêlé d'air. Pour tout pansement extérieur on appliquera une petite mouche de taffetas gommé sur les lèvres de la plaie.

MM. Bérard et *Cloquet* dilatent le canal avec des mèches, avant d'introduire la canule. Cette précaution est utile ; les parois du canal sont ainsi habituées au contact des corps étrangers, ce qui expose moins aux réactions inflammatoires si fréquentes après l'introduction immédiate des canules.

La *forme des canules* a subi de nombreuses modifications. Celle de Pellier avait deux bourrelets, l'un supérieur, l'autre médian ; Dupuytren avait imaginé une canule à bourrelet supérieur faisant intérieurement gouttière, pour faciliter l'extraction en cas de besoin ; M. Gerdy préconise des canules à crêtes saillantes qui empêchent l'instrument de remonter. Pour obtenir ce résultat, Riterick de Leipsick et plus tard MM. Petrequin et Lenoir employèrent des canules fendues, dont les pans coupés font ressort une fois que l'instrument est en place. Pour l'introduction de ces sortes de canules, M. Lenoir a imaginé un mandrin fort ingénieux, qui rapproche les pans coupés quand il est engainé dans la canule et qui les abandonne à leur élasticité quand on le retire.

Appréciation. — L'introduction des canules n'est pas toujours exempte de dangers ; elle est souvent suivie d'accidents inflammatoires qui obligent l'opérateur à extraire l'instrument. Nous avons figuré dans les planches quelques-uns des mandrins imaginés pour retirer les canules du canal nasal. (Voy. Instruments, pl. VIII, fig. 5 et 14.)

6° *Cautérisation.* — *Harveng* ouvrait le sac par les procédés ordinaires et cautérisait son intérieur, soit avec un petit cautère rougi à blanc, soit en introduisant de haut en bas, par une canule, une petite mèche enduite de nitrate d'argent.

M. Gensoul cautérise le canal de bas en haut avec des sondes courbes armées de porte-caustique.

M. Lallemand (de Montpellier) ouvre le sac, introduit gros comme un grain de millet de nitrate d'argent cristallisé et referme la petite plaie avec une mouche de taffetas gommé ; une escarre se produit dans l'intérieur du sac et du canal et s'élimine ensuite d'elle-même de haut en bas. M. Lallemand a employé avec succès ce procédé dans plusieurs cas rebelles.

Des porte-caustique et leurs canules conductrices sont représentés dans nos planches d'instruments (voy. pl. VIII, fig. 10).

§ 2. *Ouverture d'un canal artificiel.* — Les procédés que nous venons de décrire sont souvent insuffisants. On peut alors ouvrir une voie nouvelle au cours des larmes.

Wolhouse ouvrait largement le sac lacrymal par une incision semi-elliptique et plongeait dans l'os unguis un stylet pointu après avoir préalablement extirpé le sac lacrymal. Une mèche de charpie ou une petite canule était ensuite introduite pour maintenir la perforation.

Hunter se servait d'un emporte-pièce pour perforer l'os unguis. Son procédé nécessite des instruments spéciaux ; il n'est plus usité.

Wathen pratiquait de toutes pièces, avec un foret, un canal nouveau dans la direction du canal naturel, et plaçait ensuite une canule à demeure.

M. Laugier a proposé de perforer avec un trocart courbe (voy. Instruments, pl. VIII, fig. 12) la paroi du sinus maxillaire et de placer une canule dans l'ouverture.

§ 3. *Oblitération des voies lacrymales.* — 1° *Nannoni* détruisait le sac. Pour cela, il l'ouvrait largement, le remplissait de charpie et le cautérisait ensuite soit avec un caustique, soit avec le cautère actuel.

Bosche, se fondant sur ce que les points lacrymaux peuvent être oblitérés congénialement, sans que les malades soient atteints de larmoiement, cautérisait les points lacrymaux en y introduisant une petite parcelle de nitrate d'argent.

2° *Ablation de la glande lacrymale.* — *M. Paul Bernard* a pratiqué cette opération avec succès dans un cas de larmoiement chronique qu'il attribuait à une hypersécrétion de la glande lacrymale. Voici le procédé opératoire : un pli vertical est saisi au-dessous de l'orbite et au niveau de la glande ; ce pli, traversé à sa base par un bistouri fin, est incisé de sa base à son sommet, de manière qu'abandonné à lui-même il laisse une plaie longitudinale de quinze millimètres, par laquelle on pénètre dans la cavité orbitaire. Alors il est facile, avec des érignes et des ciseaux, de détacher et d'enlever la glande lacrymale.

Appréciation. — L'oblitération des voies lacrymales et l'ablation de la glande lacrymale ne devront être employées qu'après avoir tenté la guérison par les moyens décrits plus haut. Il faut donc considérer ces deux méthodes comme offrant une dernière ressource dans les cas rebelles qui auront résisté aux efforts du chirurgien.

Pl. 40.

OPÉRATIONS QUI SE PRATIQUENT SUR LES MUSCLES DE L'ŒIL.

ANATOMIE.

Fig. 1. *Coupe antéro-postérieure verticale de l'orbite, découvrant les muscles de l'œil droit; face externe.*—*a*, globe de l'œil; *b*, muscle releveur de la paupière supérieure; *c*, muscle droit supérieur; *d*, muscle droit externe; *e*, muscle droit inférieur; *f*, muscle petit oblique; *g*, insertion fixe des muscles de l'œil.

Fig. 2. *Elle représente les gaines aponévrotiques constituées par l'aponévrose orbitaire.* — *a*, globe de l'œil; *b*, gaîne du muscle releveur de la paupière supérieure; *c*, gaîne du muscle droit supérieur; *d*, gaîne du muscle droit externe; *e*, gaîne du muscle droit inférieur; *f*, gaîne du muscle petit oblique.

Fig. 3. *Disposition des muscles et de leur insertion mobile sur la sclérotique, l'œil est vu de face et les muscles sont ramenés d'arrière en avant.* — *a*, muscle droit supérieur; *b*, muscle droit externe; *d*, muscle droit interne; *c*, muscle droit inférieur; *f*, muscle grand oblique sortant de la poulie de réflexion, *e*.

Fig. 4. *Opération du strabisme.* — *Procédé de M. Sédillot.* — Les paupières sont écartées par un blépharectome, *a*; *b*, érigne confiée à un aide; *c*, pinces soulevant un pli de la conjonctive; *d*, ciseaux incisant le pli pour mettre le muscle à nu.

Fig. 5. Un crochet mousse, *a*, est passé sous le muscle, *b*.

Fig. 6. *a*, crochet mousse; *b*, ciseaux incisant le muscle droit interne.

Les mouvements du globe oculaire s'exécutent autour des trois axes antéro-postérieur, transverse et vertical. Ces mouvements sont déterminés par six muscles : quatre droits et deux obliques.

Les quatre muscles droits prennent un point d'insertion fixe en arrière du globe autour du trou optique; partis de ce point, ils s'appliquent sur le globe et s'enroulent sur lui d'arrière en avant pour prendre leur point d'insertion mobile sous son hémisphère anté rieur, à trois ou quatre millimètres en arrière de la circonférence de la cornée transparente, disposition favorable pour les mouvements de rotation qu'ils doivent déterminer. Ces quatre muscles sont :

1° Le *droit supérieur*, situé à la partie supérieure de l'orbite, sous le releveur de la paupière ; il élève la pupille en faisant tourner l'œil sur son axe transverse ;

2° Le *droit inférieur*, diamétralement opposé au précédent, meut également le globe sur son axe transverse, mais en abaissant la pupille. Il passe entre le globe et le petit oblique qui s'insère au-dessus de son bord externe ;

3° Le *droit interne*, situé sur la paroi interne de l'orbite, meut l'œil autour de son axe vertical et porte la pupille en dedans ;

4° Le *droit externe*, situé sur la paroi externe de l'orbite, est antagoniste au précédent ; son insertion sur la sclérotique est un peu plus rapprochée de la cornée que celle des autres muscles droits.

Les deux muscles obliques meuvent le globe oculaire autour de son axe antéro-postérieur.

1° Le *grand oblique* prend son insertion fixe autour du trou optique ; de là il se porte en avant et en dedans jusqu'à l'apophyse orbitaire interne du coronal, où il est reçu dans un anneau fibreux faisant poulie de réflexion. Au sortir de cet anneau, il se dirige de dedans en dehors, passe sous le droit supérieur et vient s'insérer sur l'hémisphère postérieur du globe ; en se contractant, il porte la pupille un peu en bas et en dehors.

2° Le *petit oblique* prend son insertion fixe sur l'extrémité interne du bord de l'orbite ; il contourne en bas le globe oculaire de dedans en dehors, pour aller s'insérer par un tendon assez large sur son hémisphère postérieur au-dessous de l'insertion du grand oblique. Par son action il est antagoniste du grand oblique.

Trois nerfs différents se rendent dans ces muscles : le *moteur oculaire commun*, qui fournit des filets aux droits supérieur, interne et inférieur ; le *pathétique*, exclusivement destiné au grand oblique, et le *moteur oculaire externe* au droit externe.

Aponévrose orbitaire. — Le globe de l'œil est maintenu au milieu de l'orbite par l'aponévrose orbitaire. Suspendu dans cette coque fibreuse, il peut exécuter avec rapidité ses mouvements de rotation sans subir des déplacements généraux qui détruiraient dans les deux globes la simultanéité d'action nécessaire à la netteté de la vision. Cette aponévrose, après avoir tapissé l'orbite et fourni les ligaments palpébraux, se replie sur le globe, l'enveloppe dans ses deux tiers postérieurs, fournit des gaines à ses muscles, et vient se terminer en arrière sur le nevrilème du nerf optique. Elle contracte des adhérences avec la portion antérieure des muscles, au moment où ceux-ci l'abandonnent pour s'insérer à la sclérotique ; cette disposition ne permet pas toujours à chaque muscle d'agir isolément ; elle rend compte des mouvements qui persistent après la section du muscle lui-même, puisque le globe oculaire se trouve ainsi sous la dépendance des mouvements de l'aponévrose orbitaire.

STRABISME.

PROCÉDÉS OPÉRATOIRES.

Le *strabisme* est le défaut de convergence régulière entre les deux axes visuels.

Il y a quatre espèces de strabisme : le strabisme *interne* ou *convergent*; l'*externe* ou *divergent*; le *supérieur* ou *ascendant*; l'*inférieur* ou *descendant*.

Les indications et les contre-indications opératoires sont tirées de la nature même des causes de la maladie. On ne doit opérer que lorsque le strabisme est occasionné par la *rétraction musculaire*, ce qu'il est facile de constater en fermant l'œil sain, et en forçant l'œil malade à s'écarter de sa direction vicieuse. Cette épreuve est impossible dans les cas de *raccourcissement* du muscle ; on ne trouve cependant point là une contre-indication absolue quand le muscle opposé n'est point paralysé. Enfin on ne doit point opérer quand il y a amaurose, pupille artificielle, taies de la cornée, tumeur de l'œil ou de l'orbite, paralysie de la troisième ou de la sixième paire, symblépharon.

« Lorsque le strabisme dépend de la paralysie de la sixième paire, l'œil est dévié en dedans et ne peut être ramené en dehors ; il est ramené en sens inverse dans la paralysie de la troisième paire, et la paupière supérieure a perdu ses mouvements en totalité ou en partie; il y a en même temps diplopie.

« Les vieillards et les jeunes enfants ne doivent pas être opérés ; les premiers, parce que d'ordinaire l'œil dévié est devenu si mauvais qu'on ne peut pas raisonnablement espérer qu'il acquière la force nécessaire pour fonctionner sans rechute après son redressement; et les seconds, parce qu'il reste souvent de nombreuses chances de les guérir sans opération.» (Desmarres, *Traité théorique et pratique des maladies des yeux.*)

Procédé de Stromeyer. — Nous empruntons à l'auteur lui-même la

-description simple et précise du procédé qu'il conseillait contre le strabisme spasmodique, en 1829 :

« On fait fermer l'œil sain et l'on recommande au malade de porter l'œil affecté le plus possible en dehors de la direction vicieuse qu'il occupe. Si le strabisme a lieu en dedans, on enfonce alors, dans le bord interne de la conjonctive oculaire, une érigne fine que l'on confie à un aide intelligent, qui s'en sert pour maintenir l'œil en dehors ; la conjonctive ayant été soulevée à l'aide d'une pince, on la divise au moyen d'un couteau à cataracte, par une incision pratiquée vers l'angle interne ; la traction en dehors est augmentée jusqu'à ce qu'apparaisse le muscle droit interne ; un stylet fin est passé sous ce dernier, qui est divisé à l'aide de ciseaux courbes ou avec le couteau qui a servi à ouvrir la conjonctive. »

Procédé de Dieffenbach. — « L'appareil instrumental est très-simple : un élévateur de Pellier ; un crochet double, mousse, pour abaisser la paupière inférieure ; deux petits crochets aigus, pour accrocher la conjonctive ; une paire de ciseaux courbes sur le plat, pour faire l'incision de la conjonctive ; un crochet mousse simple, pour glisser au-dessous du muscle, que l'on coupe avec les mêmes ciseaux courbes qui ont servi à faire l'incision de la conjonctive ; un petit crochet aigu, que l'on implanterait dans la sclérotique si l'œil venait à se tourner convulsivement dans le sens opposé à celui où l'on opère ; une éponge et de l'eau froide complètent l'appareil.

« Deux aides suffisent à la rigueur quand on fait l'opération sur un malade docile ; il en faut plus si l'on n'est pas sûr des mouvements du patient. Le malade est placé, comme dans l'opération de la cataracte, sur une chaise vis-à-vis d'une fenêtre bien éclairée, l'opérateur sur une autre chaise un peu plus élevée. Un des aides se tient derrière le malade et fixe la tête de celui-ci contre sa poitrine. L'opérateur place l'élévateur de Pellier sous la paupière supérieure et le donne à tenir à l'aide situé derrière le malade ; l'abaisseur de la paupière inférieure est tenu par l'autre aide, qui s'assure en même temps des mains du malade ; l'œil sain est couvert. Je suppose que c'est l'œil droit qui louche, c'est sur lui que l'opération est la plus simple. (Strabisme interne.) L'opérateur implante un petit crochet aigu dans la conjonctive, près de la caroncule lacrymale, et attire l'œil en dehors ; si l'œil résiste, un second crochet est implanté à trois millimètres de la cornée et, le premier étant confié à un aide, l'opérateur maintient le second. La conjonctive étant alors soulevée en forme de pli par les deux crochets, l'opérateur, armé des ciseaux courbes, y fait une section et, par de petits coups de ciseaux, met le muscle à nu ; alors les ciseaux sont abandonnés ; un crochet mousse est glissé entre le muscle et la sclérotique ; le crochet aigu devenu inutile pour maintenir l'œil est dégagé, et la main qui le tenait s'empare du crochet mousse, sur lequel on coupe le muscle avec les ciseaux qui ont servi à inciser la conjonctive. Par la section du muscle, l'œil, délivré de ses entraves, reprend immédiatement sa position normale. On fait ensuite quelques ablutions avec de l'eau froide.

« Pour opérer sur l'œil gauche, l'opérateur passe son bras gauche au-devant du front du malade, et de sa main courbée de dehors en dedans tient le crochet implanté dans la sclérotique ; l'aide placé derrière le malade tient l'élévateur de la main gauche et le crochet de la droite. »

Dans les cas de strabisme léger, Dieffenbach a encore proposé d'exciser avec des ciseaux courbes un petit lambeau de la conjonctive et du muscle contracté. Cullier conseille de joindre la suture à l'excision, et pour diviser le muscle se sert de ciseaux oculaires boutonnés.

M. Phillips résèque la portion tendineuse du muscle.

M. Bonnet soulève la conjonctive avec des pinces et, après l'avoir divisée, coupe le muscle avec un petit scalpel glissé entre le muscle et la sclérotique.

M. Velpeau saisit avec une pince à griffe un large pli de la conjonctive et l'insertion du muscle à la sclérotique ; l'opérateur peut tenir lui-même la pince quand l'opération se pratique sur l'œil droit ; il la confie au contraire à un aide quand on opère sur l'œil gauche. Une seconde pince également à griffe saisit et soulève le pli à peu de distance de la première. Cette seconde pince est confiée à un aide. La bride saisie entre les deux pinces est ensuite excisée avec des ciseaux mousses droits ou courbes. L'opération peut se terminer d'un seul coup.

M. Lucien Boyer, ayant observé qu'après la division perpendiculaire de la conjonctive la caroncule lacrymale se retire et s'enfonce, a proposé de faire l'incision de la conjonctive horizontalement et au-dessus du diamètre transversal de la cornée.

Procédé de M. Sédillot. — M. Sédillot décrit ainsi son procédé : « Nous saisissons avec une érigne simple à crochet unique la conjonctive pour tourner l'œil en dehors dans le cas de strabisme convergent ; une érigne est ensuite implantée le long du bord de la sclérotique et un peu en dedans de la cornée ; un aide exercé est chargé de cette dernière érigne pendant que l'opérateur retire la première. Soulevant un pli de la conjonctive un peu en dedans de l'érigne, avec une pince ordinaire, nous le divisons d'un coup de ciseaux, et, coupant successivement les feuillets fibro-celluleux qui se présentent, nous arrivons sur le muscle, dont le corps rougeâtre se dessine nettement sur la sclérotique et doit être isolé avec soin. Nous glissons un crochet mousse au-dessous de lui et, après l'avoir légèrement soulevé, nous le divisons avec les ciseaux.

« Dans le strabisme peu marqué et pour ainsi dire accidentel, il nous est arrivé de laisser volontairemeut quelques fibres musculaires et d'obtenir un succès complet, en couvrant l'œil sain pendant quatre ou cinq jours et forçant les malades à tourner l'œil opéré en dehors, pour apercevoir les objets à travers l'ouverture d'un morceau de diachylon soutenu par une bande. »

Méthode sous-conjonctivale. — *Procédé de M. Júles Guérin.* — Soulever avec des érignes un pli de la conjonctive, percer ce pli à sa base avec un myotome en Z qu'on glisse ensuite entre le muscle et la sclérotique ; tourner le tranchant du myotome d'arrière en avant, de manière à diviser le muscle par de légers mouvements de scie. Tel est le procédé par lequel M. Guérin se propose de soustraire la plaie au contact de l'air et de lui procurer, comme à toutes les plaies sous-cutanées, le bénéfice de l'organisation immédiate.

Pl. 41.

OPÉRATION DE LA CATARACTE PAR ABAISSEMENT.

Fig. 1. *Coupe antero-posterieure du globe oculaire.* — b, cornée transparente ; c, chambre antérieure ; d, iris ; e, cristallin ; f, capsule du cristallin ; g, humeur vitrée.

Fig. 2. *Abaissement de la cataracte.* — 1ᵉʳ *temps* (œil droit). — a, a, doigts d'un aide relevant la paupière supérieure ; b, b, doigts de l'opérateur abaissant la paupière inférieure ; c, instrument tenu de la main gauche et plongé dans la sclérotique. Les deux derniers doigts de l'opérateur prennent un point d'appui sur la pommette.

Fig. 3. *Même opération.* — 2ᵉ *temps.* — L'aiguille, a, est ramenée entre le cristallin et l'iris ; la concavité de sa pointe embrasse le bord supérieur du cristallin.

Fig. 4. *Même opération.* — 3ᵉ *temps.* — *Abaissement.* — Le manche de l'aiguille relevé, a b, par un mouvement de bascule fait que la pointe abaisse le cristallin dans l'humeur vitrée.

Fig. 5. *Même opération sur l'œil gauche.* — a, position de l'aiguille dans le premier temps ; b, position de l'aiguille dans le second ; c, position de l'aiguille dans le troisième.

Fig. 6. *Réclinaison.* — Le cristallin, a, est renversé, b, dans l'humeur vitrée

Pl. 42.

CATARACTE ET PUPILLE ARTIFICIELLE.

Fig. 1. *Extraction de la cataracte.* — 1ᶜʳ *temps.* — *Kératotomie infé-rieure.* — *a. a,* doigts d'un aide relevant la paupière supérieure ; *b* et *c,* médius et indicateur de l'opérateur abaissant la paupière inférieure ; *d,* main droite de l'opérateur tenant le kératotome. La figure représente le moment où la pointe de l'instrument sort de la cornée.

Fig. 2. *Même opération.* — Le lambeau inférieur est achevé.

Fig. 3. *Même opération.* — 2ᶜ *temps.* — Incision de la capsule avec le kystotome, *a.*

Fig. 4. *Même opération.* — 3ᵉ *temps.* — *Expulsion de la cataracte.* — Le manche d'un instrument, *b,* presse légèrement sur la paupière supérieure, tandis que l'opérateur comprime de bas en haut la paupière inférieure avec son doigt, *a.*

Fig. 5. *Doigt armé de l'anneau.* — Griffe de M. Desmarres pour fixer le globe oculaire. *a,* anneau ; *b,* petites griffes qu'on implante dans la sclérotique.

Fig. 6. *Kératotomie oblique.* — Le couteau, *a,* plongé obliquement de haut en bas et de dehors en dedans.

Fig. 7. *Kératotomie supérieure.* — Le couteau, *a,* plongé transversalement de dehors en dedans, son tranchant en haut taille un lambeau supérieur.

Fig. 8. *Procédé de M. Furnari.* — *a,* instrument de M. Furnari introduit dans la chambre antérieure, de dehors en dedans.

Fig. 9. *Même procédé.* — Kystotriteur saisissant le corps opaque.

Fig. 10. *Pupille artificielle.* — *Procédé de Mulder.* — Incision cruciale de l'iris et excision des quatre petits angles résultant des incisions avec des ciseaux coudés sur leur tranchant.

Fig. 11. *Même opération.* — *Enclavement de l'iris.* — *Procédé de Beer.* — Une petite incision est faite à la cornée ; un petit crochet déchire l'iris et entraîne le lambeau dans la plaie cornéale.

Fig. 12. *Même opération.* — *Incision de l'iris.* — *Procédé de M. peau.* — Un couteau lancéolaire, *a,* perce d'abord la cornée, puis l'iris d'avant en arrière, puis revenant d'arrière en avant perce de nouveau l'iris et la cornée. Le tranchant de l'instrument porté en bas taille un lambeau iridien et cornéal.

Fig. 13. *Même opération.* — *Décollement de l'iris.* — *Procédé de Scarpa.* — Une aiguille, *a,* introduite par la sclérotique décolle l'iris de haut en bas.

OPÉRATIONS QUI SE PRATIQUENT SUR LE GLOBE OCULAIRE,

ANATOMIE.

Nous nous bornerons à rappeler et décrire succinctement les parties constituantes du globe oculaire qui ont quelque importance au point de vue des opérations pratiquées sur cet organe. En procédant de la périphérie vers le centre de l'organe on rencontre :

La *conjonctive*, membrane fine et vasculeuse qui, après avoir recouvert la face interne des paupières, se replie sur le globe de l'œil pour tapisser toute la portion visible de la sclérotique et la cornée. A l'angle interne de l'œil elle forme un cul-de-sac assez profond avant de se replier sur la sclérotique. La *cornée* transparente est intimement unie à la sclérotique. Elle est constituée par des lames superposées entre lesquelles les instruments peuvent s'engager quand ils n'y sont point plongés par une ponction assurée. Elle est dure et résistante ; les incisions qui se pratiquent sur cet organe nécessitent l'emploi d'instruments parfaits.

La *sclérotique* s'étend du nerf optique à la cornée transparente. Cette enveloppe est blanche et nacrée ; d'une consistance élastique et résistante, aussi faut-il la pénétrer par une ponction brusque et assurée en présentant la pointe des instruments bien perpendiculairement à sa surface. C'est sur la sclérotique que les muscles de l'œil prennent leur insertion mobile.

La *choroïde* tapisse la face interne de la sclérotique à laquelle elle adhère faiblement. Cette membrane est composée de deux feuillets distincts, l'un interne, entièrement constitué par du pigment, l'autre externe et essentiellement vasculeux. C'est entre la sclérotique et la choroïde que rampent les vaisseaux et nerfs ciliaires.

Les *artères ciliaires longues* qui se rendent à l'iris sont au nombre de deux : l'une interne, l'autre externe. On les rencontre entre la sclérotique et la choroïde dans le plan du diamètre transversal du globe et horizontalement dirigées d'arrière en avant. Pour éviter leur lésion, il faut piquer la sclérotique au-dessus ou au-dessous du diamètre transversal de l'œil.

Entre la choroïde, la sclérotique et l'iris, au niveau de la grande circonférence de la cornée, se trouve le *cercle ciliaire* sous la forme d'un anneau grisâtre. Il est essentiellement vasculaire et tissu de filets nerveux anastomosés entre eux. Les instruments plongés dans l'œil doivent l'éviter.

Les *procès ciliaires*, plis constitués par le feuillet interne de la choroïde, flottent derrière l'iris et entourent la circonférence du cristallin avec lequel ils n'ont aucune adhérence intime.

L'*iris*, diaphragme situé entre la cornée transparente et le cristallin, sépare cette portion antérieure du globe oculaire en *deux chambres* l'une, *antérieure*, comprise entre la cornée et l'iris ; l'autre, *postérieure*, comprise entre l'iris et le cristallin. La distance qui sépare la cornée de l'iris est vers le centre de deux à trois millimètres. La distance qui sépare l'iris du cristallin est d'un millimètre, et souvent il y a contact, ce qui rend le passage des instruments entre ces deux organes très-périlleux pour l'un et pour l'autre.

Les deux chambres communiquent entre elles par la *pupille*, ouverture circulaire placée au centre de l'iris. La grande circonférence de l'iris est en rapport avec le cercle ciliaire, dont on peut facilement la récoller. Cette disposition anatomique a été utilisée pour les opérations de pupille artificielle. L'iris flotte librement dans le milieu de l'œil aussitôt que les instruments par leur présence ont détruit l'équilibre de pression des liquides qui le maintenait en place. Aussi faut-il redouter les lésions de cette membrane et pénétrer dans la chambre antérieure avec précaution en opérant la cataracte par extraction.

On a diversement expliqué, par des idées théoriques sur la structure de l'iris, les mouvements de la pupille. Nous indiquerons les théories qui ont donné naissance à quelques procédés particuliers pour l'opération de la pupille artificielle. On connaît l'action de la lumière et de la belladone sur l'iris ; nous indiquerons également ment les cas dans lesquels on peut utiliser ces deux agents.

Le *cristallin*, situé derrière l'iris, se présente sous la forme d'une lentille biconvexe. Il est constitué par des couches concentriques d'inégale densité, qui sont d'autant plus solides qu'on se rapproche du centre de la lentille. La couche la plus extérieure est presque liquide et a reçu le nom d'*humeur de Morgagni*. La couche la plus concentrique, ou *noyau*, est d'une consistance gommeuse et facilement écrasable sous le doigt. Par la pression, le cristallin se segmente facilement en triangles ayant leur sommet à son centre. Ces segments peuvent être isolément frappés d'opacité, ou bien présenter ensemble différents degrés d'opacité, ce qui donne à certaines cataractes leur caractère étoilé ou marbré. La facilité avec laquelle le cristallin se divise rend assez délicate la manœuvre de l'abaissement.

Le cristallin est enveloppé par une capsule ou membrane qui, par ses adhérences avec la membrane hyaloïdienne et son contact avec les procès ciliaires, maintient la lentille en place. Ces rapports rendent souvent difficile l'abaissement en masse de l'appareil cristallinien dans les cas de cataracte générale. Dans les cas de cataracte laiteuse ou lenticulaire, il suffit de dilacérer la capsule pour qu'elle laisse échapper son contenu.

Derrière le cristallin se trouve le *corps vitré*, masse gélatiniforme qui remplit les quatre cinquièmes postérieurs du globe oculaire. Une membrane extrêmement mince, la membrane *hyaloïde*, enveloppe le corps vitré, et, par des prolongements multiples, le cloisonne en cellules isolées et de formes variables. Pour faciliter l'abaissement de la cataracte, il est souvent nécessaire de rompre avec l'aiguille les cellules hyaloïdiennes.

CATARACTE.

La cataracte est l'opacité totale ou partielle de l'appareil cristallinien. Différents caractères physiques servent à établir de nombreuses variétés de cataractes ; nous mentionnerons seulement ceux de ces caractères qui fournissent des indications pour le choix des méthodes et des procédés opératoires à employer.

Relativement à son siége, l'opacité peut affecter isolément : 1° la membrane du cristallin, *cataracte capsulaire* ou *membraneuse* ; 2° l'humeur de Morgagni, *cataracte laiteuse* ; 3° le cristallin, *cataracte lenticulaire* ; 4° le cristallin et sa capsule, *cataracte capsulo - lenticulaire*.

Les cataractes peuvent être *dures*, *molles* ou *liquides*. Les cataractes lenticulaires sont généralement dures et sombres ; on les observe fréquemment chez les vieillards, et les procédés d'extraction sont les seuls qui leur conviennent. Les cataractes capsulaires sont molles et plus claires que les précédentes. Les cataractes laiteuses sont liquides, et leur opacité est moins prononcée dans le segment supérieur que dans le segment inférieur de la capsule, les particules opaques obéissant aux lois de la pesanteur. Les cataractes molles et liquides, se résorbant facilement, constituent des variétés auxquelles les procédés d'abaissement et de broiement sont applicables. On les observe surtout chez les jeunes sujets ; avec le temps, l'opacité envahit le cristallin, aussi convient-il d'opérer dans le bas âge les cataractes congéniales.

La *profondeur* de la cataracte est indiquée par l'ombre portée plus ou moins considérable de l'iris sur le cristallin opaque. Dans les cataractes capsulaires, cette ombre est peu marquée, et quand elle manque, on peut présumer des adhérences ou le contact de l'iris avec l'appareil cristallinien hypertrophié ou déplacé.

Indications opératoires. — Les conditions générales de succès sont les suivantes : santé générale satisfaisante ; état sain de l'œil ; absence de toute inflammation même légère affectant l'un ou l'autre de ses tissus ; cornée intacte ; pupille mobile ; iris non adhérent ; rétine sensible ; maturité de la cataracte constatée par l'abolition complète de la vue : attendre que les deux yeux soient cataractés, afin de ne pas compromettre l'œil sain par les suites imprévues et souvent funestes de l'opération pratiquée sur l'œil malade ; opérer les enfants en bas âge ; température atmosphérique modérée : une chaleur excessive et un froid rigoureux sont souvent nuisibles.

MÉTHODES ET PROCÉDÉS OPÉRATOIRES.

L'opération de la cataracte a pour but d'éloigner de la pupille le corps opaque qui empêche les rayons lumineux d'arriver jusqu'à la rétine. Les procédés nombreux par lesquels on obtient ce résultat se rangent tous sous trois méthodes principales : 1° l'*abaissement* : l'opacité est seulement déplacée ou broyée ; 2° l'*extraction* : l'opacité est expulsée de l'œil ; 3° la *méthode mixte* ou *de Quadri*.

Dispositions générales relatives au malade et à l'opérateur. — Elles sont applicables dans tous les cas, quel que soit le procédé employé. Le malade sera soumis quelque temps à l'avance à un régime sévère et débilitant ; on éloignera de lui toutes les causes irritantes qui pourraient déterminer un état inflammatoire de l'œil ; des purgatifs légers seront administrés, afin de prévenir les congestions cérébrales par une dérivation sur les intestins ; la veille du jour fixé pour l'opération, quelques gouttes de belladone seront instillées dans l'œil pour dilater la pupille, et, si l'effet obtenu ne persiste pas jusqu'au moment de l'opération, on recommencera une heure ou deux avant d'opérer. On ne devra recourir à l'emploi de la belladone que dans les cas d'opération par extraction.

Le malade sera opéré assis sur une chaise basse, le chirurgien se tenant en face sur un siége plus élevé ; un aide sera debout derrière le malade, dont il maintiendra la tête immobile, en passant une main sous le menton, et fixant l'autre sur le front. Avec les doigts indicateur et médius de la main fixée sur le front, l'aide relèvera la paupière supérieure. Cette élévation est assez délicate · aucune compression ne doit être exercée par l'aide sur le globe de l'œil, et il faut que la paupière soit suffisamment maintenue pour ne pas glisser et tomber sur les instruments du chirurgien au moment de l'opération ; aussi fera-t-on bien, ainsi que le conseille M. Desmarres, de frotter un peu les doigts sur de la craie pour éviter que la paupière n'échappe. On pourrait d'ailleurs recourir aux moyens d'élévation et d'abaissement des paupières indiqués pour le strabisme (voy. p. 135).

Le chirurgien, s'il est ambidextre, pourra facilement opérer sur l'un ou l'autre œil sans se déplacer ; mais, dans le cas contraire, il lui sera nécessaire, pour opérer sur l'œil droit, de se placer derrière le malade : précepte général recommandé par M. Malgaigne.

Reste à fixer l'œil. On peut se servir d'une petite érigne double qu'on enfonce dans la sclérotique ; mais le plus souvent l'opérateur obtient l'immobilité désirable avec l'indicateur et le médius de la main qui ne tient pas l'instrument, l'indicateur servant à abaisser la paupière inférieure pendant que le médius, porté un peu plus haut et plus en dedans, sur la caroncule lacrymale, exerce sur le globe une douce pression de dedans en dehors. M. Desmarres présente à l'œil son doigt armé d'un anneau auquel est fixé une petite tige flexible terminée par deux griffes qu'il implante dans la sclérotique (voy. pl. 42, fig. 5).

§ 1. ABAISSEMENT.—On le pratique avec les aiguilles à cataracte (voy. Instr., pl. IX, fig. 8, 9, 10 et 11). L'aiguille de Scarpa présente une courbure plus prononcée que celle de Dupuytren, et une arête saillante sur sa face concave. Cette arête peut donner plus de force à la pointe de l'instrument ; mais elle a l'inconvénient de faciliter la division du cristallin en engageant la pointe de l'aiguille dans la cataracte, quand on presse pour l'abaisser. L'aiguille de Dupuytren, un peu plus plate et moins large à sa pointe, a une tige conique qui oblitère exactement et graduellement la petite plaie par laquelle on l'enfonce ; elle expose moins à la fuite de l'humeur vitrée. Le manche de ces aiguilles est marqué d'un petit point noir indiquant la convexité de la pointe, et servant ainsi de point de repère pour mouvoir l'instrument plongé dans l'œil.

L'abaissement peut être exécuté en pénétrant dans l'œil par la sclérotique, *scléroticonyxis*, ou par la cornée, *kératonyxis*. De là, divers procédés principaux dont les autres ne sont que des variétés.

A. *Scléroticonyxis.*—1er *temps.* — *Ponction* (œil gauche . — L'opérateur abaisse la paupière inférieure et fixe l'œil, avec l'indicateur et le médius de la main qui ne tient pas l'instrument ; puis, saisissant son aiguille comme une plume à écrire, entre le pouce, l'indicateur et le médius de la main droite, il prend avec les deux dernier

9

doigts un point d'appui fixe sur la pommette. L'aiguille est présentée à la sclérotique, un peu obliquement de bas en haut ; sa pointe étant dirigée perpendiculairement à la surface qu'elle doit percer ; sa convexité regardant en haut, et ses deux bords tranchants transversalement disposés de manière à ce que la petite incision qu'ils feront soit parallèle à la direction des vaisseaux ciliaires. On conseille au malade de regarder en dedans, et l'aiguille est immédiatement plongée dans la sclérotique, à trois ou quatre millimètres en arrière de la cornée transparente et à un ou deux millimètres au-dessous du diamètre transversal. Une ponction plus rapprochée de la cornée expose à la blessure de l'iris et du corps ciliaire ; plus éloignée, elle expose à l'embrochement du cristallin et rend difficile la manœuvre qui doit ramener l'aiguille derrière l'iris. Enfin, en plongeant l'aiguille au-dessous du diamètre transversal, on évite l'artère ciliaire qui se trouve dans le plan de ce diamètre, entre la sclérotique et la choroïde. La ponction doit être faite d'un seul coup et d'une main assurée, car au moment de la piqûre les malades font souvent des mouvements brusques en arrière qui peuvent changer le point de la ponction ou dégager l'aiguille déjà plongée dans l'œil.

2ᵉ *temps.* — *Passage de l'aiguille entre l'iris et le cristallin.* — L'aiguille, ayant traversé la sclérotique, sera retirée avec ménagement jusqu'à ce que sa partie courbe soit seule engagée dans l'œil. Alors, un premier mouvement de rotation imprimé par le pouce au manche de l'instrument tourne la face concave de sa pointe en arrière et ramène en avant la face convexe ; le point noir du manche guide dans cette manœuvre. En même temps, par un mouvement combiné avec le premier, le manche de l'instrument est légèrement élevé et ramené vers la tempe, de sorte que la pointe, contournant le bord inférieur du cristallin, puisse, sans le heurter, venir se placer entre lui et l'iris. Le contact ou les adhérences qui peuvent exister entre l'iris et la capsule rendent cette manœuvre très-délicate. L'aiguille, ramenée horizontalement, est ensuite tournée de dehors en dedans jusqu'à ce que sa pointe apparaisse dans l'ouverture pupillaire.

3ᵉ *temps.* — *Incision de la capsule.* — Dans la majorité des cas on ne peut abaisser en masse l'appareil cristallinien. La dilacération de la capsule est surtout nécessaire quand la cataracte est molle et volumineuse. Cette manœuvre a d'ailleurs l'avantage de révéler la nature réelle des cataractes, dont les caractères sont douteux, et par conséquent de fournir à temps des indications qui doivent modifier le procédé opératoire (broiement).

Cette division de la capsule se fait avec le tranchant de l'aiguille, qu'on promène par de petits mouvements de va-et-vient sous la circonférence inférieure, puis sur la circonférence supérieure de l'enveloppe.

4e *temps.* — *Déplacement de l'opacité.* — La capsule étant divisée, on ramène la face concave de l'aiguille sur la circonférence supérieure du cristallin, et par un mouvement de bascule lent et ménagé, dans lequel le manche est élevé et porté en avant, on enfonce le cristallin en bas et en dehors dans l'humeur vitrée. L'aiguille le maintient abaissé pendant huit ou dix secondes. Ce déplacement doit se faire par une pression douce, afin d'empêcher le cristallin de basculer sur l'aiguille, ce qui pourrait l'engager dans la chambre antérieure. Quand cet accident arrive, il faut alors piquer le corps opaque avec l'aiguille et le ramener d'avant en arrière à travers la pupille. Si cette tentative est infructueuse, on doit recourir aux procédés d'expulsion, en incisant la cornée.

C'est pour obvier à la difficulté de cette manœuvre que M. Gerdy a imaginé une aiguille dont la pointe une fois introduite dans l'œil, se bifurque à volonté par la dilatation des deux branches qui la composent ; ce qui permet d'embrasser le cristallin et de le conduire plus sûrement au fond de l'œil, en le mettant, par un double point d'appui, à l'abri des mouvements de bascule.

B. La *réclinaison* n'est qu'une modification du temps précédent. L'aiguille renverse le cristallin d'avant en arrière dans l'humeur vitrée, puis, elle l'y enfonce à plat, de telle sorte que sa face antérieure devient supérieure (voy. pl. 41, fig. 6). Cette variété d'abaissement est applicable aux cataractes molles quand on déplace d'un seul coup la capsule et la lentille. Après l'abaissement, il arrive souvent que des lambeaux de la capsule ou des fragments du cristallin, divisés sous la pression de l'aiguille, flottent dans les milieux de l'œil. Il faut alors les attaquer isolément et les disperser dans l'humeur vitrée et l'humeur aqueuse, afin de faciliter leur résorption. On évitera ainsi la formation des cataractes secondaires qui resultent souvent de la réunion consécutive de ces lambeaux.

C. *Broiement.* — Il est surtout applicable aux cataractes molles et liquides. Par cette opération on dilacère la capsule, et son contenu, s'il est liquide, s'échappe dans les humeurs de l'œil, où il est résorbé. Si la cataracte, quoique molle, peut être divisée en fragments, on attaquera isolément chaque fragment, afin, par leur morcellement, de les soumettre plus efficacement à l'action dissolvante des humeurs de l'œil.

Dans les cataractes adhérentes à l'iris, il faut se borner à dilacérer la capsule seulement dans le champ de la pupille. Cette opération se fait alors avec un petit crochet glissé à plat entre la capsule et l'iris

Une fois arrivé au niveau de la pupille, le crochet sera tourné vers la capsule et la divisera par des lignes rayonnantes.

D. *Succion.*—Elle n'est applicable qu'aux cataractes molles. M. Laugier plonge dans la cataracte une aiguille creuse portant une bouche aspirante près de sa pointe. Cette aiguille est montée sur une petite seringue dont le piston mis en jeu aspire l'humeur opaque de la cataracte.

M. Blanchet opère également par succion les cataractes liquides ; mais il plonge son aiguille par la cornée, et, au lieu d'une seringue pour aspirer la cataracte, il emploie une petite vessie en caoutchouc analogue à celle figurée (Instruments, pl. X, fig. 17 , qui, pressée et abandonnée à son élasticité, aspire plus ou moins rapidement et à volonté les liquides opaques.

Passons rapidement en revue les différents procédés secondaires par lesquels on a modifié l'abaissement.

Petit de Namur, *Ferrein* et plus tard *M Bowen*, attaquèrent le cristallin par sa face postérieure en divisant la capsule ; la lentille était seule abaissée, et le feuillet antérieur de la capsule restait en place.

MM. Bretonneau et *Velpeau*, après avoir introduit l'aiguille par la sclérotique, divisent largement les cellules hyaloïdiennes avant de contourner le bord inférieur du cristallin, préparant ainsi la voie par laquelle on doit le plonger dans l'humeur vitrée.

MM. Bergeron et *Goirand* détachent avec l'aiguille le cristallin dans toute la circonférence de l'humeur vitrée ; puis, après l'avoir isolé des procès ciliaires, ils plongent dans l'humeur vitrée capsule et lentille à la fois.

Pauli, et plus récemment *M. Hervez de Chégoin*, ont proposé d'élever le cristallin, au lieu de l'abaisser, se fondant sur ce que la légèreté spécifique serait seule cause de sa réascencion après l'abaissement.

M. Malgaigne ayant observé que le cristallin ne remonte que lorsqu'il a été abaissé avec sa capsule ; de plus, que la capsule résiste longtemps à l'absorption, et qu'il n'y a pas grand inconvénient à la laisser en place, a décrit le procédé suivant : Plonger dans la sclérotique, au lieu d'élection, l'aiguille, la concavité de la pointe tournée en haut, et de manière qu'elle pénètre dans la partie postérieure et inférieure du cristallin ; diviser la capsule en portant l'aiguille en arrière, puis, par un demi-tour de cercle exécuté dans l'humeur vitrée, ramener l'aiguille en haut, au-dessus du cristallin, de sorte que sa concavité regarde cette fois en bas : par un léger mouvement de pression, chasser en bas le cristallin ; derrière lui s'accolent les deux feuillets de la capsule. Ce procédé n'est applicable qu'aux cataractes lenticulaires.

E. *Kératonyxis.* — L'abaissement par la cornée n'est plus employé que dans les cas rares où les yeux, très-enfoncés dans les orbites et d'une excessive mobilité, ne peuvent être fixés facilement. Dans le procédé opératoire, tous les mouvements de l'aiguille se passent dans le champ pupillaire où ils éraillent presque constamment les bords de l'iris; la perte de l'humeur aqueuse, le passage du cristallin dans la chambre antérieure, les cicatrices de la cornée, etc., sont des accidents redoutables et qui, joints aux difficultés du procédé opératoire, ont depuis longtemps fait abandonner la kératonyxis dans la majorité des cas.

1er *temps.* — *Ponction.* — La piqûre devant être suivie d'une cicatrice opaque, sera toujours pratiquée vers la périphérie de la cornée, et de préférence dans le segment inférieur. Si la cornée présentait quelque tache opaque, on choisirait ce point pour plonger l'aiguille. L'instrument doit traverser la cornée, un tranchant en haut et l'autre en bas, de manière à faire une petite plaie linéaire verticale.

2e *temps.* — *Dépression ou broiement.* — La pointe de l'aiguille étant engagée dans la chambre antérieure, par un mouvement de rotation on tournera sa concavité contre le cristallin. La capsule sera divisée comme à l'ordinaire; le plat de l'aiguille porté sur la courbure supérieure du cristallin, on abaissera ce dernier dans l'humeur vitrée par un mouvement de bascule dans lequel on élèvera le manche de l'instrument en haut et en dedans.

Broiement. — On embrochera le cristallin et, par des mouvements de rotation rapides, on tâchera de le diviser. Le broiement central par kératonyxis est seul praticable dans les cataractes adhérentes à l'iris.

§ 2. EXTRACTION. — L'expulsion de la cataracte au dehors peut se faire par une incision pratiquée à la cornée, *kératotomie,* ou à la sclérotique, *sclérotomie.*

Un couteau à cataracte ou kératotome, pour inciser la cornée; une aiguille ou un kystitome, pour diviser la capsule; une petite curette, des pinces oculaires et de fins ciseaux composent l'appareil instrumental (voy. Instr., pl. IX, fig. 1, 2, 3, 4, 5, 6 et 7). Le couteau de Wenzel est lancéolaire; il peut être commode pour inciser du même coup la cornée et la capsule cristalline, mais il a l'inconvénient de ne pas oblitérer complétement la plaie qu'il fait en taillant le lambeau, ce qui peut favoriser la fuite de l'humeur aqueuse. Le kératotome de Richter, plus fréquemment employé, a une lame courte et triangulaire qui ferme exactement la plaie de la cornée. La brièveté de sa lame expose moins à la blessure de l'angle interne de l'œil.

La disposition générale et les soins préparatoires indiqués pour l'abaissement sont également applicables à l'extraction.

L'incision faite à la cornée détermine un lambeau semi-lunaire qui peut être inférieur, oblique ou supérieur ; de là, trois procédés : kératotomie inférieure, kératotomie oblique et kératotomie supérieure.

1° *Kératotomie inférieure* (pl. 42, fig. 1, 2, 3 et 4). — 1er *temps.* — *Incision de la cornée* (fig. 1). — La pointe de l'instrument est portée sur la cornée au niveau de son diamètre transversal, à un ou deux millimètres en avant de la sclérotique ; par une ponction brusque, mais d'une main assurée, on la fait pénétrer dans la chambre antérieure ; alors on s'arrête pour s'assurer que le couteau n'a point blessé l'iris ; après ce temps d'arrêt, on porte le manche un peu en arrière, et on continue à pousser la pointe horizontalement de dehors en dedans, suivant le diamètre transversal, de manière à pratiquer la contre-ponction de sortie dans un point diamétralement opposé au point d'entrée ; la lame de l'instrument doit toujours être maintenue parallèle au plan de l'iris ; une fois que la pointe a traversé la cornée de part en part, on pousse le couteau avec lenteur et précision, sans brusquerie, de manière à tailler un lambeau dont les bords soient partout également distants de la sclérotique. Trop de précipitation dans ce premier temps pourrait exposer à la blessure de l'iris ou à l'expulsion de l'humeur aqueuse. Il faut donc que les muscles contractés spasmodiquement sous l'influence de la piqûre aient le temps de se relâcher pendant la confection du lambeau, et que le couteau ferme toujours exactement la plaie qu'il agrandit graduellement, afin d'empêcher l'humeur aqueuse de s'échapper (fig. 2). Le lambeau, une fois taillé, on laisse tomber la paupière, et on accorde un instant de repos au malade.

2e *temps.* — *Division de la capsule* (fig. 3). — Le kystitome, tenu comme une plume à écrire, sera insinué de bas en haut, et par son dos, sous le lambeau cornéal ; puis, sa pointe dirigée sur la capsule la divisera légèrement et sans pression, afin de ne pas refouler le cristallin. Cette incision de la capsule peut être faite avec une aiguille ordinaire

3e *temps.* — *Expulsion de la cataracte* (.fig. 4). — Il arrive souvent qu'après l'incision de la capsule, le cristallin s'échappe spontanément par la contraction des muscles qui compriment le globe oculaire. Quand l'expulsion spontanée n'a pas lieu, il suffit de presser légèrement sur la paupière supérieure avec le doigt ou avec le manche d'un instrument, pour engager le cristallin dans l'ouverture pupillaire ; bientôt il passe dans la chambre antérieure et glisse sous le lambeau cornéal. On peut encore aider son expulsion par deux pressions combinées s'exerçant, l'une sur la paupière supérieure. l'autre, de bas en haut sur la paupière inférieure. Il reste souvent dans le champ pupillaire des lambeaux du cristallin ou de sa capsule : il faut alors les extraire avec la curette ou les pinces oculaires pour éviter la formation de cataractes secondaires.

2° *Kératotomie oblique.*—*Procédé de Wenzel* (fig. 6).—La pointe du couteau doit piquer le milieu du quart externe et supérieur de la cornée pour sortir par le milieu du quart interne et inférieur. Ce procédé est d'une exécution plus difficile que le précédent ; mais la ci catrisation de la plaie est plus rapide ; la paupière inférieure s'engage moins facilement sous le lambeau, et on est aussi moins exposé à blesser le nez ou la caroncule lacrymale en traversant la cornée.

3° *Kératotomie supérieure*—*Procédés de Richter, Wenzel, Jæger,* etc. (fig. 7). — Elle se pratique comme l'inférieure et l'oblique. La base du lambeau répond au diamètre transversal, et son contour libre est porté en haut. Ce procédé, plus difficile dans son exécution que les deux premiers, a sur eux l'avantage d'être moins fréquemment suivi de la perte de l'humeur aqueuse ; la cicatrisation s'effectue rapidement, le lambeau étant maintenu par la paupière supérieure.

Procédé de M. Furnari.—M. Furnari se sert d'un couteau à double tranchant (voy Instr., pl. IX, fig. 5) terminé par une petite pointe légèrement courbée sur son plat. Cette petite pointe sert à inciser la capsule. L'instrument pénètre de dehors en dedans dans la chambre antérieure (voy. pl. 42, fig. 8) ; la capsule est ensuite incisée, et, par l'ouverture faite à la cornée, on introduit une petite pince oculaire (fig. 9), avec laquelle on broie et on extrait le cristallin.

Sclérotomie. — Elle fut proposée par Bell et fut abandonnée plus tard. On pratiquait une incision à la sclérotique ; par cette incision on introduisait des pinces, avec lesquelles on enlevait le corps opaque. Mais ce procédé expose à la lésion des artères ciliaires, à l'issue instantanée du corps vitré, à l'inflammation de la choroïde, de la rétine, etc., tous accidents qui font préférer la kératotomie.

§ 3. MÉTHODE MIXTE (*Quadri*).—La sclérotique est traversée par une aiguille ordinaire destinée à abaisser le cristallin ou à le broyer ; une petite pince introduite par la cornée sert à diviser la capsule et à extraire les fragments par l'ouverture cornéale. Ce procédé est généralement rejeté.

OPÉRATION DE LA PUPILLE ARTIFICIELLE.

L'opération de la pupille artificielle, pratiquée pour la première fois par Cheselden en 1728, a, depuis cette époque, subi des modifications opératoires infinies. La multiplicité des causes qui rendent cette opération nécessaire rend compte du nombre et de la variété des procédés en usage. Les méthodes n'ont donc ici rien d'exclusif, et c'est dans la nature même des affections qui réclament cette opération que le chirurgien puisera les indications relatives au choix du procédé opératoire à suivre.

Quatre méthodes principales résument l'ensemble des procédés opératoires : 1° l'*incision de l'iris* (iridotomie); 2° l'*excision de l'iris* (iridectomie); 3° le *décollement de l'iris* (iridodialysie ou corédialysie); 4° le *déplacement de la pupille naturelle* (corectopie).

Quelle que soit la méthode employée, les soins préparatoires généraux, la disposition du malade, de l'opérateur et des aides sont les mêmes (voy. p. 144, *Cataracte*).

1ʳᵉ Méthode.— *Incision de l'iris* (iridotomie ou corétomie).—*Procédé de Chéselden.* — Chéselden introduisait par la sclérotique, comme pour la cataracte par abaissement, une petite aiguille falciforme; une fois l'aiguille engagée dans la chambre postérieure, il tournait la pointe de l'instrument contre l'iris, traversait cette membrane d'arrière en avant, et, par de petits mouvements de va-et-vient pratiquait une incision horizontale de trois à cinq millimètres. Snarp introduisait l'aiguille par la cornée. *Reichenbach, Odhelius* et *Richser* incisaient également la cornée pour attaquer l'iris d'avant en arrière.

Jurine introduisait une aiguille par la sclérotique et embrochait l'iris d'arrière en avant, puis d'avant en arrière. Les deux piqûres étaient ensuite réunies par une seule incision faite en dégageant l'aiguille en arrière et en bas. Ce procédé, d'une exécution délicate, expose à la lésion du cristallin, et peut être suivi d'un décollement plus ou moins considérable de l'iris.

Janin ayant remarqué que l'incision horizontale des fibres de l'iris était presque constamment suivie du recollement des lèvres de la plaie, voulut les diviser en travers; pour cela, il pratiquait une incision perpendiculaire et en dedans de la pupille naturelle, en introduisant par la cornée un petit couteau ou de fins ciseaux L'expérience a démontré que les pupilles pratiquées par le procédé de Janin se referment également et ne sont point exemptes des inconvénients reprochés au procédé de Chéselden.

Iridotomie composée. — Quel que soit le procédé employé, les incisions simples de l'iris sont presque constamment suivies d'une cicatrisation des lèvres de la plaie qui entraîne l'oblitération de la pupille artificielle. C'est pour remédier à cet inconvénient que les opérateurs préfèrent l'*iridotomie composée.*

Procédé de Guérin. — Afin de réunir les avantages des procédés de Chéselden et de Janin, Guérin ouvre d'abord la cornée, et pratique sur l'iris une incision cruciale qui divise les fibres rayonnées perpendiculairement et transversalement.

Flajani opérait comme Guérin ; la même aiguille servait à inciser la cornée et l'iris.

Maunoir incise également la cornée, puis, avec de fins ciseaux coudés, il taille sur l'iris un lambeau triangulaire dont le sommet est au centre et la base à la circonférence de cette membrane.

Carron du Villars opère comme Maunoir, mais avec des ciseaux sans anneaux et maintenus ouverts par un ressort. L'instrument de Carron du Villars se manie plus facilement que celui de Maunoir.

M. Velpeau (voy. pl. 42, fig. 12) se sert d'un couteau allongé, tranchant sur ses deux bords et ressemblant assez à la lancette dite *langue de serpent.* L'instrument est enfoncé à travers la cornée ; la pointe traverse d'abord l'iris d'avant en arrière et pénètre dans la chambre postérieure ; puis, après un trajet de trois à quatre millimètres, la pointe est ramenée dans la chambre antérieure en traversant de nouveau l'iris, mais d'arrière en avant. Alors en poussant la pointe on traverse de nouveau la cornée, et on taille d'un seul coup le lambeau de l'iris et celui de la cornée. Le petit lambeau de l'iris se roule sur lui-même et disparaît bientôt, laissant une pupille artificielle triangulaire.

Appréciation. — L'iridotomie est en général d'une exécution facile et rapide ; les accidents inflammatoires sont moins à redouter que dans les autres méthodes, mais elle est souvent infidèle, et la tendance qu'ont les plaies de l'iris à se cicatriser anéantit quelquefois les résultats de l'opération, inconvénient dont n'est pas exempte l'iridotomie composée.

2ᵉ Méthode. — *Excision de l'iris* (iridectomie) — *Procédé de Wenzel* (pl. 42, fig. 12). — Il ne diffère de celui de M. Velpeau, décrit plus haut, que par la résection du petit lambeau que Wenzel exécute avec des ciseaux, tandis que M. Velpeau abandonne le lambeau à lui-même.

Sabatier incisait la cornée comme pour la cataracte, relevait le lambeau cornéal ; attirait l'iris au dehors avec des pinces et l'excisait avec des ciseaux courbes sur leur plat.

Mulder, après avoir incisé crucialement l'iris (pl. 42 , fig. 10), excisait isolément les petits lambeaux triangulaires résultant de l'incision cruciale.

Physick se servait de pinces emporte-pièce ; l'un des mors est introduit derrière l'iris, l'autre en avant. En rapprochant ces mors on détache un fragment circulaire de l'iris. Furnari emploie un instrument analogue à celui de Physick.

M. Leroy d'Étioles opère l'iris sur place, à l'aide d'un petit instrument dont le mécanisme est assez analogue à celui du tonsillitôme. Un petit crochet tournant saisit l'iris et l'entraîne entre deux anneaux qui , glissant l'un sur l'autre, excisent la portion saisie par le crochet.

Beer faisait à la cornée une petite incision par laquelle il introduisait un petit crochet destiné à saisir l'iris et à l'entraîner dans la plaie cornéale ; avec de fins ciseaux il excisait la portion herniée.

Gibson, *Walther* et *M. Lallemand* (de Montpellier) ont diversement modifié le procédé de Beer.

M. Desmarres incise la cornée avec des pinces oculaires ; il attire un lambeau de l'iris, l'entraîne au dehors par la plaie et l'excise.

Appréciation. — L'iridectomie a sur l'incision simple l'avantage de n'être point suivie de la réocclusion de la pupille artificielle ; mais elle est d'une exécution plus difficile ; elle exige beaucoup de patience de la part du malade et une grande sûreté de main chez l'opérateur.

3ᵉ Méthode. — *Décollement de l'iris* (corédialysie). — La facilité avec laquelle l'iris se détache du ligament ciliaire fut utilisée pour la première fois par Assalini et Buzzi dans l'opération de la pupille artificielle. Scarpa régularisa cette méthode et l'introduisit dans la pratique.

Procédé de Scarpa (pl. 42 , fig. 13). — Une aiguille, *a*, est plongée dans l'œil par la sclérotique comme pour l'abaissement de la cataracte ; la pointe de l'aiguille dirigée vers le bord supérieur et interne de l'iris, traverse cette membrane d'arrière en avant, et, par un mouvement de bascule , la décolle en la déprimant de dedans en dehors dans un tiers de sa circonférence.

Procédé de Léveillé.— Ne diffère du précédent que par l'abaissement préalable du cristallin afin d'éviter pendant l'opération la lésion de ce corps.

Les procédés de Himly, *de Flajani* et *de Beer* consistent à introduire l'aiguille par la cornée , ce qui facilite la manœuvre opératoire et permet de placer la pupille sur tous les points de l'iris. *Assalini* ouvrait largement la cornée et décollait l'iris avec des pinces oculaires. Bonzel, dont le procédé a subi de nombreuses modifications, opérait le décollement avec un petit crochet.

Procédé de Langenbeck. — Il joint l'enclavement au décollement. Une ouverture de deux à quatre millimètres est faite à la cornée, avec un kératotome ordinaire ; on introduit par cette ouverture, une petite érigne engainée dans un fourreau ; le crochet, dégagé, saisit l'iris et entraîne le lambeau décollé dans la plaie de la cornée où il contracte des adhérences qui empêchent la nouvelle pupille de se refermer.

Jungken, *Græfe* et *Reisenger* ont modifié l'instrument de Langenbeck, sans rien changer au mode opératoire.

Procédé de Luzardi. — Luzardi a imaginé une aiguille érigne composée de deux tiges glissant l'une sur l'autre et qu'un ressort à boudin maintient rapprochées (voy. Instruments, pl. IX, fig. 12). L'aiguille s'introduit facilement dans l'œil soit par la cornée soit par la sclérotique sans incision préalable ; quand elle est engagée, on fait glisser en arrière l'une des tiges qui laisse à nu un petit crochet avec lequel on peut saisir le lambeau de l'iris ; le ressort, abandonné à lui-même, pousse contre le crochet la tige mobile, qui fait pince et permet d'attirer dans la plaie le lambeau décollé.

Procédé de Donegana. — Au décollement Donegana joint l'incision. Une petite aiguille falciforme, tranchante sur sa concavité, est introduite par la cornée ou par la sclérotique ; l'iris est décollé avec le bord convexe de l'instrument et incisé de la circonférence vers le centre avec le bord concave de l'aiguille.

M. Huguier, ayant observé que l'iris détaché du ligament ciliaire est difficilement incisé et se plisse sous l'instrument, commence par inciser du centre vers la circonférence et décolle ensuite chaque lèvre de la plaie.

Appréciation. — Tous les procédés par scléroticonyxis exposent à la lésion du cristallin ; de plus, l'aiguille masquée par l'iris est difficilement dirigée et peut s'égarer. En opérant par kératonyxis, ces dangers disparaissent et tous les points de la circonférence de l'iris sont plus facilement attaquables.

Le décollement seul n'est pas toujours suivi d'un succès de longue durée ; l'iris décollé peut se déplisser et oblitérer la pupille nouvelle. Il est donc plus sûr de joindre l'enclavement au décollement. Les procédés de Langenbeck et de Luzardi pouvant être pratiqués avec un simple crochet sont applicables dans la grande majorité des cas. On devra surtout recourir au décollement tontes les fois que l'iris sera adhérent à la capsule, qu'il y aura synéchie antérieure.

ou quand la cornée sera opaque dans une grande partie de son étendue.

4ᵉ Méthode. — *Déplacement de la pupille naturelle* (corectopie). — La corectopie est applicable dans les cas où la pupille normale est voilée par une taie envahissant le centre de la cornée. Le but de l'opération est de placer la pupille derrière une partie non opaque de la cornée.

Procédé d'Adams. — Adams pratique à la cornée une petite incision dans laquelle il attire l'iris, afin de déplacer la pupille normale. En se cicatrisant, la plaie de la cornée détermine des adhérences qui maintiennent l'iris et la pupille dans leur position nouvelle.

Himly ouvre la cornée comme Adams et, avec un petit crochet placé sur la circonférence de la pupille naturelle, il attire l'iris au dehors.

M. Guepin de Nantes et *M. Desmarres* ont imaginé un scalpel emporte-pièce avec lequel ils font à la cornée une petite perte de substance dans laquelle l'iris vient faire hernie ; quand cette membrane ne se présente pas d'elle-même, on en détermine facilement la procidence par une légère pression exercée sur l'œil. La cicatrisation de la cornée maintient l'enclavement de l'iris.

Appréciation. — La corectopie est d'une exécution facile ; elle n'expose pas aux accidents inflammatoires qu'on a à redouter dans les autres méthodes. Mais elle n'est praticable que dans les cas où l'iris et la pupille ne présentent aucune altération pathologique.

TACHES DE LA CORNÉE.

Les taches de la cornée sont habituellement le résultat de kératites ulcéreuses anciennes. Elles peuvent être entretenues, dans la grande majorité des cas, par un état inflammatoire de la cornée, pendant lequel on observe des réseaux vasculaires convergeant vers la tache. On a pensé que les vaisseaux entretenaient l'opacité, et que leur résection serait suivie de la résolution des taies.

L'opérateur ne devra cependant se décider à porter des instruments tranchants sur la cornée, qu'après avoir épuisé les traitements ordinaires. Les procédés que nous allons décrire réclament à la fois une grande prudence et une grande habileté. Leur emploi est dangereux, et peut être suivi de la perte de l'œil.

1º *Scarifications.* — Elles furent employées pour la première fois, par *Demours*, qui portait obliquement sur la tache la pointe d'une lancette ou d'un bistouri fin, avec lequel il faisait quatre ou cinq mouchetures isolées et profondes. *Holscher* parvint par ce procédé à rendre transparente une portion de cornée qu'il voulait accommoder à une pupille artificielle.

M. Richet circonscrit toute la cornée par un sillon circulaire, en promenant autour de la tache un couteau à cataracte dont la pointe est obliquement enfoncée à mi-épaisseur de la cornée. Il résèque ensuite le petit lambeau circulaire qui résulte du premier temps de l'opération.

2° *Séton.* — *Pellier* et *Delarue* ont publié des observations dans lesquelles un fil plat, passé entre les lames de la cornée opaque, aurait ramené la transparence. Le fil était passé avec une aiguille fine et plate. Ce procédé d'une exécution difficile expose aux accidents les plus graves. Il est complétement abandonné aujourd'hui. Il en est de même de la *trépanation*, proposée par *Érasme Darwin*, et de la *résection* du lambeau opaque, exécutée par *Dieffenbach*. Nous ne rappelons ici que pour mémoire ces procédés périlleux.

3° *Abrasion de la cornée.* — Cette opération dans laquelle on remplace une tache par un ulcère, est condamnée par la majorité des praticiens. Cependant elle fut pratiquée avec succès par M. Malgaigne, sur une jeune fille. On ne devra la tenter que sur des yeux complétement aveugles, et après avoir échoué dans l'emploi de tous les autres moyens (Desmarres).

Les paupières étant relevées et l'œil maintenu immobile, soit avec des pinces soit avec des érignes implantées dans la sclérotique, l'opérateur saisit la cornée avec des pinces à dents de souris et dissèque la lame superficielle avec un couteau à cataracte ; par ce procédé, toujours long et très-douloureux, on est fréquemment exposé à pénétrer dans la chambre antérieure. On devra le réserver exclusivement pour enlever les *taches métalliques*, produites par l'usage intempestif de collyres métalliques mal préparés.

PTÉRYGION ET PANNUS.

Le ptérygion est une sorte d'excroissance qui envahit la cornée et se présente presque constamment sous la forme triangulaire et dans l'angle interne de l'œil.

Le pannus, moins régulier dans sa forme, est susceptible de se présenter sur tous les points de la cornée. Les mêmes procédés opératoires sont applicables à l'un et à l'autre.

On saisit la petite excroissance avec une petite érigne double ou avec des pinces à dents de souris, et on l'incise avec un petit scalpel ou avec des ciseaux courbes sur leur plat; on cautérise ensuite avec le nitrate d'argent. Ces affections récidivent fréquemment et sont sujettes à laisser une tache opaque sur la cornée après leur guérison.

HYPOPYON. — PHLEGMON. — HYDROPHTHALMIE

§ 1. Les épanchements purulents qui se forment dans la chambre antérieure (*hypopyon*) se résorbent facilement dans la grande majorité des cas ; aussi la ponction de la cornée est-elle généralement rejetée. Si l'ensemble des accidents en fait une nécessité, on peut la pratiquer avec une simple aiguille à cataracte plongée dans le point le plus déclive de la cornée transparente.

§ 2. Dans les cas de *phlegmon aigu* de l'œil, où les douleurs causées par l'accumulation du pus deviennent intolérables, il faut ouvrir une issue au liquide amassé. *Scarpa* incisait la cornée à son centre et taillait un lambeau circulaire, procédé long et douloureux Il est préférable d'ouvrir la cornée à sa partie inférieure par une simple incision faite avec un couteau à cataracte. On a, par ce procédé, quelque chance de conserver la transparence de la cornée dans un point quelconque de son étendue.

§ 3. L'*hydrophthalmie*, lorsqu'elle distend outre mesure le globe oculaire ou qu'elle est accompagnée d'accidents inflammatoires intenses, nécessite également la ponction de l'œil. Suivant les cas, on peut évacuer le liquide en partie ou en totalité par une ponction pratiquée soit sur la cornée soit sur la sclérotique.

M. Desmarres se sert, pour la ponction de la sclérotique, d'une aiguille en forme de lancette présentant, à peu de distance de sa pointe, deux arêtes saillantes, qui l'empêchent de pénétrer trop avant. L'épaisseur de la lame est creusée d'une gouttière par laquelle le liquide peut s'échapper

EXTIRPATION DE L'ŒIL

Extirpation de l'œil en conservant les paupières. — Procédé ordinaire. — Prolonger par une incision de deux ou trois centimètres l'angle externe des paupières; relever celles-ci en les disséquant par leur face interne; saisir avec une érigne ou avec les pinces de Museux

l'œil malade, plonger un bistouri vers le grand angle et raser de
dedans en dehors la face inférieure de l'orbite, puis la face supérieure, afin de bien circonscrire et détacher la tumeur ; abandonner
le bistouri afin d'exciser avec des ciseaux courbes le pédicule qui
retient encore la tumeur au fond de l'orbite ; tel est le procédé le
plus simple et le plus rapide.

Dupuytren commençait par détacher la tumeur de la face supérieure de l'orbite, excisait son pédicule, et, renversant la tumeur
d'arrière en avant, il en achevait la dissection.

Les paupières doivent-elles être enlevées avec le globe oculaire ?
Il suffit alors de les circonscrire par deux incisions semi-lunaires et
d'achever ensuite l'opération comme il a été dit.

POSE D'UN ŒIL ARTIFICIEL.

Le moignon laissé par l'ablation de l'œil étant parfaitement cica-
trisé, on prend un œil d'émail convenablement choisi ; il faut
d'abord introduire sous la paupière supérieure qu'on relève la partie
la plus bombée de la pièce artificielle. La paupière inférieure est
abaissée, puis les deux paupières étant abandonnées à elles-mêmes
maintiennent l'œil d'émail. L'œil artificiel ne sera laissé en place
que peu de temps, afin d'habituer peu à peu le moignon à son contact. On pourra ultérieurement, s'il est trop lâchement maintenu ;
le remplacer par une pièce plus volumineuse.

L'extraction de l'œil artificiel se fait à l'aide d'une aiguille mousse
d'or ou d'argent courbée en crochet ; on insinue cet instrument
entre l'œil et la paupière inférieure, préalablement abaissée. On imprime ensuite à l'aiguille un petit mouvement de bascule qui déplace
l'œil artificiel et le fait glisser hors de l'orbite

Pl. 43.

OPÉRATIONS QUI SE PRATIQUENT SUR L'OREILLE.

Fig. 1. *Coupe montrant la direction anguleuse de la trompe d'Eustache et du conduit auditif externe.* — *a*, cornet inférieur des fosses nasales ; *b*, cornet moyen ; *c*, ouverture de la trompe d'Eustache au niveau de l'insertion du cornet inférieur ; *d*, premier coude formé par la trompe d'Eustache qui, à partir de ce point, se dirige plus brusquement en dehors ; *e*, membrane du tympan ; *f*, conduit auditif externe vu en fuite ; il complète en se dirigeant de dedans en dehors l'arc que formerait sur un plan horizontal la projection de la direction de la trompe d'Eustache ; *g*, carotide interne.

Fig. 2. *Perforation du lobule de l'oreille.* — *a*, trocart ; b, bouchon de liége appliqué derrière le lobule auquel il forme un point d'appui.

Fig. 2 *bis.* Trocart pour la perforation du lobule de l'oreille et servant à introduire les anneaux.

Fig. 3. Extirpation d'un polype du conduit auditif externe.

Fig. 4. Perforation de la membrane du tympan ; *ab*, perfora - teur de M. Deleau ; *c*, membrane du tympan.

OPERATIONS QUI SE PRATIQUENT SUR L'OREILLE EXTERNE. (PL. 43, FIG. 2 ET 2 bis.)

PERFORATION DU LOBULE.

Cette opération dont le but habituel est la pose des boucles d'oreilles, peut se pratiquer avec un poinçon ou tout autre instrument aigu. On se sert généralement d'un petit trocart, fig. 2 *bis*, dont la canule est armée d'une pointe mobile, et d'un bouchon de liége qui, placé derrière l'oreille, sert de point d'appui au lobule.

L'opérateur commence par engourdir le lobule en le pinçant fortement entre ses doigts; le bouchon étant mis en place et tenu de la main gauche, le trocart doit traverser d'un seul coup le lobule d'avant en arrière et s'implanter dans le bouchon. On retire alors le bouchon et la tige du trocart; la canule reste en place, pour servir à passer un fil de plomb ou de soie qu'on noue en anneau et qu'on laisse temporairement jusqu'à ce que la petite plaie soit cicatrisée et convertie en ouverture permanente propre à recevoir les boucles d'oreilles.

PLAIES DU PAVILLON ET OTOPLASTIE.

Les plaies simples se réunissent très bien par première intention à l'aide de points de suture comprenant toute l'épaisseur du pavillon.

L'otoplastie n'est guère applicable qu'aux lésions du lobule avec perte de substance. La méthode par glissement (voy. page 123, Blépharoplastie) doit être préférée, et dans tous les cas, le lambeau réparateur sera disposé de manière à ce que sa face cutanée regarde en dehors.

CORPS ÉTRANGERS DANS LE CONDUIT AUDITIF.

Il serait difficile d'énumérer les corps étrangers qui peuvent accidentellement obstruer le conduit auditif; on les divise en deux catégories : 1o corps se formant dans l'oreille, cérumen plus ou moins durci, pus, sang coagulé, etc.; 2o corps venant du dehors.

L'extraction des corps étrangers peut se pratiquer à l'aide de curettes ou de pinces dont les courbures et les dimensions sont appropriées à la direction du conduit auditif externe (voy. instrumens, pl. X, fig. 3. 4 et 5). La forme de ces corps, leur degré de solidité ou de mollesse, etc., fourniront au chirurgien des indications opératoires dont il s'inspirera pour le choix des procédés. — En tirant de la main gauche le pavillon de l'oreille en haut et en dehors, on redresse un peu les courbures du conduit et on facilite l'entrée des instrumens. En lubréfiant le conduit avec de l'huile on facilite l'expulsion du corps étranger; si ce dernier est solide et fortement étreint par les parois molles du conduit, on peut utiliser les spéculums (instrum. pl. X, fig. 1 et 2), pour dilater le passage ou introduire des instrumens destinés à diviser le corps venu du dehors. Il faut aussi se rappeler, comme données anatomiques, que chez l'adulte le diamètre vertical du conduit est plus grand que son diamètre transversal. On devra donc faire glisser les instrumens sur la paroi inférieure du canal pour les insinuer plus facilement entre ce dernier et le corps étranger. Chez les enfans, au contraire, le diamètre horizontal est plus grand que le vertical. En second lieu, la membrane du tympan étant inclinée de haut en bas, de dehors en dedans, il faut tenir compte de cette disposition pour ne pas léser le tympan, ni refouler le corps étranger dans l'angle que présente l'extrémité interne du conduit auditif.

Le cérumen épaissi et les corps analogues pourront être ramollis et expulsés par des injections d'eau tiède. Mayor s'est également servi des injections avec succès pour expulser des corps solides que le retour du liquide entraînait au dehors.

Si tous ces moyens échouaient, on pourrait peut-être recourir au procédé de Paul d'Egine qui conseillait de pratiquer derrière le pavillon une petite incision au niveau du conduit, afin de pouvoir introduire facilement derrière le corps étranger un stylet destiné à le chasser de dedans en dehors.

POLYPES DU CONDUIT AUDITIF.

Les polypes du conduit auditif peuvent être enlevés ou détruits sur place par la ligature, l'excision, l'arrachement et la cautérisation. La nature du polype, sa forme et son volume fourniront au chirurgien les indications nécessaires pour le choix du procédé à suivre.

La ligature peut se faire immédiatement ou à l'aide du serrenœud de Desault (voy. instrum. pl. XII, fig. 8) en glissant un nœud coulant autour d'un polype pédiculé

L'arrachement convient dans presque tous les cas. On le pratique avec des tenettes en acier (voy. instrum. pl. X, fig. 4 et pl. XII, fig. 1) Le sang qui s'écoule souvent en abondance après l'arrachement peut être arrêté par la cautérisation. On emploie principalement le nitrate d'argent ou la pâte de Vienne. Il faudra surveiller avec soin l'action du caustique et pour en préserver la membrane du tympan, il sera prudent d'introduire une petite boule de coton au fond du conduit auditif.

ABSENCE ET OBSTRUCTION DU CONDUIT AUDITIF.

L'absence congéniale du conduit auditif produite par le rapprochement des parois osseuses du canal, est au-dessus des ressources de l'art. Mais quand une membrane plus ou moins épaisse, située plus ou moins profondément oblitère le conduit auditif, la *ponction*, l'*incision* et la *cautérisation* peuvent être employées avec succès

Il sera toujours prudent de commencer une ponction exploratrice, afin de constater la présence du vide derrière la membrane; si, par cette ponction, l'ouïe est rendue plus facile, on peut alors tenter une incision cruciale sur la membrane, et réséquer les lambeaux. Un corps dilatant quelconque sera ensuite introduit dans l'ouverture artificielle pour la maintenir et empêcher son oblitération pendant la cicatrisation de la plaie.

Itard et Bonafond ont employé avec succès la cautérisation par le nitrate d'argent, pour détruire des membranes profondément placées. (voy. le porte-caustique de M. Bonafond, instrum. pl. X, fig. 14).

L'oblitération du conduit, reconnaissant pour cause l'épaississement des parois molles, peut être guérie par des corps dilatans tels que la corde à boyau, l'éponge préparée, etc., qu'on remplace ensuite par une petite canule d'or ou d'ivoire destinée à maintenir la dilatation.

Quel que soit le procédé employé, l'opérateur doit agir avec ménagement et redouter les lésions de l'oreille moyenne.

OPERATIONS QUI SE PRATIQUENT SUR L'OREILLE MOYENNE. (PL. 38, FIG. 1, et PL. 43, FIG. 1 et 4.)

PERFORATION DE LA MEMBRANE DU TYMPAN.

Cette opération a pour but de rendre l'oreille moyenne perméable à l'air afin de remédier à la surdité qui résulte de l'oblitération complète et incurable de la trompe d'Eustache. On peut pratiquer la perforation de la membrane du tympan : 1º par *ponction*, 2º par *excision*, 3º par *cautérisation*.

1º *Ponction*. — *Procédé d'A. Cooper*. — On dirige un petit trocart courbe sur la paroi antérieure et inférieure du conduit auditif externe, jusqu'à la membrane du tympan. Arrivé à cette membrane l'opérateur pousse subitement la pointe du trocart qui pénètre de deux ou trois millimètres, et le malade recouvre aussitôt l'ouïe

Procédé de Buchanan — Il ne diffère du précédent que par la forme du trocart qui est carré; la membrane étant ponctionnée, on agrandit l'ouverture artificielle par quelques mouvemens de rotation imprimés au trocart

2º *Excision*. — *Procédé de Himly*. — La perforation pratiquée par les procédés de A. Cooper et de Buchanan est sujette à se refermer. Pour remédier à cet inconvénient. Himly joignit l'excision à la ponction au moyen d'un emporte-pièce qui fut perfectionné depuis, par Fabrizi et M. Deleau. (voy. instrum. pl. X, fig. 12. 14 et 16)

Le perforateur de M. Deleau se compose d'une canule dont l'extrémité offre un rebord circulaire tranchant; cette canule renferme une pointe dont la base est également tranchante. Un ressort qu'on tourne fait sortir la pointe qui traversant la membrane revient ensuite subitement dans la canule par un ressort de rappel, de manière à couper un lambeau circulaire de la membrane saisie entre la canule et la base de la pointe. (voy pl. 43, fig. 4, application du perforateur de M. Deleau.)

3º *La cautérisation* proposée par Richerand est généralement abandonnée maintenant.

PERFORATION DES CELLULES MASTOIDIENNES.

La communication qui existe entre les cellules mastoïdiennes et la caisse du tympan a inspiré aux chirurgiens la pensée d'ouvrir un passage artificiel à l'air extérieur, en perforant l'apophyse mastoïde.

Cette opération peut se pratiquer, soit avec un petit trépan, soit avec un trocart ou un perforateur. Le lieu d'élection le plus favorable est un peu en avant de l'apophyse mastoïde, à 15 ou 18 millimètres au-dessus de son sommet (Malgaigne).

La perforation des cellules mastoïdiennes n'est pas seulement indiquée dans certaines surdités ; on peut aussi l'utiliser pour donner issue au pus ou aux liquides contenus dans les cellules et l'oreille moyenne, à la suite d'abcès ou de lésions organiques de l'apophyse.

Cette opération ne tient pas toujours les résultats qu'elle promet ; elle n'est pas exempte de dangers, et dans quelques cas elle a été suivie de mort. Ces considérations, jointes à celle-ci, que les cellules sont souvent atrophiées, ce qui rend l'opération inutile, devront inspirer aux chirurgiens une sage réserve.

CATHÉTÉRISME DE LA TROMPE D'EUSTACHE. (PL. 38, FIG. 1 et PL. 34, FIG. 1.)

Rappelons ici que la trompe d'Eustache est un conduit long de 4 à 5 centimètres, présentant une ouverture, *c*, pl. 43, fig regardant en bas, en dedans et en avant ; ouverture située en arrière du méat et du cornet inférieur, *a*. On peut donc atteindre cet orifice de la trompe soit par la bouche, soit par les fosses nasales. La fig. 1, pl. 38, représente une sonde de M. Deleau, *d*, couchée sur le plancher des fosses nasales et introduite en *e*, dans l'orifice pharyngien de la trompe d'Eustache.

Le cathétérisme de la trompe a pour but de la désobstruer. On obtient ce résultat par des injections d'air ou de liquides médicamenteux.

Méthode de Guyot. — En 1724, Guyot, maître de poste à Versailles, tenta le premier avec succès le cathétérisme de la trompe d'Eustache. Il introduisait une sonde dans la trompe en passant par la bouche. Ce procédé eut d'abord de nombreux partisans, mais en 1741, *Cléland* fit le cathétérisme par le nez, et le procédé de Guyot fut, dès-lors, généralement abandonné.

Méthode de Cléland. — *Procédé ordinaire.* — On le pratique avec une algalie en argent, assez fine et ayant la courbure d'une sonde de femme (voy. instrum., pl. X, fig 8). Le malade étant assis, la tête légèrement renversée en arrière, et maintenue immobile par un aide placé derrière lui, l'opérateur saisit de la main droite l'algalie préalablement huilée, puis il l'introduit par la narine située du côté de la trompe à sonder, en la glissant sur le plancher des fosses nasales jusqu'au niveau du voile du palais. Dans ce premier temps de l'opération, le bec de la sonde est tourné en bas et un peu en dehors. Après un trajet de six à sept centimètres, le bec de la sonde heurte le voile du palais, ce qui produit une sensation désagréable au malade et provoque un mouvement subit de déglutition. Il faut alors tourner légèrement le bec de la sonde en dehors et en haut, par un mouvement de rotation imprimé à la tige qu'on maintient toujours accolée à la paroi externe de la narine. On exécute ensuite délicatement des petits mouvemens de va et vient pour engager le bec de la sonde dans le pavillon de la trompe. Le succès est indiqué par la fixité de l'instrument et par la sensation particulière que le malade éprouve dans l'oreille. Pour pratiquer les injections, il suffit de maintenir la sonde immobile en la pinçant avec la narine entre les doigts, et d'engager dans le pavillon l'extrémité d'une petite seringue.

Procédés de M. Deleau — (voy. pl. 38, fig. 1). — Au lieu d'une algalie d'argent, M. Deleau se sert d'une sonde flexible en gomme élastique qui peut être engagée plus profondément dans la trompe sans arc-bouter contre les parois flexueuses de ce conduit (voy. instrum., pl. X, fig. 11). Un mandrin fixé dans la sonde sert à la maintenir et à lui donner la courbure convenable. L'extrémité du mandrin dépassant la sonde, s'engage d'abord seule dans le conduit; la sonde, guidée par le mandrin, est ensuite poussée aussi avant que possible, après quoi, on retire le mandrin. L'extrémité de la sonde se termine par un petit pavillon en argent sur lequel est adapté un fil métallique contourné faisant ressort et servant à fixer l'appareil en pinçant l'aile du nez du malade. Dès que la sonde est immobilisée on peut faire les injections nécessitées par la maladie. M. Deleau préconise surtout les injections d'air; et, pour les pratiquer, il se sert d'une vessie en caout-chouc (voy. instrum. pl. X, fig. 17) qu'il suffit de comprimer pour établir un courant d'air dans la trompe.

Ces douches d'air peuvent, dans certains cas, offrir un moyen précieux de diagnostic. En effet, l'opérateur, appliquant son oreille sur l'oreille du malade, reconnaît facilement quand l'air pénètre dans la caisse du tympan et revient sur lui-même entre la sonde et les parois de la trompe; dans ce cas, l'obstruction n'est pas complète. Si le courant d'air traverse l'oreille moyenne et sort par le conduit auditif externe, il y a perforation de la membrane du tympan. Enfin, les râles ou gargouillemens qu'on percevra par l'auscultation révèleront la présence de liquides purulents ou autres dans l'oreille moyenne, etc.

Autre procédé de M. Deleau. — Quand la narine correspondant à la trompe malade est elle-même obstruée, on pratique le cathétérisme par l'autre narine, en ayant soin d'augmenter la courbure de la sonde et en appropriant les dimensions de la partie coudée à la longueur du trajet à parcourir, pour atteindre le pavillon de la trompe. Afin de faciliter l'introduction du bec de la sonde, on fera bien de le redresser un peu sur la convexité de l'instrument

Procédé de M. Gairal. — M. Gairal pousse la sonde jusqu'à l'extrémité postérieure des fosses nasales; aussitôt que le bec de l'instrument ne repose plus sur le plancher, il lui fait décrire un quart de cercle de bas en haut et en dehors; alors, il suffit de pousser un peu la sonde pour engager son extrémité dans le pavillon de la trompe, tout en continuant un léger mouvement de rotation en dehors, qui engage plus profondément l'instrument dans la trompe.

Le pavillon de la sonde de M. Gairal porte des divisions qui indiquent les limites du mouvement de rotation à opérer.

OPERATIONS QUI SE PRATIQUENT SUR LES LEVRES.

REPLI MUQUEUX DE LA LÈVRE SUPÉRIEURE.

Chez quelques personnes il se forme pendant le rire, un repli muqueux, espèce de bourrelet plus ou moins volumineux étendu transversalement, et qui, par sa saillie en avant, relève et renverse le bord labial. Pour remédier à cette difformité, il suffit de saisir le repli avec des pinces et de l'exciser avec des ciseaux courbes sur le plat. Quelques compresses, imbibées d'eau fraîche ou d'eau alumineuse, maintenues entre la lèvre et l'arcade dentaire suffisent pour arrêter la petite hémorrhagie qui survient quelquefois après l'opération.

GONFLEMENT DE LA LÈVRE SUPERIEURE.

Si le gonflement de la lèvre coexiste avec quelques affections scrofuleuses. il faut se borner à diriger un traitement général contre la diathèse et s'abstenir de toute opération. Mais quand le gonflement se présente chez un individu bien portant on peut recourir au procédé de Paillard qui dédoublait la lèvre en enlevant un lambeau muqueux dans toute l'étendue de cette dernière. Pour cela un aide saisit l'une des commissures labiales et renverse la lèvre en haut en la tirant un peu en avant; l'opérateur agit de même sur l'autre commissure avec la main qui ne tient pas l'instrument, puis avec un bistouri il enlève à mi-épaisseur un lambeau muqueux dans toute l'étendue de la lèvre. Même pansement que pour l'excision du repli muqueux.

Pl. 44.

BEC DE LIÈVRE, CHEILOPLASTIE, COARCTATION
DE L'ORIFICE BUCCAL.

Fig. 1. *Bec de lièvre simple.*

Fig. 2. *Le même après l'opération.* Trois points de suture entortillée réunissent les bords de la plaie.

Fig. 3. *Bec de lièvre double.*

Fig. 4. *Le même après l'opération.*

Fig. 5. *Cheiloplastie.* La portion cancéreuse, *a c d a*, est comprise entre deux incisions *a c e*, *a d e*. Les commissures sont prolongées par deux incisions *a b, a b*; les deux bords, *a d e.* et, *a c e*, seront affrontés et réunis sur la ligne médiane par des points de suture.

Fig. 6. *Procédé de Chopart.* Deux incisions, *a e* et *d f*, déterminent un lambeau quadrilatère, *a e f d*, dont on retranche la portion malade suivant une incision, *b c*; le lambeau, *b c c f.* doit être remonté par glissement au niveau des commissures, *a* et *d*.

Pl. 45.

SUITE DU BEC DE LIÈVRE, etc.

Fig. 1 et 2. *Opération du bec de lièvre. Procédé de M. Malgaigne.*

Fig. 1. Deux incisions, *a* et *b*, détachent deux petits lambeaux à base inférieure qu'on affrontera par leur surface saignante pour corriger la petite encochure qui persiste après l'opération faite par le procédé ordinaire.

Fig. 2. Les deux lambeaux *a* et *b* renversés avant la réunion.

Fig. 3 et 4. *Procédé de M. Mirault, d'Angers.* Un seul lambeau *a* est conservé sur l'un des bords de la division. Ce petit lambeau est destiné à combler l'encochure (voyez fig. 4)

Fig. 5 et 6. *Coarctation de l'orifice buccal. Procédé de Dieffenbach.* Deux incisions à mi-épaisseur *a b* et *c d*, déterminent un lambeau triangulaire dont la base répond à l'orifice rétréci et le sommet à la commissure labiale.

Fig. 6. Le lambeau est enlevé; la muqueuse *a*, est seule conservée et tapisse le fond de la plaie.

Fig 7 La muqueuse est divisée horizontalement; les deux lambeaux membraneux *a* et *b*, recouvriront la plaie saignante et formeront la muqueuse des lèvres nouvelles.

Fig. 8. Elle représente une coupe de la paroi buccale afin de montrer la disposition des fils *a b* et *c d* placés avant la division de la muqueuse pour pratiquer ultérieurement les points de future

RÉTABLISSEMENT DE L'ORIFICE BUCCAL.

Cette opération se pratique dans les cas d'adhérence anormale des lèvres ou de coarctation de l'orifice buccal. Si l'adhérence anormale est congénitale et complète sur un enfant nouveau-né, il faut de suite rétablir l'ouverture de la bouche en incisant la membrane qui l'oblitère. Pour cela, une ponction sera faite avec un bistouri étroit sur l'un des points qui correspondent aux commissures des lèvres ; une sonde cannelée sera introduite par cette ouverture pour guider l'instrument tranchant (bistouri ou ciseaux) qui doit rétablir l'ouverture de la bouche Les deux lèvres sanglantes seront ensuite enveloppées d'un petit linge cératé, afin d'empêcher tout contact entre les deux plaies pendant la cicatrisation.

Quand *la coarctation* de l'orifice buccal est produite par des cicatrices vicieuses, suites de brûlures ou d'ulcères, le succès de l'opération est plus difficile à obtenir que dans les cas d'adhérence anormale. Le travail de la cicatrisation ramène toujours des adhérences nouvelles qui rétablissent la coarctation. C'est pour empêcher le tissu inodulaire de reproduire la difformité qu'ont été imaginés les procédés que nous allons décrire.

Procédé de Boyer. — L'orifice buccal étant rétabli par deux incisions prolongées autant que possible, mais s'arrêtant toutefois en dedans des artères labiales, on tire en dehors les deux commissures, au moyen de deux crochets mousses en argent, agissant en sens contraire. Un bandage convenable immobilise les deux crochets qui maintiennent ainsi les dimensions de la bouche pendant que les lèvres se cicatrisent. Ce procédé a compté quelques succès.

On a aussi proposé de faire une ponction avec un trocart au niveau des commissures, puis de passer par ces ouvertures artificielles un fil de plomb dont les deux extrémités sont ensuite réunies et tordues, afin de couper les chairs au moyen du fil qu'on resserre chaque jour de plus en plus. Mais les tissus divisés se cicatrisent et se réunissent de nouveau derrière le fil.

Procédé de Krügen-Hausen. — Le fil de plomb n'est pas destiné à couper les chairs ; on le laisse sur place sans le resserrer, et quand les deux petits trous qu'il traverse sont cicatrisés et convertis en ouvertures permanentes, on rétablit l'orifice buccal avec un bistouri ; les deux perforations cicatrisées forment les commissures labiales. Par ce procédé les effets de la cicatrisation sont moins à redouter que par le précédent. Au lieu du fil de plomb, on pourrait placer une petite canule en argent, ou un clou de plomb de Scarpa (voy. instrum., pl. VIII, fig. 13), dont la grosse extrémité serait dans la cavité buccale et la pointe tordue à l'extérieur sur la peau.

Procédé de Dieffenbach (voy. pl. 44 *bis*, fig. 5 et 6).—Afin d'empêcher le recollement des bords de la plaie, Dieffenback imagina un procédé dans lequel la muqueuse buccale est réservée de manière à pouvoir recouvrir le bord sanglant des lèvres nouvellement formées.

L'opérateur introduit dans la bouche du malade l'indicateur de la main qui ne tient pas l'instrument, afin de tendre la paroi buccale ; l'autre main, armée d'une paire de ciseaux bien pointus, ou mieux, d'un bistouri étroit et très aigu, enfonce obliquement la pointe de l'instrument un peu au-dessus du point où doit être placée la commissure labiale ; la lame ne doit point traverser l'épaisseur de la joue, mais elle doit être conduite de dehors en dedans, à mi-épaisseur des tissus, jusqu'à l'orifice buccal contracté. Une fois que la pointe de l'instrument est dégagée, il faut tourner la lame, le tranchant en avant, et diviser d'un seul coup d'arrière en avant toute la moitié superficielle des tissus. Une seconde incision est faite de la même manière au-dessous de la première, et ces deux incisions sont réunies dans le point où existera la commissure nouvelle par une petite incision semi-lunaire. Il ne reste plus qu'à exciser le petit lambeau triangulaire *a b c d* compris entre les incisions, en ayant soin de ménager la muqueuse qui tapisse le fond de la plaie.

Le second temps de l'opération consiste à utiliser la muqueuse réservée. Pour cela, elle est isolée des autres tissus autant que possible, puis on la divise horizontalement, jusqu'à six ou sept millimètres de la commissure. Les deux lambeaux flottans en haut et en bas servent à recouvrir la plaie saignante, et on les unit à la peau par des points de suture.

Procédé de M. Velpeau. — Avant de diviser horizontalement la muqueuse, M. Velpeau passe les fils destinés à la réunion. Chaque fil, armé d'une aiguille, traverse de dedans en dehors la muqueuse et la peau. Une rangée de fil est ainsi passée pour la lèvre supérieure et une pour la lèvre inférieure · c'est entre les deux rangées de fil que l'incision de la muqueuse est pratiquée ; en nouant les fils on opère la réunion (voy. pl. 44 *bis*, fig. 6).

Procédé de M. Serre, de Montpellier. — M. Serre divise peau et muqueuse au même niveau, puis il affronte et réunit ces deux membranes par des points de suture. Ce procédé est plus simple que les précédens, mais il n'offre pas les mêmes chances de solidité.

BEC DE LIÈVRE.

L'opération du bec de lièvre comprend deux temps principaux:

1° L'avivement des bords de la division ; 2o leur affrontement et leur réunion.

1° *Avivement.* — Le malade, s'il est adulte, peut être opéré assis sur une chaise, la tête légèrement renversée en arrière et maintenue par un aide; si le malade est un jeune enfant, on l'enveloppe d'un drap et on le confie à un aide qui le tient sur ses genoux. L'aide chargé de fixer la tête du patient doit, avec ses mains, repousser autant que possible les joues en avant, et comprimer les artères faciales sur le maxillaire inférieur au devant des masséters. L'opérateur commence par soulever la lèvre supérieure, afin de diviser avec un bistouri ou des ciseaux le frein qui l'unit aux gencives. L'angle du bord gauche de la division est ensuite saisi avec des pinces-érignes ou avec les doigts, et tiré un peu en avant et en bas; puis, avec des ciseaux forts et bien effilés, on incise d'un seul coup tout le rebord rougeâtre de la division, deux ou trois millimètres au delà de sa limite supérieure. Le bord droit est ensuite excisé de la même manière, par un coup de ciseaux qui vient rejoindre l'extrémité supérieure de l'incision du rebord gauche. Ces deux incisions forment donc un V renversé dont les branches renferment les bords du bec de lièvre.

2° *Réunion.* — Les deux bords sanglans de la plaie sont ensuite affrontés et réunis au moyen de deux ou trois points de suture entortillée qui se pratiquent de la manière suivante : l'angle inférieur du lambeau gauche est saisi comme pour l'avivement; on le traverse obliquement de bas en haut, de dehors en dedans, avec une épingle qu'on fait pénétrer par le bord muqueux de la lèvre et sortir par le bord sanglant. L'épingle doit traverser entre les deux tiers antérieurs et le tiers postérieur de l'épaisseur de la lèvre, entrant à 3 millimètres en dehors de la division et sortant par la plaie à 3 ou 4 millimètres au-dessus du bord muqueux de la lèvre. L'angle du lambeau est ensuite embroché par la même épingle, mais de haut en bas et de dedans en dehors, en pénétrant par la surface sanglante et en ressortant par le bord muqueux de la lèvre.

Cette première épingle décrit donc une courbe à concavité inférieure, dans le but de faire saillir en bas les deux angles des lambeaux, afin de corriger autant que possible la petite brèche ou encochure qui persiste presque toujours sur le bord labial après la réunion des lambeaux. Quelques chirurgiens, au lieu d'enfon-

10.

cer la première épingle par le bord muqueux de la lèvre, piquent dans la peau un ou deux millimètres au-dessus de ce bord muqueux.

La première épingle étant posée et la réunion maintenue sur ce point à l'aide d'un fil passé en 8 de chiffre, on place la seconde épingle horizontalement au-dessus de la première, à égale distance entre celle-ci et l'angle supérieur de la plaie, en la faisant pénétrer et sortir par la peau, à 3 ou 4 millimètres en dehors de la division. Enfin une troisième épingle est placée de la même manière au-dessus de la seconde (voyez pl. 44, fig. 2). Entre les épingles, on peut encore placer des bandelettes de diachylon, de manière à rapprocher les joues en avant et à maintenir plus fortement la réunion. Enfin, les pointes des épingles seront reséquées, et la peau sera garantie de leur contact au moyen de petites bandelettes interposées (voyez les sutures, page 4, et pl. 2, fig. 6). Un pansement simple, composé d'un petit linge cératé et d'un peu de charpie, complétera l'appareil.

Pendant les premiers jours le malade sera, autant que possible, maintenu dans l'isolement, afin d'être soustrait aux influences extérieures qui, en excitant ses cris ou ses rires, compromettraient par des tiraillemens intempestifs la réunion de la plaie. Des alimens liquides seront seuls administrés, et si le malade est un très jeune enfant, on pourra le soumettre sans inconvénient à la diète pendant les deux premiers jours. La plaie sera aussi l'objet d'une surveillance toute spéciale, les jeunes enfans pouvant sucer et avaler le sang d'une hémorrhagie qui resterait alors inaperçue. Du troisième au quatrième jour, on retirera l'épingle inférieure, en ayant le soin de la tordre sur son axe, pour éviter des tiraillemens douloureux et qui pourraient écarter les parties nouvellement réunies. Le lendemain, on retirera l'épingle du milieu; le surlendemain, celle du haut. Les bandelettes agglutinatives resteront en place jusqu'au neuvième jour.

Procédé de M. Malgaigne (voy. pl. 44 *bis*, fig. 1 et 2). — Bien que par le procédé ordinaire, ainsi que nous venons de le décrire, l'épingle inférieure fasse saillir en bas les deux angles de la lèvre divisée, l'encochure persiste presque toujours après la réunion. C'est pour remédier à cet inconvénient que M. Malgaigne a imaginé le procédé suivant.

« Tout étant disposé comme pour le procédé ordinaire, on procède à l'avivement de haut en bas, soit avec des ciseaux, soit avec le bistouri, en longeant d'abord exactement les rebords latéraux du bec de lièvre; puis, arrivé à l'angle arrondi qui les termine, en suivant la direction de cet angle, de manière que l'incision représente une courbe et aboutisse à 2 ou 3 millimètres du bord naturel de la lèvre, à l'endroit où ce bord reprend la direction horizontale qui lui est naturelle. Ces deux lambeaux ne tiennent plus ainsi qu'à un mince pédicule qui permet de les renverser facilement de haut en bas, de manière qu'ils se regardent par leur surface saignante. On place la première épingle, qui doit être très solide, au bas de la lèvre, afin d'affronter du premier coup les deux angles rentrants résultant du renversement des lambeaux ; puis on en place une ou deux au-dessus de la première. Le corps de la lèvre est ainsi réuni et il ne reste qu'à donner à son bord libre la forme convenable.

« Pour y parvenir, on accole le pédicule des deux lambeaux. Quelquefois, l'incision n'est pas descendue assez bas ; les lambeaux renversés ne se continuent pas horizontalement avec le reste du bord labial ; il faut prolonger l'incision en bas et de côté jusqu'à ce que cette continuité horizontale soit obtenue. Puis, avec des ciseaux, on retranche toute la longueur excédante des lambeaux, en conservant ce qui est nécessaire pour n'avoir aucune encochure ; il est bon, à cause de la rétraction de la cicatrice, d'en garder un millimètre de plus. On les réunit enfin soit avec de fines épingles à insectes, soit avec des points de suture entrecoupés. Si le bec de lièvre n'occupait qu'une portion de la hauteur de la lèvre, on commencerait par le prolonger un peu vers le haut jusque sous la narine, pour arriver à une coaptation plus facile et plus exacte de l'angle supérieur. Si le frein de la lèvre descendait trop bas, on le diviserait également sans balancer »—(*Manuel de médecine opératoire.*)

Procédé de M. Mirault d Angers (voy. pl. 41 *bis*, fig. 3 et 4).—L'avivement se pratique complétement sur l'une des lèvres de la plaie. Un lambeau à pédicule inférieur est conservé sur l'autre lèvre. On réunit les bords saignans du bec de lièvre, et le lambeau qu'on a gardé est reporté de bas en haut sur l'encochure.

BEC DE LIÈVRE DOUBLE. (PL. 44, FIG. 3 et 4.)

Quand le tubercule médian est assez peu volumineux pour pouvoir être excisé sans inconvénient, il est plus avantageux de l'enlever et de pratiquer l'opération comme il a été dit pour le bec de lièvre simple. Mais si le tubercule médian doit être conservé, il faut aviver les bords du tubercule et ceux des divisions latérales. On réunit ensuite avec des épingles qui traversent l'épaisseur des lambeaux latéraux et du tubercule. La réunion donne une cicatrice en V ou en Y. Il est possible que le tubercule médian soit trop large pour qu'une seule épingle puisse le traverser en servant à réunir les deux divisions latérales. On peut alors appliquer des points de suture isolés sur chacune des branches du V que forme la plaie. L'encochure qui persiste après l'opération du bec de lièvre double, est plus considérable que dans le cas de bec de lièvre simple. On peut appliquer ici les procédés de MM. Malgaigne et Mirault, modifiés suivant les cas.

BEC DE LIÈVRE COMPLIQUÉ.

Les complications les plus ordinaires du bec de lièvre sont: 1° la présence de dents saillantes en avant; 2° la saillie trop considérable de l'os incisif; 3o l'insertion vicieuse du tubercule médian, et l'irrégularité du bord labial; 4o la division de la voûte palatine.

1o *Les dents saillantes* seront refoulées en arrière et maintenues autant que possible dans leur direction normale par dès fils fixés aux dents voisines ; si leur redressement ne peut être opéré, il faut pratiquer leur évulsion.

2o *La saillie trop considérable de l'os incisif* est une complication à laquelle on peut remédier par différens procédés. Si l'os est mobile, on le repousse en arrière ; s'il est solide, on le résèque.

Desault refoulait en arrière le tubercule osseux au moyen d'un bandage fortement serré, passant sur la partie saillante et venant s'attacher derrière la tête. Le malade garde ce bandage jusqu'à ce que la réduction permette de faire régulièrement l'opération. *M. Gensoul* a corrigé la disposition vicieuse de l'os intermaxillaire en le brisant, pour lui donner une direction verticale. Quel que soit le procédé, l'opération ne doit se faire qu'après le redressement plus ou moins complet de l'os incisif.

Blandin excisait avec de forts ciseaux un morceau triangulaire à base inférieure de la cloison des fosses nasales. Les os intermaxillaires, ainsi privés de point d'appui, étaient ensuite refoulés en arrière.

3o *L'insertion vicieuse du tubercule labial* au bout du nez, tient souvent à la saillie du tubercule osseux qui le supporte. Dans ce cas, on peut utiliser le tubercule labial pour former la sous-cloison du nez. *Dupuytren* divisait avec un bistouri les adhérences qui unissaient le tubercule labial au tubercule osseux ; il réséquait ensuite de ce dernier toute la partie saillante dépassant les os maxillaires ; puis, le tubercule cutané étant avivé sur ses bords, ainsi que les bords des divisions latérales, il procédait à la réunion comme pour le bec de lièvre simple. Le tubercule cutané était ensuite replié en haut sous le nez, et maintenu à la place de la sous-cloison par des points de suture.

4°. *Division de la voûte palatine. Procédé de M. Phillips.* — Dans les cas d'écartement des os, M. Phillips traverse le nez à sa base, derrière les ailerons, avec un fil d'argent armé d'une pointe d'acier; deux petites plaques de carton ou de liège ont été préalablement appliquées sur les ailes du nez, et se trouvent aussi traversées par le fil d'argent. Le fil est alors replié sur les plaques qui lui servent de point d'appui, et le nez se trouve ainsi placé entre deux boutons qui rapprochent les parties dont l'écartement s'opposait à la réunion.

ABLATION DES CANCERS DE LA LÈVRE ET CHEILOPLASTIE.

Les boutons cancroïdes et les tumeurs superficielles qui se développent sur le bord libre des lèvres peuvent être excisés avec des ciseaux courbes sur leur plat. Il suffit de saisir et de soulever la petite tumeur avec des pinces érignes, puis on l'excise en ayant soin d'entamer un peu les tissus sains. La plaie cicatrise le plus souvent très-bien d'elle-même. On peut joindre la cautérisation à cette petite opération, et appliquer sur la plaie la pâte de canquoin ou la pâte arsénicale.

Les tumeurs plus étendues, et qui comprennent une certaine épaisseur de tissus, doivent être cernées entre deux incisions en V, qu'on pratique, soit avec des ciseaux, soit avec le bistouri. Après l'ablation de la tumeur, on réunit, à l'aide de points de suture, les deux bords du V. Ce procédé est seulement applicable aux tumeurs qui ne dépassent pas un certain volume. Il peut arriver que la réunion présente quelques difficultés; alors, pour augmenter l'extensibilité des bords de la plaie, on les disséquera pour les affronter plus facilement après les avoir isolés des tissus subjacents.

Les tumeurs volumineuses et irrégulières exigent des opérations spéciales dont le chirurgien appréciera l'opportunité et déterminera les règles. L'ablation de ces tumeurs entraîne toujours des pertes de substance considérables qu'il faut réparer à l'aide des procédés de cheiloplastie.

CHEILOPLASTIE DE LA LÈVRE INFÉRIEURE.

Les méthodes italienne et indienne sont abandonnées aujourd'hui; la méthode française ou par glissement est seule usitée. Quel que soit le procédé employé, une indication importante à remplir est de conserver le plus de muqueuse possible pour recouvrir la lèvre nouvelle.

Procédé de Chopart (voy. pl. 44, fig. 6). — La tumeur est comprise entre deux incisions verticales et parallèles partant du bord libre de la lèvre et descendant jusqu'à la région sus-hyoïdienne. Ces deux incisions déterminent un lambeau quadrilatère qu'on dissèque ensuite du haut en bas. La dissection, une fois faite, on excise toute la partie malade du lambeau par une incision horizontale. Pour réparer la perte de substance produite par l'ablation de la tumeur, il suffit de faire baisser la tête du malade pendant qu'on élève le lambeau jusqu'au niveau des commissures labiales ou de la portion réservée de la lèvre inférieure. On maintient le lambeau en position par des points de suture placés latéralement sur les deux incisions perpendiculaires.

Si l'on a pu recouvrer une partie de la muqueuse, elle servira pour recouvrir la lèvre nouvelle Dans le cas où le bord libre de la lèvre serait sain, on pourrait également le réserver en incisant les téguments malades au-dessous de lui afin de pouvoir l'appliquer ensuite sur le lambeau quadrilatère relevé (Viguerie).

Procédé de M. Roux de Saint-Maximin. — La tumeur étant enlevée par une incision en demi-lune, qui va d'une commissure à l'autre, M Roux dissèque les téguments en bas ; il les isole du maxillaire inférieur et pousse la dissection jusqu'à la région sus-hyoïdienne dans une étendue proportionnée à la perte de substance à réparer. La peau du menton forme ainsi au-devant du maxillaire une poche mobile, un véritable tablier qu'on peut remonter jusqu'au niveau de la lèvre inférieure et maintenir dans cette position à l'aide de bandelettes agglutinatives ou d'un bandage, jusqu'à parfaite cicatrisation. Si la tumeur s'étend sur la joue, on peut débrider les commissures et prolonger jusqu'à l'extrémité externe du débridement l'une des cornes de l'incision semi-lunaire.

Procédé de M. Morgan. — Pour faciliter la dissection du lambeau qu'on doit remonter, M. Morgan a modifié le procédé précédent en incisant verticalement les téguments, à partir du milieu de l'incision semi-lunaire. On a ainsi deux lambeaux qu'on peut disséquer facilement, remonter au niveau des commissures et réunir sur la ligne médiane par des points de suture.

Procédé de M. Malgaigne. — « Toutes les parties dégénérées doivent être enlevées d'abord, soit par une incision en V, soit par deux incisions verticales descendant jusqu'à la base de l'os maxillaire, et réunies là par une incision transversale.

« Dans le premier cas on aura une perte de substance triangulaire ; il convient alors de prolonger les angles de la bouche de chaque côté par une incision transversale, et de disséquer de façon à obtenir deux lambeaux triangulaires. On en réunira les bords verticaux, sur la ligne moyenne, à l'aide de points de suture; quant au bord supérieur, tout ce qui dépassera l'étendue qu'on veut donner à la lèvre sera également recousu à l'autre bord de l'incision horizontale.

« Dans le second cas, la perte de substance est quadrilatère; aux deux incisions qui prolongent les commissures, il faut en ajouter deux autres parallèles qui longent la base de la mâchoire. On pourra ainsi détacher par la dissection deux lambeaux latéraux quadrilatères. qu'on réunira l'un à l'autre sur la ligne moyenne, et aux autres incisions, partout où besoin sera.

« Il résulte de ce procédé, que les joues seules contribuent à former la lèvre dont le bord libre est constitué par le bord saignant de l'incision horizontale. De cette manière, la lèvre nouvelle contient des fibres musculaires appartenant à l'orbiculaire et à ses antagonistes; elle est recouverte en arrière par une muqueuse naturelle; et même on peut recouvrir son bord libre par la muqueuse en se servant du procédé de Dieffenbach » (*Manuel de médecine opératoire.*)

On a rarement l'occasion de pratiquer la cheiloplastie de la lèvre supérieure. — Les pertes de substance seront ici réparées au moyen de lambeaux empruntés aux joues. Suivant le cas on remplira les indications fournies par la nature, et la forme des pertes de substance à réparer.

GÉNOPLASTIE.

Quand les pertes de substance qui nécessitent cette opération sont peu considérables, on peut se borner à aviver les bords de la plaie, à les disséquer, puis à les réunir au moyen de quelques points de suture. (Roux, de Saint-Maximin.)

Si la perte de substance est de nature à ne pouvoir être réunie par ce procédé, on pourra emprunter un lambeau à la région cervicale et restaurer la joue par la méthode indienne ou par la méthode française. La forme, les dimensions et le lieu de la perte de substance fournissent à l'opérateur les indications à remplir. Dans tous les cas, on se conformera aux principes généraux que nous avons établis en traitant de la blepharoplastie et de la cheiloplastie.

Pl. 46.

OPÉRATIONS QUI SE PRATIQUENT SUR LE NEZ ET LES FOSSES NASALES.

RHINOPLASTIE.

La rhinoplastie prit naissance dans l'Inde où les Brahmes la pratiquaient quelquefois pour remédier aux difformités qui étaient alors le résultat de condamnations légales. Vers le quinzième siècle, elle fut importée en Italie, et régularisée comme opération par Branca et Tagliacozzi. En 1813, elle fut pratiquée par Corpue, en Angleterre; plus tard par Græfe, en Allemagne; puis enfin par Delpech, en France.

Le but de cette opération est de réparer les pertes totales ou partielles du nez. On compte aujourd'hui trois méthodes opératoires principales : celles qui consistaient autrefois à remplacer le nez perdu, par un nez entier ou par une portion de tégumens empruntés à une personne étrangère, ne sont plus en usage.

1o *Méthode indienne. — Procédé ordinaire* (fig. 1). Il consiste à prendre sur le front du malade une quantité de tégumens suffisante pour réparer la perte de substance. Pour cela, on commence par exécuter sur place avec de la cire ou du papier le modèle du nez qui manque. Ce modèle est ensuite renversé sur le front, de manière à ce que sa base regarde en haut; ses contours exacts sont tracés avec de l'encre sur la peau du front, et l'opérateur découpe cette peau, quatre ou cinq millimètres au delà du tracé. Puis il la dissèque jusqu'à la racine du nez, en ayant soin de conserver en cet endroit un pédicule, *d*, assez large pour le passage des vaisseaux nourriciers du lambeau. Le lambeau est tordu sur son pédicule *d*, de manière à ce que sa face saignante regarde les fosses nasales, ses bords sont affrontés par des points de suture avec les bords préalablement avivés de la perte de substance. Pour maintenir les narines ouvertes et soutenir le lambeau, on introduit dessous quelques mèches de charpie ou deux bouts de sonde en gomme élastique *e e*. Une fois la réunion obtenue, on enlève les points de suture, on coupe le pédicule *d*, sur une sonde cannelée, afin de redresser sa torsion, et il se réunit très bien de lui-même. Quant a la plaie du front, elle se cicatrise seule et ne réclame que des pansemens simples.

Procédé de Delpech. — Il consiste à tailler la base du lambeau comme elle est représentée fig. 1, c'est-à-dire avec trois pointes *a. b* et *c.* Les deux pointes latérales servent à former les ailes du nez, et la pointe médiane *b*, à constituer la sous-cloison.

Lisfranc, voulant éviter une torsion du pédule qui peut amener la gangrène du lambeau, en gênant la circulation, conseillait de descendre l'une des incisions plus bas que l'autre et tordait le lambeau dans le sens de la plus longue. Mais les avantages qu'on peut tirer de cette modification ne compensent pas toujours les inconvéniens auxquels on s'expose en prolongeant les incisions trop près de la perte de substance à réparer.

2o *Méthode italienne* — *Procédé de Græff.* Il n'est qu'une modification du procédé décrit et pratiqué en Italie par Tagliacozzi. L'emprunt devant être fait aux dépens de la peau du bras, le malade doit être habitué quelque temps avant l'opération, à la position fatigante qu'il est indispensable de garder pendant que la cicatrisation se fait. La fig. 2 représente l'espèce de bandage auquel il devra se soumettre pour maintenir le bras rapproché du visage.

Un lambeau ayant à peu près 16 centimètres de long sur 11 de large, est dessiné sur le bras; on le dissèque de sa pointe vers sa base, de manière à ce que la racine du nez et les parties latérales soient immédiatement fixées par des points de suture à la perte de substance, tandis que la base reste adhérente au bras. La réunion des parties affrontées étant obtenue, le lambeau est divisé à sa base et séparé du bras. Cette base du lambeau peut être taillée à trois pointes, comme il a été dit plus haut (Procédé Delpech). Tagliacozzi disséquait le lambeau et le laissait suppurer avant de le réunir à la perte de substance. Il pensait que le travail de la suppuration donnait plus d'épaisseur au lambeau, et le rendait plus propre à la restauration du nez.

3o *Méthode française.* — Elle consiste à combler la perte de substance par un emprunt fait aux parties les plus voisines. C'est la méthode par glissement déjà décrite (voy. Blepharoplastie, page 113 et planche 37).

Les procédés de cette méthode convenant surtout pour les réparations partielles, ne sauraient être soumis à aucune règle générale. C'est ainsi que l'aile du nez peut être remplacée par un lambeau pris sur la joue; la sous-cloison par un lambeau pris sur la lèvre supérieure, en ayant soin de n'intéresser que la moitié de l'épaisseur de la lèvre, et de ne point endommager la muqueuse, etc., etc.

Appréciation. — La rhinoplastie est toujours une opération grave. Elle tient rarement ce qu'elle promet, et les nez ainsi fabriqués se ratatinent souvent sur eux mêmes, formant des tubercules qui présentent alors une difformité quelquefois plus hideuse que celle qu'on a voulu masquer.

Aujourd'hui que l'on est parvenu à faire avec assez de perfection des nez de cire ou de carton qu'on peut fixer à des lunettes, la rhinoplastie n'est plus pratiquée que dans les cas extrêmes, et l'opérateur ne devra céder aux instances des malades qu'après les avoir prévenus des dangers auxquels cette opération expose. Les personnes faibles ne se soumettront pas facilement à la méthode italienne. Là méthode indienne est donc préférable dans la grande majorité des cas, et le procédé de Delpech est le meilleur.

RÉTRÉCISSEMENT ET OCCLUSION DES NARINES.

Les procédés que nous avons déjà décrits pour d'autres occlusions sont ici applicables; à l'incision ou à l'excision on joindra la dilatation à l'aide de canules convenables pour empêcher la cicatrisation de ramener la difformité.

CORPS ÉTRANGERS INTRODUITS DANS LES NARINES.

Deux voies sont ouvertes pour l'extraction ou l'expulsion des corps étrangers, l'une en avant par les narines, l'autre en arrière dans le pharynx. Le volume et la nature du corps, la place plus ou moins profonde qu'il occupe dans la fosse nasale fourniront les indications du procédé à suivre. On peut employer des pinces, des tenettes comme pour les corps étrangers introduits dans le conduit auditif; si le corps est profondément situé, il suffit souvent de le pousser un peu pour le précipiter dans le pharynx. Dans les cas où les moyens les plus simples seront insuffisans on peut ramener d'arrière en avant dans les fosses nasales, un bourdonnet de charpie qui entraînera le corps étranger avec lui (voyez pour plus de détails le tamponnement des fosses nasales).

POLYPES DES FOSSES NASALES. (PL. 46, FIG. 7.)

Le traitement chirurgical de ces polypes est souvent subordonné à la nature, au siége et à la forme de ces affections.

Relativement à leur nature les polypes sont divisés en : 1o polypes mous, muqueux ou vésiculaires; 2o polypes charnus; 3o polypes durs, fibreux, cartilagineux; 4o polypes fongueux ou carcinomateux.

1o Les polypes muqueux sont les plus communs et les moins

graves, ils sont formés par une substance grisâtre, peu vasculaire et souvent composée de vésicules contenant de la sérosité. En général peu adhérents et souvent pédiculés, ces polypes sont facilement enlevés par arrachement. Ils naissent de la paroi supérieure et externe des fosses nasales.

2" Les polypes charnus sont riches en vaisseaux sanguins. Ils sont souvent très volumineux et ils repoussent et déforment les parois qui font obstacle à leur développement.

3o Les polypes durs et fibreux, moins fréquens que les précédens sont formés par un tissu dense presque complétement dépourvu de vaisseaux. Ils refoulent et souvent corrodent les parois osseuses. Leur implantation est plus ou moins éloignée du lieu où on les observe et leur pédicule est quelquefois très résistant.

4o Sous le nom de polypes fongueux (polypes malins), les auteurs ont décrit des tumeurs molasses, douloureuses, saignant avec facilité mais dont la nature n'est pas encore parfaitement déterminée. Avant de tenter les opérations, le chirurgien devra rechercher, autant que possible, quelle est la véritable nature du polype. Une affection carcinomateuse commanderait la plus grande réserve.

Les procédés opératoires généralement employés aujourd'hui sont : 1º *la cautérisation ;* 2o *la torsion ;* 3o *l'arrachement ;* 4o *l'excision et la ligature.*

1o *Cautérisation.* — On peut employer tous les caustiques solides ou liquides. Les caustiques liquides tels que l'acide sulfurique, le nitrate acide de mercure, le beurre d'antimoine, etc , seront portés sur le polype avec un pinceau. On devra se servir d'un petit *speculum nasi* afin de protéger les tissus sains contre l'action du caustique, et on répétera plus ou moins souvent les cautérisations suivant l'étendue et la nature du mal.

Sous le nom de *Caustique de Jensch,* un mélange d'acide sulfurique, de beurre d'antimoine et de nitrate d'argent, a joui d'une grande célébrité en Allemagne. Le nitrate d'argent et le fer rouge comptent aussi des succès. Le fer rouge sera surtout applicable aux polypes muqueux qu'on peut atteindre dans le pharynx. On ne devra le porter dans les narines qu'avec beaucoup de prudence et d'adresse parce qu'il peut déterminer des accidens inflammatoires qui se communiqueraient au cerveau.

2o et 3o *La torsion et l'arrachement* sont souvent combinés. On les pratique avec des pinces dites à polypes (voy. instrum., pl. XII, fig. 1 et 2). M. Gerdy se sert avec avantage d'une pince très forte, dont les mors sont armés de dents depuis l'extrémité jusqu'au pivot de l'instrument. Cette pince ressemble assez à la pince à phimosis (voy. phimosis); elle permet de saisir solidement une plus grande étendue du polype. Les pinces ou tenettes courbes sont employées pour saisir les polypes par les fosses nasales postérieures.

Le malade étant assis en face d'une fenêtre, la tête renversée en arrière et soutenue par un aide, le chirurgien écarte la narine d'une main et de l'autre porte jusqu'au polype les pinces fermées. Arrivé à la tumeur les pinces sont ouvertes et poussées de manière à ce que le pédicule soit engagé entre les mors. Ici commence la *torsion*. Le polype étant bien saisi on fait tourner la pince plusieurs fois sur elle-même. Cette manœuvre suffit souvent pour rompre les adhérences du polype. Une sensation spéciale indique à l'opérateur le résultat obtenu. Il faut alors retirer les tenettes en serrant les mors pour extraire tout ou partie du polype. Quelquefois une seule opération de ce genre débarrasse complétement les fosses nasales; mais dans la grande majorité des cas il est nécessaire de reporter l'instrument dans les narines, pour opérer une nouvelle torsion, mâcher les débris du polype encore adhérens et par des arrachemens successifs, désobstruer les fosses nasales. Pendant ces divers temps de l'opération il peut s'écouler beaucoup de sang; on laisse quelques instans de repos au malade entre chaque tentative.

Quelques polypes sont assez mous et peu adhérens pour pouvoir être arrachés avec les doigts; d'autres sont pédiculés de manière à ce qu'un fil passé autour du pédicule sufît pour opérer l'arrachement.

Les polypes durs et volumineux nécessitent souvent l'emploi de pinces désarticulées dont on introduit les branches l'une après l'autre; d'autre fois il faut pour faciliter l'extraction agrandir l'orifice que doit traverser le polype en fendant l'aile de la narine ou la lèvre supérieure, ou bien le voile du palais.

Quand on attaque les polypes par l'ouverture postérieure des fosses nasales, il faut employer des pinces courbes et pousser la tumeur en arrière en introduisant le petit doigt dans l'une des narines.

Après l'opération une hémorrhagie peut se déclarer. Des injections astringentes, la cautérisation, etc., suffisent souvent pour arrêter tout accident consécutif. Si ces moyens échouaient, on aurait recours au tamponnement.

4° *L'excision* est surtout applicable aux polypes pédiculés et situés près des narines On peut aussi exciser les polypes fibreux à large pédicule et inaccessibles à la ligature.

L'excision se pratique soit avec des ciseaux, soit avec un bistouri boutonné. Le polype étant saisi avec des pinces ou des tenettes sera amené aussi près que possible des narines et solidement maintenu pendant que la lame des ciseaux ou du bistouri excisera le pédicule.

Wately put enlever un polype volumineux et profond en passant d'abord une ligature autour du pédicule ; l'un des fils servit à guider un bistouri engaîné (syringotome) muni vers sa pointe d'un œil dans lequel le fil conducteur était passé. L'instrument arriva ainsi jusqu'au pédicule dont il opéra l'excision.

Dans tous les cas, l'opérateur choisira des ciseaux ou un bistouri dont la forme lui permettra d'obtenir sûrement et facilement le résultat qu'il se propose.

5° *Ligature.* — La ligature comprend trois temps principaux, dont le but est : 1o de passer une anse de fil (soie ou métal) des narines dans le pharynx ou du pharynx dans les narines ; 2o de placer l'anse de fil autour du pédicule qu'elle doit étreindre ; 3o d'opérer la striction à l'aide d'un serre-nœud.

Premier temps. — Une pince suffisamment courbe et longue peut être introduite par la narine d'avant en arrière jusqu'au pharynx ; là, les deux bouts du fil portés dans la bouche seront présentés aux mors de la pince qui les retirera d'arrière en avant par la narine (Ledran).

Une sonde dont l'œil porte une anse de fil peut être glissée par la narine jusqu'au pharynx où le fil sera saisi avec des pinces ou avec les doigts.

Enfin, la sonde de Belloc (voy. instrum. pl. X, fig. 15) offre un moyen plus prompt et plus sûr que les précédens. Il suffira de procéder comme pour le tamponnement (voir plus haut).

Deuxième temps. — L'anse du fil doit être passée autour du pédicule du polype de manière à ne pas glisser. On la disposera donc soit avec les doigts, soit avec des instrumens spéciaux nommés *porte-ligatures*, instrumens dont le mécanisme permet de donner à l'anse de fil les dimensions convenables tout en la portant autour du pédicule. Nous avons représenté (inst. pl. XII. fig. 3 et 4) le porte-ligature de M. Felix Hutin et celui de M. Charrière.

Troisième temps. — L'anse une fois placée et le pédicule solidement étreint, l'opérateur retiendra les deux bouts du fil et abandonnera le porte-ligature pour utiliser le *serre-nœud*. Il suffira de jeter un coup d'œil sur les fig. 5, 6, 7 et 8 de la pl. XII, pour avoir une idée de ces instrumens et de leur mode d'action. Le serre-nœud à chapelet de Mayor est flexible et peut s'adapter à toutes les sinuosités des cavités dans lesquelles on l'introduit. — Le fil sera serré chaque jour jusqu'à la chute du polype qui arrive habituellement du huitième au dixième jour.

TAMPONNEMENT DES FOSSES NASALES. (PL. 37 et page 125).

Cette opération ne doit être pratiquée que pour arrêter les hémorrhagies rebelles aux moyens ordinaires. Les injections froides ou astringentes, les affusions froides sur le dos et la tête, les pédiluves et les manuluves, l'élévation des bras en l'air doivent donc être préalablement essayés. Si l'hémorrhagie persiste on procédera au tamponnement. Par cette opération, une compression directe n'est point exercée sur le foyer même de l'hémorrhagie; mais on ferme en avant et en arrière l'issue par laquelle le sang s'écoule, et il se forme dans les fosses nasales un caillot obturateur qui arrête l'hémorrhagie.

Procédé de Franck. — Il consiste à prendre une portion d'intestin de cochon desséché à l'air; après l'avoir ramollie on lie une de ses extrémités et on l'introduit dans les fosses nasales avec une sonde. De l'eau est ensuite injectée dans cette poche, puis on lie l'extrémité qui est au dehors.

Procédé de M. Martin St.-Ange. — Sous le nom de *Rhinobyon*, M. Martin St.-Ange emploie un instrument analogue à celui de Franck. Une petite vessie est fixée à une canule d'argent munie d'un robinet; on pousse la vessie jusqu'aux fosses nasales postérieures; puis, on l'insuffle par la canule et on ferme le robinet. La vessie gonflée fait donc tampon dans le pharynx; un bourdonnet de charpie placé à la narine antérieure complète l'occlusion et une petite pince glissant sur la canule sert à fixer l'appareil aux ailes du nez.

M. Martin Solon a simplifié le procédé de M. Martin St.-Ange. Au lieu d'une canule d'argent il emploie une sonde de gomme élastique: un fil double attaché à l'extrémité de la sonde où est fixée la vessie ressort par les narines et peut servir à fixer le bourdonnet de charpie après l'insufflation. Un simple fosset introduit dans la sonde suffit pour empêcher le retour de l'air et maintenir la vessie insufflée.

Procédé ordinaire. — On fait d'abord un premier tampon de charpie destiné à obstruer l'ouverture postérieure des fosses nasales, puis on le lie avec un fil de soie très fort dont les deux extrémités ont une longueur suffisante pour être ramenées d'arrière en avant dans les fosses nasales. Pour cela on introduit par la narine une sonde de Belloc (voy. instrum. pl. X, fig. 15), ou une sonde de gomme élastique assez flexible; quand l'extrémité de la sonde est dans le pharynx, on lâche le bouton de la sonde de Belloc ou bien on attire au dehors par la bouche l'extrémité de la sonde de gomme

élastique; à cette extrémité on attache les fils du tampon *c'*, puis
en retirant la sonde on les ramène d'arrière en avant par la narine; en tirant sur le fil on introduira un peu de tampon dans la
fosse nasale postérieure afin qu'elle soit oblitérée autant que possible. Enfin, un second tampon glissé entre les deux fils sera lié
et fixé à la narine. Les fosses nasales se trouveront ainsi obstruées
en arrière et en avant et l'appareil sera laissé en place pendant
deux ou trois jours. Pour retirer les tampons il suffira de couper
le fil au devant des narines; le tampon postérieur peut être saisi
par la bouche avec une pince, ou repoussé en arrière dans le
pharynx avec une sonde introduite par les narines.

OPÉRATIONS QUI SE PRATIQUENT SUR LES SINUS FRONTAUX ET MAXILLAIRES.

PERFORATION DU SINUS FRONTAL.

Les maladies qui peuvent nécessiter la trépanation du sinus frontal sont des fractures, la carie, la nécrose, les abcès, les corps étrangers, les polypes, etc.

Une incision semi-lunaire à concavité en haut et en dedans est pratiquée au niveau de la tête du sourcil; le lambeau relevé, on applique une couronne de petit trépan. Cette opération est toujours grave, et pour guérir les fistules qui en sont fréquemment la suite il faut recourir à la compression (qui souvent échoue), ou à l'autoplastie.

CATHÉTÉRISME ET PERFORATION DU SINUS MAXILLAIRE.

Cathétérisme. — L'entrée du sinus maxillaire est située au-dessus du cornet inférieur *a* (voy. pl. 43, fig. 1), et au-dessous du cornet moyen *b*; il faut pour l'atteindre se servir d'une petite sonde courbe qu'on glissera sous le cornet moyen. C'est à la partie moyenne de ce cornet que le bec de la sonde rencontrera l'ouverture dans laquelle elle doit être introduite.

Jourdain a fait avec succès des injections émollientes dans un cas de rétention de mucus. — Si l'orifice du sinus ne peut être reconnu ou s'il est obstrué, on pourra faire une ouverture artificielle avec un petit trocart courbe en perforant de dedans en dehors la paroi osseuse du sinus sous le cornet moyen. Le procédé de Jourdain est abandonné aujourd'hui.

La perforation des parois du sinus est généralement adoptée et cette méthode compte plus d'un procédé. *Lamorie* pénétrait dans le sinus entre l'apophyse zygomatique et la troisième dent molaire. *Desault* l'ouvrait par la fosse canine après avoir incisé la peau de la joue. Le procédé de Desault a été modifié : on incise la gencive et on pratique la perforation un centimètre ou deux au-dessus du bord gengival. La plaie ne laisse point de cicatrice visible. *Cheselden* ouvrait le sinus par la bouche. Tous ces procédés ont leurs avantages et leurs inconvéniens; certains cas spéciaux peuvent réclamer leur application, mais on préfère généralement recourir au procédé suivant.

Procédé ordinaire. — Attribué à Meïbomius, ce procédé qui ne laisse pas de cicatrice visible, consiste à perforer les alvéoles et à pénétrer ainsi dans le sinus maxillaire par un point déclive, facilement accessible aux instruments.

Toutes les dents molaires répondent au sinus, et c'est par leurs alvéoles que la perforation doit être faite. S'il manque une dent, on s'adressera à l'alvéole vide; si une seule molaire est cariée, c'est celle-là, quelle qu'elle soit, qu'il faut arracher de préférence (Malgaigne). Si toutes les molaires sont saines, il faut extraire la deuxième et pénétrer par son alvéole.

L'opération peut être faite avec un poinçon, ou un trocart, ou un petit trépan perforatif. La nature de l'affection qui la réclame indiquera les dimensions qu'on doit donner à l'ouverture. Belloc introduisait dans l'orifice artificiel un bouchon de bois pour empêcher les aliments de pénétrer dans le sinus. D'autres opérateurs ont conseillé de placer une canule à demeure.

Il est assez difficile d'apprécier théoriquement la valeur relative de ces procédés; mais la perforation des alvéoles est généralement facile et paraît d'ailleurs indiquée par la nature elle-même, puisque, dans certains cas, les liquides contenus dans le sinus s'échappent souvent par une alvéole que la chute d'une dent a laissée vide.

Pl. 47.

LIGATURE D'UN POLYPE DES FOSSES NASALES, ABLATION DES AMYGDALES.

Fig. 1. Coupe verticale antéro-postérieure de la face; *a*, anse de fil portée autour d'un polype des fosses nasales au moyen du porte-ligature *b* de M.Charrière.(Instruments, pl. XII, fig. 4.)

Fig. 2. Disposition anatomique des amygdales entre les piliers du voile du palais: *a*, langue; *c b*, amygdales.

Fig. 3. L'amygdale saisie avec les pinces à griffes *a*. est excisée avec un bistouri boutonné *b* garni de linge.

Fig. 4. *a*, amygdale excisée au moyen du tonsillotome *b*. (Instruments, pl. XIII, fig. 1 et 2, 3 et 4.)

CANCER DE LA LANGUE ET OPÉRATION DU BÉGAYEMENT.

Fig. 1. *Anatomie.* Elle représente la disposition des artères linguales *a* et *b*. *c*, nerf hypoglosse. Nous reviendrons plus loin sur les muscles de la langue.

Fig. 2. La portion cancéreuse est saisie avec des pinces érignes *d*; deux incisions *ab*, *cb*, réunies en V sur la ligne médiane, déterminent un lambeau triangulaire qui laisse une plaie dont les deux bords sont ensuites réunis par des points de suture : fig. 3, *a* et *b*.

Fig. 3. *Réunion après l'opération.*

Fig. 4. La portion cancéreuse est comprise entre deux ligatures *bc* et *ba*, qu'on serre au moyen de deux serre-nœuds en chapelets, *e*, *c*.

Fig 5. *Procédé de M. Vidal.* Une aiguille droite *a*, montée sur un manche, est enfoncée au-dessus de l'os hyoïde *b*, et traverse la langue de bas en haut. *c*, anse de fil portée par l'œil de l'aiguille.

Fig. 6, 7 et 8. *Même procédé.* Coupe transversale de la langue, afin de montrer le chemin que doit parcourir l'aiguille.

Fig. 6. *a*, aiguille, un bout du fil *b* est dégagé; l'autre bout *c* est pendant au dehors.

Fig. 7. L'aiguille *a a*, a été retirée et replongée latéralement dans la langue, de manière que la pointe paraisse sur le bord de l'organe malade; les extrémités *b* *c* du fil sont dégagées.

Fig. 8. Les deux extrémités *a* et *b* du fil, dont l'anse *d* embrasse une moitié latérale de la langue, sont réunies par un serre-nœud *c*.

Fig. 9. *Section des génioglosses par le procédé de M. Baudens.* Une érigne *a* est implantée sur la muqueuse; la section des génioglosses est opérée avec des ciseaux fortement coudés sur le plat.

CANCER DE LA LANGUE.

PROCÉDÉS OPÉRATOIRES.

Avant de recourir aux opérations par lesquelles on enlève une partie ou la totalité de la langue, le chirurgien ne doit point oublier que certaines tumeurs sont entièrement superficielles, et qu'il suffit alors d'*écorcer* la langue pour les isoler des parties saines : que d'autres sont enkystées, siégent dans l'épaisseur de l'organe, et peuvent en être extraites facilement par énucléation. Mais quelques dégénérescences réclament l'*excision* ou la *ligature*.

Excision. — Proportionnée à l'étendue du mal, l'excision comprendra toujours une portion des tissus non malades ; un ou deux millimètres au delà des limites de la tumeur. Des bouchons, placés entre les dents, maintiendront la bouche ouverte ; la langue sera saisie avec des pinces érignes et tirée autant que possible hors de la bouche ; suivant la forme ou le siége du cancer la section sera faite soit avec le bistouri, soit avec les ciseaux, tantôt droite et en travers, tantôt courbe. Si l'incision de la partie malade ne peut être faite d'un seul coup, il faudra commencer par la face inférieure de l'organe afin de ne pas être gêné par l'hémorrhagie en arrivant à la face supérieure de la langue.

Boyer cernait la tumeur entre deux incisions réunies en V (fig. 2, *cb* et *ba*). Deux ou trois points de suture (fig. 3) réunissaient ensuite la plaie.

Ligature. — *Procédé de Mayor.* — Elle consiste à isoler la partie malade, des tissus sains, au moyen de ligatures pratiquées avec des fils traversant toute l'épaisseur de l'organe. Pour un cancer qui n'intéressait qu'une moitié de la langue, Mayor traversa l'organe vers sa base avec un bistouri, et l'incisa d'arrière en avant dans toute l'épaisseur. La partie malade fut ensuite étreinte par une ligature serrée à l'aide du serre-nœud de Mayor (Instr., pl. XII, fig. 7). On pourrait également, sans recourir à l'incision, comprendre la portion malade entre deux ligatures (fig. 4).

Procédé de M. J. Cloquet. — Dans un cas de cancer qui avait envahi toute la moitié latérale de la langue et s'étendait vers la base, de manière à ne pouvoir permettre la ligature par la bouche, M. Cloquet eut recours au procédé suivant :

Une aiguille courbe, montée sur un manche, et ayant un œil à sa pointe, fut enfoncée sur la ligne médiane du cou, au-dessus de l'os hyoïde, et traversa de bas en haut toute l'épaisseur de la langue.

L'œil de l'aiguille courbe, par un mouvement de bascule en arrière imprimé au manche, vint se présenter aux arcades dentaires ; deux ligatures furent ensuite passées dans le chas de l'aiguille. L'opérateur ramenant alors l'aiguille en lui faisant rebrousser chemin, amena les fils au dehors par la plaie du cou, de manière qu'une extrémité des ligatures se trouvait dans la bouche et l'autre au dehors. L'aiguille fut ensuite enfoncée de nouveau dans la plaie du cou, mais cette fois pour ressortir sur l'un des côtés de la langue, où le chas reçut alors les deux chefs qui étaient restés libres dans la bouche. L'aiguille, de nouveau retirée, ramena donc les deux chefs par la plaie du cou. Ces deux ligatures ainsi passées servirent : l'une à serrer transversalement la moitié de la langue, l'autre, engagée dans une incision pratiquée sur la pointe de la langue, étreignit longitudinalement, d'arrière en avant, toutes les parties cancéreuses.

Procédé de M. Mirault, d'Angers. — Il n'est qu'une modification du procédé de M. J. Cloquet. L'aiguille traverse la langue de bas en haut, et est ramenée par la bouche pour être replongée de haut en bas sur l'un des côtés de la langue.

Procédé de M. Vidal. — (Fig. 5, 6, 7 et 8.) Nous empruntons à l'auteur la description qu'il en a donnée. « Je me sers d'une grande aiguille droite montée sur un manche (fig. 5, *a*). Elle est terminée en fer de lance ; vers sa pointe est un œil. Si on ne doit lier qu'une moitié de la langue, on passe dans cet œil un seul fil très-fort. Après avoir saisi la langue par sa pointe, et l'avoir tirée le plus possible en avant, on enfonce l'aiguille au-dessus de l'os hyoïde *b*. Plus le mal est avancé vers la base, plus la pointe de l'aiguille est portée en arrière. Après avoir traversé la langue de bas en haut, la lance paraît dans la bouche avec l'anse de fil qu'elle porte, *c* ; au cou pendent les deux bouts ; on les confie à un aide. Le chirurgien saisit le manche de l'aiguille avec la main gauche ; au moyen d'une **pince** à disséquer tenue de la main droite, un fil est saisi dans la bouche ; il est retiré en dehors de cette cavité et confié à un autre aide (fig. 6, *b*) ; il n'y a plus qu'un fil au cou, *c*. Alors le chirurgien tire un peu l'aiguille *a* vers cette région, comme s'il voulait la faire sortir ; mais la pointe une fois parvenue au-dessous de la langue, on la pousse de nouveau en haut et en dehors, et la lance paraît sur un côté entre le pilier antérieur du voile du palais et le bord de la langue (fig. 7). Avec les mêmes pinces à disséquer, on tire de l'œil de l'aiguille le bout de fil qui pend encore au cou. Alors l'instrument est libre, il est retiré tout à fait par le cou. On lie les deux bouts de fil *a*,*b*, ou on les passe dans un serre-nœud *c* (fig. 8).

« Si le cancer occupe toute la langue, on peut faire une double ligature qui étreindra les deux portions de la langue. Alors on passera deux fils dans l'œil de la lance ; un d'eux sera noir, l'autre blanc. Cette différence de couleur permettra d'étreindre plus facilement, avec le même fil, un côté de l'organe. »

DU BÉGAYEMENT.

La médecine opératoire compte un grand nombre de procédés par lesquels les chirurgiens ont cherché à remédier au bégayement. Aujourd'hui que l'expérience a suffisamment démontré l'inutilité et le danger de la plupart des opérations tentées dans ce but, nous nous bornerons à décrire les procédés qui offrent quelque chance de succès, et qui, par leur simplicité, n'ont rien de périlleux.

Procédé de M. Baudens. — *Section des génioglosses* (fig. 9). — Le malade est assis sur une chaise, la tête maintenue par un aide qui tire en arrière les commissures des lèvres ; l'opérateur, avec une érigne tenue de la main gauche, soulève la membrane muqueuse au dessus du bord des génioglosses, puis avec des ciseaux pointus, coudés sur leur plat, et plongés éntr'ouverts à trois centimètres de pro fondeur en rasant la mâchoire, il coupe d'un seul coup les attaches des deux muscles. On introduit ensuite dans la plaie un petit tampon soit d'éponge, soit de charpie, qu'on laisse jusqu'à ce que l'hémorrhagie ne soit plus à craindre. La plaie guérit ensuite rapidement.

Procédé de M. Bonnet. — *Section sous-cutanée des génioglosses.* — Le malade est assis la tête renversée en arrière ; l'opérateur porte un doigt de la main gauche dans la bouche, au-dessus des apophyses géni ; puis, avec un ténotome aigu tenu de la main droite, il traverse. sous le menton et sur la ligne médiane, la peau, le peaucier et l'espace intermusculaire des digastriques et des mylo-hyoïdiens ; le ténotome aigu est ensuite remplacé par un ténotome mousse qu'on porte dans la plaie, le tranchant en avant, jusqu'à ce que le doigt qui est au-dessus des apophyses géni sente l'extrémité de la lame ; alors, faisant agir latéralement le tranchant, le chirurgien opère successivement la section des muscles génioglosses. Avant d'exécuter ce temps de l'opération, il faut assurer la position du ténotome entre les apophyses géni, et ne point intéresser la muqueuse buccale. Après l'opération, il peut se former un épanchement sanguin plus ou moins considérable, lequel gêne un peu la déglutition pendant deux ou trois jours.

Les résultats obtenus par les opérations du bégayement ont été trop souvent négatifs pour ne pas faire revenir aux exercices gymnastiques, régularisés par MM. Colombat (de l'Isère), Serres (d'Alais), et de quelques autres médecins qui ont obtenu des succès incontestables.

SECTION DU FILET DE LA LANGUE.

Le frein de la langue, en se prolongeant trop en avant vers la pointe, gêne l'enfant nouveau-né dans la succion du lait, et plus tard nuit à la prononciation. Avant d'opérer la section du filet, il ne faut pas oublier que les veines ranines rampent sous la langue de chaque côté du frein. L'enfant sera assis sur les genoux d'un aide qui lui tiendra la tête renversée et lui pincera le nez pour le forcer à ouvrir la bouche : le chirurgien soulèvera la langue avec le pouce et l'indicateur de la main gauche afin de tendre le filet, puis, avec la main droite armée de ciseaux courbes sur le plat, il pratiquera l'incision d'un seul coup, aussi loin que possible de la langue, et en dirigeant la pointe des ciseaux en bas, afin de ne point léser les veines ranines.

On peut employer, pour soulever la langue, la plaque fendue d'une sonde cannelée, en engageant le frein dans la fente. La plaie n'exige aucun soin spécial.

Deux accidents sont à redouter dans cette opération : 1° le renversement de la langue en arrière dans le pharynx, accident qui peut déterminer la suffocation, ainsi que l'a observé J. L. Petit ; 2° l'hémorrhagie, quand l'opération a lésé les veines ranines. Dans le premier cas, le doigt indicateur suffit pour ramener la langue en avant, dans le second, on peut recourir aux astringents ou à la cautérisation pratiquée avec un petit stylet chauffé à blanc. M. Malgaigne conseille de fermer la plaie de la veine par un point de suture entrecoupée.

On observe quelquefois chez les enfants nouveau-nés des tumeurs sublinguales qui se présentent sous la forme d'un bourrelet charnu assez ferme. Ces tumeurs seront saisies avec des pinces, et excisées avec des ciseaux courbes sur le plat.

ADHÉRENCES ANORMALES DE LA LANGUE.

Les adhérences peuvent être congéniales ou acquises. Dans le premier cas, elles se présentent sous la forme de brides celluleuses, qu'on divise facilement avec des ciseaux ; dans le second, elles sont souvent le résultat de phlegmasies ; elles occupent alors des surfaces étendues, et sont quelquefois très-résistantes.

Le malade sera assis sur une chaise, la tête fortement renversée en arrière et la bouche étant maintenue ouverte par un bouchon interposé entre les dents molaires ; l'opérateur, placé derrière le malade, écartera la paroi buccale et les portions libres de la langue, puis avec un bistouri porté en dédolant, le tranchant tourné en dehors, il divisera les adhérences. L'opération sera de temps en temps suspendue pour permettre au malade de faire usage de gargarismes astringents.

La plaie se cicatrise d'elle-même. Pour éviter des adhérences nouvelles, on recommandera au malade de mouvoir fréquemment la langue et de glisser le doigt entre les surfaces divisées.

EXCISION DE LA LUETTE

Le malade étant assis sur une chaise, et maintenu comme pour l'excision des amygdales, l'opérateur saisit la luette soit avec des pinces à polype, soit avec des pinces à torsion, et l'excise d'un seul coup avec des ciseaux ou avec un bistouri. L'hémorrhagie est rarement considérable, et pour l'arrêter il suffit de mâcher la luette opérée entre les mors des pinces, ou bien de toucher la plaie avec le nitrate d'argent.

OPÉRATIONS QUI SE PRATIQUENT SUR LES AMYGDALES.

ABCÈS DES AMYGDALES.

Quand l'angine tonsillaire se termine par suppuration, les amygdales deviennent le siége d'une collection purulente, à laquelle il faut donner issue : il suffit de porter jusqu'à l'amygdale malade le doigt indicateur de l'une des mains, et, de l'autre main, de glisser sur ce doigt, la lame garnie de linge jusqu'à un centimètre de la pointe, d'un bistouri aigu. Une ponction faite sur le point où se manifeste la fluctuation, suffit pour évacuer le pus.

EXCISION DES AMYGDALES. (Pl. 47.)

Les inflammations chroniques des amygdales déterminent souvent une hypertrophie de ces glandes qui gêne la déglutition et la respiration. Les scarifications, la cautérisation et la ligature ont été employées à différentes époques contre cette affection. Aujourd'hui l'excision est généralement adoptée. On peut la pratiquer avec les pinces érignes de Museux et un bistouri boutonné, ou bien avec les tonsillotomes inventés pour cette opération.

Excision. — Le malade est assis en face du jour, la tête appuyée sur la poitrine d'un aide qui maintient les mâchoires écartées avec un bouchon taillé en coin et placé entre les dents ; le même aide pourrait au besoin, en se plaçant devant le malade, abaisser la langue, soit avec une spatule, soit avec le manche d'une cuiller. L'opérateur placé devant le malade, saisit l'amygdale avec les pinces de Museux, la dégage d'entre les piliers du voile du palais en la tirant un peu en dedans, ce qui rend la glande plus saillante et l'éloigne de la carotide ; puis, prenant de la main qui ne tient pas les pinces, un bistouri boutonné dont la lame est garnie de linge, jusqu'à quatre ou cinq centimètres de son extrémité, le chirurgien glisse la lame le dos en bas jusque sous l'amygdale ; alors relevant le tranchant en haut, il coupe en sciant de bas en haut, et paralèllement à la paroi externe de la bouche, l'amygdale hypertrophiée qui est ensuite retirée avec les pinces de Museux. Il faut en général enlever le plus possible de la tumeur. Cette opération est rarement suivie d'une hémorrhagie abondante, et les gargarismes astringents ou de la poudre d'alun portée sur la plaie avec un pinceau, suffisent pour arrêter l'écoulement du sang. Cependant l'excision des amygdales étant quelquefois nécessitée par des degénérescences, ou par une tuméfaction volumineuse de la glande pouvant faire redouter quelque hémorrhagie, l'opérateur devra dans ce cas, se précautionner d'un petit cautère chauffé à blanc qui serait alors appliqué sur la plaie saignante. On a également conseillé de faire d'amples respirations pour arrêter les hémorrhagies qui se manifestent dans cette région. Dans le cas malheureux, où l'artère carotide aurait été blessée, il faudrait se hâter d'exercer immédiatement une compression avec les doigts sur la carotide primitive ; une compression serait également exercée sur le foyer même de l'hémorrhagie avec un tampon de charpie dont on garnirait l'extrémité d'une pince droite de Museux ; cette extrémité serait seule portée dans la bouche et le tampon appliqué entre les piliers du voile du palais, l'autre branche en dehors prendrait un point d'appui sur la joue, et la pince ainsi fixée à l'aide d'un fil liant les anneaux des branches, exercerait une compression temporaire suffisante dans quelques cas pour arrêter une hémorrhagie faible et qui serait toujours utile si l'on pratiquait la ligature de la carotide.

Nous n'entreprendrons pas ici la description des nombreux instruments inventés pour pratiquer l'excision des amygdales. (Instruments, pl. XIII.) La fig. 2 représente le tonsillotome de Fahnestock,—modifié par M. Velpeau. L'amygdale est engagée entre ses deux anneaux ; une broche glissante, simple ou double (fig. 3) ou une griffe tournante fig. 4) sert à fixer l'amygdale et à la faire saillir entre les anneaux par un mouvement de bascule qui éloigne la broche du plan des anneaux ; l'amygdale étant ainsi fixée, il suffit de faire glisser les anneaux l'un sur l'autre pour opérer la section de l'amygdale *a* (pl. 47, fig. 4).

Ces instruments, très-ingénieux sans doute, seront employés avantageusement pour opérer sur les enfants, mais ils ont l'inconvénient de n'être pas applicables à tous les cas, et de n'opérer souvent qu'une excision incomplète de la glande malade. Aussi accorde-t-on généralement la préférence à l'opération pratiquée avec le bistouri (pl. 47, fig. 3, *a*, *b*).

Pl. 49.

CPÉRATIONS QUI SE PRATIQUENT SUR L'APPAREIL SALIVAIRE.

FISTULE DE LA PAROTIDE ET CONDUIT DE STÉNON.

ANATOMIE.

Fig. 1. La *glande parotide*, *a*, dont la forme est à peu près pyramidale, est limitée en haut par l'apophyse zygomatique et par l'articulation temporo-maxillaire ; en arrière, elle est longée par le muscle *sténo-mastoïdien ;* elle répond à l'apophyse mastoïde et au muscle digastrien ; elle contourne de dehors en dedans la branche du maxillaire inférieur, et envoie des prolongements au-dessous de l'angle de la mâchoire ; sa portion profonde ou réfléchie est traversée par la carotide externe et le nerf facial avec lesquels la glande a des rapports que nous étudierons plus loin.

En avant, la parotide a peu d'épaisseur ; elle s'étale sur la face externe du muscle masseter par des prolongements irréguliers dont la face profonde est en rapport avec l'artère transversale de la face, et quelques filets du facial. Elle est aussi en rapport, par sa face superficielle, avec quelques ganglions lymphatiques qui sont quelquefois logés dans son épaisseur, mais qu'on rencontre plus communément dans les mailles du fascia qui forme une gaîne à la glande. Ces ganglions peuvent être isolément le siége d'affections morbides et d'abcès, bien que la glande soit parfaitement saine.

Fig. 2. Les rapports profonds de la parotide ont une grande importance chirurgicale. Sur cette figure la glande a été disséquée et enlevée de manière à dégager les nerfs et les vaisseaux qui en sillonnent l'épaisseur.

Le *nerf facial*, *a*, s'enfonce dans son épaisseur et s'y divise en branches dont les principales ont une direction à peu près horizontale , direction qu'il ne faut pas oublier quand on ouvrira des abcès dans cette région. Des incisions faites perpendiculairement au trajet du nerf ont souvent entraîné la paralysie faciale par la section des gros rameaux du nerf. L'*artère carotide externe*, *c*, traverse presque toujours de bas en haut la partie profonde de la glande. L'*artère temporale, de*

la transversale de la face et des rameaux veineux importants, traversent encore la parotide en divers sens.

Ces rapports ne sont-ils pas suffisants pour indiquer combien se
rait difficile et périlleuse l'extirpation de cette glande?

Le *conduit de Sténon*, b (fig. 1 et 2), est dirigé horizontalement
d'arrière en avant sur le masseter, suivant une ligne partant de la
saillie du tragus et aboutissant à la commissure labiale ; au niveau du
bord antérieur du masseter, le conduit change de direction et s'enfonce perpendiculairement dans l'épaisseur de la joue, traverse le
buccinateur, et, après un petit trajet oblique entre ce muscle et la
muqueuse buccale, il s'ouvre dans la bouche à peu près au niveau de
l'intervalle qui sépare la première de la deuxième grosse molaire. Ce
canal est accompagné dans son trajet par quelques artères provenant
de la transversale de la face et par une branche du nerf facial.

La *glande sous-maxillaire*, c (fig. 1), est située sous le corps de la
mâchoire inférieure, elle répond à la fossette du maxillaire dans laquelle elle est logée ; en bas cette glande est recouverte par l'aponévrose cervicale et par le peaucier; en dedans, elle est en rapport avec
les muscles digastrique, mylo-hyoïdien, hyo-glosse et avec le nerf
lingual. Son rapport le plus important est celui qu'elle affecte avec
l'*artère faciale*, d (fig. 1), qui la sillonne en haut et en dedans. Le *conduit de Warthon*, b (fig. 1), naît de cette glande et vient s'ouvrir sur
le côté du frein de la langue.

Fig. 3. *Procédé de Morand.* (Voy. procédés opératoires.)

Fig. 4. Elle représente une coupe horizontale de la fig. 3. *a*, arcade dentaire supérieure; *b*, conduit de Sténon; *c*, ouverture fistulaire; *e*, séton lié en dehors sur la joue ; *d*, commissure labiale.

Fig. 5. *Procédé de M. Deguise.* (Voy. procédés opératoires.)

PROCÉDÉS OPÉRATOIRES

Les fistules de l'appareil salivaire sont de deux ordres : les unes
affectent directement la glande parotide et siégent, soit sur la glande
elle-même, soit sur les radicules du conduit salivaire ; les autres sont
produites par des lésions du conduit de Sténon.

§ 1. On peut obtenir la guérison des *fistules parotidiennes* par différents moyens :

1° Les *injections irritantes*, proposées par Louis, seront pratiquées
avec des liquides astringents ou plus ou moins cathérétiques.

2° La *cautérisation*, soit avec le fer rouge, soit avec des caustiques.

3° Le *vésicatoire*, appliqué sur la fistule aurait été employé avec
succès par M. Velpeau.

4° La *compression*, proposée par Desault dans le but d'atrophier la glande; la *compression* plus méthodique de M. Malgaigne, qui applique sur l'ouverture fistulaire une feuille d'or recouverte d'une mouche de poix de Bourgogne afin de favoriser la cicatrisation en fermant mécaniquement le passage de la salive.

5° L'*excision*, qui consiste à circonscrire l'ulcère entre deux incisions elliptiques, puis à réunir les deux bords avivés au moyen d'un point de suture.

6° L'*extirpation* de la parotide est aujourd'hui rejetée comme un moyen extrême et périlleux et ne devant trouver d'indication que dans certains cas d'absolue nécessité.

§ 2. Les *fistules du conduit de Sténon* peuvent être traitées par un grand nombre de procédés opératoires classés sous quatre méthodes qui ont pour objet : 1° la cicatrisation de l'ouverture fistuleuse ; 2° la dilatation du conduit naturel ; 3° l'établissement d'un nouvel orifice buccal; 4° l'atrophie de la glande.

1re Méthode.— 1° La *compression* exercée soit sur l'ouverture fistuleuse, soit sur un point du canal de Sténon, situé entre la fistule et la glande, peut favoriser la cicatrisation de la plaie en empêchant l'écoulement accidentel de la salive qui entretient la fistule. Ce procédé trouve une indication dans les cas où l'orifice buccal du conduit est entièrement libre et quand la fistule est susceptible d'une cicatrisation rapide.

2° La *cautérisation* peut être employée ici comme pour les fistules de la glande parotide.

3° La *suture entortillée*, après l'avivement des bords de la plaie quand la fistule est ancienne, peut être utilisée avec succès.

2me Méthode. — 1° *Rétablissement du conduit naturel. Procédé de Morand* (fig. 3 et 4). — Un séton est posé à l'aide d'un petit stylet par l'ouverture buccale pour ressortir par l'orifice de la fistule, ou bien, de l'orifice de la fistule dans l'orifice buccal. Quand le canal désobstrué permet le facile écoulement de la salive, on retire le séton avec précaution de manière à laisser l'une de ses extrémités engagées dans le conduit. On avive ensuite les bords de la fistule et on en favorise la cicatrisation par les moyens ordinaires.

3me Méthode.—Elle consiste à pratiquer un canal artificiel. Pour atteindre ce but, Deroy traversait toute l'épaisseur de la joue au devant du masseter, avec un fer rouge, procédé qui a été modifié par la plupart des opérateurs depuis Deroy. Aujourd'hui le procédé de M. Deguise est généralement adopté.

Procédé de M. Deguise (fig. 5). — La figure représente une coupe horizontale de la joue qui permet de voir la disposition des parties : soient *a* le conduit de Sténon et *c* l'ouverture de la fistule. Avec un petit trocart porté au fond de la fistule et engagé autant que possible dans le conduit de Sténon, on traverse la joue de dehors en dedans et d'avant en arrière suivant la direction *c b*. Deux doigts introduits dans la bouche servent à maintenir la paroi buccale et à assurer le point de jonction. On retire le poinçon de la canule, laquelle reste seule engagée, et, par cette canule, on passe un fil de plomb *c b*, puis on retire la canule pour replonger de nouveau le trocart dans une direction opposée à la première, selon *d e*. Cette fois, on passe par la canule un fil de soie *d e*, puis on retire la canule. Le fil de soie est destiné à lier l'extrémité *c* du fil de plomb pour le ramener dans la bouche suivant la ligne *d e*, de ma nière que les deux extrémités du fil de plomb puissent être réunies pour former un anneau *f*, qui embrasse les parties molles du fond de la fistule. — Il ne reste plus qu'à aviver les bords de la fistule et à les réunir par un point de suture. Quand la cicatrice est obtenue on coupe le fil de plomb et la salive s'écoule par les ouvertures pratiquées artificiellement.

Le procédé de M. Deguise a subi quelques modifications. M. Roux remplace le fil de plomb par un fil de soie, etc. M. Malgaigne se sert d'un fil de soie assez fort et armé d'une aiguille à chacune de ses extrémités. La première aiguille est plongée dans la joue suivant la ligne *c b*; la seconde suivant *d e*. L'anse du fil embrasse donc les parties molles, comme l'anse de plomb, quand les deux extrémités en sont liées dans la bouche. Ce procédé est d'une exécution aussi prompte que facile.

4me MÉTHODE. — Desault préconisait la compression pour atrophier la glande parotide. Viborg proposa dans le même but, la ligature du canal de Sténon. Mais l'expérience n'a pas encore sanctionné ces différentes manœuvres et les procédés de la troisième méthode nous semblent préférables.

EXTIRPATION DE LA GLANDE SOUS-MAXILLAIRE.

Voyez pour les détails anatomiques l'explication de la pl. 49.

Opération. — La peau sera incisée crucialement ou en demi-lune au-devant de la glande; les vaisseaux seront liés et coupés entre deux ligatures. La glande, saisie avec une érigne, sera attirée et isolée du nerf hypoglosse et de l'artère linguale par une dissection minutieuse; une ligature sera ensuite placée au-dessus de l'endroit où la glande doit être incisée. Après l'opération on pourra tenter la réunion immédiaté, si la plaie le permet, ou bien panser avec de la charpie, et réunir par seconde intention.

DE LA GRENOUILLETTE.

On nomme grenouillette ou ranule, des tumeurs qui se développent latéralement sous la langue, entre l'os maxillaire et cet organe au-dessus des muscles sus-hyoïdiens. Ces tumeurs sur la nature desquelles les chirurgiens ne sont pas toujours d'accord, siégeraient dans la glande sublinguale ou seraient produites par une dilatation du canal de Warthon. M. Jobert a décrit et spécifié des tumeurs salivaires enkystées dans le conduit de Warthon. Quoi qu'il en soit, ces tumeurs peuvent quelquefois par leur volume gêner la déglutition, faire saillie à l'extérieur et réclamer le secours d'opérations chirurgicales.

La *ponction* et l'*incision*, employées dès la plus haute antiquité, sont aujourd'hui rejetées comme insuffisantes.

La *cautérisation* avec le fer chaud était employée par Ambroise Paré ; de nos jours, on préfère la cautérisation à l'aide de caustiques liquides. Les injections iodées ont été tentées avec succès.

Le *séton* a été mis en usage pour déterminer l'inflammation adhésive des parois du kyste. La *canule*, appliquée pour la première fois par Lecat, fut reprise et modifiée par Dupuytren, qui engageait par une incision faite à la tumeur un double bouton destiné à rester à demeure et à faciliter l'écoulement continuel, soit de la salive, soit des liquides sécrétés par le kyste. Ce procédé a souvent réussi.

L'*excision* est aujourd'hui généralement adoptée. Pour la pratiquer, on soulève avec des pinces ou une érigne la paroi supérieure de la tumeur ; puis, avec des ciseaux ou le bistouri on excise cette paroi ; la tumeur se vide et la cicatrisation se fait assez rapidement.

De tous les procédés employés contre la grenouillette, l'excision est le plus simple et le plus rapide. La cautérisation avec le nitrate d'argent, jointe à l'excision (Malgaigne), offre un moyen plus sûr.

M. Jobert, sous le nom de *batrachosioplastie*, a décrit un procédé qui n'est qu'une modification du précédent. Les lambeaux qui résultent d'une incision longitudinale pratiquée sur la tumeur sont renversés et fixés sur la muqueuse buccale à l'aide de quelques points de suture. Ce procédé est délicat et long dans son application.

Pl. 50.

STAPHYLORAPHIE.

Fig. 1. *Procédé de M. Roux.* — La première et la seconde ligature, *d d* et *c c*, étant posées, l'opérateur pose la troisième au milieu. La lèvre de la division est maintenue avec des pinces *b*, et l'aiguille, tenue avec le porte-aiguille *a*, traverse d'arrière en avant la lèvre de la division.

Fig. 2 Les trois ligatures *a a*, *b b*, et *c c* étant passées, l'opérateur avive les bords de la division avec un bistouri boutonné *e*.

Fig. 3. Striction des nœuds *c c*, *b b*, avec un serre-nœud *a*.

Fig. 4. *Staphyloplastie.* — *Procédé de Dieffenbach.* — *a b* et *a b*, incisions longitudinales faites parallèlement aux bords de la division.

Pl. 51.

STAPHYLORAPHIE.

Fig. 1, 2, 3, 4 et 5. *Procédé de A. Bérard.* — Fig. 1. L'opérateur saisissant une lèvre de la division avec une pince *a*, passe, d'avant en arrière, une anse de fil *c*, avec un porte-aiguille *b*.

Fig. 2. Les ligatures *a*, *a*, *a* étant posées, l'opérateur procède à l'avivement de haut en bas des bords de la division avec un bistouri *c*.

Fig. 3, 4, et 5. Elles représentent théoriquement le procédé de A. Bérard. Fig. 3. Passage du premier fil simple *b b*, dans une lèvre de la division *a a*. Fig. 4. Passage de l'anse de fil *c*. Fig. 5. L'anse de fil *c*, ramène d'arrière en avant l'extrémité *b* de la ligature.

Fig. 6, 7, 8 et 9. *Procédé de M. de Pierris.* — Fig. 6. Application de l'instrument derrière une lèvre de la division ; *c*, dé mobile retenant une anse de fil *a*. *b*, aiguille à crochet engainée dans une canule.

Fig. 7. La canule poussée jusqu'à la face antérieure de la division. *b*, l'aiguille mobile au moment où elle va traverser la lèvre de la division.

Fig. 8. L'aiguille *b*, poussée par l'opérateur, après avoir traversé la lèvre de la division, repoussé le dé mobile *c*, reçoit dans son encochure l'anse de fil *a*.

Fig. 9. L'aiguille ramène d'arrière en avant l'anse de fil *a*.

DIVISION DU VOILE DU PALAIS.

PROCÉDÉS OPÉRATOIRES, PL. 50 ET 51.

Les divisions du voile du palais sont presque toujours congéniales, et se présentent sous trois formes différentes :

1° La *division simple*, qui n'occupe que le voile du palais, est caractérisée par une scissure médiane sans perte de substance, n'intéressant que les parties molles : 2° la *division incomplète de la voûte palatine* avec écartement des parties osseuses ; 3° la *division complète de la voûte palatine*, dans laquelle les os et les parties molles sont divisés complétement d'arrière en avant, dans toute la longueur de la voûte palatine. Cette division peut s'étendre jusqu'aux lèvres, et être compliquée de bec-de-lièvre (voyez bec-de-lièvre, pl. 44 et 45).

Les opérations chirurgicales par lesquelles on remédie à ces difformités sont : 1° la *staphyloraphie*, applicable à la division simple ; 2° la *staphyloplastie*, qui n'est qu'une modification de la staphyloraphie, applicable aux divisions incomplètes ; 3° la *palatoplastie* ou *uranoplastie*, par laquelle on répare les pertes de substances de la voûte palatine.

1° *Staphyloraphie.* — 1° Elle aurait été pratiquée dans le siècle dernier par Le Monnier, dentiste français ; en 1817 Græfe la tenta, mais sans résultat. M. Roux (1819) régularisa cette opération, en posa les règles, et sut la pratiquer avec succès. La staphyloraphie est toujours une opération longue, délicate, et qui exige le concours docile du patient : de là le précepte de n'opérer que les malades en âge de raison. Cette opération se compose de trois temps principaux : 1° l'avivement des bords de la solution de continuité ; 2° le passage des fils destinés à réunir les bords saignants ; 3° la ligature des fils.

Procédé de M. Roux. — *Appareil* (Instr., pl. XIII). Il se compose : 1° de trois rubans à ligature, formés de deux à trois fils cirés ; 2° de six petites aiguilles courbes et plates ; les ligatures reçoivent une aiguille à chaque extrémité ; 3° d'un porte-aiguille (fig. 13) ; 4° de pinces à pansement ; 5° d'un bistouri boutonné ; 6° de ciseaux coudés de M. Roux (fig. 7).

1ᵉʳ *temps.* — *Pose des ligatures* (pl. 50, fig. 1). Le malade est assis en face du jour, la tête renversée en arrière et appuyée sur la poitrine d'un aide, la bouche maintenue largement ouverte par un bouchon de liège placé entre les dents molaires ; le chirurgien, placé en face du malade, saisit de la main gauche, avec une pince *b*, la lèvre droite de la division, et de la main droite, armée du porte-aiguille *a*, introduit la pointe de l'aiguille, d'avant en arrière, derrière le voile du palais, pour traverser, d'arrière en avant, le voile du palais à sept ou huit millimètres du bord libre de la division. L'aiguille, engagée jusqu'à son talon, est lâchée par le porte-aiguille et saisie par sa pointe avec une pince qui l'amène dans la bouche, où elle entraîne l'extrémité de fil passée dans son chas. Après quelques instants de repos accordés au malade, la même manœuvre est pratiquée sur la lèvre gauche de la division avec l'autre aiguille de la ligature ; les deux chefs de la ligature sont ainsi amenés dans la bouche et en dehors. Quand on pose trois ligatures, on commence par l'inférieure, la supérieure est posée la seconde, enfin la troisième ligature se place au milieu. La figure 1 représente la pose de la troisième ligature.

Les extrémités des fils *c c*, *d d*, étant amenées au dehors, et l'anse qu'ils forment dans la bouche étant abaissée vers le pharynx, on procède au second temps de l'opération.

2ᵉ temps — Avivement (fig. 2). — Pour aviver les bords de la division qui doivent être affrontés, on les saisit avec des pinces *d*, d'une main, et de l'autre main, armée de ciseaux coudés ou d'un bistouri boutonné *e*, on coupe les bords, d'arrière en avant, en dedans des fils *a a, b b, c c*; puis, avec le bistouri boutonné, on achève le lambeau par une incision qui se prolonge un peu au delà de l'angle de réunion des bords de la division. On opère ensuite de la même manière sur l'autre lèvre, en faisant tomber sur la première incision, un peu au delà de l'angle de réunion, l'incision qui détache le second lambeau.

3ᵉ temps. — Striction du nœud (fig. 3). — M. Roux commence par serrer la ligature postérieure avec les doigts, et après un premier nœud simple, il confie les fils à un aide qui maintient la ligature *b b*, avec une pince à anneau *a*, pendant qu'on opère la striction de la seconde, puis de la troisième ligature *cc*. Les ligatures sont serrées plus qu'il n'est nécessaire pour affronter les bords des lèvres de la plaie, afin de prévenir tout écartement dans leur intervalle. L'opération terminée (fig. 4), on coupe l'extrémité des fils près des nœuds. Le malade doit garder le repos et le silence, s'abstenir d'aliments solides ou liquides pendant deux ou trois jours. Tout ce qui pourrait ébranler le voile du palais compromettrait le succès de l'opération. Les ligatures ne sont enlevées que du troisième au quatrième jour. La ligature inférieure restera vingt-quatre ou quarante-huit heures de plus.

On a reproché quelques imperfections au procédé de M. Roux. Il faut beaucoup d'habileté pour éviter les inconvénients qu'il peut avoir entre des mains moins exercées que celles de son auteur. En effet, il est essentiel que les ligatures soient placées à égale distance;

que les points correspondants d'une même ligature soient au même niveau ; qu'ils soient à une distance convenable et égale des bords de la division. En dehors de ces conditions, on ne peut espérer un rapprochement uniforme, sans plissement ni déchirure des lèvres de la plaie. On comprendra sans doute les difficultés que présente un procédé dans lequel les ligatures sont passées d'arrière en avant, ce qui ne permet pas de voir au juste le point où l'aiguille perce le voile du palais. De plus, l'avivement des bords de la division est toujours difficile, quand on l'exécute de bas en haut ou d'arrière en avant avec le bistouri, et, avec les ciseaux, on risque de couper les fils. C'est pour remédier à ces divers inconvénients qu'ont été imaginés les procédés que nous allons décrire.

Procédé de A. Bérard (pl. 51). — Deux modifications principales le caractérisent : 1° les ligatures sont passées d'avant en arrière dans les lèvres de la division, ce qui permet de voir et de choisir le point de ponction de l'aiguille ; 2° l'avivement des bords de la division se fait d'avant en arrière et de haut en bas. Les lèvres mieux tendues facilitent une incision plus nette.

Pour pratiquer l'opération, A. Bérard prenait une pince à dents de souris pour fixer le voile du palais; une pince à pansement lui servait de porte-aiguille, et les aiguilles longues de douze à quinze millimètres sur deux millimètres de large, ayant un demi-millimètre au talon, présentaient une courbure peu prononcée.

Le malade étant placé comme pour le procédé de M. Roux (fig. 1), l'un des bords de la division est saisi d'une main avec les pinces *a*, tandis que l'autre main armée du porte-aiguille *b*, passe d'avant en arrière dans la lèvre de la division un premier fil. L'aiguille est ensuite ramenée dans la bouche et les deux extrémités du fil *c c*, pendent au dehors sur la lèvre inférieure. La figure 3 représente ce premier temps de l'opération. Un fil, *b b*, traverse une lèvre, *a*, de la division. Une seconde aiguille est ensuite passée de la même manière sur l'autre lèvre, au même niveau que la première, mais avec cette différence que cette seconde aiguille porte dans son chas une anse de fil. La figure 4 représente l'anse de fil *c*, traversant une lèvre de la bifidité en regard du fil *b b*. Cette anse de fil est destinée à recevoir l'extrémité, *b*, de la première ligature et à l'entraîner dans la seconde lèvre, suivant le trajet de la flèche *c*.

Fig. 5. La première ligature ainsi placée on procède de la même manière à la pose des deux autres.

L'avivement se fait de bas en haut (fig. 2) avec les pinces *b*, l'opérateur saisit le bord de la bifidité qu'il avive ensuite avec un bistouri, *c*.

M. Velpeau commence l'opération par aviver les bords de la bifidité avant de poser les ligatures.

Les autres procédés ne diffèrent des précédents que par l'appareil instrumental. On a cherché à éluder les difficultés des différents temps de l'opération par des instruments ingénieux qui permettent d'agir plus rapidement et plus sûrement, soit pour passer les ligatures, soit pour aviver les bords de la division. La description de tous les appareils imaginés dans ce but serait ici trop longue. D'ailleurs les opérateurs qui les auront entre les mains comprendront à simple vue leur mécanisme.

Nous ne mentionnerons donc ici que quelques instruments dont l'expérience a sanctionné l'usage.

M. Smidt a imaginé une aiguille qui consiste en une tige d'acier montée sur un manche, et courbée vers sa pointe en un demi-cercle d'environ douze millimètres de rayon. La pointe de l'aiguille n'est point percée d'un chas, mais elle est un peu élargie et porte latéralement une échancrure dans laquelle on engage la ligature. La ligature ainsi maintenue, on traverse la lèvre de la division d'arrière en avant et aussitôt que l'échancrure portant le fil paraît, on dégage le fil; l'instrument est retiré et l'autre extrémité de la ligature est passée de la même manière dans la lèvre correspondante de la division.

M. Bourgougnon s'est servi d'une aiguille à pointe mobile (Instruments, pl. XIII, fig. 8, 9, 10, et 11), avec laquelle on peut opérer la perforation d'arrière en avant. D'autres aiguilles dans le même genre, droites ou courbes, ont été utilement employées pour pratiquer la perforation d'avant en arrière.

M. Leroy d'Etiolles a imaginé un instrument qui pratique trois perforations d'un seul coup et opère l'avivement en même temps.

M. Foraylier et M. de Pierris se servent de porte-aiguilles qui maintiennent le bord de la division pendant qu'une aiguille poussée d'avant en arrière conduit ou ramène la ligature. (Instruments, fig. 14 et 15, porte-aiguille de M. de Pierris). Pour la description du mécanisme de l'instrument de M. de Pierris (voir l'explication de la planche 51, fig. 6, 7, 8 et 9.)

2° *Staphyloplastie.* — La perte de substance qui constitue la bifidité du voile du palais est souvent assez considérable pour rendre impossible le rapprochement des lèvres de la division, par les procédés de la staphyloraphie; alors on a recours à la staphyloplastie, qui comprend trois procédés.

Procédé de M. Roux. — Pour faciliter l'extensibilité des parties qu'il voulait rapprocher, M. Roux pratiqua deux sections transversales de chaque côté , en dehors de la division , et le long du bord postérieur des os palatins. Le reste ·de l'opération se fait comme d'ordinaire.

Procédé de Dieffenbach. — (pl. 50 , fig. 4). — Dieffenbach , imitant la méthode de Celse, pratiquait une incision longitudinale *a a*, *b b*, parallèlement et de chaque côté de la division à huit ou dix millimètres des bords.

M. Bonfils tailla de chaque côté de la division un lambeau qu'il disséqua d'avant en arrière, tordit sur son pédicule , et appliqua sur la solution de continuité. Cette opération , dérivée de la méthode indienne n'est pas aussi facilement applicable que les procédés de MM. Roux et Dieffenbach..

3° *Palatoplastie.* — Quand la voûte palatine est divisée par un écartement considérable on peut recourir au procédé de M. Roux, qui disséqua en dehors des ligatures, les parties molles, les isola des parties osseuses et put les réunir facilement. Pour pratiquer cette dissection , M. Roux se sert de petits couteaux à deux tranchants, à lame étroite et recourbée sur l'une des faces.

Krimer détacha deux lambeaux latéraux qu'il renversa sur eux-mêmes et tira sur la division à l'aide de points de suture.

Il est difficile d'apprécier la valeur des différents procédés de palatoplastie ; le chirurgien devra toujours s'inspirer de la forme et de l'étendue de la solution de continuité.

Pl. 52.

CATHÉTÉRISME DES VOIES AÉRIENNES ET DE L'ŒSOPHAGE.

Les fig. 1, 2, 3 et 4 représentent une coupe verticale antéro-postérieure, montrant l'anatomie des régions traversées par les sondes.

Fig. 1. *Cathétérisme des voies aériennes. — Procédé de Chaussier.* — *a*, langue; *b*, plancher des fosses nasales; *e*, tube laryngien dont l'extrémité est engagée dans le larynx *c*; *d*, œsophage.

Fig. 2. *Cathétérisme de l'œsophage pour l'alimentation artificielle des aliénés.* — *a*, langue; *b*, plancher des fosses nasales; *c*, sonde dont le pavillon est évasé en entonnoir; *e*, pharynx.

Fig. 3. *Cathétérisme de l'œsophage. — Procédé de M. Baillarger.* — Le bec de la sonde de M. Baillarger est engagé au-dessus du pharynx *c*; *d*, mandrin de fil de fer; *e*, mandrin de baleine.

Fig. 4. *Même opération.* — La sonde *d*, est engagée dans l'œsophage *c*; *e e*, extrémité d'une seringue destinée à injecter les aliments.

CATHÉTÉRISME DE L'ŒSOPHAGE.

ANATOMIE.

L'œsophage est un long conduit musculaire faisant suite au pharynx et s'ouvrant dans l'estomac ; légèrement aplati d'avant en arrière et large à peu près de trois centimètres, ce canal est en rapport en arrière avec le rachis, en avânt avec la trachée-artère ; il est légèrement incliné à gauche, aussi est-ce sur le côté gauche du cou que l'œsophagotomie est préférablement pratiquée. L'orifice pharyngien de l'œsophage se trouve au niveau du cartilage cricoïde ; cet orifice est susceptible de contractions spasmodiques qui souvent font obstacle au passage des sondes qu'on veut y introduire.

PROCÉDÉS OPÉRATOIRES.

Le cathétérisme de l'œsophage a pour but l'alimentation artificielle ou l'évacuation de l'estomac ; il se trouve également indiqué pour reconnaître la présence des corps étrangers engagés dans l'œsophage pour en faire l'extraction ou en déterminer la propulsion dans l'estomac.

L'évacuation se pratique dans les cas d'empoisonnement. Alors on commencera par injecter une quantité d'eau tiède ou de tout autre liquide pour délayer les substances toxiques. Après cette opération préalable, l'aspiration du liquide sera faite avec une pompe d'une capacité suffisante.

Le cathétérisme de l'œsophage peut être pratiqué par les narines ou par la bouche.

Cathétérisme par les narines. — Procédé de Desault. — On se sert d'une sonde en gomme élastique munie d'un mandrin en fil de fer ; on donne une légère courbure au bec de la sonde, qui est saisie comme une plume à écrire et introduite, la concavité en bas, en faisant glisser le bec de la sonde sur le plancher des fosses nasales. Quand le bec de la sonde heurte la paroi postérieure du pharynx, on peut retirer le mandrin d'une main tout en poussant la sonde de l'autre main. Le bec de la sonde s'engage alors dans l'ouverture supérieure du pharynx, et il suffit de pousser la sonde pour l'introduire dans l'œsophage jusqu'à l'estomac. Quand on s'est assuré de la position de la sonde, et quand le cathétérisme a été pratiqué dans le but d'introduire des aliments dans l'estomac, on peut injecter les substances alimentaires dans la sonde avec une seringue *e e*. (fig. 4)

On reconnaît que la sonde a fait fausse route et qu'elle s'est engagée dans le larynx : 1º à la toux convulsive et à la suffocation qui se manifestent immédiatement ; 2º à l'injection de la face avec dilatation des jugulaires et spasmes violents ; à l'impossibilité où se trouve le malade de pouvoir articuler aucune parole. Ce dernier signe a la plus grande valeur parce qu'il est le seul qui ne se manifeste pas quand les sondes sont introduites dans l'œsophage. Aussi conseillons-nous de n'injecter les aliments qu'après avoir fait prononcer quelques paroles aux malades qui subissent cette opération.

Procédé de M. Baillarger. (Pl. 52. fig 3.)—Il est surtout applicable aux aliénés, parce qu'il permet de diriger l'extrémité de la sonde avec plus de sécurité sur une classe de malades dont le mauvais vouloir peut mettre en défaut la main la plus habile. M. Baillarger se sert d'une sonde à double mandrin (Instruments, pl. XIV, fig. 7).

L'un des mandrins *d*, est en fil de fer, l'autre *e*, en baleine. Les deux mandrins introduits dans la sonde subissent la courbure donnée à l'extrémité de l'instrument ; mais le mandrin de fil de fer maintient cette courbure que le mandrin de baleine tend à redresser. La sonde est introduite par l'une des narines, et quand son extrémité heurte la paroi postérieure du pharynx (fig. 3), on retire le mandrin de fil de fer *d*, alors le mandrin de baleine *e*, agit seul et pousse en arrière contre la colonne vertébrale l'extrémité de la sonde dont il redresse la courbure. Cette action du mandrin de baleine a pour effet d'éloigner l'extrémité de la sonde de l'ouverture du larynx, et par conséquent de mettre le malade à l'abri des dangers d'une fausse manœuvre.

Procédé de M. Blanche. — Pour atteindre le même résultat avec un appareil instrumental plus simple et qui se trouve mieux sous la dépendance de la main du chirurgien, M. Blanche se sert d'un mandrin articulé (Instr., pl. XIV, fig. 5 et 6), au milieu duquel se trouve une tige centrale terminée par un anneau *c*, dans lequel l'opérateur engage son pouce ; dans deux autres anneaux *a* et *b*, sont passés les doigts indicateur et médius ; la tige centrale, suivant qu'on la pousse ou qu'on la retire, imprime au mandrin articulé toutes les courbures nécessaires pour l'introduction de la sonde. Cet instrument très-ingénieux permet d'agir avec une rapidité et une précision qui épargnent au malade les périls et la douleur des autres procédés.

Procédé de MM. Falret et Ferrus. — Dans la grande majorité des cas, il suffit pour vaincre le mauvais vouloir des aliénés de porter les aliments jusqu'au pharynx, où la sensation qu'ils déterminent suffit pour exciter des mouvements instinctifs par lesquels la déglutition s'opère complétement. Aussi, MM. Falret et Ferrus ont-ils réussi à alimenter artificiellement les malades en se servant d'une simple sonde de femme, dont le pavillon est évasé en entonnoir. La sonde est introduite par les narines (fig. 2), et les aliments, versés cuillerée à cuillerée dans l'entonnoir de la sonde arrivent jusqu'à l'ouverture supérieure de l'œsophage et descendent dans l'estomac.

RÉTRÉCISSEMENT DE L'ŒSOPHAGE.

Les causes qui peuvent déterminer le rétrécissement de l'œsophage sont nombreuses et nous ne ferons point ici leur énumération. Le rétrécissement une fois reconnu, la première indication à remplir est de faciliter le passage des substances alimentaires dans l'estomac. On pratiquera donc le cathétérisme avec une sonde creuse plus ou moins volumineuse qu'on pourra laisser à demeure suivant les cas. On a proposé plusieurs instruments dilatateurs et la cautérisation avec le nitrate d'argent. Ces différents moyens peuvent trouver leur application dans certains rétrécissements dont la nature peut être facilement déterminée.

La *dilatation* obtenue par des sondes graduées, ainsi qu'elle se pratique pour les rétrécissements de l'urètre, offre un moyen commode, exempt de dangers, et qu'on peut employer contre les rétrécissements produits par une induration ou par l'inflammation chronique des tissus. La *cautérisation* n'est pas toujours applicable; cette opération est délicate en ce qu'il est presque impossible de bien déterminer le point précis où siége le rétrécissement.

EXTRACTION DES CORPS ÉTRANGERS.

Les corps étrangers qui peuvent s'arrêter dans l'œsophage sont de deux ordres : les uns par leur nature digestive peuvent s'amollir et descendre peu à peu jusque dans l'estomac. En pratiquant le cathétérisme, il est possible de déterminer leur propulsion ; les autres, solides, irréguliers, anguleux, pointus, etc., etc., peuvent séjourner pendant un temps plus ou moins long dans l'œsophage et déterminer les accidents les plus graves. Dans tous les cas, le cathétérisme fournira des indications nécessaires sur la nature, la forme et le siége du corps étranger, et les moyens les plus simples suffisent souvent pour déterminer la propulsion. C'est ainsi que la déglutition des liquides huileux et mucilagineux facilitent le passage des corps solides et arrondis. Des corps mous et volumineux tels que la mie de pain, une prune dépouillée de son noyau , etc. , dilatent le canal par leur passage et peuvent entraîner avec eux des petits corps irréguliers et pointus comme des fragments d'os ou des arêtes. Mais souvent il faut recourir au cathétérisme pour en déterminer alors la propulsion dans l'estomac. On le pratiquera soit avec une sonde, soit avec une tige de baleine flexible dont l'extrémité sera munie d'une petite éponge. A. Paré et les chirurgiens modernes ont souvent employé avec succès une tige de poireau.

Extraction par la bouche. — L'extraction peut être pratiquée : 1° Quand le corps étranger est arrêté dans le pharynx ou à l'entrée de l'œsophage ; on peut alors le saisir soit avec les doigts, soit avec de longues pinces courbes ; 2° quand le corps étranger, engagé plus profondément, ne peut être, par sa forme ou sa nature, propulsé sans danger.

Les instruments inventés afin d'opérer l'extraction, sont trop nombreux pour que nous les décrivions ici ; aussi nous bornerons-nous à indiquer leur mode d'action et ceux qui sont le plus employés. Tous sont destinés à agir de bas en haut et à ramener les corps dans la bouche ; ils représentent des crochets qu'on introduit facilement fermés entre le corps étranger et l'œsophage. Arrivés au-dessous du corps, ils s'ouvrent de manière qu'en les retirant, on retire le corps étranger. Dans cette catégorie , peuvent être rangés les tiges de baleine terminées par une éponge qu'on introduit sèche et serrée, puis qu'on retire quand l'éponge s'est dilatée au-dessous du corps ; les brins de filasse de Delahaye ; les chapelets d'Ollenroth ; le parapluie de M. Baudens, etc. , etc. La sonde préhensive de Dupuytren (Instr. , pl. XIV, fig. 9) est usitée en France ; elle porte à l'une de ses extrémités un crochet à bascule, qui peut être facilement introduit. En retirant la sonde, les ailes du crochet ramènent le corps étranger. Il est impossible de déterminer la valeur relative de ces différents moyens ; le chirurgien, pour le choix du procédé à suivre s'inspirera donc des circonstances qui motivent l'opération, et devra modifier les moyens les plus connus, ou bien improviser des procédés nouveaux plus applicables.

Quand les moyens que nous venons de décrire ont échoué, et que, par sa présence prolongée, le corps étranger a déterminé l'inflammation de l'œsophage, il faut recourir à l'œsophagotomie.

Pl. 53.

Procédé de MM. Ballard et Rigal de Gaillac. — Les figures représentent un plan passant par la base de la tumeur afin de montrer le chemin que doivent parcourir les aiguilles.

Fig. 1. Fil long et fort armé de trois aiguilles : a, aiguille droite et tranchante; b, aiguille droite et piquante; c, aiguille courbe.

Fig. 2. a, base de la tumeur; b, peau. Un pli vertical de la peau a été soulevé au niveau du tiers supérieur de la tumeur; ce pli traversé par l'aiguille tranchante et par le fil, puis abandonné à lui-même, nous montre le tiers supérieur de la tumeur contourné par le fil $c\,d\,e$, dont les extrémités sortent de la peau par les piqûres $c,\,e$. L'aiguille ronde et piquante reste momentanément en dehors de la tumeur.

Fig. 3. L'aiguille ronde et piquante traverse la tumeur à sa base en entrant par la piqûre e pour sortir par la piqûre b; elle entraîne l'anse de fil g.

Fig. 4. L'anse de fil g étant coupée, l'aiguille f est dégagée.

Fig. 5. Le tiers supérieur de la tumeur se trouve donc entouré à sa base par une anse de fil $c\,d\,e$, dont les chefs sortent par une même piqûre c; de plus, un second fil $f\,g$ se trouve libre et placé au-dessus du tiers moyen.

Fig. 6. En répétant, avec un second fil, fig. 1, la même manœuvre pour le tiers inférieur de la tumeur, le tiers moyen se trouvera compris entre deux fils parallèles $f\,g$ et $f'\,g'$. Chacun de ces fils étant enfilé à l'aiguille courbe c, (fig. 1), il est facile de faire pénétrer en j, sous la peau, l'extrémité de l'un de ces fils pour la faire ressortir en j'. On fera rentrer de la même manière l'extrémité g, pour la faire sortir en g'; les deux fils fortement liés en ce point formeront par leur réunion une anse qui étreindra le tiers moyen de la tumeur, ainsi que le représente la fig. 7.

Fig. 8. Les chefs des ligatures sont passés dans un serre-nœud à chapelet et serrés sur un bâtonnet.

Pl. 54.

GOÎTRE. — LIGATURE.

Procédé de M. Manec.

Fig. 1. *Aiguille femelle*, portant un chas *a*, vers son milieu.

Fig. 2. *Aiguille mâle*, portant un chas *b*, à l'une de ses extrémités, pour recevoir un fil double très-fort.

Fig. 3. *a, a, a, a*, coupe passant par la base d'une tumeur, afin de montrer la disposition des aiguilles ; l'aiguille femelle *b*, est placée la première ; l'aiguille mâle *c*, traverse la tumeur et le chas de l'aiguille femelle.

Fig. 4. L'aiguille femelle *a*, reste en place ; l'aiguille mâle *b*, a traversé la tumeur de part en part, et le double fil *cc*, reste engagé dans le chas de l'aiguille *a*.

Fig. 5. L'aiguille femelle *a*, poussée de haut en bas, entraîne le double fil *c c*, hors de la tumeur. L'un des fils est alors coupé et dégagé du chas de l'aiguille *a*.

Fig. 6. L'aiguille femelle est remontée de bas en haut ; elle entraîne avec elle l'anse du fil *b b ;* laquelle est ensuite coupée pour que l'aiguille soit complétement retirée de la tumeur.

Fig. 7. La tumeur se trouve ainsi divisée en quatre parties isolées par quatre anses de fils : *a b c, d e f, g_h i, j k l,* dont les extrémités peuvent être réunies dans quatre serre-nœuds, fig. 8. *a, b, c, d.*

CORPS THYROÏDE OU GOÎTRE.

Sous le nom de *goître* ou *bronchocèle*, on désigne le gonflement du corps thyroïde. Cette tuméfaction qui s'opère lentement, acquiert souvent un volume assez considérable pour gêner la respiration et la déglutition. Dans la grande majorité des cas, le goître n'est produit que par l'hypertrophie du corps thyroïde, mais il peut être aussi formé par des tumeurs érectiles, tuberculeuses, calcaires, carcinomateuses, etc., etc. Il importe donc avant de recourir à un procédé opératoire, de reconnaître la nature du mal, afin d'employer préalablement les moyens thérapeutiques convenables. En général, les préparations iodées réussissent dans le cas d'hypertrophie simple et peu ancienne ; la ponction trouverait une indication dans le cas de kystes séreux ou purulents. Mais quand le tissu de la tumeur est solide, il faut recourir aux opérations que nous allons décrire. On a employé la cautérisation, le séton, la ligature des artères thyroïdiennes, l'extirpation et la ligature en masse.

Cautérisation. — La cautérisation seule ne saurait être employée utilement contre les goîtres volumineux ; combinée avec les autres procédés opératoires, elle peut rendre de véritables services. La potasse caustique sera préférée aux autres agents, et le chirurgien ne devra la manier qu'avec prudence pour ne pas léser les organes importants qu'on rencontre dans la région où siége le mal.

Séton. — Employé avec succès par Monro l'ancien, par Adisson ; plus récemment par Flajani, Maunoir de Genève et Dupuytren, le séton n'est applicable qu'à certaines tumeurs dont la nature est bien déterminée ; il favorise une suppuration qui entraîne l'affaissement du goître. Ce moyen pourrait être dangereux dans les cas de tumeurs carcinomateuses. Quand on a recours au séton il faut en passer un dans chaque lobe de la tumeur et retirer les mèches dès qu'une diminution apparente s'est effectuée.

Ligature des artères thyroïdiennes. — Cette opération serait surtout indiquée dans le cas de tumeurs érectiles, de simple hypertrophie et quand les artères sont rendues superficielles par le développement de la tumeur. Il faut alors lier des deux côtés pour assurer le succès de ce procédé, qui fut employé par Carlisle et Chelius.

Ligature en masse. — Cette opération fut pratiquée pour la première fois par Moreau en 1779. Depuis, Mayor (de Lausanne) en généralisa la méthode.

Procédé de M. Mayor. — La tumeur est mise à nu par une double incision elliptique, qui permet de rabattre la peau à droite et à gauche; ensuite on la traverse à sa base avec une double ligature composée de deux liens de différente couleur; les deux extrémités d'un même lien sont rassemblées afin d'étreindre chaque moitié de la tumeur isolément. Si le goître était volumineux et se présentait sous la forme d'une tumeur lobulaire, on pourrait appliquer une ligature à chaque lobe, en traversant la tumeur en différents sens avec de longues aiguilles armées de doubles fils, de manière à étreindre isolément chaque lobe.

. *Procédé de MM. Ballard et Rigal de Gaillac.* — Trois ligatures sous-cutanées furent appliquées à la base d'un goître volumineux. Pour donner une idée de ce procédé nous avons figuré, pl. 52, une série de figures schématiques, afin de montrer le trajet des aiguilles et la disposition des fils à la base de la tumeur.

Procédé de M. Manec. — (Voy. pl. 54.) Par un procédé plus simple et moins long à exécuter que le précédent, M. Manec a lié le pédicule d'une tumeur volumineuse, au moyen de quatre ligatures agissant chacune du centre de la tumeur vers la périphérie.

L'appareil instrumental se compose de deux aiguilles droites, dont la longueur doit excéder de quelques centimètres le grand diamètre de la tumeur. L'une d'elles, que nous appellerons *aiguille femelle* pour faciliter la description, doit être plate, tranchante et percée au milieu de sa tige d'un chas assez large qui doit être traversé librement par l'autre aiguille, ou *aiguille mâle;* cette seconde aiguille porte à l'une de ses extrémités un chas destiné à recevoir deux fils très-forts et de couleurs différentes.

On commence par embrocher la tumeur à sa base avec l'aiguille femelle, de manière à ce que l'œil de cette aiguille soit au milieu de la tumeur; l'instrument reste en place, ensuite la tumeur est traversée de nouveau à sa base avec l'aiguille mâle, qui porte les fils perpendiculairement à la direction de l'aiguille femelle, afin d'en traverser le chas. Quand on est sûr que l'aiguille mâle a traversé l'œil de l'aiguille femelle, et que les fils sont engagés dans cet œil, on retire l'aiguille mâle et on ne laisse en place que les fils dont les extrémités sortent à droite et à gauche de la tumeur.

On pousse alors l'aiguille femelle qui entraîne l'anse des fils passés dans son chas, on coupe l'un des fils près de l'aiguille et la moitié de la tumeur se trouve ainsi partagée en deux autres moitiés, dont chacune est comprise entre deux anses de fil. On répétera la même manœuvre en sens inverse pour opérer la ligature de la seconde moitié et la tumeur sera étreinte à sa base par quatre ligatures agissant du centre vers la périphérie.

Extirpation. — Cette opération, l'une des plus graves de la chirurgie, ne doit être tentée que dans les cas extrêmes où le malade est menacé d'une suffocation imminente. L'anatomie chirurgicale de la région thyroïdienne rend compte des dangers qui menacent le malade pendant l'extirpation du goître. Les hémorrhagies, l'introduction de l'air dans les veines sont à redouter. Aussi la science a-t-elle enregistré peu de succès, et ce n'est que dans les cas impérieux rendant l'opération urgente que le chirurgien devra la pratiquer. Les détails anatomiques (pl. 55) indiquent suffisamment les précautions à prendre pour éviter la lésion des gros vaisseaux et des nerfs qui sont en rapport avec le corps thyroïde. En combinant la ligature à l'extirpation l'opérateur se mettra sans doute à l'abri de plus d'un péril. Mayor a employé avec succès ce procédé mixte.

CATHÉTÉRISME DES VOIES AÉRIENNES. PL. 52, FIG. 1.

Le but de cette opération est d'entretenir la respiration soit par l'insufflation, soit par une sonde laissée à demeure dans le larynx. On la pratique dans les cas d'œdème de la glotte, chez les asphyxiés et plus fréquemment chez les nouveau-nés. L'instrument dont on se sert peut être introduit par le nez ou par la bouche.

1° *Introduction par le nez.* — *Procédé de Desault.* — Une sonde de gomme élastique d'un gros calibre et munie de son mandrin convenablement recourbé, est introduite par les fosses nasales jusqu'au pharynx ; les mâchoires du malade sont maintenues écartées avec des bouchons de liége interposés afin de permettre à l'opérateur d'atteindre avec les doigts ou avec une pince l'extrémité de la sonde. Le mandrin est retiré et l'extrémité de la sonde est appuyée contre la base de la langue pendant que la sonde est poussée de manière à être engagée dans le larynx. Quand l'opération a réussi, la main qui tient la sonde éprouve la sensation d'un obstacle franchi, le malade est pris d'une toux subite et on observe le soulèvement spasmodique du larynx ; l'air sort par le pavillon de la sonde pendant les expirations. Tous ces signes manquent quand la sonde est engagée dans l'œsophage, il faut alors la retirer et recommencer la manœuvre.

Cette opération n'est pratiquée que dans les cas où il faut laisser une sonde à demeure. Pour les enfants nouveau-nés on préfère le procédé suivant :

2° *Introduction par la bouche.* — *Procédé de Chaussier.* (Pl. 52. fig. 1.) — Chaussier se servait d'un tube en argent de dix-huit à vingt centimètres de long, recourbé vers son extrémité et percé de deux trous latéraux pour le passage de l'air, au-dessus des trous est fixé un petit disque d'agaric ou d'éponge qui est destiné à oblitérer complétement l'orifice supérieur du larynx au-dessus des trous. M. Depaul a modifié l'instrument de Chaussier en remplaçant les trous latéraux par une seule ouverture terminale.

L'enfant sera couché sur le dos, la poitrine plus élevée que le bassin, la tête un peu renversée en arrière et le cou tendu en avant; l'opérateur commence par débarrasser la bouche et le pharynx des mucosités qui s'y trouvent, puis il glisse le petit doigt de la main gauche sur la langue jusqu'à l'épiglotte; alors, saisissant le tube laryngien de la main droite, il le dirige en suivant le doigt de la main gauche jusqu'à l'épiglotte. Quelques mouvements imprimés au bec du tube soulèvent l'épiglotte et, en poussant l'instrument, on l'engage dans le larynx jusqu'à ce que le disque d'agaric ou d'éponge oblitère bien l'ouverture.

Si le tube est engagé dans le larynx, on dilate la poitrine par l'insufflation, au contraire s'il est engagé dans l'œsophage, la cavité abdominale se dilate la première. Pour assurer le succès de l'opération, M. Depaul conseille de pincer fortement les lèvres de chaque côté de la canule avec le pouce et l'indicateur de chaque main, tandis que les deux medius relevés pressent les narines et bouchent le nez.

On commencera par aspirer les mucosités qui remplissent la trachée-artère et les bronches, puis on insufflera avec la bouche en imitant les temps égaux de la respiration. Après chaque insufflation, on laisse libre le pavillon du tube; il faut que les insufflations soient faites avec lenteur et ménagement afin de ne point rompre les cellules pulmonaires par l'arrivée brusque et violente d'une trop grande quantité d'air. Douze ou quinze insufflations par minute suffisent; après chacune d'elles on pressera légèrement avec les mains sur les parois de la poitrine, afin d'imprimer aux côtes les mouvements qui se passent à l'état normal pendant l'expiration.

Ce n'est souvent qu'au bout d'une heure que les insufflations commencent à ranimer l'enfant et à activer les battements du cœur; il faut donc procéder avec lenteur et patience. On ne cessera les manœuvres opératoires que quand le cœur battra de cent vingt à cent trente fois par minute.

Pl. 55.

ŒSOPHAGOTOMIE

FIG. 1 ET 2. ANATOMIE.

Fig. 1. L'œsophage étant un peu devié à gauche, c'est principalement du côté gauche du cou qu'il faut aller à la recherche de cet organe. Le premier plan anatomique qui le recouvre au-dessous de la peau et du peaucier, est constitué par le muscle sterno-mastoïdien *g* et par les muscles du larynx *e f;* la veine jugulaire externe *h h*, qui croise le muscle sterno-mastoïdien, ne se trouve presque jamais dans les limites de l'incision. Au niveau de l'os hyoïde C, on rencontre dans l'espace celluleux qui sépare le bord interne du sterno-mastoïdien des muscles du larynx, le nerf laryngé et les artères linguale faciale *b* et thyroïdienne supérieure *d ;* aussi l'incision doit-elle s'arrêter un ou deux centimètres au-dessous de l'os hyoïde.

Fig. 2. Au-dessous du muscle sterno-mastoïdien *g g*, on rencontre l'artère carotide *j* et la veine jugulaire *i*, contenues dans une gaîne celluleuse. Ces vaisseaux croisent un peu d'arrière en avant et de dehors en dedans la direction de l'œsophage L. En écartant en avant les muscles laryngiens, on découvre la trachée G, qui est en avant de l'œsophage *c ;* plus bas, se trouve l'artère thyroïdienne inférieure *f*. L'incision ne doit descendre qu'à deux ou trois travers de doigts au-dessus du sternum pour éviter cette artère En haut, au niveau de l'os hyoïde C, on retrouve les artères faciale, linguale *b* et thyroïdienne supérieure que nous avons mentionnées fig. 1.

Fig. 3. *ŒEsophagotomie, opération. a a,* incision pratiquée suivant le trajet du bord antérieur du muscle sterno-mastoïnien. La main gauche de l'opérateur, *b,* écarte en arrière et en dehors le bord interne du sterno-mastoïdien, *c,* et les vaisseaux carotidiens *e* et *d;* les muscles du larynx et la trachée sont écartés avec un crochet mousse *f;* l'opérateur incise l'œsophage G avec un bistouri *h*.

PROCÉDÉS OPÉRATOIRES.

Le malade est couché sur le côté droit, la tête un peu renversée en arrière et inclinée à droite, le cou légèrement soulevé et soutenu. L'opérateur se place à la gauche du malade de manière à pouvoir faire l'incision avec la main droite pendant que la gauche écarte et protége les organes qu'il faut éviter.

Un aide placé à la droite du malade et armé de crochets mousses, sera chargé d'écarter la lèvre gauche de la plaie , les muscles sous-hyoïdien et la trachée. L'opérateur pratique alors avec un bistouri convexe une incision longue de cinq à sept centimètres , parallèlement à la trachée et dans le sillon intermédiaire qui sépare le muscle sterno-mastoïdien du muscle sterno-thyroïdien. L'incision intéressera successivement la peau, le peaucier et l'aponévrose cervicale ; le tissu cellulaire qui se trouve dans le sillon intermédiaire , sera légèrement divisé et écarté avec la sonde cannelée ; le bord interne du muscle sterno-mastoïdien sera écarté par les doigts de la main gauche de l'opérateur, pendant que l'aide appuie doucement pour éloigner la masse laryngo-trachéale.

Il faut agir sur la trachée avec assez de ménagements pour ne point gêner la respiration : des accès de suffocation détermineraient des mouvements brusques qui pourraient exposer le malade à quelque danger. Le muscle omoplat-hyoïdien se présente sous le scalpel en traversant la plaie diagonalement ; quand il ne gêne pas trop la manœuvre opératoire, on peut l'écarter et le porter en haut : dans le cas contraire il faut l'inciser avec le bistouri sur une sonde cannelée. Au fond de la plaie et un peu en arrière, se trouve la gaîne celluleuse des gros vaisseaux, *d, e,* qu'il faut écarter de la direction de l'œsophage ; en avant l'aide abaissera la trachée avec un crochet mousse. L'œsophage se présente alors au fond de la plaie sous la forme d'un faisceau musculeux aplati et appuyé sur les vertèbres cervicales. Le corps étranger par la saillie qu'il fait, suffit souvent pour indiquer l'organe. On peut aussi faire exécuter au malade des mouvements de déglutition qui déterminent la contraction et la dureté du faisceau musculeux.

L'œsophage étant bien reconnu , il faut pratiquer, avec le bistouri, une petite ponction qui servira de point de départ à une incision peu étendue d'abord, mais qu'on agrandira ensuite avec un bistouri boutonné pour donner passage au corps étranger.

Si l'opérateur ne peut reconnaître l'œsophage au milieu de la plaie, il devra recourir au cathétérisme pour faciliter ses explorations et faire l'incision. Le cathétérisme est surtout nécessaire quand le corps étranger se trouve au dessous de la plaie et ne peut par conséquent donner aucune indication visible par la saillie qu'il détermine. Une sonde simple fournit des indications suffisantes et fournit un point d'appui pour la ponction. On peut aussi employer la sonde à dard du frère Côme ; en poussant le dard dans le lieu d'élection , on produira une ponction qui laissera un passage pour le bistouri boutonné. Mais l'instrument le plus commode est la sonde de Vacca (Instr., pl. XIV, fig. 8). Cette sonde est fenêtrée dans une partie de son étendue; un mandrin cannelé faisant ressort s'échappe par l'ouverture quand on tourne le bouton *b*. C'est sur la saillie déterminée par le ressort que l'opérateur se guidera pour pratiquer l'incision.

L'incision étant faite, il faut extraire le corps étranger; pour cela, des pinces à polypes, des tenelles, des crochets, etc., etc., peuvent être utilisés. Les manœuvres opératoires de l'extraction ne sont soumises à aucune règle générale. La nature et la forme du corps étranger, la profondeur à laquelle il est engagé fourniront les indications du procédé opératoire à suivre.

Après l'opération, les lèvres de la plaie seront rapprochées à l'aide d'un pansement à plat; on ne tentera point la réunion par première intention. Si l'incision faite à l'œsophage est assez étendue, il sera prudent de laisser une sonde creuse à demeure pendant quatre ou cinq jours pour conduire les aliments jusqu'à l'estomac et en éviter le passage dans la plaie.

Pl. 56.

BRONCHOTOMIE.

Fig. 1, 2 et 3. *Anatomie chirurgicale de la face antérieure du cou.*

Fig. 1. Couche sous-cutanée de la face antérieure du cou ; *a, a,* maxillaire inférieur ; B, os hyoïde ; C, cartilage thyroïde ; *d, d,* vaisseaux carotidiens ; *e, e,* muscles sous-hyoïdiens ; *f, f,* veines jugulaires antérieures ; *g, g,* veines jugulaires externes ; *h,* muscle sterno-mastoïdien.

Le larynx et la trachée se trouvent recouverts en avant par un premier plan anatomique composé de la peau, d'un fascia superficialis, qui enveloppe le muscle peaucier. Quelques anastomoses des veines jugulaires antérieures traversent cette première couche. Les muscles sterno-hyoïdiens et sterno-thyroïdiens, réunis quelquefois sur la ligne médiane, cachent le larynx et la trachée sous une couche musculaire de peu d'épaisseur ; enfin, plus profondément et au niveau du cartilage cricoïde, se trouve la glande thyroïde dont la position et les dimensions sont variables.

Fig. 2. Au-dessous de cette couche superficielle, on rencontre : l'os hyoïde, A ; les muscles thyro-hyoïdiens, C, C, séparés sur la ligne médiane et laissant à nu la membrane thyro-hyoïdienne et la saillie du cartilage thyroïde, B ; les muscles crico - thyroïdiens, *d ;* la glande thyroïde, E ; la trachée, F. Une ligne ponctuée, *g, g,* indique la hauteur et la direction du sternum et des clavicules. Sur les parties latérales du larynx et de la trachée, on rencontre les vaisseaux carotidiens ; *h, h,* carotide primitive ; *i,* artère thyroïdienne supérieure ; *j,* vaisseaux thyroïdiens inférieurs ; *k, k,* veines jugulaires internes ; *l,* tronc innominé veineux ; *m,* veines thyroïdiennes inférieures ; *n,* tronc brachio-céphalique.

Les veines thyroïdiennes divisées dans la trachéotomie donnent souvent une hémorrhagie abondante. L'incision ne sera point prolongée trop bas vers le sternum afin d'éviter les troncs innominés veineux ; la pulpe du doigt introduit dans la plaie peut sentir les battements des grosses artères et du tronc brachio-céphalique. En traitant de la trachéotomie, nous insisterons de nouveau sur ces rapports anatomiques et sur les indications opératoires qui en dérivent.

Fig. 3. *Anatomie du larynx. — a,* os hyoïde ; *b,* membrane thyro-hyoïdienne ; *c,* cartilage thyroïde ; *d,* membrane crico-thyroïdienne ;

13.

e, e, cartilage cricoïde ; *f*, trachée ; *g, g*, troncs veineux des jugulaires internes ; *h*, tronc innominé veineux ; *i, j, j*, troncs veineux des thyroïdiennes.

Fig. 4. *Opération de la trachéotomie.* — *a,a*, incision pratiquée sur la ligne médiane devant la trachée ; *b,b*, ruban de fil servant à maintenir une canule introduite dans la trachée.

Sous le nom générique de *bronchotomie*, on désigne des opérations qui ont pour but de pratiquer une voie artificielle sur le larynx ou la trachée, soit pour extraire des corps étrangers, soit pour ouvrir un passage à l'air quand la partie supérieure du larynx est obstruée. L'incision peut être pratiquée : 1° sur le larynx, et n'intéresser que la membrane thyro-hyoïdienne (*bronchotomie sous-hyoïdienne*) ; 2° sur le cartilage thyroïde (*laryngotomie*) ; 3° sur le larynx et les premiers anneaux de la trachée (*trachéo-laryngotomie*) ; 4° sur la trachée (*trachéotomie*).

INDICATIONS, OPÉRATIONS.

La bronchotomie doit être pratiquée toutes les fois qu'un malade est menacé d'asphyxie par un obstacle mécanique à la respiration. L'obstacle peut provenir de la présence d'un corps étranger ou d'une affection des voies respiratoires.

1° *Corps étrangers.* — L'introduction accidentelle de corps étrangers dans les voies aériennes présente le cas le plus ordinaire qui puisse justifier la bronchotomie. Non-seulement ces corps très-variables par leur forme et leur nature peuvent produire la suffocation, mais ils peuvent aussi déterminer des ulcérations dans le larynx et la trachée, perforer ces organes et entraîner les accidents les plus graves. On trouve donc une double indication dans tous les cas où le corps ne peut être rapidement expulsé par les effets de la toux.

Corps étrangers dans l'œsophage. — Non-seulement les corps étrangers engagés dans le larynx peuvent motiver la bronchotomie, mais il peut arriver aussi que des corps durs, arrêtés dans l'œsophage au niveau du larynx ou de la trachée, compriment ces organes et deviennent une cause de suffocation qui commande impérieusement l'opération de la bronchotomie.

2° *Lésions organiques des voies aériennes. Amygdalites et angines.* — Flajani pratiqua la trachéotomie pour un gonflement inflammatoire des amygdales. Mais son exemple n'est point à imiter dans le cas d'une affection dont triomphent facilement quelques scarifications. On devra donc recourir à ce dernier moyen avant de tenter une opération plus périlleuse.

Tuméfaction de la langue. — Ici encore des incisions profondes amènent un dégorgement rapide de l'organe, et l'opinion de Richter et Bell, qui conseillaient la trachéotomie, n'a point reçu la sanction des chirurgiens.

Angine œdémateuse. — Lisfranc proposa la scarification des lèvres de la glotte exécutée avec la pointe d'un bistouri courbe, conduit sur le doigt jusqu'à la glotte. Mais des mouchetures pratiquées sur le bourrelet œdémateux ne laissent pas toujours évacuer une quantité suffisante de sérosité, et ce procédé, d'une exécution délicate, ne doit pas être préféré dans les cas urgents à la bronchotomie. Depuis Bayle qui, le premier, proposa la trachéotomie contre l'œdème de la glotte, elle fut pratiquée avec succès par un grand nombre de chirurgiens. On devra même préférer la laryngotomie à l'introduction de la sonde laryngienne par la bouche.

Maladies du larynx. — La laryngite chronique, la phthisie laryngée, des plaies du larynx, peuvent produire la suffocation en déterminant un rétrécissement du calibre de cet organe par l'épaississement de la muqueuse laryngienne. Dans ces différents cas, la bronchotomie a été pratiquée avec succès par MM. Velpeau, Senn, Regnoli, Trousseau et quelques autres opérateurs.

Tumeurs. — Si les tumeurs, dont les organes voisins du larynx peuvent être le siége, deviennent une cause de suffocation, la bronchotomie sera pratiquée.

Croup. — La bronchotomie aurait été pratiquée avec succès par B. Severin et Bartholin dans un cas de croup, mais c'est principalement à M. Bretonneau qu'on doit d'avoir régularisé l'opération et d'avoir précisé les indications qui la réclament impérieusement. Non-seulement la bronchotomie, en permettant d'extraire les fausses membranes qui obstruent le tube aérien, arrache le malade à une mort imminente, mais, en prolongeant la vie, elle permet à la maladie de se modifier et peut faciliter un prompt retour à la santé.

C'est surtout quand on pratique la trachéotomie sur un enfant suffoqué par le croup du larynx, que cette opération offre les plus grandes chances de succès. Quand les fausses membranes descendent dans la trachée, l'opération réussit moins souvent, et elle devient presque inutile quand les fausses membranes s'étendent jusque dans les bronches.

Néanmoins, comme le siége du croup est difficile à connaître d'une manière précise, il faut, dans toute circonstance, au moment de l'asphyxie, et à moins de complications graves, se décider à pratiquer l'opération (Bouchut).

BRONCHOTOMIE SOUS-HYOÏDIENNE.

La bronchotomie sous-hyoïdienne, proposée par M. Malgaigne, peut trouver une application utile dans les cas de corps étrangers ou d'affection grave du larynx.

Par cette opération (qui n'a pas encore été pratiquée sur le vivant), on divise (planche 56, fig. 3) la membrane fibreuse *b*, qui s'étend de l'os hyoïde *a*, au cartilage thyroïde *c*, et on arrive droit sur l'orifice supérieur du larynx.

Procédé de M. Malgaigne. — On pratique une incision transversale de 4 à 5 centimètres de longueur immédiatement au-dessous de l'os hyoïde, dont elle doit longer le bord inférieur. D'un second coup, on divise le muscle peaucier, la moitié interne de chacun des muscles sterno-hyoïdiens ; puis tournant la pointe du bistouri en arrière et en haut, on incise dans la même direction transversale la membrane hyo-thyroïdienne, et celles de ses fibres qui vont à l'épiglotte. On arrive ainsi à la muqueuse que chaque expiration fait saillir à l'extérieur. On la saisit avec des pinces, et on la divise à son tour soit avec les bistouris, soit avec des ciseaux ; alors se présente l'épiglotte repoussée dans la plaie par l'expiration ; on la retient avec des pinces ou à l'aide d'une seule érigne, et l'on a à découvert tout l'intérieur du larynx, où l'œil peut facilement diriger les instruments.

LARYNGOTOMIE THYROÏDIENNE.

La position superficielle du cartilage thyroïde rend cette opération très-facile. Les muscles thyro-arythénoïdiens et les cordes vocales qui s'insèrent à la face postérieure, et vers le tiers inférieur du thyroïde, sur la ligne médiane, réclament seuls l'attention de l'opérateur.

Procédé opératoire. — On pratique une incision qui s'étend de l'os hyoïde au cartilage cricoïde ; si l'isthme de la glande thyroïde gêne pour découvrir la membrane crico-thyroïdienne, on le refoule jusqu'en bas ; on écarte les muscles sous-hyoïdiens, et après s'être assuré de la position de l'artère crico-thyroïdienne, on plonge au-dessous le bistouri dans la membrane qui sépare les deux cartilages. Cette ponction faite, on peut employer un bistouri boutonné ou de forts ciseaux pour diviser le cartilage thyroïde de bas en haut. Cette division sera pratiquée bien exactement sur la ligne médiane, afin de ne point intéresser l'insertion des cordes vocales. Chez l'adulte, le cartilage thyroïde est très-dur et il faut pousser la lame de l'instrument avec le pouce de la main gauche. Chez le vieillard, le cartilage est osseux et il peut être nécessaire de le scier.

Le corps étranger sera saisi avec adresse, afin de n'être point précipité dans la trachée par les manœuvres qui ont pour but son extraction.

LARYNGO-TRACHÉOTOMIE.

Cette opération fut pratiquée avec succès par Boyer. L'incision s'étend du bord inférieur du cartilage thyroïde jusqu'aux premiers anneaux de la trachée inclusivement. Les muscles sont écartés; la glande thyroïde est divisée, l'artère crico-thyroïdienne refoulée en haut; le bistouri, plongé au-dessous de cette artère, divise successivement la membrane crico-thyroïdienne, le cartilage cricoïde et les premiers anneaux de la trachée.

Le cartilage cricoïde divisé revient fortement sur lui-même, et rend très-difficile l'écartement des lèvres de la plaie. Aussi l'application d'une canule, dans cette méthode, n'est-elle possible qu'au niveau des anneaux de la trachée.

TRACHÉOTOMIE.

Autrefois on se servait, pour pratiquer la trachéotomie, de trocarts de formes variables, droits ou courbés, qu'on plongeait dans la trachée (voy. Instr., pl. XI, fig. 2 et 3).

Cet instrument et cette manière d'opérer sont aujourd'hui complétement abandonnés, et on préfère ouvrir largement la trachée sur la ligne médiane, afin d'introduire rapidement et facilement des canules qui, mieux que les trocarts, remplissent le but qu'on se propose d'atteindre.

Anatomie (voy. pl. 52 et l'explication). — Nous rappellerons seulement ici que la trachée est d'autant plus profonde, qu'on l'examine plus inférieurement, qu'elle est croisée au niveau du sternum, par le tronc brachio-céphalique, et que dans les cas de corps étrangers ou de croup, les parties molles peuvent être infiltrées de sérosité ou de gaz.

L'appareil instrumental, s'il s'agit de croup et d'entretenir la respiration artificiellement, se compose : 1° d'un bistouri droit; 2° de pinces à disséquer; 3° d'érignes mousses, avec lesquelles les aides écarteront les lèvres de la plaie; 4° de pinces dilatatrices, pl. XI, fig. 11, ou d'un dilatatoir, fig. 13 ; 5° de canules simples ou doubles, fig. 5, 6, ou 7 et 8, qu'on introduira à l'aide d'un mandrin, fig. 10 ; d'un écouvillon en crin, fig. 4, pour nettoyer les canules ; et d'écouvillons en éponge, fig. 12, pour nettoyer la trachée. Pour l'extraction des corps étrangers, il faut une pince longue et courbe, qui puisse atteindre le corps s'il est engagé au-dessus ou au-dessous du lieu de l'incision.

Procédé opératoire. — Nous reproduirons ici la description détaillée qu'en a donnée M. le professeur Trousseau.

« L'enfant est couché sur une table, un oreiller roulé placé sous la nuque, de manière à faire saillir fortement la partie antérieure du cou, circonstance fort essentielle ; le chirurgien, assisté au moins de trois aides, incise rapidement la peau, puis il pénètre lentement jusqu'à la trachée, dont il met à nu plusieurs anneaux. Il incise alors assez largement la trachée-artère. Il devra, autant que possible, éviter les vaisseaux veineux ; s'il ne peut les éviter, il les coupera franchement et continuera l'opération sans les lier, l'hémorrhagie s'arrêtant toujours dès que la canule est introduite dans la trachée.

« Dès que la trachée-artère est incisée, il faut introduire entre les deux lèvres de l'incision les deux branches d'un instrument dilatateur, relever rapidement l'enfant et attendre quelques instants que la respiration soit entièrement rétablie et que l'hémorrhagie soit arrêtée.

« Si, malgré l'ouverture de la trachée-artère, l'enfant reste dans une espèce d'asphyxie ou de syncope, il faut projeter sur le visage de l'eau froide, introduire dans la trachée-artère l'extrémité empennée d'une plume et réveiller de cette façon la contraction des muscles inspirateurs.

« S'il y a de l'orthopnée, on injecte dans la trachée quelques gouttes d'eau froide, et l'on parcourt rapidement la trachée avec un écouvillon, qui consiste en une petite éponge fixée à l'extrémité d'une tige de baleine extrêmement flexible, pl. XI, fig. 12. Cette manœuvre, que l'on fait une ou plusieurs fois, a pour but d'aider à l'expulsion du sang et des fausses membranes qui peuvent exister dans la trachée-artère ou dans les bronches.

« Je viens de faire un précepte d'éviter les vaisseaux veineux et de ne jamais les lier, et je dois justifier en peu de mots la pratique que M. Bretonneau et moi avons constamment suivie.

« Si l'on incise lentement et successivement les tissus qui séparent la peau de la trachée-artère, on voit, dans chaque mouvement inspirateur, les veines thyroïdiennes se gonfler dans la plaie. Quand elles sont placées sur les côtés de la voie que se fait le bistouri, on va en avant; mais si elles se placent sous le tranchant de l'instrument, on les écarte avec des érignes mousses, et cela se fait sans difficulté.

« Quelquefois pourtant les veines thyroïdiennes des deux côtés s'anastomosent ensemble et forment des espèces de ponts qui se placent en travers au-devant de la trachée; dans ce cas il faut bien se décider à les couper. Il s'écoule alors beaucoup de sang, que l'on peut arrêter le plus souvent par la pression exercée avec la pulpe du doigt, d'un côté par l'opérateur, de l'autre par un aide. Cependant on continue d'inciser en se dirigeant sur l'ongle indicateur enfoncé dans la plaie, et en ayant soin d'éponger souvent, on aperçoit la trachée, on l'incise alors rapidement et on introduit le dilatateur, l'hémorrhagie s'arrête à l'instant.

« Je fais donc un précepte de ne pas lier les veines, parce que, ayant maintenant pratiqué cent vingt et une trachées (1er juin 1842), je n'ai jamais été dans la nécessité de le faire; que M. Bretonneau, M. Bérard jeune, M. Guersant fils, qui ont fait très-souvent cette opération, ne lient non plus jamais les veines. Cette ligature d'ailleurs pourrait n'être pas sans inconvénients, d'une part en faisant courir les chances d'une phlébite, si grave dans cette région du corps, d'autre part en rendant très-longue une opération qui souvent est pratiquée dans des circonstances où il est urgent de ne pas perdre de temps.

« *Accidents pendant l'opération.* — Les accidents qui surviennent pendant l'opération sont : l'hémorrhagie. Nous venons de dire combien elle était rare, combien peu elle était grave. S'il avait fallu couper un grand nombre de veines thyroïdiennes et que le sang s'écoulât à flot, il faudrait fixer la trachée-artère entre le bord cubital de l'indicateur et le bord radial du médius, enfoncés jusqu'à la colonne vertébrale, et inciser la trachée nettement et rapidement de bas en haut, puis introduire à l'instant même le dilatateur : l'hémorrhagie s'arrêtera. Je ne parle pas d'une hémorrhagie qui pourrait résulter de la section d'une artère thyroïdienne, ou même du tronc brachio-céphalique; évidemment, ici il faudrait, sous peine de la vie du malade, lier les vaisseaux avant de terminer l'opération. Je ne sache pas que ce malheur soit encore arrivé; mais plusieurs fois j'ai senti battre sous la pulpe de l'indicateur le tronc innominé que j'aurais indubitablement divisé si j'avais porté sans ménagement mon bistouri dans la commissure inférieure de la plaie.

« J'ai vu plusieurs fois l'asphyxie arriver et la respiration cesser pendant l'opération ; le malade était dans un état de mort apparente.

Je terminais le plus vite possible la trachéotomie, j'introduisais la canule ; puis, faisant placer le malade sur le côté, s'il s'écoulait du sang dans la trachée, et sur le dos dans le cas contraire, je faisais sur le ventre et sur la poitrine des pressions alternatives qui chassaient l'air de la poitrine et l'y appelaient de nouveau, et tous mes malades sont revenus à la vie.

« La syncope est un accident beaucoup plus commun, elle se manifeste ordinairement immédiatement après l'opération, au moment où, la respiration devenant libre, la congestion cérébrale cesse subitement ; je l'ai vu durer une fois pendant près d'une heure ; jamais elle n'a été mortelle. Je me contente d'instiller de l'eau fraîche au visage, et d'en jeter également quelques gouttes dans la trachée-artère, en écouvillonnant un peu vivement ; en même temps, je fais coucher le malade à plat.

« Quant à l'introduction du sang dans la trachée-artère, on s'en est beaucoup occupé ; je n'ai jamais vu que cet accident eût la moindre gravité, pourvu que l'on se serve immédiatement d'un dilatateur qui maintienne béantes les lèvres de la trachée ; ou bien que, par un moyen quelconque, on parvienne à introduire tout de suite une large canule ; car si, après avoir incisé la trachée, le chirurgien tâtonne et ne peut introduire la canule, dans chaque mouvement d'inspiration du sang s'engouffre dans la trachée-artère ; et comme l'air n'y peut pénétrer en même temps, une asphyxie presque immédiate peut en être la conséquence ; ajoutez à cela l'hémorrhagie qui continue, parce que la respiration reste toujours gênée.

« Que si, au contraire, un dilatateur tient ouverte la plaie de la trachée-artère, l'air pénètre avec facilité et rejette puissamment le peu de sang qui s'est introduit, et, le retour de la respiration normale faisant cesser l'hémorrhagie, l'introduction du sang n'a plus lieu ; et si, par hasard, quelque peu de sang s'écoule encore en bavant dans les bronches, le malade s'en débarrasse ordinairement tout seul, et quelques écouvillonnements suffisent pour aider à cette répulsion, pour peu qu'elle soit difficile.

« Ordinairement la respiration devient très-facile immédiatement après l'opération. Si elle reste embarrassée, c'est que quelques caillots de sang ou de fausses membranes remplissent les principales bronches. Quand il ne s'agit que de quelques caillots de sang, il suffit, pendant qu'on tient la trachée ouverte à l'aide du dilatateur, ou même après l'introduction de la canule, de faire une ou deux instillations d'eau froide dans les bronches et d'écouvillonner.

« Quand il y a des fausses membranes dans la trachée-artère, il convient de laisser le dilatateur dans la plaie jusqu'à ce qu'elles soient expulsées, et l'on favorise leur expulsion d'abord par quelques instillations d'eau froide dans les bronches, puis par des écouvillonnements répétés. Quelquefois pourtant, malgré ces moyens, les fausses membranes restent fixées par les racines qu'elles ont jetées dans le poumon, en même temps que la partie supérieure est rompue et flottante. Alors on peut, dans quelques cas, les saisir avec une pince entre les lèvres de la plaie, et exercer sur elles de très-légères tractions qui suffisent ordinairement.

« Si l'enfant est vigoureux, s'il a énergiquement expulsé les fausses membranes contenues dans les canaux aériens, et si après l'opération la respiration est très-facile, avant d'introduire la canule, on instille dans la trachée, à deux reprises, quinze ou vingt gouttes d'une solution faite avec du nitrate d'argent, trente centigrammes pour trente grammes d'eau distillée; ou bien si l'on a lieu de penser que le larynx seul était envahi par la diphthérite, on promène seulement dans la trachée-artère l'écouvillon imbibé d'une solution très-concentrée, un gramme de nitrate d'argent pour cinq grammes d'eau distillée.

« On introduit alors la canule; mais l'introduction de la canule se fera immédiatement chez les enfants que l'on a opérés dans la période extrême du croup, et l'on se contentera d'instiller quelques gouttes d'eau froide et d'écouvillonner rapidement, sauf à recourir plus tard à l'application des solutions cathérétiques.

« *Des canules.*—La canule pleine et courbe de M. Bretonneau, pl. XI, fig. 8, la canule bivalve de Gendron, fig. 9, me paraissent préférables à toutes celles qui ont été inventées jusqu'à ce jour; mais pour les enfants un peu grands et pour les adultes, il faut toujours choisir la canule double concentrique. La canule doit avoir assez de longueur pour que, au moment où on l'introduit immédiatement après l'opération, elle pénètre dans la trachée d'une longueur de deux centimètres. Cette condition est indispensable, car le second jour de l'opération la tuméfaction de la peau et des tissus intéressés dans l'opération sera telle, qu'elle permettra à peine à la canule de pénétrer de cinq à six millimètres. Si la canule n'est pas assez longue, elle sort de la trachée dans les secousses de toux, et l'enfant peut être asphyxié.

« S'il est essentiel d'avoir une canule assez longue, il est plus important encore de l'avoir assez large. Pour les enfants de six mois à deux ans, le diamètre de l'ouverture trachéale de la canule devra être de cinq millimètres; de deux à quatre ans, de six millimètres; de quatre à six ans, de sept millimètres; de six à dix ans, de huit millimètres; pour les adolescents, de neuf millimètres; enfin, pour les hommes de très-grande taille, de douze et même de treize millimètres.

« Il faut retirer la canule toutes les fois que la respiration s'embarrasse, quand on a lieu de supposer que cet embarras siége dans le conduit artificiel. En général, il suffit de changer la canule deux fois eu vingt-quatre heures. L'expulsion des fausses membranes qui viendraient en obstruer le passage, l'abondance des mucosités, pourront faire un devoir d'y revenir plus souvent.

« Quand, au lieu d'une canule simple, on en a une à double calibre, fig. 5, il faut de trois en trois heures retirer la canule intérieure et la remplacer aussitôt ; cette manœuvre s'exécute sans que le malade s'en aperçoive, et rend impossible, à moins de causes extra ordinaires, l'oblitération du conduit artificiel.

« Pendant les deux ou trois premiers jours, au moment où l'on retire la canule, la plaie de la trachée se ferme presque immédiatement et assez complétement pour amener des signes d'asphyxie : aussi faut-il introduire tout de suite ou une autre canule ou le dilatateur, et même le dilatateur est fort utile lorsque l'on réintroduit une canule à l'instant où l'on enlève l'autre ; par cet instrument on évite au malade des douleurs assez vives.

« Le moment où l'on retire la canule et où l'on tient la plaie de la trachée béante à l'aide du dilatateur, est celui qu'on doit choisir pour toucher la membrane muqueuse avec les solutions cathérétiques et pour écouvillonner à fond.

« Au bout de deux ou trois jours, la plaie de la trachée reste béante pendant quelques minutes après l'ablation de la canule, que l'on peut alors remplacer aisément sans le secours du dilatateur. Vers le huitième jour, l'ouverture de la trachée se maintient quelquefois pendant une heure ; plus tard elle peut persister au même degré pendant un jour entier et même davantage.

« Quand, à partir du quatrième et du cinquième jour, la maladie semble marcher vers une solution favorable, il ne faut pas craindre de laisser la canule s'embarrasser un peu, afin que l'air, en faisant effort contre le larynx, déplace les mucosités et les fausses membranes, et se fraye une voie à travers cet organe. On peut ainsi mesurer assez bien le degré de perméabilité du larynx. Cela est d'autant plus important, que le précepte capital dans la trachéotomie est de retirer la canule le plus tôt possible.

« Si l'on a vu que l'air passait un peu par le larynx, on introduit une canule nouvelle que l'on oblitère complétement avec un petit bouchon de liége.

« Pendant les premières minutes la respiration semble se faire aisément, quand bien même le passage de l'air serait insuffisant ; mais peu à peu la respiration devient anxieuse, et l'enfant mourrait asphyxié si l'on ne levait l'obstacle qui s'oppose à l'introduction de l'air. Que si la respiration reste peu gênée, on laisse le bouchon dans la canule, et quelques efforts de toux, en poussant l'air expiré et les mucosités contre le larynx, détachent les fausses membranes, et la voie devient beaucoup plus libre. De jour en jour on rétrécit le calibre de la canule, et on l'enlève définitivement quand le malade peut respirer complétement la canule restant fermée.

« Dès que la canule est enlevée, on rapproche avec du taffetas d'Angleterre les bords de la plaie. Ce pansement, que l'on renouvelle deux ou trois fois par jour, suffit dans le plus grand nombre de cas. Peu de jours suffisent ordinairement pour que la plaie de la trachéeartère se ferme complétement ; reste alors la solution de continuité des tissus profonds de la peau, qui ne tarde pas à se cicatriser en laissant une cicatrice peu difforme.

« Une seule fois j'ai pu ôter définitivement la canule au bout de quatre jours ; quelquefois du sixième au huitième ; ordinairement du sixième au treizième ; une fois, le quarante-deuxième jour ; une fois enfin, le cinquante-troisième jour. Quand il ne survient pas d'accident, la liberté du larynx se rétablit donc du quatrième au treizième jour.

« Je n'ai pas encore vu une seule fois persister une fistule aérienne après la trachéotomie.

« *Du traitement après l'opération.* — Pour quelques médecins, une seule indication se présente chez un enfant arrivé à la période extrême du croup : faire la trachéotomie pour placer une canule. Pour moi, la trachéotomie est un moyen de parer avant tout à l'asphyxie qui va tuer le malade, et ensuite de porter sur la membrane muqueuse de la trachée et des bronches des médications qui puissent empêcher la reproduction ou l'extension des fausses membranes. Je sais que plusieurs de mes confrères ont fait avec bonheur des trachéotomies en se contentant de changer la canule assez souvent et d'écouvillonner de temps en temps ; mais j'ai voulu moi même savoir à quoi m'en tenir sur l'influence des médications topiques. J'ai traité de suite vingt enfants trachéotomisés sans porter sur les membranes muqueuses de médications cathérétiques, et les résultats ont été si déplorables que j'ai dû revenir à la médication topique, qui m'avait auparavant beaucoup mieux réussi.

« La médication topique que j'ai adoptée est la suivante : c'est aussi celle de M. Bretonneau (de Tours) :

« Ainsi qu'il a été dit plus haut, si l'enfant est vigoureux, s'il a énergiquement expulsé les fausses membranes contenues dans les canaux aériens, et si, après l'opération, la respiration est très-facile, avant d'introduire la canule, on instille dans la trachée-artère, à deux ou trois reprises, 15 ou 20 gouttes d'une solution faite avec 30 centigrammes de nitrate d'argent pour 30 grammes d'eau distillée. Cette instillation est répétée quatre fois le premier jour, trois fois le second et le troisième jour, une ou deux fois le quatrième jour ; on cesse alors.

« Concurremment on promène dans la trachée-artère un écouvillon fait avec une très-petite éponge fixée à l'extrémité d'une baleine extrêmement flexible, et imbibée d'une solution concentrée : 1 gramme de nitrate d'argent pour 5 grammes d'eau distillée.

« On se contente de ce dernier moyen, si l'on a lieu de supposer que le larynx seul avait été envahi. La cautérisation à l'aide de l'éponge doit être faite aussi souvent et aussi longtemps que les instillations de solutions cathérétiques.

« Les instillations d'eau et les écouvillonnements tiennent encore une place importante dans le traitement.

« Si la toux est grasse, si l'expectoration est facile, on n'aura pas besoin d'instiller de l'eau. Dans le cas contraire, on instillera, une ou deux fois par heure, 8 ou 10 gouttes d'eau tiède qui se mêleront aux mucosités, les ramolliront et en faciliteront l'éjection.

« Il faudra toujours instiller de l'eau après avoir mis dans la trachée de la solution de nitrate d'argent, afin de diviser les mucosités qui auraient pu être coagulées, et en faciliter l'expectoration. Les instillations d'eau devront être faites plusieurs fois par heure ; lorsque la respiration sera fréquente et *serratique*, c'est-à-dire imitant le bruit d'une scie qui coupe la pierre, il conviendra d'en faire immédiatement avant chaque écouvillonnement.

« Il faudra écouvillonner toutes les fois que la canule ou la trachée-artère semblent embarrassées. L'écouvillonnement sera rendu plus efficace par une instillation préalable d'eau. Si l'on entend par la trachée un bruit de soupape ou un sifflement particulier qui donne lieu de penser qu'il y a quelques fausses membranes flottantes, il faut écouvillonner à plusieurs reprises, jusqu'à ce que les fausses membranes flottantes soient détachées et expulsées. L'écouvillonnement ne sera jamais plus efficace que lorsqu'il se fera au moment où l'on vient de retirer la canule, et lorsque l'on tient les lèvres de la plaie de la trachée-artère ouvertes à l'aide du dilatateur. L'écouvillonnement est d'autant plus nécessaire, que les accidents qui suivent l'opération sont plus graves. Jamais il ne cause d'accidents; toujours il est suivi d'un plus grand calme de la respiration, lors même que les enfants sont à leurs derniers moments, et que l'éponge n'entraîne ni mucosités ni fausses membranes.

« Avec ces moyens de traitement, qui sont employés avec soin par M. Bretonneau et par moi, le succès n'a pas été très-brillant; mais enfin, M. Bretonneau, sur 20 opérations, a sauvé 6 enfants; sur 112, j'en ai sauvé 27. M. Leclerc (de Tours), qui a adopté la même médication, compte un succès sur deux opérations. M. Velpeau, comme moi élève de M. Bretonneau, a guéri 2 enfants sur 10. M. Pétel (de Cateau-Cambrésis), qui a suivi les mêmes errements, a fait 3 opérations avec succès sur 6 qu'il a tentées. Ainsi, sur 150 trachéotomies, nous comptons 39 succès, c'est-à-dire un peu plus du quart. Je regrette de ne pouvoir donner ici les résultats obtenus par beaucoup d'autres de nos confrères qui ont adopté la thérapeutique suivie par M. Bretonneau et par moi, ou qui se sont contentés de changer les canules et d'instiller de l'eau. La comparaison de ces résultats eût été intéressante, mais les matériaux nous manquent entièrement. Ce que nous savons très-bien, c'est que, dans la pratique de MM. Gerdy, Robert, Guersant fils, Boniface, Després, Blandin, etc., etc., il y a, vivants à Paris, près de 15 enfants qui ont été trachéotomisés dans la période extrême du croup, et chez lesquels notre méthode n'a pas été suivie. »

Pl. 57.

EXTIRPATION DU SEIN. — EMPYÈME.

Fig. 1. *Amputation du sein.* — *a, b, c,* première incision curviligne pratiquée à la base d'un sein cancéreux. *c', b', a,* seconde incision, comprenant, avec la première, la tumeur dans un lambeau
elliptique.

Fig. 2. *Pansement après l'opération.* — *a a', a a',* etc. Bandelettes
agglutinatives maintenant réunis les deux bords de la plaie. Une
mèche de charpie, *b,* est introduite dans la plaie pour faciliter l'é-
coulement du pus.

Fig. 3. *Anatomie des côtes et des artères intercostales.* — Les artères intercostales se divisent en deux branches au niveau du tiers
postérieur des côtes. La branche supérieure plus volumineuse que
l'inférieure longe la gouttière creusée dans la côte supérieure, et
s'en dégage vers le tiers antérieur de la côte. La branche inférieure
longe le bord supérieur de la côte inférieure

Fig. 4. *Opération de l'empyème.* — *Procédé de M. Sédillot.*

EXTIRPATION DU SEIN.

Les tumeurs squirrheuses ou encéphaloïdes qui se développent
dans les mamelles, sont les causes les plus fréquentes de l'extirpation du sein. La facilité avec laquelle ces sortes de tumeurs revien-
nent a fait condamner cette opération par un grand nombre de
chirurgiens. Cependant toutes les tumeurs qui peuvent envahir le
sein ne sont point sujettes à se reproduire, et de nombreux exemples de tumeurs cancéreuses, sans recidive après l'opération, font
que, dans la majorité des cas, les praticiens ne reculent point devant une opération lorsque le mal se présente dans les conditions les
plus favorables au succès. Or, ces conditions sont la mobilité de la
tumeur, sa forme bien circonscrite, l'âge, la force et l'état général
de la malade. Les tumeurs volumineuses, adhérentes aux côtes, et
présentant des prolongements du côté de l'aisselle avec engorge-
ment des ganglions axillaires et cervicaux ; la teinte jaune paille
de la peau, caractéristique de la diathèse cancéreuse ; la présence de
tumeurs sur quelque autre point du corps révélant une infection géné-

rale, sont autant de contre-indications. Cependant, l'adhérence aux côtes, seule, sans complication des différents symptômes que nous venons d'énumérer, ne devrait point faire rejeter l'opération. La malade n'aura chance d'une guérison durable qu'autant que l'opération sera faite au milieu de conditions de nature à faire supposer que le mal est purement local.

Procédés opératoires. — Nous ne ferons que mentionner la compression condamnée par C. Bell, remise en honneur par M. Récamier. Aujourd'hui tous les praticiens rejettent cette méthode complétement inutile dans les cas de tumeurs cancéreuses, et qui ne doit probablement ses succès qu'à des erreurs de diagnostic.

Procédé ordinaire. — L'appareil instrumental se compose de bistouris droits et convexes, de pinces à dissection, d'érignes, de pinces à ligature, de fils cirés, de rugines, de scies à résection; quelques cautères pourront être utiles dans le cas où le mal aurait envahi les côtes.

La malade est couchée sur un plan incliné, le corps renversé du côté opposé au sein malade; le bras est écarté du corps de manière à tendre les fibres du grand pectoral; le chirurgien est placé du côté du sein qu'il doit opérer; plusieurs aides sont disposés autour de la malade, de manière à prêter un concours intelligent à l'opérateur.

Deux incisions semi-elliptiques, l'une inférieure, à concavité supérieure; l'autre supérieure, à concavité inférieure, comprendront, dans un lambeau elliptique, toute la portion des tissus altérés et un peu des tissus sains. Ces incisions doivent être pratiquées obliquement de haut en bas, de dehors en dedans, dans la direction du grand diamètre de la glande et des fibres du grand pectoral. Cette direction, qui permet de prolonger les incisions vers l'aisselle, rend plus facile l'investigation dont cette région doit être l'objet. En outre, elle permet la dissection de la tumeur dans le sens des fibres du muscle pectoral, et, après la réunion, les liquides s'écoulent facilement de la plaie.

La tumeur est ensuite saisie soit avec les doigts, soit avec une érigne que tient un aide si elle est volumineuse, et l'opérateur dissèque de bas en haut d'abord, puis de haut en bas, en ayant le soin d'enlever une légère couche des tissus sains. En commençant la dissection par la partie inférieure de la tumeur, on évite d'être gêné par le sang qui s'écoulerait sur les parties à disséquer si l'on procédait différemment. Cependant quelques opérateurs préfèrent disséquer de haut en bas, afin de ne point égarer le bistouri sous le muscle grand pectoral. Quand la tumeur est très-volumineuse, il faut l'enlever par des coups de bistouri portés successivement en haut et en bas, de manière à l'isoler graduellement de la périphérie vers le centre de sa base.

Une fois la tumeur enlevée, les artères qui fournissent du sang liées, la plaie bien épongée, on procède à l'examen des tissus subjacents. Toutes les parties qui paraissent altérées doivent être enlevées soit avec le bistouri, soit avec des ciseaux courbes. Les glandes suspectes seront mises à découvert par un prolongement de l'incision, et, comme il pourrait être périlleux de les disséquer dans le creux axillaire ou dans le voisinage de gros vaisseaux, il est plus prudent de les décoller et de les arracher avec le doigt. C'est généralement au niveau des vaisseaux thoraciques, en bas sur le grand dentelé, et en haut sous le petit pectoral que se rencontrent souvent des chapelets glanduleux affectés. (Pour les détails anatomiques du creux axillaire, voyez l'anatomie chirurgicale de cette région, page 23, et pl. 9.)

L'opération terminée, il n'est pas nécessaire de procéder immédiatement au pansement; il est prudent d'attendre quelques heures avant de réunir, afin de surveiller les artérioles qu'on n'aurait pu lier, et de pouvoir fermer la plaie sans redouter d'hémorrhagie ultérieure. Les bords de la plaie seront ensuite rapprochés, affrontés et réunis, par première intention, à l'aide de points de suture entortillés (voy. sutures, pag. 6, et pl. 2, fig. 6). Si la plaie avait peu d'étendue, et si les bords en étaient facilement extensibles, on pourrait réunir, à l'aide de bandelettes agglutinatives très-longues, espacées d'un centimètre, et croisant la plaie à angle droit (pl. 57, fig. 2). Dans les cas, au contraire, où la réunion des deux bords de la plaie présente quelque difficulté, il faut disséquer les bords à une distance convenable, afin de les détacher des parties subjacentes et de les rendre plus extensibles.

La cicatrice de la plaie sera surveillée avec soin, et si quelques bourgeons de mauvaise nature venaient à se développer, il faudrait les détruire immédiatement soit avec le bistouri et le feu, soit avec les caustiques.

EMPYÈME, FIG. 3 ET 4.

Sous le nom d'empyème on désigne une opération qui a pour but l'évacuation d'un liquide quelconque, pus, sérosité ou sang, contenu dans la cavité pectorale. On sait qu'à l'état physiologique les poumons remplissent la cavité thoracique; mais quand un épanchement se forme dans la poitrine il envahit la cavité des plèvres et refoule les poumons de dehors en dedans. L'épanchement peut devenir assez considérable pour comprimer le tissu pulmonaire et mettre ainsi obstacle à la respiration. Nous avons dit plus haut que du sang, du pus, de la sérosité et même des gaz, pouvaient s'épancher dans les plèvres et motiver l'opération de l'empyème. Or, la nature du liquide épanché, la quantité, le siége qu'il occupe, les diverses complications auxquelles il donne lieu, constituent autant d'indications opératoires qui obligent à pratiquer la ponction dans le *lieu d'élection* ou dans le *lieu de nécessité*. (Voyez plus bas.)

Épanchement de sang. — Si l'épanchement de sang est le résultat d'une lésion traumatique, il ne faut point se hâter d'évacuer le liquide qui, par sa présence, tend à oblitérer le vaisseau rompu et à arrêter l'hémorrhagie à sa source même. On aura le soin de placer le malade dans une position convenable, de fermer la blessure qui a donné lieu à l'hémorrhagie et par un traitement général, approprié, de modérer l'écoulement du sang. Ce n'est donc qu'au bout de quelques jours que l'on tentera par une contre-ouverture de donner issue au sang épanché. Cependant, quand le sang épanché par son invasion subite et sa quantité menace d'une suffocation imminente, on aurait tort de différer l'opération.

Épanchement de pus. — L'opération est seulement justifiable dans le cas où l'épanchement succède à une affection aiguë ou chronique des poumons ou de la plèvre. Mais si l'on constate là présence de tubercules ou de cavernes dans les poumons ; si l'épuisement du malade ou la nature de l'affection qui a produit l'épanchement ne laisse aucun espoir de guérison, il ne faut point opérer.

Les épanchements purulents peuvent se terminer : 1° par résorption ; 2° par l'ulcération du tissu pulmonaire et l'évacuation du pus par les bronches, la trachée et la bouche ; 3° enfin, les parois thoraciques ulcérées peuvent laisser le pus s'écouler au dehors.

Épanchement de sérosité. — C'est en général à la suite des pleurésies aiguës, quand l'épanchement persiste et détermine de la suffocation, malgré l'absence des symptômes inflammatoires, que l'opération peut avoir chance de succès. Il serait imprudent de la pratiquer au début des pleurésies et quand la phlegmasie est encore à l'état aigu. Dans les pleurésies chroniques, quand l'épanchement dure depuis longtemps et que le poumon refoulé sur lui-même ne peut reprendre son élasticité, il ne faut pas tenter l'opération.

Épanchement de gaz. — L'air où les gaz épanchés dans les plèvres sont resorbés avec une telle facilité quand la cause de ces épanchements est légère, qu'il est inutile de recourir à l'opération. Si la cause de l'épanchement est grave, la ponction est contre-indiquée. C'est donc seulement pour les mentionner que nous citons ici les épanchements de gaz.

PROCÉDÉS OPÉRATOIRES.

Au dire de Galien, les Grecs perforaient la poitrine avec un fer rouge; ce procédé aurait été adopté par Paul d'Egine. L'opération de l'empyème tantôt pratiquée par cautérisation, tantôt par incision des espaces intercostaux ou trépanation des côtes, donna à diverses époques des résultats différents, en général peu favorables, et après avoir été abandonnée et reprise successivement elle fut régularisée par Dionis, Ledran, Foubert et Morand.

Les faits nombreux, fournis par la pratique des chirurgiens con temporains, donnent pour le succès une moyenne de cinq sur dix cas d'opération. Ce chiffre nous paraît assez favorable pour encourager la hardiesse des opérateurs dans les cas qui réclament impérieusement cette opération.

Faut-il évacuer tout l'épanchement en une seule fois, par un écoulement rapide et abondant, ou bien *procéder avec lenteur par des ponctions successives et ménager au liquide un écoulement lent et gradué?* Nous ne rapporterons pas ici les débats auxquels cette question longtemps en litige donna lieu. Les chirurgiens modernes, et principalement M. Reybard, dont nous exposerons le procédé avec détails, ont suffisamment démontré les avantages de la seconde méthode.

Lieu d'élection. — En général c'est vers le bas de la poitrine dans un point déclive, et seulement là où il n'existe point d'adhérences, qu'il faut pratiquer la ponction. On choisira de préférence le neuvième ou le dixième espace intercostal; plus bas on pourrait blesser le diaphragme. Sur les sujets amaigris, il sera toujours facile de préciser le point de l'incision, parce qu'on peut palper et compter les côtes au dehors. Si l'embonpoint du sujet ne permet pas de déterminer nettement l'espace intercostal, on peut pratiquer la ponction à cinq travers de doigt au-dessous de l'angle inférieur de l'omoplate, ou bien à trois travers de doigt au-dessus du bord cartilagineux des côtes. La ponction sera pratiquée plus en arrière qu'en avant, à peu près à l'union du tiers postérieur avec les deux tiers antérieurs de la circonférence du thorax, au-devant du grand dorsal.

Lieu de nécessité. — Il est indiqué par le siége de l'épanchement

En général c'est au centre de cet épanchement qu'il faut ponctionner ou inciser pour éviter les adhérences.

Procédé de M. Sédillot. — M. Sédillot repousse tous les procédés dans lesquels on pratique une ou plusieurs ponctions successives avec réunion immédiate de la plaie. Mais il conseille de faire une plaie assez large pour donner facilement issue au pus épanché ; cette plaie sera maintenue ouverte par l'introduction d'un corps étranger.

Dans ce but, il pratique aux téguments une incision de six centimètres au lieu d'élection ou à celui de nécessité. Les parties profondes sont incisées dans une moindre étendue, et couche par couche. Lorsque l'épanchement est peu considérable, circonscrit par des adhérences pulmonaires, ou que les parois du foyer peuvent aisément revenir sur elles-mêmes et se remettre en contact, l'évacuation complète du pus n'entraînerait aucun danger. Mais dans le cas où le pyothorax occupe toute la plèvre et est très-abondant, il faut arrêter l'écoulement du liquide aussitôt que le jet en devient saccadé à chaque inspiration, et que l'air tend à pénétrer dans la poitrine. Ce phénomène démontre que le pus ne suffit plus à remplir la cavité thoracique au moment de sa dilatation et que le vide commence à s'y produire. On place alors dans la plaie le milieu d'un linge fin dans le cul-de-sac duquel on introduit quelques bourdonnets de charpie ; des plumasseaux, une compresse épaisse et un bandage de corps exactement soutenus complètent l'appareil du pansement.

Deux heures après l'opération, on renouvelle l'écoulement du pus que l'on répète ensuite aux mêmes intervalles. Souvent un peu d'air pénètre dans la poitrine lors de la levée de l'appareil, et il n'y a pas lieu à s'inquiéter beaucoup de cet accident, pourvu qu'il ne puisse pas se reproduire dans l'intervalle des pansements. Dans le cas ou par manque de soin ou toute autre cause, le pus épanché se serait écoulé et serait remplacé par de l'air, on pourrait enlever ce dernier avec la ventouse à pompe de M. Stanski, ou toute autre seringue aspirante et faire dans la poitrine une injection d'orge miellée jusqu'au prochain pansement.

Procédé de M. Velpeau. — Dans les cas d'épanchement sanguin ou quand la collection du liquide fait saillie sous les téguments intercostaux, M. Velpeau plonge hardiment un bistouri jusqu'à la cavité pleurale et agrandit la plaie en retirant l'instrument.

Ce procédé, quand le diagnotic n'est pas douteux, présente quelque avantage en ce qu'une large ouverture donne rapidement issue aux liquides épanchés, tandis qu'une ouverture très-étroite peut donner passage à l'air sans permettre l'évacuation de la cavité pleurale.

Procédé de M. Vidal de. Cassis. — M. Vidal propose de pratiquer l'opération *en plusieurs temps.* Dans le premier temps on fera une incision qui divisera la peau, le tissu cellulaire sous-jacent, les muscles y compris l'intercostal externe ; dès que l'intercostal interne sera découvert on arrêtera l'opération, et on remplira la plaie de charpie quand elle commencera à suppurer, on placera un fragment de potasse gros comme celui qui est employé pour ouvrir un cautère à un seul pois ; on laissera ce caustique s'épuiser, il en résultera une escarre de la largeur d'une pièce de dix sols, laquelle se détachera peu à peu ; à mesure que l'élimination aura lieu il s'établira par les bords de ce disque mortifié, d'abord un suintement, puis un écoulement qui se fera avec lenteur, ce qui donnera le temps au poumon de revenir vers les parois pectorales et à celles-ci de se rapprocher des parenchymes. L'introduction de l'air dans le poumon se fera progressivement et il n'en entrera pas ou que très-peu dans la plèvre par l'ouverture des parois pectorales.

Procédé de M. Reybard. — Ce procédé à la fois simple et ingénieux permet un écoulement continu des liquides épanchés sans laisser l'air s'introduire dans les plèvres.

M. Reybard perfore une côte avec un poinçon ou un trocart, et il laisse à demeure une canule ou un tuyau de plume. L'extrémité libre de la canule est munie d'un bout de boyau de chat ou d'un tube de baudruche qu'on mouille ; il en résulte que le liquide épanché dans la plèvre s'échappe facilement au dehors à chaque inspiration et que l'air ne peut pénétrer dans l'intérieur de la poitrine, les parois molles du tuyau de baudruche s'appliquant l'une contre l'autre et bouchant l'extrémité de la canule. M. Trousseau plonge l'extrémité libre de l'appareil dans un vase rempli d'eau, ce qui rend l'introduction de l'air impossible.

Procédé de M. Stanski. Empyème avec les ventouses. — Pour M. Stanski l'indication la plus essentielle à remplir est d'oblitérer le foyer, d'empêcher l'entrée de l'air dans la cavité thoracique et de tarir la source de la sécrétion. Pour atteindre à ces résultats, l'opérateur se sert d'un appareil composé, d'une ventouse adaptée au trocart et dans laquelle on peut faire le vide, avec un corps de pompe qui ocmplète l'appareil. Il n'en faut pas plus pour évacuer la cavité pleurale en aspirant les liquides ; l'air extérieur en pénétrant dans le poumon qui cesse alors d'être comprimé, dilate cet organe et applique l'une contre l'autre la plèvre viscérale et la plèvre pariétale. M. Stanski n'a essayé son procédé que sur le cadavre (1849).

Appréciation. — Les considérations pathologiques qui ont précédé

la description des procédés opératoires de l'empyème indiquent suffisamment la valeur relative des méthodes opératoires. Les épanchements de sérosité pourront réclamer de petites ponctions favorisant
un écoulement lent et progressif du liquide. Les épanchements de
sang coagulé ou de pus veulent des ouvertures plus larges. Enfin
l'abondance de l'épanchement, l'état général du malade, la suffoca·
tion, etc., etc., pourront déterminer l'opérateur à recourir à des procédés d'une exécution lente ou rapide.

PARACENTÈSE DU PÉRICARDE.

Opération dangereuse et dont les véritables indications sont très-
rares. Dans le cas cependant où l'on voudrait la tenter, on peut arriver au péricarde par trois voies : 1° entre le cinquième et le sixième
espace intercostal; 2° par le sternum; 3° par l'espace qui existe
entre l'appendice xiphoïde et le cartilage de la septième côte.

1° *Procédé de Desault.* — Ce chirurgien fit une incision entre la
sixième et la septième côte gauche au niveau de la pointe du cœur.
Les parties musculaires furent incisées couche par couche, et le doigt
de l'opérateur plongé dans la plaie sentit une poche pleine de liquide.
Desault l'ouvrit; mais l'autopsie faite quatre jours après démontra
qu'il n'avait ouvert qu'un kyste au-dessous duquel se trouvait le
péricarde.

2° *Procédé de Skielderup.* — Il consiste à trépaner le sternum au
niveau du médiastin. On arrive ainsi dans un intervalle triangulaire
dont le diaphragme forme la base et dont le sommet est au niveau
de la cinquième côte. La trépanation du sternum se fait sans grande
résistance jusqu'au périoste interne qui est très-dur, ce qui suffit
pour avertir l'opérateur, qui procède alors avec assez de ménagement
pour ne point léser les plèvres. L'ouverture faite, le malade se penche
en avant, de manière que le péricarde vienne se présenter au doigt
de l'opérateur. Un bistouri étroit dirigé sur le doigt indicateur sert à
ouvrir la poche.

3° *Procédé de Larrey.* — C'est en traversant de bas en haut l'espace
qui sépare le bord gauche de l'appendice xiphoïde du cartilage de la
dernière vraie côte qu'on peut arriver sur le point le plus déclive du
péricarde. Par ce procédé, qui est préférable aux deux premiers, il
est facile d'éviter la plèvre, le péritoine, le diaphragme et l'artère
mammaire interne.

LÉSIONS DES ARTÈRES INTERCOSTALES.

Les plaies qui siégent dans le tiers postérieur de la poitrine peuvent seules compromettre d'une manière sérieuse les artères intercostales. Quand l'artère blessée est visible au fond de la plaie, il faut la lier. Les procédés opératoires, autres que la ligature pour arrêter ces hémorrhagies, sont plus nombreux que les observations recueillies des blessures de l'intercostale. Avant de recourir à un moyen quelconque, il faut d'abord reconnaître la véritable source de l'hémorrhagie. On a proposé d'introduire dans la plaie une carte recourbée en gouttière. Si le sang s'échappe sous la carte, il provient d'une lésion du poumon ; s'il coule sur la carte, une artère intercostale en est la source.

Dans le cas où la blessure de l'artère serait bien reconnue, il faudrait introduire dans la plaie le doigt recouvert d'une compresse fine faisant doigt de gant ; puis on bourre ce cul-de-sac de charpie afin qu'il forme une espèce de pelote dans la plevre. En retirant ensuite au dehors le petit appareil, on comprimera non-seulement les bords de la plaie, mais aussi l'artère intercostale contre la gouttière de la côte.

Nous ne décrirons point ici les divers instruments imaginés pour atteindre au même but. Tous ces procédés ont l'inconvénient d'être peu ou point applicables et toujours irritants pour la plèvre.

Pl. 58.

OPÉRATIONS QUI SE PRATIQUENT SUR L'ABDOMEN.

PARACENTÈSE DE L'ABDOMEN.

Anatomie, fig. 1 et 2. — C'est généralement sur le milieu d'une ligne *a c*, fig. 1, s'étendant de l'épine iliaque antérieure gauche à l'ombilic que les chirurgiens français plongent le trocart dans l'opération de la paracentèse. On évite ainsi les parties charnues de la paroi abdominale et la lésion de l'artère épigastrique, *b*, fig. 2, qui rampe sous le muscle droit *a*, de l'abdomen. En Angleterre, cette opération se pratique sur le trajet de la ligne blanche *a b*, fig. 1.

La paracentèse abdominale a pour but l'évacuation d'un liquide accumulé dans le péritoine. C'est généralement dans l'ascite qu'on la pratique ; or, cette maladie peut être compliquée, 1° par un état de grossesse ; 2° par un kyste de l'ovaire ; 3° par des cloisons constituant une hydropisie enkystée ; 4° par une hydrocèle congéniale. Ces diverses complications peuvent fournir à l'opérateur les indications du point où la paracentèse peut être pratiquée. Dans les cas de grossesse, il faut surtout éviter l'utérus. C'est dans ce but que Scarpa proposa de faire la ponction dans l'hypochondre gauche, un peu au-dessous de la troisième fausse côte. L'ombilic était indiqué par Ollivier d'Angers. M. Velpeau pense qu'on peut pratiquer sans danger la ponction dans toute l'étendue du flanc gauche. L'époque de la grossesse, la direction du corps de l'utérus, etc., seront prises en considération par l'opérateur pour le choix du procédé à suivre. Dans le cas d'hydrocèle congéniale, Morand et Ledran ponctionnaient l'hydrocèle. Dans l'hydropisie enkystée et dans les cas douteux, la fluctuation et la saillie formée par le liquide indiqueront le lieu de l'opération.

Procédé ordinaire. Ponction avec le trocart. — L'appareil instrumental se compose d'un trocart, d'un bandage de corps et de petites compresses destinées au pansement avec lequel on comprime le ventre à mesure que le liquide sort.

Le malade est couché sur le bord de son lit ; l'opérateur détermine par la percu-sion le niveau et l'étendue du liquide épanché, afin de ne point plonger le trocart dans un point de la paroi abdominale recouvrant des anses intestinales. Un aide pressera méthodiquement avec ses deux mains le côté opposé à celui de l'opération.

L'opérateur saisissant alors le trocart à pleine main, le doigt indicateur avancé sur la tige (voy. pl. 65, fig. 1), afin de limiter la longueur du trocart qui doit traverser la paroi abdominale, plonge l'instrument dans l'abdomen d'un seul coup. La canule est ensuite maintenue en place d'une main et de l'autre on retire le trocart. Des flocons nageant dans la sérosité, ou bien des anses intestinales peuvent obstruer l'ouverture de la canule et empêcher le liquide de s'écouler : il suffit d'introduire dans la canule un stylet ou de la tourner en différents sens pour écarter l'obstacle. L'écoulement du liquide doit se faire d'une manière lente, et pendant cet écoulement un aide exerce une compression progressive avec le bandage de corps. Cette compression a pour but d'empêcher la dilatation trop brusque des vaisseaux mésentériques, et de prévenir la syncope qui pourrait résulter d'une déplétion survenant trop subitement dans une autre partie du système circulatoire.

Quand l'évacuation du liquide est suffisante, on retire la canule, on applique une petite compresse sur la plaie et on maintient la compression avec le bandage de corps.

Procédé de M. Fleury du Val-de-Grâce. — Il consiste à introduire dans la canule du trocart une sonde de gomme élastique et à retirer ensuite la canule pour laisser la sonde en place.

La sonde suit mieux le retrait des parois abdominales et peut être plongée plus profondément que la canule, avantage qui permet de la laisser à demeure pendant plusieurs heures.

S'il survenait une hémorrhagie, ce qui est très-rare, on laisserait la canule dans la plaie, ou on la remplacerait par un fragment de bougie de cire, ou de gomme élastique ; on pourrait aussi soulever la plaie dans un pli de peau et comprimer ce pli.

Procédé de M. Baudens. — Il arrive quelquefois que l'épanchement abdominal se fait jour au niveau de l'ombilic, après en avoir distendu et ulcéré la peau. Cette ouverture accidentelle et fistuleuse permet au liquide qui s'épanche de s'écouler chaque jour. C'est pour imiter ce résultat que M. Baudens imagina une canule qui, laissée à demeure et se bouchant à volonté, permet au malade d'écouler au dehors la sérosité au fur et à mesure que l'épanchement se forme. L'ombilic est le lieu d'élection choisi par M. Baudens pour l'application de sa canule. Ce procédé qui nécessite un instrument spécial n'est qu'une modification heureuse du procédé de M. Fleury.

Nous n'insisterons pas sur les différents moyens, injection, corps étrangers, etc., proposés pour la cure radicale de l'ascite.

Ces procédés sont périlleux, et mieux vaut recourir à l'opération de la paracentèse toutes les fois que la maladie l'exige.

GASTROTOMIE.

Cette opération ne peut être motivée que par la présence d'un corps étranger dans l'estomac et dans le cas seulement où le corps étranger, ne pouvant remonter par le pylore, détermine des accidents graves et fait saillie à l'extérieur. C'est alors sur la tumeur ou sur l'abcès déjà formé que l'incision sera pratiquée. Mais si les signes extérieurs de la présence du corps étranger manquent, on peut faire sur la ligne blanche, dans la région épigastrique, une incision longue de sept à neuf centimètres. Le péritoine sera divisé avec précaution, le colon transverse abaissé et la face antérieure de l'estomac dégagée et mise à nu sera incisée dans des limites qui ne permettent pas d'atteindre les artères coronaires.

Il est inutile d'insister sur les dangers auxquels expose une opération aussi grave, et avant de pratiquer la gastrotomie, les chirurgiens feront bien d'employer les instruments lithotriteurs qui peuvent être facilement introduits par l'œsophage.

ABCÈS DU FOIE, TUMEURS DE LA VÉSICULE BILIAIRE, KYSTES HYDATIQUES.

C'est en général par des incisions pratiquées en plusieurs temps qu'on ouvre les parois abdominales dans ces différents cas.

Quand les abcès du foie font saillie extérieurement et que la fluctuation est bien évidente, le péritoine viscéral adhère au péritoine pariétal, et on peut pénétrer dans l'abdomen, sans redouter des épanchements dans la cavité du péritoine. Une incision de peu d'étendue, afin de ne point dépasser les adhérences, et faite avec précaution, peut, dans les cas d'un diagnostic facile, donner immédiatement issue au pus. Mais quand le diagnostic est douteux et que l'existence des adhérences n'a rien de certain, il faut procéder avec prudence.

Procédé de Graves. — Les tissus sont incisés couche par couche jusqu'au péritoine; la plaie est ensuite remplie de charpie et l'inflammation qui survient détermine des adhérences et ouvre l'abcès.

Procédé de M. Bégin. — Comme pour le procédé de Graves, les tissus sont incisés jusqu'au péritoine et la plaie pansée à plat ; mais le troisième jour, les adhérences pouvant être établies, on ouvre avec le bistouri.

Procédé de M Récamier. — M. Récamier arrive jusqu'au péritoine par des cautérisations successives pratiquées avec la potasse caustique. Les escarres déterminent des adhérences et la tumeur est ouverte avec le bistouri ou le trocart. Les foyers d'un abcès dans un organe parenchymateux comme le foie ne pouvant revenir sur eux-mêmes, il reste une cavité dans laquelle l'air peut s'introduire. On a donc proposé de substituer au pus une injection d'eau émolliente.

On concevrait la possibilité d'ouvrir de la même manière les *tumeurs de la vésicule du fiel ;* mais la difficulté d'un diagnostic rigoureux imposera toujours aux chirurgiens une sage réserve

Quant aux *kystes hydatiques*, les liquides qu'ils contiennent n'étant point irritants, on peut les ouvrir par ponction.

KYSTES DE L'OVAIRE.

Les kystes de l'ovaire sont extrêmement variables de volume, de forme, de consistance, de nature. Les uns, dits *pileux*, sont constitués par des amas de matière grasse, au milieu desquels on rencontre des dents, des poils, des fragments d'os, etc., ce qui fait admettre qu'ils sont le produit de fécondation complète ou incomplète. Quant aux kystes hydropiques, ils renferment des liquides plus ou moins épais. Tantôt ils se présentent sous la forme d'une seule poche considérable, remplissant toute la cavité abdominale ; tantôt ils sont composés de cellules plus ou moins nombreuses, remplies de liquides, et ne communiquant point entre elles. Les rapports de ces sortes de tumeurs avec les autres organes sont également très-variables. Quelquefois elles contractent des adhérences avec l'épiploon, le péritoine, etc. ; d'autres fois la tumeur est isolée et pédiculée.

Procédés opératoires. — *Ponction.* — Seulement applicable aux kystes hydropiques, la ponction ne peut procurer qu'une cure palliative. On peut la pratiquer soit sur le point le plus saillant de la tumeur, soit par le vagin. La ponction abdominale est préférable à la ponction vaginale : elle expose moins à une péritonite, aussi lui accorde-t-on généralement la préférence.

Pour obtenir une cure radicale, on a proposé d'associer à la ponction la compression et les injections irritantes. Mais l'expérience n'a point encore appris ce qu'on peut attendre de ces procédés mixtes, et il est préférable de se borner à la ponction simple pour mettre, autant que possible, la malade à l'abri des accidents consécutifs.

L'*incision*, conseillée par Ledran, est surtout applicable aux kystes multiloculaires et contenant des liquides épais. Une incision longitudinale est pratiquée sur la partie la plus déclive de la tumeur, soit sur la ligne blanche, soit en dehors des muscles droits; la tumeur est ensuite divisée dans la même direction, et les cloisons détruites quand on peut les atteindre; une mèche de linge est engagée dans la plaie, et la suppuration qui s'établit fait le reste.

L'*extirpation* proposée et décrite par Theden, fut pratiquée par Macdovell.

Procédé de Macdovell. — Une incision pratiquée de haut en bas sur la ligne médiane, depuis l'ombilic jusqu'à vingt-cinq millimètres du pubis, intéresse d'abord la peau et la ligne blanche. Le péritoine est respecté dans ce premier temps de l'opération. On le saisit avec des pinces, et on l'incise soit avec des ciseaux, soit avec le bistouri dans une très-petite étendue. Cette première incision permettra de passer sous la membrane une sonde cannelée, afin d'isoler le péritoine des parties sous-jacentes et de faciliter une incision proportionnée à l'incision des téguments.

On peut alors explorer la tumeur, constater si elle a ou non des adhérences. Quand les adhérences sont peu considérables et offrent peu de résistance, on les divise pour aller plus facilement à la recherche de la base de la tumeur; mais quand elles sont nombreuses et fortes, il faut renoncer à l'extirpation, et se borner à inciser le kyste.

Le pédicule, une fois mis à nu, sera contourné par une forte ligature s'il est étroit; s'il est large, on le traversera avec une aiguille armée d'un fil double, et plusieurs ligatures seront ainsi facilement appliquées; puis on coupera la tumeur à deux centimètres des ligatures.

L'opération terminée, on réunit la plaie extérieure par quelques points de suture entrecoupée qui n'intéresseront point le péritoine.

L'incision pratiquée depuis l'ombilic jusqu'au pubis est quelquefois insuffisante; le volume de la tumeur peut nécessiter une incision étendue de l'appendice xiphoïde au pubis.

PLAIES DE L'ABDOMEN.

PLAIES PÉNÉTRANTES SIMPLES.

Quand ces plaies dépassent quelques centimètres il se fait presque toujours une hernie soit des intestins, soit de l'épiploon. Si les organes herniés ne sont point lésés, on se contente de les laver avec une eau émolliente tiède et on opère la réduction. Il faut quelquefois débrider un peu pour réduire, puis on réunit les bords de la plaie abdominale par des points de suture entortillée ou entrecoupée. Il est important de ne point comprendre le péritoine dans la réunion. Des bandelettes agglutinatives pourront être placées entre les points de suture, et un bandage de corps fixera le tout.

PLAIES AVEC ÉTRANGLEMENT DES VISCÈRES HERNIÉS.

Les organes herniés peuvent être étranglés par la plaie et cet étranglement déterminer des accidents graves qui nécessitent l'intervention active de l'art. La nature des viscères herniés et le degré d'intensité des désordres fournissent à l'opérateur des indications différentes.

Étranglement de l'épiploon. — *Étranglement simple.* — Il faut commencer par déplisser la portion d'épiploon qui est sortie, afin de voir si elle ne renferme pas une petite portion d'intestin qui se trouverait pincée. Quand l'épiploon se trouve engagé seul dans la plaie et que le malade, en se renversant en arrière, ne ressent aucun tiraillement douloureux, le mieux est de laisser l'épiploon en place. Des adhérences se forment au niveau de la plaie; la portion extérieure de l'épiploon se gangrène, tombe, et la plaie se cicatrise d'elle-même. Mais si la portion herniée est assez considérable pour déterminer des accidents et empêcher le malade de se redresser ou de se renverser en arrière, il faut débrider et réduire. L'épiploon venant toujours de la partie supérieure, il est de règle de débrider vers l'angle inférieur de la plaie. (Voir plus bas.)

Quand l'épiploon sorti est gangrené, il est encore prudent d'attendre l'élimination naturelle de l'escarre sans chercher à réduire après avoir coupé dans le vif, ce qui exposerait à une hémorrhagie interne.

Étranglement des intestins. — La première indication à remplir est de diminuer le volume de l'intestin hernié; par des pressions douces et méthodiques on pourra faire passer les matières dans l'intérieur ; des applications froides pourront déterminer la contraction des intestins. Ambroise Paré a proposé de piquer l'intestin avec une épingle pour donner issue au gaz. Quand ces moyens échouent il faut débrider la plaie pour réduire.

Le malade étant couché sur le dos, les cuisses fléchies de manière à relâcher la paroi abdominale, l'opérateur de la main gauche abaisse l'intestin hernié et de la droite introduit dans la partie supérieure de la plaie l'extrémité d'une sonde cannelée. La sonde cannelée est ensuite glissée sous le péritoine et sert à guider la lame du bistouri pour opérer le débridement. Il faut surtout éviter que l'intestin hernié ne vienne recouvrir la cannelure de la sonde et que la lame du bistouri ne blesse l'intestin non hernié.

Quand la sonde cannelée ne peut être introduite, il faut inciser les téguments couche par couche jusqu'au péritoine. L'opérateur abaisse alors les intestins avec sa main gauche ; il porte l'un des doigts vers l'angle supérieur de la plaie, et par des incisions ménagées et successives il arrive jusqu'au péritoine qu'on incise ensuite sur la sonde cannelée.

Divers instruments ont été inventés pour opérer le débridement. Tels sont la plaque ailée de Méry que rappelle la fig. 1, pl. XVI, instrum. ; le bistouri de Pott, fig. 6., etc. Le bistouri boutonné ordinaire, quand la lame est enveloppée de linge dans une étendue convenable est suffisant pour pratiquer l'opération.

PLAIES DU TUBE INTESTINAL (voy. pl. 59, p. 260).

Si l'intestin blessé est resté dans la cavité abdominale, il faut seulement prévenir l'invasion d'une péritonite par l'emploi des moyens antiphlogistiques. Mais quand la plaie abdominale est large et permet de tirer facilement au dehors les anses intestinales mobiles, rien ne s'oppose à ce qu'on aille à la recherche de la lésion pour réunir par suture, quand les dimensions de la plaie excèdent un à deux centimètres.

Nous traiterons plus loin des opérations par lesquelles on se propose l'établissement d'un anus artificiel, et nous ne décrirons ici que les procédés opératoires employés pour obtenir une guérison immédiate par la réunion des bords de la plaie sans interruption du tube intestinal.

Les procédés varient selon que les plaies sont longitudinales ou transversales.

§ 1. *Plaies longitudinales.* — (Suture à anse.) — *Procédé de Pal fyn*. — Il consiste à accoler les lèvres de la plaie intestinale avec la surface péritonéale de la plaie abdominale. A cet effet, une anse de fil traverse les bords de la plaie, les maintient réunis et les chefs du fil fixés extérieurement adossent l'intestin à la plaie extérieure. Ce procédé d'une exécution facile peut exposer à la formation consécutive d'un anus contre nature.

Procédé de Ledran.—Plus compliqué que le précédent il repose sur le même principe. Plusieurs anses de fil espacées de sept millimètres sont passées comme par le procédé de Palfyn. Les chefs des fils sont ensuite réunis et tordus de manière à déterminer le rapprochement des bords de la plaie, le froncement de l'anse intestinale et la réunion ultérieure des bords de la plaie; le faisceau de chef réunis est fixé au dehors.

Procédé de M. Reybard. (V. fig. 2, pl. 59.) — Ce procédé a encore pour but l'adhérence du péritoine viscéral au péritoine pariétal. Une petite plaque de bois longitudinale à angles arrondis et dans le milieu de laquelle on passe une anse de fil par deux trous pratiqués au milieu de la plaque et espacés de quatre millimètres; cette petite plaque ainsi suspendue est introduite par la plaie dans l'intestin, comme un bouton dans une boutonnière. Les deux extrémités du fil sont au dehors. Chaque extrémité est ensuite armée d'une aiguille. On saisit une lèvre de la plaie intestinale et on la traverse de dedans en dehors avec l'aiguille; la même manœuvre est répétée sur l'autre lèvre avec l'autre aiguille. L'anse de fil comprend alors la plaque et les deux bords de la plaie intestinale. Les fils sont ensuite passés dans des aiguilles courbes, et à l'aide de ces aiguilles on traverse de dedans en dehors les lèvres de la plaie abdominale comme il a été fait pour les lèvres de la plaie intestinale. L'intestin est ensuite réduit, et en nouant les fils extérieurement la plaque de bois applique la face externe de l'intestin contre le péritoine abdominal et la réunion s'opère.

M. Reybard coupa le fil deux jours après l'opération; la plaque de bois n'étant plus retenue traversa le tube intestinal et fut rejetée au dehors.

La fig. 2 représente une coupe transversale de l'intestin appliqué contre le péritoine pariétal par la plaque de M. Reybard. *b,b,b*, intestin; *c*, plaque de bois; *d*, anse de fil; *d,d*, nœud extérieur du fil qui traverse la paroi abdominale *a,a*.

Procédé d'A. Cooper. — Quand la plaie intestinale est très-petite on la saisit en totalité entre les mors d'une pince, et on applique une ligature comme s'il s'agissait d'une artère.

Procédé de M. Jobert. — Les bords de la plaie sont traversés par plusieurs anses de fils, puis renversés en dedans de manière qu'en nouant les fils les surfaces séreuses se trouvent adossées.

Procédé de M. Moreau-Boutard. — La muqueuse renversée sur les bords de la plaie est incisée, des points de suture entrecoupés sont placés de manière à mettre en contact les surfaces avivées ; l'un des bouts du fil est coupé près du nœud, l'autre doit traverser la paroi abdominale afin d'assurer à la fois la réunion des bords de la plaie et leur adhésion à la paroi abdominale.

La suture du Pelletier, décrite page 5, est applicable aux plaies de l'intestin. Une fois la réunion opérée, les fils servent à rapprocher l'intestin de la plaie extérieure. Au bout de cinq à six jours on peut retirer le fil par une traction douce et ménagée. On peut appliquer de même la suture à points passés.

Procédé de M. Reybard. — C'est la suture du Pelletier modifiée. On se sert d'une aiguille à coudre et d'un fil double dont l'extrémité libre porte un petit tampon de linge. On commence par percer de dedans en dehors et près de l'angle de la plaie. Le petit tampon de linge fixe une extrémité du fil et sert plus tard à l'entraîner dans les selles. La suture achevée on dédouble le fil, puis on fait un dernier point avec un fil simple et on noue les chefs libres des fils qu'on coupe ensuite près des nœuds. L'intestin est réduit ; le fil coupe les parties qu'il étreint et tombe dans l'intestin d'où il est expulsé par les selles.

Procédé de M. Gély. Suture en piqué. Pl. 59, fig. 1. — Pour faciliter l'intelligence de ce procédé lisez la description de la figure.

Un fil ciré est armé à chaque extrémité d'une aiguille ordinaire. L'une d'elles est enfoncée parallèlement à la plaie, en dehors et en arrière de l'un de ses angles, à une distance de quatre à cinq millimètres dans l'intestin ; l'autre aiguille est ensuite employée à exécuter la même manœuvre sur la lèvre opposée. Les fils sont alors croisés ; l'aiguille de gauche passe à droite et réciproquement. Chacune d'elles sert alors à faire un nouveau point entièrement semblable au premier, avec la précaution de piquer tout d'abord dans le trou de sortie du fil qui vient d'être porté au côté opposé. Cette manœuvre est ensuite répétée autant de fois que cela est nécessaire pour garnir toute l'étendue de la plaie. Cela fait, il reste, avant de nouer les fils, à serrer convenablement chaque point. Cette partie de l'opération s'exécute en prenant successivement chaque échelon transversal, et même chacun des deux fils qui le composent, avec une pince à disséquer, et en exerçant dessus une traction convenable, tout en déprimant les lèvres de la plaie. Elles ne tardent pas à s'adosser avec une telle exactitude, que l'on n'aperçoit plus au dehors aucune trace des fils qui ont produit ce résultat. Lorsque cette opération est terminée, il ne reste plus qu'à nouer ensemble les deux fils opposés et à couper les chefs au raz de ce nœud. Les aiguilles employées doivent être un peu plus grosses que le fil pour que celui-ci passe très-facilement après elles. L'intestin doit être perforé au moins à quatre millimètres en dehors de la plaie de chaque côté; c'est à cette distance que doivent se trouver les deux lignes formées par les anses latérales qui sont ainsi écartées l'une de l'autre de huit millimètres.

La distance entre l'ouverture d'entrée et celle de sortie de l'aiguille doit être au plus de six millimètres. M. Gély recommande de serrer dès qu'on a fait deux points de chaque côté, et en les arrêtant de suite par un petit nœud. La soie à coudre, de moyenne grosseur, est le lien que préfère M. Gély.

§ 2. *Plaies transversales. — Invagination; séreuse contre muqueuse. — Procédé de Ramdohr.* — Il consiste dans l'introduction du bout supérieur dans le bout inférieur; quelques points de suture maintiennent les deux bouts en contact. Ce procédé a été modifié par Hermans, Sermale et Richter.

Réunion directe des bords de la plaie. — Méthode de Duverger. — Duverger se servait d'une portion de trachée de veau garnie d'anses de fils disposées à égale distance et armées d'aiguilles courbes à chaque extrémité. La trachée de veau était introduite dans les deux bouts de l'intestin, et les aiguilles traversant le tube intestinal de dedans en dehors servent à fixer sur la trachée de veau les bords de l'intestin plaie contre plaie; les fils noués maintenaient la réunion.

Procédé de M. Jobert. — Quand l'épiploon se présente au-devant de l'intestin lésé on peut, ainsi que l'a pratiqué M. Jobert, interposer un pli de l'épiploon entre les lèvres rapprochées de l'intestin et réunir par quelques anses de fil passées par le procédé de Ledran.

Réunion des surfaces séreuses. — Les membranes séreuses se réunissent et adhèrent promptement entre elles quand on les maintient en contact pendant un temps plus ou moins long. Les membranes muqueuses, au contraire, ne se réunissent que beaucoup plus lentement et les adhérences entre une séreuse et une muqueuse au contact ne peuvent se faire directement. Ces faits démontrés par Bichat et Richerand servirent de base aux recherches des chirurgiens et furent le point de départ des procédés que nous allons décrire.

Procédé de M. Jobert. Fig. 3. — Les deux bouts de l'intestin étant reconnus sont isolés du mésentère dans un espace d'un centimètre, afin de faciliter l'invagination du bout supérieur dans l'inférieur. Cette incision du mésentère est suivie d'une hémorrhagie qu'on n'arrête point si elle est peu abondante. Dans le cas contraire une ligature temporaire ou quelques mâchures peuvent suffire.

L'opérateur saisit alors le bout supérieur de l'intestin de la main gauche et de la droite traverse la paroi intestinale de dedans en dehors à six millimètres de la division avec une aiguille dans laquelle est passé un fil d'une longueur suffisante. Une anse de fil traverse donc la paroi du bout supérieur de l'intestin, et les extrémités du fil sont confiées à un aide. Un second fil est passé de la même manière au point diamétralement opposé au premier.

Le chirurgien renverse ensuite en dedans les bords du bout inférieur et introduit le doigt indicateur de la main gauche dans l'intestin, afin de maintenir ce renversement qui a pour effet d'offrir à l'intérieur la surface séreuse de l'intestin. Chacun des deux bouts du fil tenu par l'aide est armé d'une aiguille courbe que l'opérateur glisse sur le doigt introduit dans l'intestin de manière à traverser de dedans en dehors le bord doublé du bout inférieur. Le second bout du premier fil est passé de la même manière à quatre millimètres du premier, fig. 3 *a*. On opère de même avec les extrémités libres du second fil *b*; il suffit alors pour déterminer l'invagination d'exercer sur les fils une traction douce et méthodique. L'anse de fil entraîne le bout supérieur de l'intestin dans l'inférieur, et l'invagination étant effectuée, on peut appliquer quelques points de suture ou lier les fils. On réduit l'intestin dans la cavité abdominale; les fils réunis dans l'angle inférieur de la plaie sont maintenus extérieurement par un morceau de diachylon.

Procédé de M. Lembert. (Fig. 4 et 4 bis. Voy. explicat. de la pl. 59.) Ce procédé permet d'obtenir l'adossement des surfaces séreuses par un froncement et un renversement des bords de la plaie. On prend autant de fils qu'on veut placer de points de suture. Chaque fil est armé d'une aiguille à coudre. L'aiguille plongée de dehors en dedans, à huit ou dix millimètres au-dessus de la plaie, sort de dedans en dehors à quatre ou six millimètres au-dessus de cette plaie pour entrer de nouveau dans l'intestin quatre ou cinq millimètres au-dessous de la plaie et sortir cinq millimètres plus loin. Les fig. 4 et 4 bis montrent le trajet du fil. On renverse ensuite les bords de la plaie, on noue le fil dont on coupe les chefs près du nœud et on réduit l'intestin.

Procédé de M. Denans. Fig. 6. — L'adhérence des surfaces séreuses est ici déterminée par l'intermédiaire d'un corps étranger. L'auteur se sert de trois viroles en argent ou en étain. L'une, la virole centrale, a deux centimètres de hauteur et autant de largeur ; les deux autres ont près d'un centimètre seulement de hauteur, mais sont d'un diamètre un peu plus grand que la première, de manière à ce que l'intestin puisse être interposé et maintenu entre la virole centrale et les deux autres.

Les deux bouts de l'intestin sont détachés du mésentère dans une étendue de un centimètre. Les deux viroles étroites mais dont le diamètre est le plus large *bb*, sont introduites chacune dans l'un des bouts de l'intestin, puis on renverse le bord libre de l'intestin dans la virole *b,b*; quand l'une des viroles est ainsi recouverte circulairement par les bords de l'intestin on introduit la virole *a*, qui maintient l'intestin renversé en dedans, et par la pression qu'elle exerce elle empêche le bord intestinal de se dégager. La virole *a*, seulement introduite à moitié, est alors engagée dans l'autre virolle *b* où elle maintient encore l'intestin renversé. Par ce moyen les deux bouts de l'intestin se trouvent en contact par leur surface séreuse circulairement renversée sur les viroles.

Pour fixer l'appareil il faut passer une anse intestinale qui maintienne les viroles en regard. L'auteur se sert d'un fil de soie armé d'une aiguille. Il pique l'aiguille au-dessus des viroles et la fait passer dans la virole centrale *a*, pour la faire sortir en *f*, au-dessous des viroles. Puis l'aiguille rentre dans le point de sortie *f* et est glissée entre l'intestin et les viroles excentriques *f'*, pour sortir en *g*. La fig. 6 représente le trajet du fil *dd*, *d'd'*, *ff'*, *g*. Les deux chefs peuvent être liés et coupés près des nœuds, puis l'intestin est réduit. Ce procédé détermine par gangrène la section des deux bords renversés dont les surfaces séreuses adhèrent entre les viroles externes. Les viroles dégagées dans l'intérieur de l'intestin sont ensuite expulsées par les selles. La virole centrale peut être composée d'un ressort d'acier élastique (voy. instrum., pl. XV, fig. 1, 2) qu'on prend avec une pince pour en faciliter l'introduction dans les viroles d'argent.

Procédé de M Amussat. Fig. 5. — M. Amussat introduit dans l'intestin un bouchon *a, a*, renflé à ses deux extrémités et présentant une gouttière circulaire vers le milieu, puis il invagine les deux bouts de l'intestin l'un dans l'autre sur le bouchon et les étreint par un fil *b, b*. Le lien produit une inflammation qui détermine ultérieurement l'adhérence des séreuses. La ligature coupe les tissus qui se cicatrisent par-dessus et elle tombe dans l'intestin, d'où elle est expulsée par les selles avec le bouchon.

Appréciation. — Les procédés que nous venons de décrire n'ont point été tous expérimentés sur l'homme. Pour apprécier leur valeur relative il faut d'abord étudier les conditions essentielles au succès de l'opération.

D'une part, la facilité avec laquelle les séreuses mises en contact contractent des adhérences ; d'autre part, l'impossibilité d'obtenir ces adhérences d'une manière immédiate entre deux membranes de nature différente permettent d'établir de suite une ligne de démarcation bien tranchée entre les méthodes, et il ne reste plus qu'à chercher quels sont les procédés qui présentent le plus de chance de succès. Le point essentiel est de mettre en rapport les surfaces séreuses des bords de la plaie. De plus il fav que les surfaces soient mises exactement en contact dans toute l'étendue de la plaie, et que ce contact soit assez maintenu pour ne point permettre aux matières de s'épancher dans l'abdomen ; il faut encore que le diamètre de l'intestin soit diminué le moins possible et qu'une saillie ou un éperon ne vienne point opposer un obstacle au cours des matières fécales. Enfin, moins les points de suture seront multipliés moins la striction sera orte, plus les chances d'accidents consécutifs seront éloignées.

Le procédé de M. Gély, appliqué aux plaies longitudinales, remplit mieux qu'aucun autre les conditions qu'on peut désirer pour l'exacte fermeture de la plaie ; le seul reproche qu'on puisse lui adresser est d'exposer l'intestin aux accidents que des piqûres nombreuses peuvent entraîner. Des anses simples, ou le procédé de M. Reybard (suture du Pelletier modifiée), seraient peut-être exempts des inconvénients de la suture en piqué.

Les mêmes principes sont applicables aux plaies en travers. Le procédé de M. Gély peut être employé avec avantage. Le procédé de M. Lembert a été exécuté sur le vivant par M. J. Cloquet.

Le procédé de M. Denans, qui est d'une exécution facile, a été pratiqué sur le vivant par M. Guersant. L'autopsie démontra la parfaite cicatrisation de l'intestin sans rétrécissement. Les inconvénients qui peuvent résulter de la présence de corps métalliques dans l'intestin a inspiré à M. Bourgery la pensée d'employer des viroles fabriquées avec une substance assez solide pour rester en place tout le temps convenable pendant la formation des adhérences péritonéales, et d'un autre côté assez altérable et hygrométrique pour se déformer et même se convertir en une pâte que l'intestin expulserait avec facilité. Des viroles de gélatine affermies au besoin par un enduit d'huiles sédatives pourraient remplir ce but.

Pl. 59.

PLAIES DES INTESTINS.

Fig. 1. *Suture en piqué de M. Gély.* — On se sert d'un fil de soie bien ciré et armé d'une aiguille à chacune de ses extrémités. L'une des aiguilles est plongée en *b*, au-dessus et quatre millimètres en dehors de l'angle supérieur de la plaie, et sort de dedans en dehors au point *c*; la seconde aiguille est plongée de dehors en dedans au point *b'*, et sort cinq ou six millimètres plus bas au point *c'*. La figure représente ce premier temps de l'opération. Les extrémités *a, a,* du fil sont ensuite croisées transversalement au-devant de la plaie, de manière que le fil sorti en *c'*, puisse rentrer en *c*, et le fil sorti en *c*, rentrer en *c'*; les aiguilles sortent ensuite en *d*, et en *d'*; on opère là un nouveau croisement des fils pour plonger de nouveau les aiguilles : celle sortie en *d'*, rentrera dans l'intestin en *d*, et réciproquement comme il a été fait plus haut en *c*, et *c'*. On continuera ainsi jusqu'à quelques millimètres au-dessous de la plaie où on arrête les fils par un nœud. Extérieurement la plaie est réunie par un fil double qui en croise la direction en *bb' cc' dd' ee'* en affrontant les lèvres de la plaie par leur surface séreuse; intérieurement, deux fils suivent parallèlement la direction de la plaie *bcde*, et *b'c'd'e'*, et maintiennent cette réunion.

Fig. 2. *Procédé de M. Reybard.* — La figure représente une coupe transversale de l'intestin et de la paroi abdominale au niveau de la plaie. *a, a,* paroi abdominale ; *b, b, b,* intestin ; *c,* planchette introduite dans l'intestin ; *d, d, d,* anse de fil traversant et maintenant accolés la planchette, l'intestin et la paroi abdominale.

Fig. 3. *Plaie transversale de l'intestin. — Procédé de M. Jobert. — Affrontement de la séreuse contre la séreuse.* — Deux anses de fil *a, a,* et *b,* embrassent le bout supérieur de l'intestin. Au bout inférieur l'intestin a été renversé en dedans, et le fil armé d'une aiguille à chaque bout traverse ce bord de la division doublée et en maintient le renversement. En tirant sur les fils *a* et *b*, on invagine le bout supérieur dans l'inférieur et les séreuses se trouvent ainsi affrontées.

Fig. 4 et 4 *bis. Procédé de M. Lembert.* — Il faut autant de fils armés d'une aiguille qu'on veut placer de points de suture. Un fil *a*, est introduit en *a'* pour ressortir en *b*; ce fil passe sur la plaie transversale, rentre dans l'intestin en *b'* et en sort de nouveau en *c*. Les autres fils seront passés de la même manière.

La fig. 4 bis représente le trajet du fil *a, b, c, d, e*, au travers de la paroi intestinale A. Il suffit de tirer sur le fil et de le nouer pour réunir séreuse contre séreuse les bords de la plaie B.

Fig. 5. *Procédé de M. Amussat.* — Coupe longitudinale d'intestin montrant le bouchon *a a* sur lequel les deux bouts de l'intestin sont étreints par un fil *b b*, muqueuse contre séreuse.

Fig. 6. *Procédé de Denans.* — Coupe longitudinale d'un intestin et des viroles afin de montrer la disposition de l'appareil instrumental. *a*, virole centrale ; *b, b'*, deux viroles excentriques moins hautes et plus larges que la virole centrale *a*. Un fil *d d d' d' f f g* maintient l'appareil.

Les bords de la plaie du bout supérieur de l'intestin *c* sont repliés autour de la virole supérieure *b*.

Le bord inférieur de la plaie *c'* est replié de même autour de la virole inférieure *b'*.

La virole centrale *a* maintient ces bords renversés et les presse contre la paroi interne des deux viroles *b b'*. La paroi intestinale se trouve donc ainsi adossée séreuse contre séreuse.

Le fil *d d' f f' g* maintient les viroles en place.

HERNIES.

Pl. 60.

ANATOMIE CHIRURGICALE DE LA RÉGION INGUINALE.

Fig. 1. La peau et le tissu cellulaire sous-cutané ont été enlevés dans toute l'étendue de la région. *a a*, couche superficielle du fascia sous-cutané ; des vaisseaux superficiels *e c* en sillonnent les mailles *i*.

Fig. 2. Couche profonde du fascia superficiel ; les mailles *b b* en sont larges ; *d d*, fibres du dartos ; *e c e*, vaisseaux superficiels convergents vers l'arcade crurale et passant par les trous dont le fascia superficiel est criblé.

Fig. 3. Le fascia superficiel est complétement enlevé. Au-dessous de cette couche on trouve, dans la région abdominale, le muscle grand oblique *a*, et son aponévrose *b* ; dans la région crurale le fascia lata *cc*, dont la lame superficielle est criblée de trous. De nombreux ganglions *e f*, sont épars sur cette lame qui recouvre l'entonnoir fémoral. Le fascia sous-cutané de la cuisse *d d*, a été renversé ; ce fascia recouvre les ganglions et s'unit au niveau de l'arcade crurale au fascia sous-cutané abdominal. La lame celluleuse criblée qui s'unit en dehors à l'aponévrose fascia lata *c*, peut être considérée comme un prolongement au fascia abdominal, prolongement qui serait recouvert par le fascia crural *d*, et c'est entre ces deux lames que se trouvent les ganglions *e f*.

Fig. 4. La lame criblée, détachée du fascia lata *c*, est relevée avec une érigne *d*. Au-dessous de cette lame on rencontre les vaisseaux fémoraux : la veine crurale *f*, et l'artère crurale *g*, enveloppées dans une gaine celluleuse ou *entonnoir fémoral e c*. La cavité de l'entonnoir fémoral est divisée en deux loges, l'une interne, l'autre externe, par une cloison qui sépare l'artère de la veine. C'est dans la loge interne ou de la veine que s'engage la hernie crurale.

Pl. 61.

SUITE DE L'ANATOMIE CHIRURGICALE DE LA RÉGION INGUINALE.

Fig. 1. Une partie du muscle grand oblique et de son aponévrose *a*, est enlevée. Au-dessous se voit le muscle petit oblique *b*; l'aponévrose du grand oblique *c*, détachée de sa partie supérieure *a*, est renversée en bas sur la cuisse. Cette portion d'aponévrose s'insère au *ligament de Fallope* ou *arcade fémorale* que nous étudierons plus bas, fig. 5 et 6.

Fig. 2. Les muscles grand et petit obliques étant enlevés, on trouve plus profondément le muscle transverse *a*; c'est au-dessous des fibres inférieures de ce muscle que commence le canal inguinal. *b*, vaisseaux transverses naissant des vaisseaux fémoraux au niveau de l'orifice externe du canal crural; *d*, cordon spermatique vu dans le canal inguinal; l'aponévrose du grand oblique qui concourt à former le canal inguinal étant enlevée, on voit les rapports du cordon avec les fibres inférieures du muscle transverse. Les vaisseaux fémoraux *c*, artère et veine, se dégagent de la fosse iliaque sous les fibres du muscle transverse et paraissent dans la région crurale après avoir passé sous le ligament de Fallope (voy. fig. 5).

Fig. 3. Tous les muscles de la paroi abdominale sont enlevés; l'aponévrose du grand oblique *a*, comme dans les figures 1 et 2, est renversée sur la cuisse. On voit à découvert le fascia transversalis *b*, qui, enlevé dans sa partie inférieure, laisse à nu le péritoine *c*, recouvrant la masse des circonvolutions intestinales; les vaisseaux spermatiques et le canal déférent réunis pour former le cordon spermatique *d*, traversent d'arrière en avant la région abdominale; des fibres du fascia transversalis, en se continuant sur ce cordon, lui forment une enveloppe, la tunique fibreuse propre du cordon. *e*, sillon de l'artère épigastrique (voy. pl. 17, fig. 1).

Fig. 4. Elle représente la face postérieure ou péritonéale de la paroi abdominale dont nous venons de décrire couche par couche d'avant en arrière la face antérieure (fig. 1, 2 et 3).

Cette face péritonéale présente *des fossettes* déterminées par la saillie des organes sous le péritoine.

a, vessie tirée en bas par une érigne. H H, vaisseaux coupés.

La *fossette inguinale externe c*, répond à l'anneau abdominal ou à l'orifice abdominal du canal inguinal traversé par le cordon spermatique. En dedans cette fossette est limitée par la saillie de l'artère épigastrique qui rampe entre le péritoine et les muscles abdominaux. Cette artère (voy. pl. 17) passe sous le cordon et se trouve par conséquent en dedans des hernies qui s'engagent dans la fossette externe. (Hernies obliques inguinales externes, voy. pl. 64, fig. 1.)

La *fossette inguinale interne d*, est située entre la saillie de l'artère épigastrique *f*, et la saillie formée par l'artère ombilicale oblitérée *g*; cette fossette répond au canal inguinal et les *hernies inguinales internes* (voy. pl. 64, fig. 2), qui repoussent le péritoine en cet endroit, se font en dedans de l'artère épigastrique.

Une troisième fossette ou fossette *vesico-inguinale*, formée par la saillie de l'artère ombilicale et la saillie du bord externe du muscle droit, répond à l'anneau ou orifice externe du canal inguinal. Les hernies qui s'engagent dans cette fossette sont *directes*. H H, vaisseaux cruraux coupés.

Fig. 5. *Ligament de Fallope ou arcade crurale; ligament de Gimbernat.*

a, épine iliaque antéro-supérieure; *b*, branche horizontale du pubis; *c c*, ligament de Fallope ou arcade crurale; *f*, épine iliaque antéro-inférieure.

Le ligament de Fallope, ou arcade crurale, est constitué par une forte bride aponévrotique étendue de l'épine iliaque *a*, à l'épine du pubis. Le *ligament de Gimbernat c*, est formé par les fibres les plus inférieures de l'arcade crurale qui se réfléchissent d'avant en arrière pour s'insérer près de la crête pectinéale *b*. Ce ligament, expansion aponévrotique de l'arcade crurale, par sa direction réfléchie d'avant en arrière, forme une espèce de cloison qui sépare les fossettes, que nous avons étudiées plus haut, du canal crural. Un autre ligament *d*, accolé à l'arcade crurale, s'en sépare et s'insère sur la crête pectinée; ce ligament, *bandelette iléo-pectinée*, limite en dehors un orifice limité en haut par l'arcade crurale, en dedans par le ligament de Gimbernat *c*, en bas par la branche du pubis *b*. Cette ouverture donne passage aux vaisseaux, aux nerfs, et la hernie crurale s'y engage. Il suffit de rappeler que la hernie crurale suit toujours la loge celluleuse de la veine, pour indiquer quels peuvent être ses rapports avec le ligament de Gimbernat, rapports sur lesquels nous reviendrons plus loin.

Fig. 6. Une érigne *a* relève le fascia crural; *b*, ligament de Fallope ou arcade crurale. La paroi antérieure du canal crural est enlevée et laisse à découvert l'artère crurale *d*, en dehors ; la veine crurale *e*, en dedans ; *f*, cordon spermatique sortant de l'anneau externe du canal inguinal. L'explication des planches 60 et 61 facilitera la description que nous allons donner du canal inguinal et du canal crural.

Canal inguinal. — C'est un trajet creusé dans l'épaisseur de la paroi abdominale et donnant passage chez l'homme au cordon spermatique, et chez la femme au ligament rond. Sa direction est oblique de haut en bas, de dehors en dedans, et d'arrière en avant. On lui distingue deux ouvertures : l'une interne et supérieure, *anneau abdominal*; l'autre externe et inférieure, *anneau externe*.

L'anneau interne est constitué par une ouverture que le fascia transversalis offre au cordon. Nous avons vu que ce fascia se prolonge sur le cordon et lui constitue une membrane d'enveloppe (pl. 64, fig. 2, et pl. 61, fig. 3). C'est dans la fossette inguinale externe fig. 5 *c*, que se trouve ce passage.

Le fascia transversalis après avoir livré passage au cordon par l'anneau interne vient s'insérer sur l'arcade crurale où s'attache également l'aponévrose du grand oblique qui présente à son tour au cordon un passage ou anneau externe; il en résulte que c'est entre ces deux feuillets, fascia et aponévrose, et dans la gouttière qu'ils forment par leur réunion sur l'arcade crurale que se trouve le canal inguinal. Cette gouttière en forme la paroi inférieure. La paroi supérieure est constituée par les fibres inférieures des muscles petit oblique et transverse. L'anneau externe est constitué par l'écartement des fibres de l'aponévrose du grand oblique. C'est entre les *piliers* formés par l'écartement de ces fibres que s'échappe au dehors le cordon spermatique.

Le pilier externe s'insère à l'épine du pubis, et le pilier interne à la symphyse; l'écartement de ces piliers est bridé en haut et en bas par des fibres en travers provenant d'un prolongement des fibres de l'aponévrose du grand oblique du côté opposé. Il en résulte que les positions du corps dans lesquelles les muscles abdominaux sont contractés, resserrent l'anneau externe par la tension des piliers aponévrotiques.

La longueur du canal inguinal varie entre trois et cinq centimètres. Sa direction est parallèle à celle de l'arcade crurale qui forme sa paroi inférieure et dont il n'est distant que d'un centimètre environ. L'orifice ou anneau externe est situé à deux ou trois centimètres en dehors de la symphyse pubienne.

Chez l'enfant, les deux anneaux sont plus rapprochés et presque en regard; de plus, le péritoine communique souvent avec la tunique vaginale. Les hernies peuvent donc s'engager dans le canal et descendre dans les bourses sans avoir de sac propre. Cette disposition anatomique du péritoine place les hernies toujours en dehors de l'artère épigastrique.

Chez la femme, le canal inguinal ne contient que le ligament rond de l'utérus et quelques vaisseaux ; son orifice abdominal est réduit à une simple fente ; ce qui explique la rareté de la hernie in guinale et la fréquence de la hernie crurale

Pl. 62.

ANATOMIE CHIRURGICALE DU SCROTUM ET DU CORDON TESTICULAIRE.

DESSINÉE D'APRÈS UNE PRÉPARATION ANATOMIQUE DE M. DEVILLE.

Fig. 1. *a*, verge renversée sur la cuisse gauche; *b b b*, peau du scrotum; *c c c c'*, fascia superficiel doublant la peau; *d*, dartos; *e*, tunique fibreuse; *f*, fibres aponévrotiques du grand oblique; *h*, tunique fibreuse ou propre du cordon; *g*, cordon testiculaire coupé près de sa sortie de l'anneau.

Fig. 2. *Anatomie du cordon testiculaire.* — *a*, fibres aponévrotiques du grand oblique; *b b*, tunique fibreuse naissant du pourtour de l'anneau inguinal; *c c*, muscle crémaster; *d d*, fibreuse propre du cordon; *e*, sonde passée sous les vaisseaux testiculaires; *f*, canal déférent.

Fig. 3. *a*, testicule; *b b b b*, tunique vaginale ouverte; *c c*, fibreuse propre du cordon.

La dissection du scrotum de dehors en dedans présente les enveloppes testiculaires dans l'ordre où nous allons les décrire :

La *peau du scrotum* (fig. 1, *b b b*) est mince, élastique, susceptible de se relâcher par l'action de la chaleur, et de se resserrer sous l'influence du froid. Elle est doublée par une couche de tissu cellulaire formant un fascia superficiel *c c*, qui se continue avec le fascia superficiel abdominal. La peau et le fascia qui la doublent, forment une poche unique pour les deux testicules. Cette poche est sillonnée extérieurement par un raphé médian très-prononcé.

Le *dartos d*, forme ensuite deux poches distinctes, composées de fibres rougeâtres très-rétractiles. Ces fibres paraissent naître du pourtour de l'anneau sur la tunique fibreuse.

La *tunique fibreuse e*, est une expansion de l'aponévrose d'enveloppe du grand oblique. Elle quitte les fibres tendineuses de ce muscle au contour de l'anneau inguinal externe, et constitue au cordon et au testicule une enveloppe très-ténue.

Le *crémaster* (fig. 2, *c c*) se trouve au-dessous de la tunique fibreuse. Ce muscle très-mince, formé d'après M. J. Cloquet, des fibres inférieures du muscle petit oblique entraîné par la descente du testicule, constitue au cordon testiculaire une enveloppe composée d'anses musculaires à concavité supérieure, naissant par un faisceau au pourtour de l'anneau, et se réunissant en un autre faisceau qui s'insère au pubis.

La *tunique ou fibreuse propre* (fig. 1 *h*, et fig. 2 *d*) vient ensuite. Elle semble être un prolongement du fascia transversalis.

Au centre de ces enveloppes on rencontre les *vaisseaux spermatiques* et le *canal déférent*. Les vaisseaux se trouvent au-devant du canal déférent. Les parois de ce canal sont fortes, épaisses et résistantes. Dans les opérations qui ont pour but la ligature des vaisseaux, il faut le reconnaître et l'isoler avec soin.

La *tunique vaginale* (fig. 3, *b b*,) enveloppe de toutes parts le testicule, excepté en haut et en arrière. Cette espèce de poche communique quelquefois avec le péritoine dont elle est une dépendance. Elle est souvent le siége d'épanchements séreux considérables (hydrocèle), et quand la communication existe avec le péritoine, en pressant sur la tumeur, on peut faire refluer le liquide dans l'abdomen. On devra toujours s'assurer que cette communication n'existe pas avant de faire des injections irritantes dans la tunique vaginale, pour obtenir la cure radicale de l'hydrocèle.

Pl. 63.

EXPLICATION THÉORIQUE DE LA FORMATION DES HERNIES.

Les figures représentent une coupe passant par une ouverture abdominale et des intestins herniés.

Fig. 1. *a*, ouverture abdominale; *b b b*, masse intestinale refoulant devant elle le péritoine *c c c c*, et tendant à s'engager dans l'ouverture *a*. Le péritoine seul commence à s'introduire dans l'ouverture *a*; c'est la première période du développement du *sac*.

Fig. 2. L'intestin *b b b*, et le péritoine *c*, ont franchi l'ouverture *a a*. Ici le travail est plus avancé que dans la figure 1ʳᵉ; mais le sac *c c c c'*, n'est pas encore rétréci à son ouverture ; le *collet* n'est pas formé.

Fig. 3. *b b*, *anse intestinale herniée* renfermée dans le *sac péritonéal c*. Le sac est dilaté en ampoule *c*, et resserré au niveau de l'ouverture *a a*. Cette partie resserrée du sac se nomme le *collet*.

Fig. 4. *Formation du sac par le péritoine.* — Au niveau de l'ouverture *a a*, les parois du sac *d*, formant le collet sont considérablement épaissies. *c c c*. corps du sac.

Fig. 5. Quelquefois les sacs sont multiples et superposés l'un à l'autre, *c* et *d*. Quand le sac est poussé en bas et que son collet est organisé, un second sac superposé au premier peut se former avec un collet également organisé. *c*, péritoine du sac herniaire épaissi, surtout au niveau des collets.

Fig. 6. Mais quand le premier collet ne se détache pas complétement de l'ouverture abdominale *a a*, un second sac *d*, peut se former à côté du premier *d*.

Fig. 7. *a a*, ouverture étranglant une anse intestinale complète *b*.

Fig. 8. *a a*, ouverture abdominale étranglant seulement une portion de l'intestin.

ANATOMIE CHIRURGICALE DES HERNIES.

Fig. 1. *Hernie inguinale externe et ses enveloppes.* — L'incision de la peau et du tissu cellulaire sous-cutané et des enveloppes superficielles *a a,* permet de voir l'aponévrose du grand oblique *b* ; la tunique cellulaire *c,* recouverte par la naissance des fibres du crémaster ; au-dessous se trouve le sac herniaire *d,* constitué par un feuillet péritonéal dans lequel on voit l'épiploon *e,* et une anse intestinale *f.*

Fig. 2. *Hernie inguinale interne.* — La peau et le tissu cellulaire sous-cutané ont été enlevés *a* ; l'aponévrose du grand oblique *b,* enlevée dans une grande étendue, laisse nu le péritoine *c* ; la naissance du cordon testiculaire *d* ; l'artère épigastrique *e,* passant sous le cordon ; un sac herniaire ouvert *f,* situé en dedans de l'artère, et dans lequel on voit une anse intestinale *g.*

Fig. 3. *Hernie crurale.* — La peau de l'abdomen *a,* enlevée dans une grande étendue, permet de voir l'aponévrose du grand oblique *b,* et le cordon testiculaire *c* ; au-dessous de l'arcade crurale, on voit les vaisseaux fémoraux *d* ; en dedans de ces vaisseaux, un sac herniaire ouvert *e,* contenant une anse intestinale *f.*

Pour compléter les descriptions anatomiques de la région inguinale (voy. pl. 16 et 17).

Pl. 65.

CURE RADICALE DES HERNIES.

Fig. 1, 2 et 3. *Procédé de M. Gerdy.* — Fig. 1re. L'opérateur introduit dans le canal inguinal le doigt indicateur de la main gauche pour y refouler la peau du scrotum. Un porte-aiguille *a*, glissé sur le doigt jusqu'au fond du cul-de-sac sert à perforer de dedans en dehors le cul-de-sac et la paroi antérieure du canal inguinal et à porter au dehors une première anse de fil *b*.

Fig. 2. La première anse de fil *a* étant dégagée, le porte-aiguille *b* est dirigé dans une autre direction et porte un peu plus bas une seconde anse de fil *e*.

Fig. 3. Les fils sont liés sur deux bâtonnets *a* et *b*, et l'anse qu'ils forment maintient dans l'intérieur du canal inguinal le bouchon organique formé par la peau du scrotum refoulée en doigt de gant.

Fig. 4, 5 et 6. *Procédé de M. Bonnet, de Lyon.* — Fig. 4. Une première épingle *a*, passée sous le cordon testiculaire, traverse le sac herniaire.

Fig. 5. Deux épingles *a b* traversent le sac. Elles sont passées l'une au-dessus, l'autre au-dessous du cordon testiculaire.

Fig 6. La peau a été enlevée afin de montrer la position des épingles *b c* relativement au cordon *a*.

PROCÉDÉS OPÉRATOIRES.

Compression. — C'est par l'application d'un bandage que le malade gardera jour et nuit, que la compression doit être opérée. Elle peut amener un resserrement progressif du collet du sac et de l'ouverture herniaire qui ne permette plus à la hernie de se reproduire. C'est surtout quand les sujets sont jeunes qu'on peut espérer quelque succès de cette pratique.

Le traitement devra durer au moins un an. Il faut quelquefois deux et trois ans pour obtenir un résultat appréciable. Le chirurgien devra surtout fixer son attention sur le choix du bandage et la forme de la pelote. Il est essentiel que la compression ferme exactement l'orifice herniaire, mais sans l'enfoncer et sans y repousser la peau.

Nous ne ferons que mentionner ici pour mémoire la *cautérisation* du collet du sac pratiquée autrefois par les chirurgiens arabes ; l'*incision* du sac condamnée par J. L. Petit et par Pott ; l'*incision* du sac décrite par Celse ; la *ligature du collet* du sac pour amener la mortification et la chute de l'enveloppe de la hernie, etc. Ces procédés sont depuis longtemps abandonnés, nous ne décrirons ici que les méthodes nouvelles.

Procédé de M. Belmas. — L'opération proposée par M. Belmas a pour but d'oblitérer l'ouverture herniaire en déterminant l'inflammation des parois du sac par l'introduction d'un corps étranger dans sa cavité.

Le premier procédé de M. Belmas consistait à introduire dans l'intérieur du sac, à l'aide d'instruments particuliers, une petite poche de baudruche qu'il insufflait. Cette poche, en remplissant le sac, maintenait la hernie réduite et déterminait une inflammation adhésive qui était suivie d'une oblitération complète de l'ouverture herniaire. A ce procédé qui est d'une exécution difficile, M. Belmas substitua une opération analogue mais d'une exécution plus simple. Des fils de gélatine sont substitués à la poche de baudruche ; leur présence suffit pour enflammer le sac ; les fils sont ensuite absorbés et les adhérences persistant, l'oblitération est complète. Sur dix opérations M. Belmas compte cinq succès, trois récidives incomplètes et deux insuccès.

Procédé de M. Gerdy (pl. 65, fig. 1, 2 et 3). — Ce procédé n'est applicable qu'à la hernie inguinale. Il consiste à oblitérer l'ouverture avec un bouchon organique formé avec la peau qui recouvre la hernie et fixé avec des points de suture. L'opérateur refoule la peau du scrotum dans l'anneau et le canal inguinal avec le petit doigt ou le doigt indicateur de la main gauche (fig. 1) ; puis, avec la main droite il saisit un porte-aiguille particulier (voy. instr. pl. XV, fig. 6), et le glisse sur le doigt qui maintient la peau refoulée dans le canal inguinal ; l'extrémité du porte-aiguille est poussée jusqu'au fond du cul-de sac, alors un mouvement de bascule est imprimé au porte-aiguille afin de faire saillir son extrémité mousse sous la peau de l'abdomen ; l'opérateur pousse le curseur qui dégage l'aiguille, celle-ci traverse le cul-de-sac et la paroi antérieure du canal inguinal pour sortir en avant. On dégage alors l'un des chefs de l'anse de fil passée dans le chas de l'aiguille, ce chef est confié à un aide. L'aiguille est ensuite retirée pour être reportée encore une fois dans le cul-de-sac. Une seconde ponction au-dessous de la première est pratiquée (fig. 2) et le second chef de l'anse de fil *e* est dégagé de l'aiguille qu'on retire avec le porte-aiguille.

Une anse de fil maintient donc dans la partie la plus élevée du canal inguinal le bouchon organique formé avec la peau du scrotum refoulée en doigt de gant dans l'ouverture herniaire. On assujettit le tout en liant les chefs de l'anse de fil sur des bouts de sonde de gomme élastique (fig. 3).

Pour déterminer l'oblitération du sac cutané refoulé dans le canal inguinal, M. Gerdy y introduit un pinceau trempé dans de l'ammoniaque afin d'enflammer et de produire l'adhérence des parois épidermiques du cul-de-sac.

On fait ensuite un pansement simple et le malade garde le lit pendant deux ou trois semaines. L'un des écueils de ce procédé est la lésion du péritoine. Quelques malades sont morts à la suite de l'opération.

Procédé de M. Bonnet, de Lyon (pl. 65, fig. 4, 5 et 6). — L'oblitération du sac est obtenue au moyen d'épingles passées à travers ses parois. La hernie étant réduite, l'opérateur saisit la racine des bourses et soulève le cordon testiculaire entre ses deux doigts. Une première épingle portant un petit bouton de liége à sa tête, est passée sous le cordon. On enfonce la pointe de cette épingle dans un second bouton de liége et on la recourbe afin de maintenir les parties resserrées entre les deux boutons de liége. Une seconde épingle est passée de la même manière au-dessus du cordon. Au bout de quatre jours l'inflammation se développe. Les épingles sont retirées du sixième au douzième jour et l'oblitération du sac s'effectue en trois semaines ou un mois.

Les injections d'iode ont été tentées par M. Velpeau ainsi que les scarifications du sac.

Appréciation. — En résumé, toutes les opérations tentées jusqu'à ce jour dans le but de guérir radicalement les hernies sont loin d'être innocentes ; les avantages à obtenir ne compensent point les dangers et les échecs auxquels on s'expose en les pratiquant. Or, comme dans la hernie indolente il n'y a pas imminence de péril, les chirurgiens prudents s'abstiendront de pratiquer des opérations presque toujours inutiles et trop souvent funestes. Du reste, l'expérience démontre que la compression exercée méthodiquement à l'aide d'un bandage peut amener la cure radicale des hernies. M. Malgaigne a vu une hernie inguinale guérie en un an chez un vieillard de soixante-dix-huit ans par l'oblitération complète du canal inguinal au moyen de la compression simple. Les faits de ce genre sont assez nombreux pour faire adopter exclusivement une méthode qui n'offre aucun inconvénient.

ÉTUDE GÉNÉRALE DES HERNIES.

Nous nous occuperons seulement des hernies inguinales, crurales, et ombilicales.

Toute hernie présente à considérer : 1° les organes herniés ; 2° les enveloppes de ces organes ou le sac herniaire.

L'*épiploon* et l'*intestin grêle* constituent la plupart des hernies qui peuvent s'engager dans le canal inguinal, dans le canal crural ou dans l'anneau ombilical.

Si l'intestin seul est déplacé (*entérocèle*), la hernie se présente sous la forme d'une tumeur arrondie de consistance variable, suivant que l'intestin est plein ou vide ; élastique, sonore à la percussion quand l'intestin hernié est rempli de gaz ; plus ou moins molle quand il est rempli de matière fécale.

Quand l'épiploon (*épiplocèle*) compose seul la tumeur herniaire, elle est molle, pâteuse, inégale à la pression. La hernie de l'épiploon est moins souvent accompagnée de troubles du côté des voies digestives que la hernie de l'intestin.

Enfin, l'intestin et l'épiploon (*entéro-épiplocèle*) peuvent composer la tumeur.

Nous avons fait connaître (pl. 63 et 64) la formation des hernies et les différentes couches anatomiques qui peuvent leur constituer une enveloppe ou un *sac*.

Le *sac* se compose donc de ces couches refoulées par les organes déplacés. Le nombre et la nature de ces différentes enveloppes varie suivant le siége de la hernie, et l'ensemble du sac subit des modifications de structure selon que la hernie est récente ou ancienne. Nous avons décrit couche par couche les feuillets dont l'ensemble constitue un sac à une hernie ; mais il s'en faut qu'on les retrouve ainsi isolés quand la hernie existe depuis quelque temps : ces différents organes sont soudés entre eux par le travail inflammatoire et ne forment plus qu'un tout dense, serré, dans lequel on distingue deux parties : le *collet du sac*, portion embrassée par l'ouverture abdominale, et le *corps* du sac qui en est la partie la plus développée. Intérieurement, le sac est constitué par une membrane séreuse, le péritoine, dont l'aspect est lisse et est quelquefois rempli par de la sérosité ; extérieurement, le sac se confond plus ou moins avec le tissu cellulaire sous-cutané. Avec le temps les sacs herniaires peuvent subir des modifications qui sont de nature à embarrasser les opérateurs ; ils peuvent s'épaissir, se rompre, se remplir de sérosité, contracter des adhérences, renfermer des kystes dans l'intérieur de leurs parois, etc.

Les hernies sont *réductibles* ou *irréductibles, étranglées* avec ou sans adhérences.

La hernie est *réductible* quand on peut faire rentrer facilement dans l'abdomen les organes déplacés. Dans ce cas, le collet du sac herniaire est asséz large pour laisser passer les intestins ou l'épiploon qui ne contractent aucune adhérence soit avec le collet, soit avec le fond du sac. Nous étudierons plus loin (taxis) les manœuvres opératoires par lesquelles on réduit les hernies.

La hernie *irréductible* est celle dans laquelle le sac et le collet du sac ont contracté des adhérences avec les organes herniés. Il peut arriver aussi que le sac contracte des adhérences avec les parties les plus extérieures ; alors l'intestin rentre seul et le sac reste irréductible.

Engouement. — Quand les matières fécales s'amassent dans une anse intestinale herniée et la distendent, on dit que la hernie est *engouée*. L'engouement s'observe surtout chez les vieillards, et quand les hernies sont anciennes et très-dilatées. Les hernies engouées sont peu douloureuses, se présentent au toucher sous la forme d'une tumeur pâteuse. Cependant, quand il y a accumulation de gaz, la tumeur est sonore à la percussion. Le taxis suffit ordinairement pour réduire une hernie engouée. Mais quand l'engouement persiste et que la hernie reste longtemps irréductible, il peut alors survenir un véritable étranglement.

Étranglement. — Une hernie est dite *étranglée* toutes les fois que l'ouverture qu'elle traverse est trop étroite pour permettre la réductibilité et que la partie herniée s'enflamme. Cette inflammation qui est le résultat de l'étranglement devient elle-même une cause de constriction, en augmentant le volume des parties herniées. Il y a alors sécrétion de liquide et formation d'adhérence au collet et dans l'intérieur du sac. Le travail inflammatoire poursuit ses périodes et peut se terminer par la gangrène des parties herniées. Avant la période de mortification, l'intestin se présente toujours lisse à sa surface avec une teinte violacée occasionnée par la stase du sang veineux. Plus tard, sa couleur devient noirâtre, puis d'un gris cendré quand la gangrène commence à paraître.

Siége de l'étranglement. — Richter pensait que le siége de l'étranglement était toujours aux anneaux aponévrotiques et qu'une contraction spasmodique s'opposait à la rentrée des organes herniés dans la cavité abdominale. Mais aujourd'hui une étude plus attentive de l'anatomie pathologique des hernies a démontré que l'étranglement était produit dans la grande majorité des cas par le collet du sac. Cette dernière opinion est exclusivement adoptée par M. Malgaigne. D'après ce chirurgien, lorsqu'il survient un étranglement réel, c'est toujours au collet du sac qu'on le rencontre. Cependant les anneaux aponévrotiques sont aussi considérés comme une cause d'étranglement herniaire par un grand nombre de praticiens ; cause d'étranglement qui n'exclut pas la constriction causée par le collet du sac.

Il peut arriver que le collet qui étrangle une hernie soit libre dans l'ouverture abdominale : alors, si la hernie est réductible, l'étranglement par le collet peut persister dans la cavité abdominale.

Le collet du sac et les anneaux aponévrotiques ne sont pas les seules causes d'étranglement. Il peut exister des brides dans l'intérieur du sac, des adhérences épiploïques, etc., etc., qui soient de nature à former un lien constricteur et à interrompre le cours des matières.

Diagnostic. — La hernie étranglée pouvant nécessiter une opération toujours grave, nous tracerons sommairement les principaux symptômes qui caractérisent les trois périodes de cet accident.

1er *degré*. — Tumeur irréductible, peu volumineuse, douloureuse au toucher. Coliques s'irradiant de la tumeur dans l'abdomen. Éructation et vomissements de matières alimentaires d'abord, puis de matières bilieuses, enfin de matières fécales. Constipation. Météorisme et ballonnement du ventre.

La durée de ces premiers symptômes peut être variable entre une heure et plusieurs jours.

2e *degré*. — Épanchement dans l'intérieur du sac d'une sérosité plus ou moins abondante. Inflammation et douleurs plus vives. Le ventre devient douloureux à la pression et le ballonnement est plus considérable. Nausées, vomissements comme dans le premier degré. Pouls petit, fréquent. Face grippée exprimant un sentiment de profond malaise.

3e *degré*. — A l'inflammation succède la gangrène. Les douleurs cessent alors. Les vomissements sont remplacés par le hoquet. Une sueur froide couvre le corps. Les traits s'altèrent. Le pouls devient petit, filiforme et intermittent. La voix est brisée. La tumeur devient rouge et souvent crépitante sous le doigt. L'intestin peut alors rentrer dans l'abdomen et un épanchement promptement suivi de mort se forme dans le péritoine. D'autres fois la tumeur s'ulcère et s'ouvre extérieurement. L'intestin ouvert restant adhérant à la plaie extérieure, il se forme un *anus contre nature accidentel* (voy. pl. 67).

Le tableau que nous venons de tracer permet d'établir le diagnostic différentiel de la hernie simplement engouée et de la hernie étranglée qu'il faut opérer ; nous n'insisterons pas davantage sur l'histoire et l'anatomie pathologique de cette affection. Quoi qu'il arrive, l'opérateur devra toujours tenter le taxis avant de recourir au débridement, surtout si l'étranglement est récent. Mais si la hernie est très-douloureuse et ancienne, il vaut mieux ne point augmenter l'inflammation par des manœuvres intempestives et recourir de suite à une opération qui pourrait être compromise si elle était différée.

TRAITEMENT DES HERNIES.

Le traitement des hernies simples peut être palliatif ou curatif.

Le traitement palliatif consiste à prévenir les accidents en maintenant la hernie réduite par l'application d'un bandage.

Le traitement curatif a pour but de faire disparaître complétement la maladie.

Nous parlerons dans un autre chapitre des manœuvres et des opérations (taxis et kélotomie) que nécessitent les accidents de la hernie.

Bandages ou *brayers*. — (Instr., pl. XVIII, fig. 1, 2, 3, 4, 5 et 6). L'application d'un bandage maintient les parties réduites et prévient ainsi les accidents qui peuvent compliquer une hernie, tels que l'irréductibilité, l'engouement, l'étranglement, etc. Les bandages peuvent aussi dans certaines conditions d'âge et de maladie, quand ils sont bien appliqués, procurer la cure radicale des hernies. Il importe donc de bien connaître la forme et les dimensions qu'ils doivent avoir pour que l'usage en soit aussi avantageux que possible.

On ne se sert plus aujourd'hui que de bandages élastiques composés d'un ruban d'acier bien matelassé, enveloppé de cuir et terminé par une pelote fixe ou mobile et de forme variable suivant les cas. Autrefois on employait souvent des bandages mous composés de cuir, de toile ou de toute autre substance non métallique. Ces bandages étaient fixés par une ceinture molle, et un ressort assujetti dans la pelote exerçait la pression nécessaire pour maintenr la hernie.

Les pelotes des bandages à ressort peuvent être plus ou moins molles. Quelques bandagistes les font en bois, en ivoire, en caoutchouc, etc. L'union du ressort ou corps du bandage avec la pelote se nomme *collet*. Sur la plaque qui maintient la pelote se trouvent des crochets ou boutons auxquels on fixe la lanière de cuir qui termine le ressort faisant ceinture. Une lanière de cuir ou d'étoffe, *sous-*

cuisse, est fixée à la partie postérieure du bandage, contourne d'arrière en avant le pli de la cuisse pour venir s'attacher à l'un des crochets de la plaque de la pelote. Ce sous-cuisse maintient le bandage en position et l'empêche de remonter. Il existe aussi des bandages herniaires doubles de différents modèles.

Les conditions d'un bon bandage sont : d'être approprié à la stature du malade ; d'exercer une pression douce et constante sur l'ouverture aponévrotique sans gêner le malade.

Application du bandage. — On fait coucher le malade sur le dos et on passe le bandage autour du bassin ; puis après avoir opéré la réduction des parties herniées, on maintient cette réduction par l'application d'une main sur l'anneau inguinal ou crural, tandis qu'on amène la pelote sur ce point pour l'y fixer en bouclant la lanière qui termine le ressort, au crochet ou au bouton fixé sur la plaque de la pelote ; puis, on passe et on fixe le sous cuisse. Le malade se lève et fait quelques pas et divers mouvements, ce qui permet de voir si le bandage maintient bien la hernie.

Quand le bandage est appliqué sur une hernie crurale, la pelote doit porter au-dessous du ligament de Fallope. M. Malgaigne pense que les pelotes mobiles, dans un certain nombre de cas, ont des avantages réels sur les pelotes fixes ; que dans la hernie inguinale oblique, la pelote doit presser sur le trajet du canal et sur l'orifice interne en appuyant peu ou point sur le pubis suivant le cas ; que dans les hernies directes, la pelote doit être plus volumineuse, fixe et appuyer sur le pubis ; que les pelotes dures conviennent mieux en général pour comprimer le canal, les pelotes molles pour les hernies directes.

RÉDUCTION DES HERNIES.

Taxis. — On nomme taxis l'ensemble des manœuvres par lesquelles le chirurgien fait rentrer dans la cavité abdominale les organes déplacés. C'est à l'aide des mains, appliquées directement sur la tumeur, que le taxis se pratique pour opérer la réduction des hernies.

Position du malade. — Elle doit être telle que les muscles abdominaux soient dans un état de relâchement complet. Le malade sera donc couché sur le dos, la tête et les épaules un peu relevées par des oreillers. Le bassin sera également relevé de manière que le dos du malade étant dans une position déclive, la tumeur soit un peu élevée relativement à la cavité abdominale. Dans cette position, les intestins n'exerceront aucune pression sur l'anneau que la hernie doit franchir. Les cuisses seront relevées et les jambes fléchies sur les cuisses.

Règles générales. — Avant de décrire les manœuvres spéciales qui conviennent pour la réduction de telle ou telle hernie, nous exposerons, d'après M. Malgaigne, les règles générales auxquelles il faut s'attacher dans la grande majorité des cas : « 1º Évacuer l'urine pour augmenter d'autant la capacité du ventre ; 2º recommander aux malades de respirer librement, sans crier ni relever la tête, mouvement auquel ils sont très-sujets pour suivre des yeux l'opération ; en un mot de ne faire aucun effort ; 3º exercer dans le commencement une pression légère, afin de pouvoir l'augmenter peu à peu et la continuer plus longtemps sans contondre la hernie ; 4º faire rentrer les premières les parties qui sont sorties les dernières ; 5º faire suivre aux parties herniées la même voie qu'elles ont suivie pour sortir : ainsi, dans les hernies inguinales récentes, on repousse l'intestin d'abord directement en arrière pour franchir le premier anneau, puis en arrière, en haut, et surtout en dehors, selon le trajet du canal ; et, enfin, encore d'avant en arrière, lorsqu'on présume être arrivé au second anneau. Dans les hernies congéniales ou les hernies anciennes, il suffit de repousser les parties en arrière et un peu en haut ; 6º enfin, dans certains cas exceptionnels, ces règles générales échouent, et les malades ont eux-mêmes l'habitude d'un procédé spécial auquel il est plus sage de recourir. »

Procédé opératoire. — Le chirurgien se place à la droite du malade, embrasse d'une main la base de la tumeur et imprime à celle-ci des mouvements de totalité dans le but de répartir également, dans l'intérieur de la hernie, les matières ou les gaz qu'elle peut contenir ; cette manœuvre exerçant une pression générale vers l'anneau abdominal, refoulerait en masse les matières vers le point de l'étranglement, et la réduction serait impossible si l'opérateur ne prenait en même temps le soin de saisir le pédicule de la hernie, afin de concentrer et rétrécir le passage des matières vers l'anneau : cette dernière manœuvre empêchant l'écrasement de la hernie sur l'anneau, permet d'attirer celle-ci en dehors et de la refouler progressivement suivant le trajet du canal qu'elle a parcouru.

On peut également exercer une compression sur tous les points de la tumeur en appliquant exactement les doigts sur toute sa surface. D'autres fois on fait seulement rentrer successivement les parties les plus voisines de l'anneau.

Pour aider la réduction, on recommandera au malade de ne point respirer, afin de paralyser l'action du diaphragme sur la masse intestinale. On a aussi conseillé d'appliquer sur l'abdomen de larges ventouses pour attirer les intestins herniés.

Il est bien difficile, dans une opération de ce genre, de recourir exclusivement à une seule manœuvre. Dans la réduction d'une hernie, les tentatives qu'on fait comportent toujours l'emploi simultané ou successif des différents procédés de réduction décrits par les auteurs. Le point essentiel est de pousser la hernie dans le sens du trajet qu'elle a parcouru pour sortir. Quand la réduction s'opère, la hernie peut diminuer progressivement de volume et de dureté, puis rentrer tout à coup. La réduction subite, qui s'accompagne d'un bruit de gargouillement, est le signe d'une hernie intestinale. La hernie épiploïque rentre ordinairement sans bruit et d'une manière progressive.

Durée du taxis. — Le taxis trop prolongé peut compromettre, dans certains cas, le succès d'un débridement rendu nécessaire par l'inutilité des manœuvres tentées pour la réduction. M. Amussat, au contraire, préconise le taxis prolongé et fournit, à l'appui de son opinion, un certain nombre de cas de guérison. Cette question ne saurait être décidée *a priori* d'une manière absolue. L'opérateur puisera donc, dans les circonstances concomitantes de l'accident, les inspirations qui devront régler sa conduite à cet égard.

Pl. 66.

OPÉRATION DU DÉBRIDEMENT (KÉLOTOMIE).

Fig. 1. Un pli de la peau est soulevé au niveau de la tumeur et transversalement à la direction du pli de l'aine. Ce pli cutané est tenu en dedans par la main d'un aide ; en dehors par la main gauche de l'opérateur qui, la main droite armée d'un bistouri, incisera le pli cutané avec précaution. Cette incision du pli cutané peut se faire de dedans en dehors, en plongeant le bistouri, le tranchant en haut, à la base de la tumeur.

Fig. 2. Cette première incision (fig. 1) intéresse seulement la peau et le tissu cellulaire sous-cutané Les lèvres de la plaie étant écartées, la tumeur *a*, apparaît recouverte de ses enveloppes qui seront incisées couche par couche avec un bistouri *b*, glissé sur une sonde cannelée *c*.

Fig. 3. Toutes les enveloppes de la hernie ayant été successivement divisées, l'opérateur soulève un pli du sac herniaire avec des pinces *u*, qu'il ouvre en dedans avec un bistouri *b*

Fig. 4. La hernie *a*, est mise à nu ; *b*, épiploon. Une sonde cannelée *c*, est glissée entre la hernie et l'anneau constricteur.

Fig. 5. *Débridement de la hernie.*— L'opérateur glisse sur un doigt de la main gauche un bistouri boutonné dont la lame est garnie de linge dans une certaine étendue, pour diviser en haut et en dehors l'anneau constricteur.

Fig. 6. *Débridement. — Procédé de M. Vidal.* — L'opérateur glisse le bistouri sur une spatule cannelée *a*.

DÉBRIDEMENT DE LA HERNIE INGUINALE.

L'opération du débridement de la hernie étranglée fut proposée et décrite pour la première fois par Franco en 1561. Adoptée et pratiquée plus tard par Ambroise Paré, elle fut perfectionnée et décrite comme méthode opératoire par Dionis.

L'appareil instrumental doit se composer : d'un bistouri droit ordinaire ; d'un bistouri convexe, d'un bistouri droit boutonné ou d'un bistouri herniaire de Pott ou d'A. Cooper. Ces bistouris ont été diversement modifiés (voy. pl. XVI, fig. 2, 4, 5, 6 et 7) ; d'une sonde cannelée, d'une paire de ciseaux mousses et de quelques pinces à disséquer. Plusieurs éponges fines sont nécessaires pour étancher le sang pendant le cours de l'opération ; enfin différentes pièces de pansement, linge troué, charpie, compresses, cérat, etc., compléteront l'appareil instrumental.

La *position du malade* doit être telle que les muscles abdominaux soient dans un état complet de relâchement. Pour cela le patient sera couché horizontalement sur le dos, les cuisses demi-fléchies, les jambes fléchies sur les cuisses et les épaules légèrement soulevées par un oreiller. La région sur laquelle on doit opérer sera rasée s'il est nécessaire. L'opérateur se placera à la droite du malade, ayant à côté de lui et à la gauche du malade des aides pour tendre les instruments, étancher le sang avec les éponges, et prendre part à l'opération suivant le besoin.

Cette opération ayant pour but de faire cesser l'étranglement par la section de l'ouverture qui le produit, se compose de plusieurs temps principaux dans lesquels l'opérateur incise successivement : 1° la peau ; 2° les enveloppes sous-cutanées de la hernie ; 3° le sac herniaire ; 4° l'anneau constricteur ; enfin la réduction des viscères constitue le 5ᵉ et dernier temps de l'opération.

1ᵉʳ temps. — *Incision de la peau* (pl. 66, fig. 1ʳᵉ). — L'incision sera pratiquée suivant le grand diamètre de la tumeur, dans une étendue proportionnée au volume de la hernie. Elle peut être pratiquée de dedans en dehors ou de dehors en dedans, quand la peau est intimement unie aux enveloppes de la hernie et ne peut en être détachée par un pli cutané. Dans ce cas il faut inciser avec précaution, lentement et à peu de profondeur. Le point essentiel est de ne point rencontrer l'intestin. Quand la peau est molle, peu adhérente aux parties profondes, il est préférable de soulever un pli cutané au-dessus de la tumeur. L'opérateur saisit une extrémité de ce pli, un aide soutient l'autre extrémité, et le chirurgien incise le pli cutané de dehors en dedans ou bien de dedans en dehors, en plongeant à la base un bistouri le tranchant en haut.

Cette première incision n'intéresse que la peau. Elle doit dépasser d'un centimètre en haut et en bas la tumeur. Il est quelquefois nécessaire de faire une incision cruciale ou en T.

Après l'incision de la peau, quelques artérioles superficielles fournissent un peu de sang. Avant de continuer l'opération, il est bon d'arrêter cette petite hémorrhagie par la torsion des artères qui fournissent le sang et par quelques lotions froides.

2ᵉ temps. — *Incision des enveloppes sous-cutanées du sac.* — Il faut ici beaucoup de précaution et une grande légèreté dans la main

Quelques opérateurs incisent directement de dehors en dedans, en promenant sur la tumeur le tranchant du bistouri tenu comme un archet. Le plus sûr est de soulever avec une pince les feuillets qui enveloppent la hernie ; puis on incise horizontalement et en dédolant chaque pli saisi par la pince ; ensuite on introduit par la petite ouverture ainsi faite une sonde cannelée qu'on pousse sous le feuillet jusqu'aux extrémités de la tumeur, et le bistouri glissé dans la cannelure le tranchant en haut, divise sûrement et sans péril, une à une, les enveloppes de la hernie jusqu'au sac. On peut aussi employer des ciseaux mousses. Le nombre de ces enveloppes est variable. Nous les avons énumérées et décrites en traitant de l'anatomie chirurgicale de la région inguinale et crurale. Mais l'ancienneté de la hernie, la durée de l'étranglement, etc., modifient tellement les rapports et la nature de ces enveloppes que l'anatomie normale ne peut servir de guide dans une pareille recherche et qu'il est souvent extrêmement difficile de reconnaître le sac au milieu des couches anormales produites par la maladie. Des kystes séreux, des pelotons adipeux, des ganglions abcédés, un sac ancien, etc., etc., peuvent obscurcir l'opération et jeter dans une incertitude périlleuse la main la plus expérimentée.

Cependant quelques signes peuvent faire reconnaître le sac : une surface lisse et polie, une forme sphérique, une fluctuation qui révèle une accumulation de sérosité ; l'épiploon ou l'intestin vu par transparence, etc.

3ᵉ temps. — *Incision du sac* (fig. 3). — Le sac bien reconnu, il faut l'inciser avec prudence, afin de ne point blesser l'intestin. Pour cela on soulève avec une pince un pli du sac pris entre des circonvolutions intestinales vues par transparence, ou bien au niveau d'une portion d'épiploon ; cette portion de l'opération est rendue facile dans la grande majorité des cas par la sérosité qui baigne et distend l'intérieur du sac. On incisera ensuite le pli au ras des pinces afin de pratiquer une petite ouverture par laquelle on introduira une sonde cannelée sur laquelle on divisera d'abord en haut puis en bas le sac dans toute son étendue visible. Cette ouverture du sac doit être faite autant que possible en avant et un peu en dehors. Il importe alors de bien constater que le sac est ouvert. Une certaine quantité de sérosité qui s'échappe après l'incision, la facilité qu'on a de parcourir l'intérieur de la poche en tout sens, avec le doigt ou la sonde cannelée, quand il n'existe point d'adhérences avec l'intestin ; l'intestin ou l'épiploon flottant librement et n'étant adhérent qu'à un point correspondant à l'anneau abdominal ; tous ces signes réunis ne laissent aucun doute sur la nature de la poche qu'on a ouverte. Ajoutons cependant que quelques hernies, la hernie du cœcum, par exemple, n'ont point de sac. Quand cette particularité embarrassante se présente, ce qui est extrêmement rare, il est toujours facile de reconnaître l'intestin à la structure de ses tuniques.

Dans les cas les plus ordinaires l'intestin apparaît avec une couleur variable, suivant le temps qu'a duré l'étranglement. Sa surface est vascularisée; sa couleur d'un brun rouge plus ou moins foncé peut être masquée en quelques points par une couche de lymphe plastique. L'épiploon peut être faiblement déplissé quand il n'a contracté aucune adhérence. Les fig. 4, 5 et 6 représentent une anse intestinale herniée, après l'ouverture du sac.

4ᵉ *temps.* — *Débridement.* — Avant de procéder au débridement de l'anneau constricteur il faut explorer avec le doigt le collet du sac, exercer des tractions ménagées sur l'anse intestinale herniée, afin de tenter la réduction sans débridement, s'il est possble.

Le siége de l'étranglement étant bien reconnu et le débridement jugé indispensable, on peut pratiquer cette opération de deux manières : 1° en incisant l'anneau constricteur dans une étendue suffisante et du côté où l'on ne redoute pas la présence des vaisseaux; 2° en pratiquant plusieurs incisions sur différents points du siége de l'étranglement; ces incisions multiples mais peu étendues ont été érigées en méthode par M. Vidal (de Cassis).

Le débridement se pratique avec un bistouri boutonné, droit, convexe ou concave. Nous avons reproduit (pl. XVI) les principaux modèles d'instruments proposés pour cette opération. On préfère généralement le bistouri droit boutonné (pl. I, fig. 3); la lame est entourée d'une bandelette de linge ne laissant à nu qu'un centimètre ou deux de l'extrémité tranchante de l'instrument qui doit être engagée sous l'anneau constricteur. Le bistouri peut être conduit sur le doigt indicateur ou sur une sonde cannelée (fig 4 et 5). Quand on ne peut glisser l'extrémité du doigt jusqu'à l'obstacle, il faut recourir à la sonde ; mais si l'ongle peut s'engager sous la bride, on glisse le bistouri sur le doigt, d'abord à plat, puis en relevant le tranchant en haut sous la bride et poussant le dos de l'instrument avec le doigt sur lequel il est appuyé, on divise l'anneau constricteur; le doigt indicateur peut dès lors s'engager plus profondément, et il est possible de porter plus loin le débridement. Pendant ce temps de l'opération, les aides écartent les lèvres de la plaie et maintiennent les intestins qui, en revenant sur la lame de l'instrument, pourraient être lésés et gêner la manœuvre.

M. Vidal a proposé une spatule cannelée pour guider le bistouri (Instr., pl. XVI, fig. 6). Cette spatule est surtout utile quand il est impossible de suivre de l'œil la marche du bistouri. Le bout de la spatule est d'abord passé entre la partie herniée et la partie qui l'étrangle. La face qui porte la cannelure est tournée en haut ou regarde le point qu'on veut débrider ; sur cette face, le bistouri est glissé à plat, de manière que son tranchant ne peut nullement agir. Pour débrider on fait tourner le bistouri sur son axe, de manière à relever le tranchant qui agit sur l'anneau autant en râclant qu'en incisant. Cette spatule protége les intestins contre le tranchant de la lame, en les maintenant à distance.

Nous avons dit plus haut qu'il fallait tenter la réduction avant d'opérer le débridement; mais il ne faut pas oublier que le siége de l'étranglement est plus souvent au collet du sac qu'à l'anneau aponévrotique. On pourrait donc dans certains cas réduire la hernie avec le sac, ce qui n'empêcherait pas l'étranglement par le collet de persister après la réduction dans l'abdomen. Il importe donc de bien s'assurer du siége précis de l'étranglement. Il ne faut point oublier que quelques sacs herniaires ont des collets multiples ; que le siége de l'étranglement peut être très-étendu et remonter jusqu'à l'anneau supérieur du canal inguinal. Ce n'est que par des tâtonnements et par des débridements successifs que l'opérateur arrive à connaître les difficultés qui peuvent compliquer l'opération.

La direction et l'étendue qu'il faut donner au débridement ont beaucoup divisé les auteurs. Quand l'étranglement siége à l'anneau extérieur et que le collet du sac peut être attiré en dehors du canal, le débridement est toujours facile et sans péril pour l'artère épigastrique. Mais quand l'étranglement siége plus profondément, l'impossibilité de savoir si la hernie est interne ou externe doit rendre l'opérateur prudent.

Nous renvoyons aux planches 55, 56 et 59 pour la description des rapports anatomiques importants. Le débridement en haut est moins dangereux pour les organes qu'il faut respecter. En ne portant point l'incision au delà de quatre millimètres on ne risque point d'atteindre l'artère. Dans les cas de hernie externe, le débridement en dehors permet de donner avec sécurité une plus grande étendue à l'incision, qui doit toujours être proportionnée aux organes à réduire. Pour obtenir ce résultat, il est souvent préférable de recourir au débridement multiple adopté par M. Vidal.

Débridement multiple. — Dans les cas où il faut dilater largement l'ouverture abdominable, pour éviter une incision trop étendue qui exposerait à une hémorrhagie, M. Vidal propose de faire trois, quatre ou un plus grand nombre de débridements de deux à trois millimètres.

Procédé de M. Malgaigne. — M. Malgaigne fait l'incision, non sur le sac et le scrotum, mais sur le lieu même où paraît siéger l'étran-glement, prolongeant l'incision au-dessus et au-dessous, dans l'étendue qu'exigent l'embonpoint du sujet et le volume de la hernie. Tous les tissus sont ainsi divisés jusqu'au péritoine, et de cette façon, il n'y a rien à craindre des vaisseaux qu'on a sous les yeux ou qu'on écarte à volonté. S'il se trouve que l'étranglement est déterminé par une ouverture fibreuse, on ne touche pas au sac et on réduit la hernie. Sinon, on divise le collet à petits coups, de dehors en dedans ; ou bien, si la striction paraît très-forte, on fait une petite incision au péritoine, soit au-dessus, soit au-dessous du collet, et on soulève celui-ci avec une sonde cannelée sur laquelle on le coupe.

M. Malgaigne trouve à ce procédé, avant toutes choses, l'avantage de permettre au chirurgien de voir ce qu'il fait ; en second lieu, d'arriver sur l'étranglement par le plus court chemin et avec la moindre incision possible ; troisièmement, enfin, de respecter le scrotum et le sac, et de ne pas avoir à s'occuper de la suppuration et de la cicatrisation d'une plaie tout au moins inutile. A l'appui de son procédé, M. Malgaigne cite un cas de hernie scrotale assez volumineuse. Le collet siégeait au niveau de l'anneau abdominal ; le collet du sac fut ouvert et le sac se remplit, les premiers jours, d'une certaine quantité de liquide, qui se résorba à mesure que l'inflammation de la plaie supérieure se calma, et l'opéré guérit sans accidents. (MALGAIGNE , *Médecine opératoire.*)

5ᵉ temps. — *Réduction.* — Dans les cas de hernie intestinale, quand l'intestin est sain, il faut l'attirer un peu en dehors, déchirer les adhérences qui pourraient exister, quand elles sont faibles ; faire passer dans le ventre, par une douce pression, les gaz qui distendent l'anse intestinale; et opérer la réduction, portion par portion, en faisant entrer dans le ventre les parties les plus voisines de l'anneau. Quand les intestins sont accompagnés d'une portion d'épiploon, on termine la réduction par ce dernier.

Quand la gangrène s'est emparée d'une partie de l'instestin, les indications à remplir sont variables, suivant l'étendue du mal. S'il y a doute sur l'existence de la gangrène, M. Vidal conseille d'entamer, avec le bistouri, l'intestin sur le point malade, dans une petite étendue et très-superficiellement. Si la circulation s'y fait encore avec activité, une grosse goutte de sang se forme de suite sur la petite blessure ; si au contraire l'intestin est gangrené, la surface de la petite blessure reste sèche : dans le premier cas on réduit, dans le second on s'abstient. Dans le doute, il faut retenir la partie gangrenée au niveau de l'anneau. S'il y a gangrène, les matières fécales pourront prendre cours par l'ouverture abdominale. Il peut arriver que l'intestin soit perforé par le bistouri ; alors on aurait recours, suivant la nature et l'étendue de la plaie, aux procédés que nous avons indiqués plus haut (Plaies des intestins). Enfin, quand l'intestin est gangrené dans une grande étendue, il faut retenir les deux bouts sains à l'anneau, faciliter le passage des matières fécales par le bout supérieur et par l'ouverture abdominale, de manière à établir un anus contre nature qu'on guérira plus tard. Peut-être encore dans ce cas serait-il possible d'exciser la partie gangrenée, de réunir par suture les parties saines et de réduire ensuite l'intestin.

Toutes les fois qu'il sera nécessaire d'établir un anus contre nature, il faudra ménager les adhérences qui unissent le bout intestinal au collet du sac ; la destruction de ces adhérences exposerait l'intestin à rentrer dans la cavité abdominale. Si l'étranglement empêchait les matières fécales de s'écouler librement au dehors, on pourrait introduire dans le bout supérieur de l'intestin une sonde de femme, et si cette introduction était impossible ou dangereuse pour les adhérences qu'il faut respecter, on débriderait avec précaution en dehors du sac.

La gangrène de l'épiploon, suivant son étendue et le volume de la hernie épiploïque, commande une conduite variable. Quand la portion gangrenée est assez étendue, on déplisse l'épiploon, on incise au niveau des parties saines et on lie un à un les vaisseaux qui donnent du sang, puis on retient à l'ouverture de l'anneau ce qui reste de l'épiploon ainsi lié.

Pansement. — Après avoir bien nettoyé le fond et les lèvres de la plaie, on fait un pansement qui consiste à recouvrir la plaie d'un linge troué enduit de cérat ; sur ce linge on applique des plumasseaux de charpie, de manière à remplir la plaie ; quelques compresses et un bandage en *spica de l'aine* complètent l'appareil du pansement

HERNIE CRURALE

La description détaillée, pages 272 et suivantes, et les figures que nous avons données du canal crural (pl. 60, 61 et 64), suffisent pour indiquer les principaux rapports anatomiques de cette hernie.

Quand le cœcum et l'S iliaque du colon s'engagent par leur partie extra-péritonéale, ils forment une hernie sans sac. Hors ce cas exceptionnel, la hernie crurale se compose à peu près des mêmes éléments que la hernie inguinale. Elle se dirige d'abord en bas dans la gaîne des vaisseaux fémoraux, puis traverse la lame du fascia crebriformis ; alors sa direction change et remonte vers l'abdomen sous la peau et les lames du tissu cellulaire sous-cutané. Dans la grande majorité des cas, c'est au niveau de l'ouverture du fascia crebriformis que se forme le collet du sac, et c'est là aussi que siége l'étranglement, lequel a lieu par l'anneau aponévrotique du fascia crebriformis. Mais quand l'étranglement siége à l'orifice supérieur du canal ou dans le canal, c'est toujours le collet qui étrangle. (MALGAIGNE.)

Ce que nous avons dit du taxis, dans les cas de hernie inguinale, étant applicable aux hernies crurales, nous n'y reviendrons pas. Nous ferons seulement observer ici qu'il faut faire suivre aux parties herniées, mais en sens inverse, les sinuosités qu'elles ont décrites.

Débridement. — On pratiquera une incision simple ou en ⊥ renversé suivant le besoin, parallèle au grand diamètre de la tumeur. Les différents tissus qui recouvrent la hernie ayant peu d'épaisseur, on procédera avec beaucoup de précaution, il est souvent impossible de soulever un pli de peau au niveau de la tumeur. Le *fascia propria* qui recouvre le sac est très-mince, et peut être pris pour le sac lui-même; des pelotons graisseux, doublant le sac, et vus par transparence sous le fascia propria, peuvent être pris pour l'épiploon et rendre cette erreur facile. Il importe donc que l'opérateur procède avec prudence à l'incision des feuillets qui recouvrent la hernie, pour ne point hasarder un débridement en dehors du sac, quand le collet du sac est la cause de l'étranglement. Les recherches récentes de la chirurgie moderne ont fait abandonner les procédés de débridement autrefois décrits par les auteurs. Les travaux de M. Demeaux ont démontré que le siége de l'étranglement était à l'anneau aponévrotique du fascia crebriformis; là le collet du sac n'étrangle jamais les hernies. On peut donc débrider avec sécurité en dehors et en haut; en bas on pourrait rencontrer la veine saphène. Si après le débridement de l'anneau aponévrotique, on constate que le collet du sac produit l'étranglement, on pourra l'attirer au dehors et débrider facilement.

HERNIE OMBILICALE (OMPHALOCÈLE).

Taxis et bandages. — Ces sortes de hernies peuvent être facilement réduites par le taxis. On les maintient à l'aide de bandages de forme particulière. Chez les enfants, on applique quelques disques de liége qui sont maintenus par un bandage de corps.

La *cure radicale* s'obtient facilement chez les jeunes sujets par la simple compression. On a aussi proposé la ligature du sac. Pratiquée avec succès par Desault et Dupuytren, cette méthode a été blâmée par Sabatier, Scarpa et A. Cooper qui ont reproché d'occasionner des convulsions chez les enfants et de déterminer l'inflammation du sac.

Kélotomie. — La hernie ombilicale peut s'engouer ou s'étrangler, et nécessiter l'opération du débridement. Il ne faut point oublier ici que les enveloppes sont très-minces, que le sac ne contient pas ou peu de sérosité. Ces particularités rendent l'opération délicate.

L'opérateur pratiquera donc avec de grandes précautions des incisions en + ou en T. La hernie ombilicale étant très-rarement étranglée par le collet du sac, quelques auteurs proposent de ne débrider que l'anneau fibreux sans toucher au sac, pour ne point exposer le péritoine à une inflammation consécutive : précepte sage qui doit être suivi dans les cas de hernie volumineuse et quand il n'est point nécessaire de voir à nu les viscères. Le débridement multiple est préférable au débridement unique, et si l'on ne fait qu'une seule incision il faut la diriger en haut et à gauche, afin d'éviter les vestiges de l'ouraque et des vaisseaux ombilicaux.

Pl. 67.

ANUS CONTRE NATURE ACCIDENTEL.

Fig. 1. *Anus contre nature s'ouvrant à l'intérieur par deux ori-fices.* — Le bout supérieur de l'intestin *a*, et le bout inférieur *b*, s'ouvrent dans le pli de l'aine, chacun par un orifice cutané *d* et *e*; *c*, mésentère.

Fig. 2. *Anus contre nature s'ouvrant à l'extérieur par un seul orifice.* — *a*, bout supérieur de l'intestin; *b*, bout inférieur se terminant par un cul-de-sac; *c*, cloison formée par l'adossement des parois des deux bouts. *d*, orifice extérieur du bout supérieur.

Fig. 3. *Figure théorique représentant la formation de l'éperon.* — *a* bout supérieur; *b*, bout inférieur; *c*, cloison ou éperon formé par l'adossement des parois des deux bouts, *e*, mésentère. *d*, orifice extérieur du bout supérieur.

Dans cette figure, l'éperon *c*, descendant jusqu'à l'orifice extérieur *d*, empêche les matières de passer dans le bout inférieur *b*, et les dirige extérieurement, suivant la direction de la flèche.

Fig. 3 bis. *Figure théorique représentant la formation de l'entonnoir membraneux.* — Le mésentère en retirant en dedans l'éperon *c'*, laisse libre le passage du bout supérieur dans le bout inférieur. L'espace *d'*, compris entre l'éperon et l'orifice extérieur, a été décrit par Scarpa sous le nom d'*entonnoir membraneux*.

Fig. 4. *Entonnoir membraneux d'après Scarpa.* — *aa*, péritoine, *b*, bout supérieur de l'intestin; *c*, bout inférieur; *d*, mésentère; *e*, éperon. Un stylet *g*, introduit par l'orifice cutané dans l'entonnoir membraneux. *f*, paroi externe de l'entonnoir membraneux. *hh*, épines iliaques antéro-supérieures.

Fig. 5. *Application de l'entérotome de Dupuytren.* — L'instrument *a*, est introduit par la plaie extérieure; l'éperon est saisi entre les mors de l'instrument.

Fig. 6. *Application d'une pince entérotome circulaire a.*

ANUS CONTRE NATURE ACCIDENTEL.

(ANATOMIE PATHOLOGIQUE, PL. 67.)

En traitant plus haut des accidents de la hernie étranglée, nous avons dit qu'elle pouvait se terminer par gangrène de l'intestin, ulcération de la tumeur et passage à l'extérieur des matières stercorales par une plaie fistuleuse située dans le pli de l'aine. Cette solution de continuité, convertie en ouverture permanente entre l'intestin et l'extérieur, et donnant passage aux matières contenues dans l'intestin par une ouverture autre que l'anus normal, constitue une infirmité qu'on nomme *anus contre nature accidentel*. Nous traiterons ici des procédés que la chirurgie emploie pour combattre cette infirmité, nous réservant de décrire plus loin l'opération de l'*anus artificiel*.

Il est important de bien connaître la disposition que présentent les bouts de l'intestin au-dessus et au-dessous de la solution de continuité ; de cette disposition dépend la curabilité de l'affection. Tantôt l'anus accidentel est constitué par une multitude de petites ouvertures plus ou moins éloignées de l'intestin ; tantôt le bout supérieur et le bout inférieur, adossés l'un à l'autre comme deux canons de fusil, marchent parallèlement et s'ouvrent extérieurement par deux ouvertures isolées. La fig. 1 (pl. 67) présente cette disposition . *a* bout supérieur, *b* bout inférieur, *d* et *e* deux ouvertures extérieures répondant aux deux bouts de l'intestin.

Le bout supérieur de l'intestin peut s'ouvrir extérieurement par une seule ouverture (fig. 2 *d*) et le bout inférieur *b*, lui être adossé et en être séparé par une cloison *c*.

Eperon. — Une disposition qu'il est important de bien connaître et de bien constater est celle que peuvent présenter les deux bouts de l'intestin en s'adossant (fig. 3). Leurs parois adossées *e*, constituent une sorte de cloison valvulaire qui s'oppose au libre passage des matières du bout inférieur *a*, dans le bout inférieur *b*. Cette cloison a reçu le nom d'*éperon*. Nous décrirons plus loin les procédés employés pour détruire l'éperon et rétablir le passage des matières du bout supérieur dans le bout inférieur.

Entonnoir membraneux. — Le mésentère, par les tiraillements qu'il exerce sur les deux bouts de l'intestin, tend toujours à les faire rentrer dans l'abdomen en les éloignant de la paroi abdominale. L'éperon, obéissant avec l'intestin à un mouvement de retraite, s'éloigne de l'ouverture abdominale. Le tissu cellulaire qui unit l'intestin à cette ouverture cède peu à peu, et il se forme ainsi, au-devant de l'éperon, une espèce d'ampoule (fig. 3 *d'*) que les matières traversent sans sortir extérieurement ni sans trouver d'obstacle dans l'éperon. Les matières pouvant alors passer facilement du bout supérieur *a*, dans le bout inférieur *b'*, l'anus accidentel se guérit spontanément. Scarpa a nommé *entonnoir membraneux* ce conduit qui, se formant peu à peu, amène naturellement et graduellement la guérison des anus accidentels.

Nous avons reproduit d'après Scarpa (fig. 4), un dessin représentant l'entonnoir membraneux.

Il peut aussi arriver que l'intestin soit parallèle à la cloison abdominale, et que la plaie intestinale soit en regard de la plaie abdominale-sans qu'il y ait d'éperon ni d'entonnoir membraneux.

Ce qui précède suffira pour faire comprendre combien il est important de bien constater la disposition des deux bouts de l'intestin. Cette disposition, en effet, doit servir de base dans le choix du procédé opératoire à employer.

PROCÉDÉS OPÉRATOIRES.

Traitement palliatif. — Il a pour objet de régulariser l'évacuation des matières fecales et de prévenir les accidents qui pourraient résulter de l'oblitération de l'orifice abdominal. La *dilatation* de l'ouverture et du bout supérieur de l'intestin peut être obtenue à l'aide de tentes de charpie, de racines susceptibles de se dilater, de fragments d'éponge préparée, etc. On a imaginé des obturateurs dont la forme doit varier suivant les cas. Un cercle d'ivoire ou de bois peut soutenir les bords de la plaie et être percé à son centre d'un orifice qu'on ouvre et ferme à volonté. On peut aussi faire communiquer les deux bouts de l'intestin avec une grosse sonde de gomme élastique, dont on engage une extrémité dans le bout supérieur et l'autre dans le bout inférieur : les matières fécales passent d'un bout de l'intestin dans l'autre en traversant ce conduit. Nous n'entrerons pas dans le détail de tous les appareils qui ont été imaginés pour pallier les inconvénients de l'anus contre nature. Tous ces demi-moyens remplissent mal le but qu'on se propose, et la cruelle infirmité qu'ils soulagent exposant à des dangers sérieux, mieux vaut recourir aux procédés opératoires du traitement curatif.

Traitement curatif. —Avant de tenter l'oblitération de l'anus contre nature, il faut combattre les complications qui accompagnent souvent cette infirmité.

Quand la peau est percée en arrosoir, on peut réunir en une seule ouverture les orifices multiples. Quelquefois il y a chute de l'intestin et renversement de la muqueuse; il faut alors pratiquer le taxis et réduire par une compression méthodique exercée du sommet à la base de la tumeur. La réduction de l'intestin peut être impossible; il faut alors, pour faciliter cette opération, débrider l'orifice abdominal par des incisions multiples peu étendues, en allant de la peau vers le péritoine. La dilatation peut encore être employée avec succès dans les cas où l'orifice abdominal est trop étroit. Ces différentes complications exigent souvent un traitement de longue durée. Cette première phase du traitement achevée, il faut détruire l'éperon s'il existe, faciliter le passage des matières fécales d'un bout de l'intestin dans l'autre, et oblitérer la plaie extérieure.

Destruction de l'éperon. — Procédé de Desault. — Ce chirurgien commençait par dilater les deux bouts de l'intestin à l'aide de tentes de charpie qu'il augmentait successivement de volume. Ce n'était souvent qu'au bout de quinze jours qu'il obtenait une dilatation suffisante. Ce premier résultat obtenu, il introduisait dans la plaie un tampon conique qui, repoussant l'éperon vers la cavité abdominale, laissait en regard les deux bouts de l'intestin. Quand les matières pouvaient passer librement d'un bout dans l'autre, une légère compression, exercée seulement sur la plaie extérieure, empêchait le suintement des matières au dehors et amenait peu à peu la cicatrisation. Desault employait aussi un croissant en ébène pour repousser l'éperon. Ces deux procédés peuvent déterminer des ballonnements, des coliques, la rétention des matières et d'autres accidents.

Pour ne point interrompre le cours des matières, M. Fayet, et plus tard M. Colombe, proposèrent de remplacer le tampon et le croissant d'ébène par une sonde de gomme élastique d'un gros calibre. Le corps de la sonde comprime l'éperon, et ses extrémités, engagées dans les deux bouts de l'intestin, permettent le passage des matières. Ce procédé a été employé par M. Velpeau, mais le malade mourut d'une péritonite trois jours après.

Ainsi que le fait remarquer judicieusement M. Vidal (de Cassis), la compression est insuffisante; elle ne peut être méthodiquement exercée, car il manque un point d'appui du côté de l'abdomen, et comme l'éperon n'est pas placé entre une force et une résistance, il n'est réellement pas comprimé, il est seulement refoulé. Si la force est augmentée, la compression devient alors dangereuse, car les adhérences étant tiraillées, elles peuvent être détruites.

Entérotomie. — Cette méthode a pour but la destruction par ablation de l'éperon.

Schmalkalden décrivit le premier cette opération en 1798. Il traversait la base de l'éperon avec une aiguille armée d'un fil, et réunissant les deux extrémités du fil, il opérait la division de l'éperon par ligature. Plus tard (1809) le procédé indiqué par Schmalkalden fut pratiqué avec succès par Physick.

Procédé de Dupuytren. — Ce chirurgien régularisa l'entérotomie comme méthode opératoire. La crainte de perforer l'intestin avec l'aiguille lui inspira l'idée de faire naître des adhérences entre les parois adossées, qui constituent l'éperon.

Dupuytren se servait d'une espèce de pince nommée *entérotome* (*Voy.* Instr., pl. XV, fig. 7). Il saisissait l'éperon entre les mors de la pince et exerçait une compression graduelle qui déterminait la mortification et la chute de la paroi organique.

L'entérotome se compose de deux branches isolées qu'on peut introduire séparément, l'une dans le bout supérieur, l'autre dans le bout inférieur. On articule ensuite ces branches à la manière des forceps. Une vis de rappel sert à rapprocher les branches. La pression exercée par les branches détermine d'abord des adhérences entre les parois de l'intestin adossées, puis, enfin, la section de la partie comprimée. L'instrument devant rester en place pendant plusieurs jours, on le fixe avec des bandes pour l'empêcher de vaciller et d'exercer sur les intestins des tiraillements douloureux. Au bout de sept à huit jours, la section est complète et l'entérotome tombe de lui-même.

Delpech a proposé un entérotome dont les mors sont terminés par des renflements ressemblant à une moitié de coquille de noix. Ces pinces, plus larges que celles de Dupuytren à leur extrémité, sont d'une application difficile.

M. Liotard a imaginé un entérotome terminé par deux anneaux ovales, de 4 centimètres de long sur 2 de large, et dont l'un, creusé d'une cannelure, reçoit une saillie correspondante de l'autre. Les deux branches ne se touchant que par les anneaux, on peut appliquer les anneaux au delà de l'éperon, et créer ainsi, loin de l'ouverture abdominale, un passage aux matières fécales.

M. Jobert pense que l'entérotome ne doit être appliqué que pour déterminer des adhérences. Après quarante-huit heures, les adhérences étant formées, l'instrument serait retiré, puis, après un jour ou deux, les adhérences étant plus solides, on couperait la cloison avec des ciseaux, sans dépasser les adhérences.

Cautérisation. — M. Vidal (de Cassis) propose de substituer le caustique à l'entérotome. On pourrait creuser à chaque extrémité d'une pince deux petites cuvettes qu'on chargerait de nitrate d'argent, ou mieux avec de la pâte de Vienne; de cette manière, le caustique ne pourrait se répandre plus loin, son action serait bornée, elle serait rapide, et rien ne resterait dans la plaie après l'opération, qui serait on ne peut plus prompte : l'escarre serait éliminée peu à peu, et l'ulcération qu'elle laisserait permettrait le passage des matières.

Oblitération de l'ouverture extérieure de l'anus contre nature. — L'éperon étant détruit, et la libre communication entre les deux bouts de l'intestin rétablie, il faut oblitérer l'ouverture des parois abdominales. Cette oblitération présente des difficultés réelles. L'autoplastie a été tentée par tous les chirurgiens, mais sans succès. M. Velpeau pratiqua l'excision, puis la suture, sur un malade qu'il opéra en 1835. Il décrivit ainsi cette opération : « Je renfermai toute la fistule dans une ellipse pour l'exciser par une double incision, en demi-lune mais obliquement, des côtés vers le centre, et de manière à ne pas y comprendre l'intestin, ou au moins sa membrane muqueuse. Je passai ensuite 4 points de suture, à 2 lignes l'un de l'autre, en ayant soin aussi que leur partie moyenne n'allât pas jusque dans la cavité abdominale ou de l'intestin. C'est alors qu'une incision, longue de 2 pouces, comprenant la peau, la couche sous cutanée et l'aponévrose du grand oblique, fut faite de chaque côté, à 12 ou 15 lignes en dehors de la plaie. Tout étant lavé, bien abstergé, je nouai les fils et plaçai un cylindre de charpie dans les plaies latérales pour en écarter les bords avant d'appliquer l'appareil contentif. »

Par ce procédé, M. Velpeau, en avivant la fistule, la transforme en une ouverture profonde, infundibuliforme, dont la partie la plus évasée est extérieure; en rapprochant les lèvres de cette ouverture, le fond, qui est plus étroit, doit nécessairement se rapprocher avant que les lèvres de la plaie extérieure soient en contact. C'est effectivement ce qui arrive, et l'occlusion de la plaie intestinale s'effectue rapidement. Les incisions latérales amènent dans la peau un relâchement qui permet le facile affrontement des lèvres de la plaie

Procédé de M. Malgaigne. — M. Malgaigne pense que les chirurgiens n'ont pas bien reconnu la cause principale de la difficulté qu'on éprouve à fermer certains anus anormaux, tandis que d'autres s'oblitèrent par les soins de la nature seule. Dans les premiers, l'intestin se prolonge jusqu'à l'orifice cutané; ses valvules dirigent vers cet orifice les matières intestinales, et la condition presque indispensable du succès est d'interrompre cette continuité et de reporter les valvules dans un sens contraire : de là le procédé suivant, que M. Malgaigne a déjà appliqué sur le vivant avec un succès complet.

L'opérateur commence par aviver le trajet anormal, dans toute son épaisseur, jusqu'à l'intestin exclusivement, en détachant avec soin celui-ci de ses adhérences extérieures, et prenant garde cependant que ces adhérences sont quelquefois fort peu étendues, et qu'en les décollant au delà d'un centimètre, on risquerait d'ouvrir le péritoine. Puis il renverse en dedans, sans les aviver, les deux lèvres de l'intestin, et les réunit par la suture en piqué, de manière à les adosser par leur surface externe. Par-dessus cette première suture, on réunit les chairs et les téguments avec la suture entortillée ou la suture enchevillée, en prenant d'ailleurs toutes les précautions nécessaires pour éviter le tiraillement des parties. S'il y avait une perte de substance, il faudrait recourir à l'autoplastie. En un mot, le point essentiel de ce procédé consiste à isoler l'intestin et à replier en dedans les deux lèvres, pour fermer la plaie extérieure par-dessus.

Pl. 68.-

OPÉRATION DE L'ANUS ARTIFICIEL.

ANATOMIE.

Fig. 1. La paroi abdominale antérieure et la masse de l'intestin grêle ont été enlevées; le gros intestin a été conservé afin de montrer la disposition des colons. *a*, colon transverse; *b*, colon lombaire droit ou ascendant; *c*, cœcum; *d*, colon lombaire gauche ou descendant.

Fig. 2. *Face postérieure du tronc.* — La paroi abdominale postérieure a été enlevée. *f f*, trajet ponctué de la colonne vertébrale; *a*, rein gauche, recouvert d'une lame aponevrotique; *b*, artères sillonnant l'épine lombaire. Le péritoine excisé permet de voir les intestins grêles *c*. *d*, rein droit; *e*, colon droit.

Cette figure montre la disposition générale des viscères dans la région lombaire.

Pl. 69.

OPÉRATION DE L'ANUS ARTIFICIEL.

PROCÉDÉS OPÉRATOIRES.

Fig. 1. *Opération de l'anus artificiel pratiquée sur le cœcum*, par la méthode de Littre.

a a, ligne ponctuée indiquant le trajet du colon ascendant et du cœcum. *b b*, incision pratiquée dans la fosse iliaque droite intéressant les parois abdominales ; *c c*, crochets mousses écartant les lèvres de la plaie, au fond de laquelle on voit le cœcum *d*.

Fig. 2. *Méthode de Callisen. — Procédé de M. Amussat. — a a*, ligne ponctuée indiquant le trajet du colon lombaire gauche ; *b b*, incision transversale des couches sous-cutanées ; *c c*, crochets mousses écartant les lèvres de la plaie ; *d d*, anses de fil passées dans la portion extrapéritonéale du colon lombaire gauche.

Fig. 3 et 4. *Réunion des lèvres de la plaie intestinale aux lèvres de la plaie abdominale par des points de suture.*

ANUS ARTIFICIEL. — PROCÉDÉS OPÉRATOIRES.

Nous avons traité plus haut de *l'anus accidentel*, qui peut être la conséquence des accidents des hernies, et nous avons décrit les différents procédés employés pour guérir cette infirmité.

La création d'un *anus artificiel* constitue une opération régulière par laquelle le chirurgien se propose d'ouvrir, sur un point de l'intestin et de la paroi abdominale correspondante, un orifice destiné à l'écoulement des matières fécales, lesquelles, dans certains cas pathologiques, ne peuvent trouver une issue par l'anus normal.

D'après M. Amussat, les affections qui peuvent motiver cette opération seraient :

1° La tympanite stercorale déterminée par l'obstruction du rectum ou de toute autre partie du gros intestin, dès qu'on ne peut vaincre l'obstacle par en bas et que la vie est en danger.

2° Les affections squirrheuses du rectum et du gros intestin, dès qu'elles apportent une grande gêne dans la défécation.

3° L'imperforation du rectum, ou plutôt l'absence d'une portion de cet intestin, lorsqu'on ne peut rétablir la voie par en bas.

Deux méthodes sont restées dans la pratique.

La première appartient à Littre (1710), qui, ayant observé une oblitération du rectum sur un enfant mort à six jours, indiqua la possibilité de créer un anus artificiel en ouvrant les parois abdominales et l'S iliaque du colon. La seconde méthode fut proposée par Callisen, de Copenhague; elle consiste à pratiquer l'ouverture dans la région lombaire et à inciser le colon ascendant.

Méthode de Littre (pl. 69). — L'appareil instrumental doit se composer de bistouris droits et convexes, de ciseaux, de pinces à ligatures, de fils cirés et d'aiguilles à suture.

Le malade étant couché sur le dos, une incision longue de six à huit centimètres, commençant au niveau de l'épine iliaque antéro-supérieure et conduite parallèlement au ligament de Poupart, sera pratiquée dans la région iliaque gauche. Les différentes couches qui constituent la paroi abdominale en ce point seront successivement divisées avec précaution et sur la sonde cannelée. Le péritoine ouvert, l'S iliaque du colon se présente ; on le reconnaîtra aux bosselures et aux bandes transversales qui caractérisent anatomiquement le gros intestin : un fil est ensuite passé derrière l'intestin afin de le maintenir en regard de l'ouverture abdominale ; une incision longitudinale pratiquée sur l'intestin, sert à donner issue aux matières ; des injections sont pratiquées dans le bout supérieur et dans le bout inférieur de l'intestin. Des adhérences se forment bientôt et unissent l'intestin au péritoine et à la plaie antérieure; on peut alors retirer le fil qu'on avait passé derrière l'intestin, et par des soins convenables, on empêche le nouvel anus de se rétrécir.

On peut, à l'aide de points de suture, réunir les lèvres de la plaie intestinale aux lèvres de la plaie abdominale. (Voy. fig. 3 et 4.)

Méthode de Callisen. — Fig. 2. Pour éviter la lésion du péritoine qu'on ouvre toujours par la méthode de Littre, Callisen proposa d'inciser le colon descendant dans la région lombaire entre la dernière fausse côte et la crête iliaque. Dans cette partie de son trajet, le colon gauche peut être atteint sans qu'on intéresse le péritoine, et c'est sur cette possibilité qu'est fondée la méthode de Callisen. Mais l'opération proposée et décrite par Callisen fut rejetée par un grand nombre de chirurgiens. En 1839, M. Amussat en étudia de nouveau la possibilité et traça les règles du procédé opératoire que nous allons décrire.

Procédé de M. Amussat. — *Anatomie.* — Il est important de bien connaître les rapports du péritoine avec le colon lombaire. Si l'on examine cet intestin par sa face postérieure, après avoir enlevé la masse musculaire qui le recouvre, on voit que tout le tiers postérieur est dépourvu de péritoine. Cette partie postérieure de l'intestin est donc adossée aux parois de l'abdomen sans être séparée par un feuillet péritonéal. On peut donc pénétrer dans l'intestin sans ouvrir le péritoine. Mais la bandelette extrapéritonéale du colon n'a pas toujours la même longueur : tantôt le péritoine passe devant le colon et ne recouvre que sa face antérieure ; tantôt il l'enveloppe plus ou moins complétement, et les culs-de-sac qu'il forme en se repliant, sont presque en contact.

Le colon lombaire n'est accessible à l'instrument qu'entre le rein et la crête iliaque. Sa direction répond en général à la direction de la rainure aponévrotique qui sépare le carré lombaire du transverse, rainure indiquée par le bord externe de la masse commune du sacro-lombaire et du long dorsal. Quelquefois cependant il se porte un peu plus en dedans et se trouve devant le carré lombaire.

La couleur du colon lombaire est plus ou moins verdâtre. Il est bon de noter ce caractère, qui peut, dans certains cas, aider à le distinguer de l'intestin grêle dont la couleur est jaunâtre.

Pour donner plus d'étendue à la bandelette extrapéritonéale du colon, on peut augmenter le volume du gros intestin, soit par l'insufflation, soit par l'injection d'une ou deux seringues d'eau.

Procédé opératoire. — On fait coucher le malade sur le ventre, un peu incliné à droite, et l'on place sous l'abdomen deux coussins liés ensemble. On pratique une incision transversale à la peau à deux travers de doigts au-dessus de la crête iliaque, en commençant au bord externe de la masse commune au sacro-lombaire et au long dorsal, en poursuivant en dehors dans l'étendue de quatre à cinq travers de doigt. Au-dessous de la peau et des couches sous-cutanées, on rencontre le grand dorsal qu'il faut diviser en travers dans le tiers postérieur de l'incision, et le grand oblique qu'on divise dans les deux tiers antérieurs. Au-dessous se présentent le petit oblique, le transverse et l'aponévrose. Cette dernière couche profonde doit être incisée verticalement afin de mieux reconnaître l'intestin. Si le sujet avait beaucoup d'embonpoint, on pourrait inciser crucialement la peau et les couches sous-cutanées.

Au-dessous de toutes ces couches se trouve le colon, masqué par du tissu cellulaire et adipeux qu'on enlève avec beaucoup de précaution.

Le point le plus délicat de l'opération, c'est de reconnaître et d'ouvrir l'intestin. Avant de l'ouvrir, il faut le mettre bien à découvert des deux côtés sans le presser. On reconnaît l'intestin, dans le cadavre, à sa couleur verdâtre, signe qu'on retrouve aussi quelquefois sur le vivant ; cette coloration est causée par la présence des matières fécales. Par la pression et la percussion on peut s'assurer qu'on est sur un intestin quelconque. Le colon résistant davantage à la pression, le défaut de résistance en dehors est un signe fort important. Si l'intestin était contracté on le chercherait tout à fait en arrière ; dans ce cas même il se cache entièrement sous le carré des lombes, qu'il faut diviser en travers si on ne l'a déjà fait. On ne doit jamais se presser à diviser l'intestin ; au contraire, il est bon de lui donner le temps de se gonfler et de s'engager dans la plaie extérieure.

L'intestin étant bien reconnu, on passe à travers ses parois avec deux aiguilles, deux anses de fil, séparées par l'espace de deux centimètres ; puis les donnant à tenir à un aide, on fait entre elles une ponction avec le trocart : on est averti qu'on a pénétré dans la cavité de l'intestin, par la sortie des gaz et de quelques matières liquides ; alors on agrandit la petite ouverture faite par le trocart, au moyen d'une incision cruciale avec le bistouri herniaire, qu'on fait filer le long de la canule. L'ouverture, ainsi élargie, donne issue à beaucoup de gaz et à un flot de matières délayées. Après le premier jet de matières, on aide l'expulsion du reste par une ou deux injections d'eau tiède dans le bout supérieur et dans le bout inférieur. Lorsque le ventre est bien débarrassé et qu'on n'a plus à craindre une irruption abondante et soudaine de matières, on attire l'ouverture de l'intestin vers soi à l'aide de trois pinces à torsion, et on la fixe à la peau par quatre points de suture entrecoupés, en renversant en dehors la membrane muqueuse, en appliquant les points de suture. Pour diminuer la solution de continuité, on rapproche l'angle postérieur, des téguments de la plaie avec un point de suture entrecoupée. (Fig. 3 et 4.)

M. Malgaigne, après avoir pratiqué deux fois cette opération, n'a pas trouvé qu'il fût nécessaire de diviser crucialement les couches musculaires qui se rétractent assez pour laisser voir le fond de la plaie.

Appréciation. — La méthode de Callisen présente un avantage réel sur la méthode de Littre, en exposant moins le péritoine. L'anus artificiel, placé en arrière, est préférable à l'anus placé en avant, et peut, dans certaines circonstances, être moins gênant.

Pl. 70.

OPÉRATIONS QUI SE PRATIQUENT SUR L'ANUS
ET LE RECTUM.

Toutes les figures de cette planche représentent une coupe perpendiculaire du rectum, de l'anus et d'un trajet fistuleux.

Fig. 1. *Fistule borgne interne.* — *a b*, fistule ; *a*, orifice interne s'ouvrant dans l'intestin *d* ; *b*, cul-de-sac de la fistule ; *c*, anus; *f*, coupe des tissus compris entre la fissure et l'intestin.

Fig. 2. *Fistule simple complète.* — *a b′ b*, trajet fistuleux s'ouvrant en *a* dans l'intestin *d*, et en *b*, extérieurement au pourtour de l'anus *c* ; *f* coupe des tissus compris entre la fistule et l'intestin.

Fig. 3. *Fistule borgne externe.* — *a*, orifice externe de la fistule ; *b*, cul-de-sac et clapier ; *d*, intestin ; *c*, anus.

Fig. 4 et 6. *Incision.* — *Procédé ordinaire.* — Fig. 4. *Premier temps de l'opération.* — Une sonde cannelée *c*, en argent recuit est introduite dans un trajet fistuleux *a b*; le doigt indicateur *d*, de l'opérateur reçoit le bec de la sonde dans l'intestin à l'orifice interne de la fistule, et l'accroche pour l'attirer au dehors par l'anus. — Fig. 6. *Second temps de l'opération. Incision.* — Le bec de la sonde *g* a été ramené au dehors ; *a b*, trajet fistuleux ; *e*, lame du bistouri engagée dans la cannelure de la sonde *g*, *d* ; cette lame glissant sur cette sonde, coupera la bride organique *f*.

Fig. 5 et 8. *Procédé de Desault.*—Une sonde cannelée *a c b*, traverse le trajet fistuleux et rencontre un gorgeret *d*, introduit dans l'intestin. Un bistouri *e*, est engagé dans la rainure de la sonde pour opérer la section de la bride organique *f*. — Fig. 8. *Même opération.* Le bistouri *e* rencontre le gorgeret *d′*. Ces deux instruments seront retirés ensemble pour opérer la section complète des parties molles comprises dans l'angle qu'ils forment. *e′*, sonde cannelée.

Fig. 7. *Ligature.* — Un fil de soie introduit dans la fistule *b a*, pénètre dans l'intestin *d*, sort par l'anus, et embrasse dans une anse *c a c′* la bride organique *f*.

FISTULE A L'ANUS. — PROCÉDÉS OPÉRATOIRES.

On distingue plusieurs sortes de fistules à l'anus ; les unes *complètes* (fig. 2), consistent dans un trajet s'ouvrant dans l'intestin par un *orifice interne* et au pourtour de l'anus par un *orifice externe*. Les autres *incomplètes* ou *borgnes* n'ont qu'une seule ouverture et leur trajet se termine par un cul-de-sac. La fistule *borgne externe* a son orifice au pourtour de l'anus et ne communique point avec l'intestin. La fistule *borgne interne* s'ouvre dans l'intestin et n'a point d'orifice extérieur.

Les fistules sont *compliquées* quand les trajets sont multiples, sinueux et qu'il existe des clapiers; quand elles sont accompagnées de callosités, d'indurations, etc. Ces différentes complications nécessitent quelques modifications dans les procédés opératoires.

Pour reconnaître la nature et l'étendue d'une fistule, il faut l'explorer avec un stylet boutonné fin et flexible qu'on introduit par l'une des ouvertures, et ce n'est souvent qu'après plusieurs tentatives qu'on arrive à un résultat.

Il est toujours facile de reconnaître l'*orifice externe* qui est, dans la grande majorité des cas, situé sur l'un ou l'autre côté de l'anus, plus rarement en avant ou en arrière. Cet orifice n'est pas toujours unique; les fistules s'ouvrent quelquefois extérieurement par une surface criblée de petits pertuis comme une pomme d'arrosoir. La peau peut être décollée dans toute l'étendue des pertuis, et de chacun d'eux partent souvent des conduits convergeant vers un trajet unique qui s'ouvre dans l'intestin. L'orifice interne est plus difficile à reconnaître. Dans la grande majorité des cas, quand il existe, il se trouve au-dessus du sphincter interne, très-près de l'anus. Le toucher peut aider à le découvrir. Le chirurgien introduira dans le rectum le doigt indicateur gauche enduit d'huile ou de cérat; le doigt peut alors rencontrer soit une petite callosité en forme de cul-de-poule, soit une dépression, ou bien déterminer une douleur assez vive. C'est donc vers ce point que le stylet boutonné sera d'abord dirigé. Si le stylet, pénétrant dans le rectum, vient à rencontrer le doigt, il n'y a plus de doute possible sur l'existence de l'orifice interne. La figure 4 représente cette manœuvre exploratrice. Le doigt de l'opérateur *d*, est introduit dans le rectum; une sonde cannelée *c* pénètre par l'orifice externe *b*; traverse le trajet fistuleux et vient en *a* à l'orifice interne heurter la pulpe du doigt *d*.

Quand le toucher et l'exploration pratiquée avec le stylet ne font point découvrir l'orifice interne d'une fistule, on peut injecter par l'orifice externe du lait ou un liquide coloré quelconque. Si le liquide revient par l'anus, la communication devient évidente. On peut également faire prendre au malade un quart de lavement. L'expulsion presque immédiate du lavement fait passer une partie du liquide dans le trajet fistuleux; ce qui démontre encore la présence d'un

orifice interne. On peut obtenir la guérison des fistules par la *caulé
risation*, la *ligature* et l'*incision*.

Cautérisation. — Par la cautérisation on se propose de raviver les
parois des trajets ou des clapiers, et d'en faciliter le recollement.

Cette méthode, dont l'emploi remonte à Hippocrate, fut à différentes époques l'objet de tentatives et d'essais qui amenèrent trop rarement une guérison durable pour que la cautérisation soit adoptée
aujourd'hui. Elle n'est applicable qu'aux fistules simples et de peu
d'étendue.

Quelques chirurgiens font usage du cautère actuel. D'autres ont
recours à des substances escharrotiques portées dans le trajet de la
fistule à l'aide de tentes de charpie, ou à des injections irritantes.
Mais ces procédés sont longs, douloureux, et déterminent souvent
des accidents inflammatoires dangereux. Aussi préfère-t-on généralement recourir aux méthodes opératoires que nous allons décrire.

Ligature. (fig. 7).— On peut la pratiquer avec un lien de chanvre,
de soie ou d'argent. Pour introduire les liens de chanvre ou de soie,
on se sert d'un stylet aiguillé en argent flexible ; on traverse le trajet fistuleux avec le stylet dont le bouton, après avoir pénétré dans
le rectum, est ramené en dehors par l'anus. Le stylet entraîne le
lien, et la bride organique se trouve comprise dans une anse de fil
b a c', dont on réunit les deux extrémités pour opérer la striction
à l'aide d'un serre-nœud.

Pour pratiquer la ligature avec un fil métallique, on introduit
d'abord une petite canule dans le trajet fistuleux ; le fil métallique
traverse ensuite la canule, pénètre dans le rectum, est retiré au dehors par l'anus, puis on dégage la canule afin d'opérer la striction
comme avec un lien de soie. Quand la fistule est peu étendue, on
peut lier sur la peau sans employer de serre-nœud. Le temps nécessaire pour que la section des chairs soit complète peut varier entre
quinze jours et six semaines. Il faut souvent resserrer les nœuds, ce
qui occasionne de vives douleurs, et souvent terminer l'opération
par le bistouri. Aussi accorde-t-on généralement la préférence à
l'incision.

Incision. — Un purgatif sera administré la veille du jour de l'opération et un lavement le matin même afin que le malade n'aille point
à la garde-robe pendant plusieurs jours de suite.

Les instruments nécessaires sont quelques bistouris droits ordinaires, un bistouri concave de Pott ; une sonde cannelée en argent
recuit, bien flexible, afin qu'elle puisse suivre la direction de la
fistule, puis être recourbée ensuite comme il sera décrit ; une sonde
en acier, sans cul-de-sac et un peu pointue, peut être utile pour per-

forer l'intestin, transformer une fistule borgne ou complexe en fistule simple et faciliter ainsi le passage de la sonde d'argent; un gorgeret en buis ou en ébène qu'on introduit dans le rectum quand l'orifice interne est élevé et qu'il n'est pas possible de recourber la sonde d'argent (voir fig. 5 et 8). Les pièces de pansement se composent d'une mèche de charpie, de quelques plumasseaux et d'un bandage en T.

Le malade sera couché sur le bord de son lit et du côté où se trouve la fistule; le bassin un peu soulevé par un traversin; la cuisse de dessus fléchie et maintenue dans cette position par un aide qui, d'une main, relèvera et maintiendra la fesse; la cuisse de dessous étendue et maintenue par un aide qui tiendra fortement le pied et la jambe du malade. Un troisième aide abaissera l'autre fesse d'une main et pourra se charger de l'appareil instrumental.

Procédé ordinaire (fig. 4 et 6). — Il est surtout applicable aux fistules complètes sous-cutanées et à celles dont l'orifice interne est assez rapproché de l'anus. Le trajet fistuleux étant bien reconnu, et un stylet introduit jusque dans l'intestin sur la pulpe du doigt indicateur préalablement introduit, le chirurgien peut glisser sur le stylet, maintenu par un aide, la sonde cannelée en argent; dès que celle-ci a pénétré dans l'intestin, le stylet conducteur est retiré. Le doigt indicateur *d* (fig. 4), accroche le bec de la sonde *a*, et la main droite aidant, le chirurgien fait basculer la sonde, qu'il recourbe un peu dans cette manœuvre, pour tirer au dehors (fig. 6 ; la sonde est alors enfoncée sous le pont organique; le pavillon en est saisi d'une main par l'opérateur qui, de l'autre, glisse le bistouri dans la cannelure, le tranchant en dehors *e*, et d'un seul coup divise la bride organique *f*.

On s'est servi sous le nom de syringotome de différents instruments qui ne sont que des bistouris de formes variées et terminés par des stylets flexibles.

Procédé de Desault. (fig. 5 et 8). — Quand l'orifice interne de la fistule est assez éloigné de l'anus pour que le doigt de l'opérateur ne puisse ramener le bec de la sonde, il faut modifier les instruments et la manœuvre opératoire. Le doigt indicateur est remplacé par un gorgeret creusé d'une large cannelure, et terminé par un cul-de-sac. La sonde ayant traversé le trajet fistuleux, on introduit dans le rectum le gorgeret, de manière que le bec de la sonde soit arc-bouté par le cul-de-sac qui termine le gorgeret. La figure 5 représente ces deux instruments en contact : le gorgeret *d*, reçoit la sonde *a*. La position respective des deux instruments étant bien assurée, le gorgeret est confié à un aide qui le maintient solidement;

l'opérateur saisit ensuite le pavillon de la sonde, et conduit dans sa cannelure un bistouri *e*, jusqu'au cul-de-sac du gorgeret (fig. 8), et divise plutôt en sciant qu'en poussant. Quand la lame du bistouri a atteint le gorgeret, l'opérateur abandonne la sonde, saisit le gorgeret, et tire à lui le bistouri sans abandonner le gorgeret, de manière à diviser les parties organiques *f*, qui sont comprises dans l'angle que forment le bistouri et le gorgeret. La division est complète quand on peut ramener ensemble ces deux instruments en contact.

A la sonde d'argent on peut substituer la sonde d'acier sans cul-de-sac, quand l'orifice interne est difficile à trouver ou n'existe pas; il suffit de presser sur le gorgeret pour perforer l'intestin, et permettre au bistouri d'arriver au gorgeret.

Quand la fistule est simple, une simple incision suffit. Si la peau est décollée dans une plus ou moins grande étendue, il faut la fendre et l'exciser pour obtenir une plaie plate (Malgaigne). Des trajets multiples doivent être divisés l'un après l'autre quand ils sont isolés, ou réunis dans une seule incision quand leur disposition le permet.

Enfin quand des clapiers nombreux ont amené des décollements et des désordres considérables, il faut à l'incision joindre l'*excision* des parties malades avec des ciseaux courbes sur le plat.

Après l'opération, on introduit dans le rectum, à l'aide d'un porte-mèche, une mèche volumineuse enduite de cérat; une partie de la mèche engagée dans l'incision en maintiendra les lèvres écartées, de manière que la cicatrisation s'opère du fond de la plaie vers les bords libres. Quelques tampons de charpie et un bandage en T compléteront le pansement.

FISSURE A L'ANUS.

On nomme *fissure à l'anus* une petite ulcération allongée occupant la profondeur des plis rayonnés de la marge de l'anus. Si la fissure n'est qu'une gerçure extérieure superficielle intéressant seulement la muqueuse, on peut employer avec succès les astringents, les caustiques, etc., etc. Mais quand la fissure est accompagnée d'une *constriction douloureuse du sphincter*, ces moyens sont insuffisants; il faut recourir aux procédés opératoires que nous décrirons.

Cautérisation. — Après avoir dilaté l'anus, on touchera la fissure dans toute son étendue avec un crayon de nitrate d'argent. Cette opération est très-douloureuse, et une seule cautérisation est insuffisante pour amener une guérison définitive.

Compression et dilatation. — La compression s'exerce à l'aide de mèches qu'on introduit dans le rectum; ces mèches, progressivement augmentées, dilatent le sphincter. L'introduction des premières mèches est toujours douloureuse. Mais la quatrième ou cinquième mèche peut être introduite sans que le malade éprouve de vives souffrances. M. Vidal (de Cassis) a obtenu de bons résultats avec des mèches enduites d'onguent mercuriel et d'extrait de belladone mêlés. On a conseillé de commencer par introduire de grosses mèches afin d'opérer immédiatement la dilatation du sphincter, et d'étendre la fissure dans toute son étendue. La première mèche sera laissée en place pendant un jour ou deux. Après son extraction, on fera prendre au malade un lavement émollient, afin de provoquer des évacuations avant d'introduire les autres mèches. On peut associer la cautérisation à la dilatation.

Procédé de Récamier. — En 1838, Récamier démontra la possibilité de guérir les fissures à l'anus par l'*extension* et la *dilatation*.

Le malade est couché de côté sur le bord d'un lit, les membres inférieurs sont éloignés et les jambes fléchies sur les cuisses. L'index et le médius de la main droite de l'opérateur, graissés avec de l'huile ou du cérat, sont introduits successivement et doucement dans l'anus, le doigt indicateur le premier et le médius ensuite jusqu'à leur dernière phalange. A l'aide de ces deux doigts, l'opérateur presse fortement du côté du coccyx et des deux côtés latéraux. La douleur est vive, mais tellement prompte que Récamier n'a jamais jugé nécessaire d'endormir le patient. Il est souvent arrivé à Récamier de passer dans le sphincter, outre les deux doigts de la main droite, l'index de la main gauche, afin d'opérer plus largement l'extension. (*Journal des connaissances médico-chirurgicales*, 1852.) Cette dilatation graduelle n'offre aucune espèce de danger.

Excision. — M. Velpeau saisit avec une érigne le milieu de la fissure, la soulève et l'excise d'un seul coup d'un bord à l'autre soit avec le bistouri, soit avec des ciseaux courbes sur le plat. Une forte mèche est ensuite introduite dans le rectum pour maintenir l'anus dilaté pendant toute la durée de la cicatrisation. Ce procédé, qui n'est applicable qu'aux fissures superficielles, a échoué deux fois sur six, pratiqué par M. Velpeau.

Incision du sphincter anal. — *Procédé de Boyer*. — Cette opération est surtout applicable aux fissures produites par la constriction spasmodique du sphincter.

Quelques lavements émollients ou légèrement purgatifs seront administrés avant l'opération, afin que le malade puisse rester plusieurs jours de suite sans aller à la garde-robe. Le malade étant couché sur le côté et sur le bord du lit, le tronc fléchi sur les cuisses, l'opérateur porte le doigt indicateur de la main gauche, enduit de cérat, dans le rectum, et sur ce doigt fait glisser à plat un bistouri dont la lame très-étroite est coupée carrément, ou arrondie à son extrémité. Le tranchant de ce bistouri est alors dirigé vers le côté droit ou gauche, selon le lieu qu'occupe la gerçure, et l'opérateur divise d'un seul coup les membranes intestinales, le sphincter, le tissu cellulaire et les téguments. Il en résulte une plaie triangulaire dont le sommet répond à l'intestin, et la base à la peau. S'il est nécessaire d'allonger celle-ci, on le fait d'un seul coup de bistouri. Dans quelques cas, l'intestin fuit devant l'instrument tranchant, et la plaie du tissu cellulaire s'étend plus haut que celle de l'intestin; il faut alors introduire de nouveau le bistouri dans le rectum pour prolonger l'incision de l'intestin. Lorsque la constriction est extrême, Boyer faisait deux incisions semblables, l'une à droite, et l'autre à gauche; et lorsque la gerçure est située en avant ou en arrière, il ne la comprenait pas dans l'incision.

On introduit ensuite dans la plaie ou dans les deux plaies, une grosse mèche qui empêche que les bords de la division ne se réunissent d'une manière irrégulière. On tamponne légèrement avec de la charpie, on applique plusieurs compresses longuettes, et on maintient le tout avec un bandage en T. On ne lève ce premier appareil qu'au bout de deux ou trois jours, et l'on panse ensuite à plat avec un plumasseau couvert de cérat jusqu'à ce que la cicatrice soit entièrement formée. La plaie est guérie ordinairement au bout d'un mois à six semaines.

Incision superficielle de la muqueuse. — Procédé de M. Sédillot. — Il arrive souvent qu'une légère excoriation de la muqueuse est la cause primitive de la constriction du sphincter. Une petite ulcération peu étendue, cachée dans un des plis rayonnés de l'anus, constitue la fissure dont la cicatrisation ne peut s'opérer en raison de la déchirure qui se produit à chaque effort de défécation. C'est une plaie dont on rompt continuellement la cicatrice, et qui devient irritable et douloureuse. Dans ce cas, M. Sédillot fend simplement la muqueuse dans toute l'étendue de la fissure, sans entamer le sphincter. Les bords de la petite plaie s'écartent, et l'ulcère se guérit ensuite spontanément ou sous l'influence de légères cautérisations [1].

Section sous-cutanée. — Procédé de Blandin. — Pour pratiquer cette opération, Blandin se servait d'un bistouri pointu et étroit dont la lame est masquée par une lame mousse, qu'on peut faire

---

[1] SÉDILLOT. *Médecine opératoire*, in-8°. Paris, 1846. Victor Masson (2e éd. 1853, 2 vol. in-18 avec figures intercalées. Sous presse).

rentrer dans le manche à volonté. On peut aussi employer un ténotome ou un bistouri boutonné. Une ponction faite à 2 ou 3 centimètres de l'anus permet d'introduire le ténotome à plat sous la peau ;
le doigt indicateur de la main gauche est introduit dans le rectum
pour servir de guide à l'instrument qu'on retourne de manière à
couper le muscle de la partie superficielle vers la partie profonde.
Un craquement avertit que la section est complète, et le doigt introduit dans le rectum suit le sillon formé par l'écartement des fibres
divisées.

Ce procédé est d'une exécution longue et difficile ; il est souvent
arrivé à Blandin lui-même d'être forcé d'opérer deux fois des malades qui n'avaient point été guéris d'une manière complète. Aussi
préfère-t-on généralement recourir à l'incision par le procédé de
Boyer ou à la dilatation par le procédé de Récamier.

Pl. 71.

SUITE DES OPÉRATIONS QUI SE PRATIQUENT SUR L'ANUS ET LE RECTUM.

Fig. 1. *Excision de tumeurs hémorrhoïdales.* — Les tumeurs sont maintenues par des anses de fil *a* et *b*, passées à leur base; l'excision est pratiquée avec des ciseaux courbes *c*.

Fig. 2. *Excision des plis rayonnés de l'anus.* — Un pli saisi avec les pinces *a* est excisé avec les ciseaux *b*.

Fig. 3. *Imperforation de l'anus.* — Excision des petits lambeaux. Chaque lambeau est saisi avec une pince *a* et excisé avec des ciseaux *b*.

TUMEURS HÉMORRHOIDALES.

Il ne faut pratiquer l'opération des hémorrhoïdes que dans les cas où par leur volume elles mettent un obstacle à la défécation ; quand elles sont enflammées, douloureuses et que par la perte de sang qu'elles occasionnent elles affaiblissent considérablement le malade. Les hémorrhoïdes internes qui entraînent le rectum et ne peuvent être réduites ; celles qui tendent à dégénérer doivent être enlevées.

L'*incision*, la *cautérisation*, la *ligature* et l'*excision* constituent les principaux procédés opératoires en usage aujourd'hui.

L'*incision* n'est applicable qu'aux petites tumeurs. Elle amène un dégorgement qui peut faciliter la réduction des hémorrhoïdes internes et produit toujours un soulagement momentané. Cette opération peut être pratiquée soit avec le bistouri, soit avec la lancette; mais peu de temps après les accidents se renouvellent. L'incision ne présente donc pas les avantages d'un procédé curatif.

La *cautérisation* n'est employée aujourd'hui que pour arrêter l'hémorrhagie qui peut survenir à la suite de l'excision. En effet, les caustiques ne sont point applicables à tous les cas, et il est souvent impossible de limiter leurs effets. C'est pour mettre le malade à l'abri des dangers qui peuvent résulter de leur application que M. Amussat fils a imaginé des pinces fort ingénieuses à l'aide desquelles on limite l'action des caustiques (voy. instr. pl. XVII, fig. 8). A l'extrémité des branches d'une pince se trouvent deux tubes dans lesquels on peut introduire du caustique de Vienne. Une rainure longitudinale qu'on peut ouvrir ou fermer à volonté permet au caustique d'être en contact avec les parties serrées entre les deux tubes. Une vis de rappel en rapprochant les branches de la pince sert à comprimer les tumeurs hémorrhoïdales entre les tubes porte-caustique.

Le procédé de M. Amussat mérite de fixer l'attention des praticiens et pourra remettre la cautérisation en honneur.

Procédé de M. Bégin. — Il consiste à attirer au dehors les hémorrhoïdes internes, à l'aide d'un tampon de charpie qu'on introduit dans le rectum et qu'on retire ensuite, de manière à faire saillir les plaques et les tumeurs hémorrhoïdales. Le fer rouge est appliqué, et quand l'escarre paraît suffisante on retire le tampon.

Ligature. — Elle est surtout applicable aux tumeurs pédiculées. Mais quand les tumeurs sont larges à leur base ou quand elles sont réunies en bourrelet, il faut passer plusieurs anses de fils qu'on lie ensuite isolément.

La ligature n'est point un procédé innocent : elle a souvent donné lieu aux accidents les plus graves ; les résultats n'en sont pas toujours aussi complets qu'on l'espère. Aussi ce procédé est-il généralement abandonné aujourd'hui.

Excision. — L'excision appliquée aux hémorrhoïdes externes n'est jamais un procédé difficile ni dangereux. S'il survient une hémorrhagie, la compression ou la cautérisation suffisent pour l'arrêter. L'excision des hémorrhoïdes internes présente plus de difficultés. Quelques jours avant l'opération, le malade sera soumis à une diète modérée ; des lavements laxatifs seront administrés, autant pour vider l'intestin que pour faciliter l'expulsion des hémorrhoïdes au dehors. (Pl. 71, fig. 1.)

Procédé de Boyer (fig. 1). — Lorsque les tumeurs sont sorties, on fait coucher le malade sur le bord de son lit. Si les tumeurs sont distinctes et séparées, on passe dans chacune d'elles une anse de fil ou on les accroche avec des érignes ; mais si, comme cela a lieu le plus ordinairement, elles forment un gros bourrelet divisé en plusieurs portions séparées par des enfoncements plus ou moins profonds, on passe une anse de fil dans chaque portion. Si on ne les assujettissait pas toutes, la douleur de la première que l'on couperait occasionnerait une contraction de l'anus, et les autres pourraient rentrer, ce qui rendrait l'excision difficile et peut-être même impossible. Les choses étant disposées comme il vient d'être dit, le chirurgien saisit les deux extrémités du fil qui traverse la tumeur, ou la portion du bourrelet par laquelle il veut commencer l'opération, et il donne à tenir les autres fils à un aide. Il tire à lui l'anse de fil pour rendre la tumeur plus saillante en dehors et il la coupe à sa base avec le bistouri dont il tourne le dos vers le centre de l'anus. Il excise de la même manière, l'une après l'autre, toutes les tumeurs ou les portions du bourrelet dans lesquelles il a passé une anse de fil. La plupart des auteurs recommandent d'inciser d'abord la membrane qui recouvre les tumeurs et de la détacher autant qu'il se peut d'avec elles. Cette précaution leur paraît nécessaire, surtout lorsqu'il y a plusieurs tumeurs à extirper, pour ne pas faire éprouver une aussi grande perte de substance aux parois de l'anus, et prévenir par là le rétrécissement de cette partie. Mais la membrane muqueuse qui recouvre les tumeurs hémorrhoïdales s'est tellement unie à leur substance qu'il est presque impossible de l'en séparer, et cette séparation est rendue plus difficile encore par le sang qui coule et masque toutes les parties, lorsque cette membrane est incisée. On prévient le rétrécissement de l'anus et de l'extrémité inférieure du rectum par l'usage des mèches, et surtout en incisant l'anus et le sphincter qui l'entoure, après qu'on a extirpé les tumeurs. Cette incision a un autre avantage, c'est de faciliter l'introduction du tampon et des bourdonnets que la contraction spasmodique du sphincter rend très-difficile.

Avant le pansement, le malade fera des efforts, comme pour aller à la selle, afin de faire sortir le sang qui s'est épanché dans le rectum ; puis on enfonce un tampon graissé avec du cérat; ce tampon doit être poussé aussi haut que possible. On introduit ensuite plusieurs bourdonnets liés et on achève le pansement avec un rouleau de charpie sur lequel on lie les fils des bourdonnets. Un bandage en T maintient l'appareil. Boyer pansait ainsi les malades quand il redoutait une hémorrhagie consécutive.

Procédé de M. Velpeau. — Dans le but d'éviter l'hémorrhagie, l'inflammation et l'infection purulente, M. Velpeau réunit par première intention les plaies des tumeurs hémorrhoïdales. Pour cela, il fixe au dehors, avec une érigne, chaque tumeur à enlever et il en traverse la racine avec un nombre suffisant de fils. Coupant aussitôt les tissus au-devant avec le bistouri ou de bons ciseaux, il ne reste plus qu'à saisir successivement tous les fils pour les nouer. Les mèches, le tamponnement paraissent inutiles à M. Velpeau qui a observé des guérisons complètes du dixième au quinzième jour.

Dupuytren ne mettait qu'une légère mèche de charpie ; si l'hémorrhagie se manifestait, il cautérisait avec le fer rougi à blanc.

M. Marx propose d'appliquer le fer rouge immédiatement après l'opération, comme mesure préventive de l'hémorrhagie.

EXCROISSANCES VÉNÉRIENNES.

Le procédé le plus simple et le plus rapide est l'excision. On saisit chaque tumeur avec des pinces et on l'excise avec des ciseaux. Pour arrêter l'hémorrhagie il suffit d'appliquer un peu de coton cardé sur la plaie et de toucher avec la pierre infernale.

POLYPES DU RECTUM.

La ligature et l'excision sont les seuls procédés employés aujourd'hui. Si le polype est externe, l'opération ne présente rien de particulier ; s'il est interne, on l'attirera au dehors comme s'il s'agissait d'une hémorrhoïde interne.

CANCER DU RECTUM.

Anatomie. — Les données anatomiques suivantes ont été tracées par Lisfranc :

1° Chez la femme adulte, le diamètre antéro-postérieur du périnée est de vingt-sept millimètres ; il peut varier et n'offrir que cinq à sept millimètres.

2° Dans l'un et l'autre sexe, la distance de l'anus à la partie inférieure du coccyx est de quarante-un millimètres ; l'intervalle qui existe entre l'orifice inférieur du rectum et la base de cet os est de cinquante-quatre millimètres.

3° Chez la femme, une incision ovalaire étant pratiquée à vingt millimètres environ de l'orifice inférieur du canal intestinal, la dissection étant portée jusqu'à l'intestin sur lequel on exerce de légères tractions, il est possible, comme on peut s'en convaincre sur le cadavre, d'enlever, sans s'exposer à blesser le vagin, cinquate-quatre millimètres des faces latérales et postérieures de cet organe ; la saillie qu'il forme en avant n'est que de trente-six millimètres, à cause des adhérences internes qu'il a en cet endroit avec le vagin. Ces adhérences, formées par des fibres musculaires, par un tissu aponévrotique et par un tissu cellulaire fort dense et très-serré, s'étendent du tissu adipeux sous-cutané, à sept millimètres environ de profondeur. J'ai dit que plus loin on pourra séparer avec le doigt indicateur le rectum du vagin jusqu'à l'insertion du péritoine.

4° Chez l'homme et chez la femme, des tractions étant exercées sur le rectum dont la saillie est déterminée par l'effacement de ses courbures, le péritoine descend à peine de deux millimètres ; on s'en assure, l'abdomen du cadavre étant ouvert.

5° Dans l'homme, après avoir incisé autour du rectum et disséqué jusqu'à cet intestin, on le soumet à de légères tractions ; on peut enlever quarante et un millimètres de toute sa circonférence sans courir le risque de blesser l'urètre.

6° Au-devant de la prostate, ce canal n'est en rapport avec le rèctum, auquel il n'est d'ailleurs uni, ainsi que la vessie, par un tissu cellulaire fin et élastique, que dans l'étendue de sept millimètres; quand l'urètre arrive dans le périnée, il s'éloigne d'autant plus de l'intestin qu'il se porte davantage en avant, et depuis le point où il abandonne l'intestin jusqu'à la peau, il forme avec l'axe du canal intestinal un angle à sinus inférieur d'environ vingt degrés. Les tissus renfermés dans cet angle sont trop connus pour que je les indique; je ferai seulement remarquer qu'il est impossible de disséquer avec le doigt jusqu'à ce que le bistouri les ait dépassés.

7° Les artères hémorrhoïdales inférieures, la branche superficielle de la honteuse interne, la transverse du périnée, les hémorrhoïdales moyennes et les rameaux de terminaison de l'hémorrhoïdale supérieure sont les seuls vaisseaux importants qu'on est exposé à léser; la ligature ou la compression n'en est pas impossible; on peut répondre de l'hémorrhagie dans l'opération que je vais décrire.

PROCÉDÉS OPÉRATOIRES.

Dilatation. — La dilatation offre un moyen palliatif auquel on peut avoir recours dans les cas où l'excision n'est pas praticable. (Voyez plus loin *Rétrécissement du rectum.*)

Excision.—*Procédé de Lisfranc.*—« 1° Le malade doit être placé sur un lit ou sur une table garnie de matelas. Il est couché sur le côté, les cuisses à demi fléchies; les aides l'assujettissent dans cette position. L'un d'eux tend les téguments environnant l'anus; un autre est chargé de présenter les instruments à l'opérateur. Le chirurgien, tenant de la main droite un bistouri convexe en première position, tendant de la main gauche les téguments, fait, à vingt-sept millimètres environ de l'orifice anal, deux incisions semi-lunaires, comprenant la peau et se réunissant en avant et en arrière du rectum. Il peut arriver que des végétations ou des ulcérations carcinomateuses existent sur la peau voisine de l'anus, et qu'il soit nécessaire de faire ces deux incisions à une plus grande distance du rectum, pour pouvoir emporter toutes les parties malades. On dissèque ensuite la peau en dirigeant le tranchant du bistouri vers le rectum; on isole celui-ci de toutes parts. Ces deux incisions ont pour avantage de permettre d'abaisser le rectum et de le faire saillir en bas de plus de vingt-sept millimètres, lorsqu'on tire sur lui, après avoir introduit dans son intérieur le doigt indicateur. Quand le cancer est superficiel, qu'il est borné à la muqueuse ou qu'il ne s'étend pas au delà des tuniques de l'intestin; quand, en même temps, il ne s'élève pas à plus de vingt-sept millimètres au-dessus de l'anus, il est facile, en recourbant le doigt indicateur introduit dans le rectum, en retirant en bas, de renverser l'intestin sur lui-même, de manière à mettre toute la maladie à découvert. Il suffit alors de fendre la partie du rectum renversé, et de l'exciser en la contournant avec de forts ciseaux sur le plat. Quand la maladie se présente sous cette forme, l'opération est aussi simple que facile à exécuter. Les fibres du sphincter externe ne sont presque jamais enlevées en totalité, et après la cicatrisation de la plaie, les malades ne sont nullement gênés dans l'acte de la défécation.

2° Quand le cancer a envahi la totalité des tuniques de l'intestin et le tissu cellulaire qui l'environne, quand il remonte à la hauteur de cinquante-quatre à quatre-vingt-un millimètres, on ne peut plus mettre en usage le procédé opératoire que je viens de décrire. L'opération devient alors plus compliquée : il faut, après avoir fait les deux incisions semi-lunaires et disséqué la partie inférieure du rectum dans toute sa circonférence, pratiquer avec de forts ciseaux droits dirigés sur le doigt indicateur introduit dans l'intestin, une incision parallèle à son axe. Cette incision doit être faite sur la partie postérieure du rectum, parce que cet endroit est celui où l'on rencontre le moins de vaisseaux et où il y a moins à craindre d'ouvrir le péritoine ou de blesser quelque organe important. L'incision doit être prolongée jusqu'au-dessus des limites du mal ; elle a pour avantage de permettre de dérouler l'intestin et de laisser voir la maladie dans toute son étendue. Comme il y a toujours dans ces différentes incisions quelques artérioles ouvertes, il faut suspendre l'opération pendant deux ou trois minutes et placer dans la partie inférieure du rectum et sur la plaie une éponge imbibée d'eau froide. L'astriction produite par le froid arrête promptement le suintement sanguin qui masque les parties sur lesquelles on doit opérer. Quand on retire l'éponge, on peut facilement juger de l'étendue du mal et de sa nature ; la plaie ne fournit pas plus de sang que si on opérait sur le cadavre. On implante alors sur la partie inférieure du rectum deux ou trois érignes dont on se sert pour le tenir abaissé. »

Quand on opère sur une femme et que le mal occupe toute la circonférence de l'intestin, on recommande de faire porter les deux doigts d'un aide dans le vagin, afin d'abaisser la cloison recto-vaginale. La dissection sur ce point doit être faite avec le plus grand ménagement.

Lorsque c'est sur un homme que l'opération est pratiquée, on donne le précepte d'introduire dans l'urètre une sonde qui sert à faire distinguer ce canal pendant qu'on dissèque la partie antérieure du rectum. Cette sonde doit être confiée à un aide qui avertit l'opérateur dès que le bistouri s'approche de l'urètre ; le chirurgien lui-même la saisit de temps en temps et lui fait exécuter quelques mouvements afin de bien s'assurer de la position du canal de l'urètre et de l'épaisseur des parties molles qui le recouvrent.

Après l'opération, il faut explorer le rectum avec le doigt afin de découvrir et d'enlever les parties molles qui auraient échappé au bistouri. Puis, on introduira une mèche de longueur et de grosseur convenables dans le rectum.

Chez les femmes il est quelquefois nécessaire de sonder la vessie pendant une quinzaine de jours , afin de mettre la plaie à l'abri du contact des urines.

Procédé de M. Velpeau. — Quand le canal forme un anneau de vingt-sept millimètres seulement de hauteur, on commence par le fendre en arrière puis on l'abaisse et on le porte en dehors avec le doigt ou de bonnes érignes , on passe alors des fils comme s'il s'agissait d'un bourrelet hémorrhoïdal (voy. page 310) et on achève l'opération de la même manière.

Appréciation. — M. Vidal (de Cassis) a fait sur les suites de cette opération quelques recherches qui lui ont inspiré des réflexions que nous ne saurions passer sous silence. « Cette opération enlève rarement toute la maladie, et elle peut hâter le terme fatal. Sur neuf opérés, Lisfranc avoue trois morts. M. Velpeau a perdu trois opérés sur six. Il n'y a que deux des malades de M. Velpeau qui soient guéris (primitivement). Le sixième est resté affecté d'incontinence. Voilà donc une opération qui n'enlève pas toujours le mal, qui donne des guérisons incomplètes et qui peut tuer en douze heures. Mais attendu que les sujets affectés de cancer du rectum sont inévitablement destinés à en mourir, et que s'il existait des chances de prolonger leur existence, elles se trouveraient, selon quelques chirurgiens, dans l'opération, on se croit autorisé à la tenter[1].

Selon M. Vidal (de Cassis), le cancer qui se présente sous forme de masse de tumeurs a une nature des plus malignes et une tendance extrême à la récidive. S'il s'élève à plus de vingt-sept millimètres, il échappe à la juridiction du bistouri. Chez l'homme il est extrêmement difficile de séparer le rectum de la partie antérieure de la prostate dont on pourrait confondre le tissu, à cause de sa couleur et de sa consistance, avec celui du squirrhe. D'autres chirurgiens (M. Pinault) veulent qu'on opère quand le cancer ne s'élève pas à plus de cinquante-quatre millimètres et qu'il ne s'étend pas trop

[1] VIDAL (de Cassis). *Traité de Pathologie externe*, t. IV. 3ᵉ édit., 5 vol. in-8° avec figures intercalées. Paris, 1851, J. B. Baillière.

profondément en épaisseur. Chez la femme, on ne devrait positivement tenter aucune opération si le doigt introduit dans le vagin reconnaissait que la cloison est envahie.

TAMPONNEMENT DU RECTUM.

A la suite des opérations que nous venons de décrire, il peut arriver des hémorrhagies qui réclament le tamponnement du rectum. Nous avons décrit avec détail le pansement indiqué par Boyer à la suite de l'opération des hémorrhoïdes. Des procédés analogues pourront être employés suivant les cas.

Une compresse introduite de manière à former un cul-de-sac dans le rectum et bourrée de charpie, une vessie mouillée introduite de la même manière et remplie de charpie pourront exercer une compression suffisante pour arrêter les hémorrhagies de cette région.

CORPS ÉTRANGERS DANS LE RECTUM.

La forme, le volume des corps étrangers, la profondeur à laquelle ils sont introduits, devront inspirer le choix des procédés opératoires et des instruments auxquels on aura recours. Le speculum, des tenettes, des pinces, etc., pourront servir dans la grande majorité des cas. Si cela est nécessaire on débridera l'anus avec le bistouri.

RÉTRÉCISSEMENT DE L'ANUS ET DU RECTUM.

On peut combattre cette affection par la dilatation ou l'incision.

Dilatation. — *Desault* dilatait le rectum avec des mèches enduites d'un corps gras, dont on augmentait graduellement le volume. Des sondes de gomme élastique peuvent être employées dans les mêmes conditions.

M. Costollat introduit préalablement une chemise de toile à l'aide d'une sonde servant de mandrin ; cette chemise est ensuite remplie de charpie.

MM. Bermond et Tanchou ont imaginé des appareils ingénieux qui peuvent trouver leur application dans certains cas particuliers.

En résumé, la dilatation peut être employée quand le rétrécissement occupe une certaine hauteur. Les procédés les plus simples et les moins douloureux dans leur application devront être choisis de préférence.

Incision. — Surtout applicable aux rétrécissement membraneux sans dégénérescence squirrheuse. Elle se pratique avec un bistouri boutonné glissé à plat sur le doigt indicateur préalablement introduit jusqu'au siége du rétrécissement ou de la bride organique ; là, on

18.

retourne le tranchant contre la bride et on incise en retirant l'instrument. On pratiquera une ou plusieurs incisions suivant l'étendue du rétrécissement ; une forte mèche sera ensuite introduite dans le rectum.

L'*écrasement*, l'*arrachement*, la *ligature*, la *cautérisation* ont trouvé léur application dans certains cas déterminés de tumeur ou de dégénérescence ; mais ces méthodes ne peuvent être soumises à aucune règle générale.

CHUTE DU RECTUM.

Tantôt la muqueuse du rectum, lâchement unie aux autres tuniques, descend de deux ou trois centimètres ; tantôt le rectum descend tout entier entraînant avec lui le péritoine.

Les procédés opératoires par lesquels on guérit cette infirmité sont : 1° la réduction ; 2° l'excision ; 3° la cautérisation ; 4° l'excision des plis rayonnés de l'anus.

1° La *réduction* n'offre qu'un moyen palliatif. La maladie se reproduit quand l'individu se tient longtemps debout ou fait des efforts pour aller à la garde-robe. Cependant, quand la chute du rectum survient à la suite de maladie longue ou d'un affaiblissement accidentel, la réduction est le seul moyen auquel on doive avoir recours : la maladie disparaîtra avec le retour des forces et un état général meilleur.

La tumeur formée par le rectum sera lavée, puis entourée de compresses mouillées ; de la main gauche l'opérateur la saisit en la pressant un peu, de manière à en diminuer le volume ; puis, avec l'indicateur de la main droite, il refoule progressivement le bout externe de la tumeur, de manière à faire rentrer les premières, les parties sorties les premières. S'il y avait étranglement, on débriderait l'anus.

La réduction opérée sera maintenue par une grosse mèche et un bandage en T.

2° *Excision*. — Procédé sûr et rapide, l'excision doit être pratiquée ainsi qu'il suit : la tumeur sera traversée à sa base par deux ou trois anses de fil qui la retiendront au dehors, puis on pratique avec un bistouri la section de la tumeur au-devant des fils. Il est bon de lier les artères à mesure qu'on les ouvre et de toucher la plaie avec un fer rouge.

3° *Cautérisation.* — En touchant différents points de la tumeur avec un cautère cultellaire rougi à blanc, on favorise la formation d'un tissu inodulaire lequel, par ses propriétés rétractiles, peut prévenir le retour de la maladie.

La cautérisation n'est point infaillible, et elle n'est applicable que dans les cas où les tissus sont parfaitement sains.

4. *Excision des plis rayonnés de l'anus* (pl. 71 , fig. 2). — Pour diminuer la circonférence de l'anus, et donner aux tissus sous-jacents plus de ressort, Dupuytren proposa d'enlever autour de l'anus quelques plis rayonnés. On saisit chaque pli avec des pinces érignes et on excise avec des ciseaux courbes. Cette excision doit être prolongée jusqu'à l'anus et même au dedans, pour que le resserrement s'effectue sur un plus grand espace.

Ce procédé échoue souvent. Aussi, est-il préférable, dans les cas graves, de recourir de suite à l'excision de la totalité de la tumeur.

IMPERFORATION DE L'ANUS.

Cette disposition vicieuse congéniale peut exister chez les nouveau-nés. L'imperforation peut être superficielle ou profonde.

L'imperforation superficielle est formée par la peau ; une couche légère celluleuse la sépare de la membrane muqueuse qui forme un cul-de-sac. Il est facile de reconnaître cette imperforation à la coloration violacée de la peau , à la saillie qu'elle fait pendant les cris de l'enfant. Si le doigt refoule intérieurement la peau , on sent la contraction des sphincters.

On plonge la pointe d'un bistouri au centre de l'endroit qu'on suppose être l'extrémité du rectum ; il s'échappe alors un flot de méconium. Avec un bistouri boutonné, on incise ensuite crucialement la cloison membraneuse; puis avec des ciseaux et une pince, on excise successivement chaque lambeau. Une mèche de charpie de la grosseur du petit doigt est introduite dans le rectum et y est maintenue jusqu'à complète cicatrisation pour empêcher le rétrécissement de l'orifice. (Pl. 71, fig. 3.)

L'imperforation profonde, caractérisée par une cloison qui peut siéger à une hauteur variable, n'est accessible aux instruments par l'anus que dans le cas où elle est située à cinq ou six centimètres de l'orifice extérieur. Dans le cas contraire , il faut pratiquer l'opération de l'anus artificiel.

On reconnaît cette imperforation profonde à l'absence de défécation, au ballonnement du ventre et à l'ensemble des symptômes qui caractérisent les rétentions de matières stercorales. Le signe le plus certain est l'obstacle que rencontre à une certaine hauteur une sonde introduite par l'anus.

L'opération ne présente aucune difficulté jusqu'à une profondeur de trois ou quatre centimètres. On peut se servir d'un petit speculum pour dilater la partie inférieure du rectum et pratiquer sur la cloison une ponction avec un bistouri garni de linge jusqu'à quelques lignes de son extrémité. Le méconium s'échappe aussitôt. On pent ensuite exciser les lambeaux de la cloison et maintenir la dilatation par une mèche de charpie comme il a été dit plus haut.

Procédé de M. Malgaigne. — Le petit doigt porté dans l'anus et la cloison bien reconnue, on agrandit l'anus en avant d'un coup de bistouri ; alors, l'enfant poussant de lui-même, on voit apparaître à chaque effort la cloison rectale jusqu'au niveau de la peau. On la saisit avec des pinces à dents de souris, on la fend en croix et l'on excise les deux angles postérieurs, après quoi on vide le rectum du méconium qu'il contient. Quant aux angles antérieurs, après les avoir dépouillés de leur muqueuse du côté de l'anus, on les attire jusqu'au niveau de l'incision cutanée, à laquelle on les réunit par quelques points de suture entrecoupée.

ANUS ANORMAL.

La partie inférieure du rectum peut manquer et l'anus s'ouvrir dans le vagin, la vessie ou sur un point quelconque du bassin.

Quand le rectum s'ouvre dans le vagin, deux procédés ont été proposés. Par le premier on divise le périnée et la cloison jusqu'à l'anus anormal ; une canule est placée dans le fond de la plaie, puis on réunit sur la canule. Le canal formé par la canule continue la direction du rectum.

Dans l'autre procédé (Dieffenbach) on ne divise pas le périnée ni la fourchette ; une ponction est faite au périnée et pénètre directement dans le rectum. Une sonde est introduite et l'anus anormal est ensuite traité comme une fistule recto-vaginale.

En cas d'absence de la partie inférieure du rectum, il faut rétablir l'anus naturel en créant dans l'épaisseur des tissus un conduit qui permet d'aller au-devant du rectum ou bien créer un anus artificiel (voy. plus haut.). Dans la généralité des cas, l'intestin se terminant par une ampoule remplie de méconium ; il faut diriger l'instrument sur cette ampoule en incisant les téguments couche par couche au lieu où devrait se trouver l'anus naturel, et, après chaque coup de bistouri, explorer avec le doigt le fond de la plaie. Dès qu'on rencontre et qu'on reconnaît à la fluctuation l'ampoule qui termine l'intestin, on fait une ponction, puis on incise en plusieurs sens. Une sonde ou des mèches servent à maintenir la dilatation.

Dans le cas où l'anus s'ouvrirait dans la vessie, on agirait de la même manière. Dans cette opération, il faut autant que possible rapprocher la marche de l'instrument de la face antérieure du sacrum, afin d'éviter la vessie chez l'homme et le vagin chez la femme.

Pl. 72.

OPÉRATIONS QUI SE PRATIQUENT SUR LA VERGE.

Fig. 1. *Section du frein de la verge.* — Un bistouri *a* traverse le frein pour en opérer la section de bas en haut.

Fig. 2. *Phimosis.* — Une sonde cannelée *b* est insinuée entre le gland et le prépuce; un bistouri *a*, glissé dans la cannelure de la sonde, fait une ponction à la partie supérieure du prépuce et le divise de dedans en dehors.

Fig. 3. Avec des pinces *a*, l'opérateur saisit les lambeaux du prépuce et en opère la section avec des ciseaux *b*.

Fig. 4. *Circoncision.* 1ᵉʳ *temps.* — Le prépuce est tiré au-devant du gland et saisi avec des pinces *a* dont les mors sont fenêtrés; des fils *b b*, ont été passés par les fenêtres des pinces et traversent le prépuce.

Fig. 4 *bis.* 2ᵉ *temps.* — Section de la peau du prépuce au-devant des pinces avec un bistouri *a*.

Fig. 5. Le prépuce est abandonné à lui-même. Le retrait de la peau est plus considérable que celui de la muqueuse. *a a*, *b b*, fils destinés aux ligatures.

Fig. 5 *bis.* Une ligature *a*, réunit la muqueuse à la peau.

Fig. 6. *Opération du paraphimosis. Réduction.*

SECTION DU FREIN DE LA VERGE (fig. 1).

On peut pratiquer cette opération avec des ciseaux ou avec le bistouri. — Un aide maintient le gland; l'opérateur tire à lui un pli de peau qui tend le filet. Si l'on opère avec les ciseaux, un seul coup doit diviser le frein; si le bistouri est préféré, on traverse le frein de droite à gauche et on le divise rapidement de la base au sommet.

Le pansement se fait avec de la charpie interposée entre les lèvres de la division pour empêcher une réunion par première intention.

PHIMOSIS (fig. de 2 à 5 *bis*).

Le phimosis peut être opéré par incision, excision et circoncision.

1° *Incision.* — L'incision consiste dans un débridement du prépuce. Ce débridement peut être pratiqué sur tous les points de la circonférence du gland. *M. J. Cloquet* conseille de pratiquer l'incision sur la partie inférieure du gland, pour ne point laisser de cicatrice visible. *Coster* pratiquait un débridement multiple consistant en trois incisions peu profondes faites à égale distance l'une de l'autre sur le bord libre du prépuce.

Le débridement peut être pratiqué avec des ciseaux ou avec des bistouris de formes variables dont la lame introduite, engainée sous le prépuce, est dégagée subitement au moment de faire l'incision. Un bistouri étroit portant à sa pointe une petite boule de cire huilée peut également être introduit sous le prépuce ; dès que la boule est arrêtée par le cul-de-sac, l'opérateur imprime à l'instrument un mouvement de bascule en le poussant de manière à traverser le prépuce, puis retirant la lame vers soi, il divise le prépuce d'arrière en avant.

Une sonde cannelée, introduite sous le prépuce (fig. 2), peut aussi servir à guider l'instrument. Quel que soit le procédé employé, il est bon de faire tendre la peau afin d'avoir une incision rapide et franche.

2° *Excision.* — L'excision est souvent un second temps de l'incision. Quand la peau du prépuce est longue, après l'incision dorsale, il reste des lambeaux latéraux disgracieux qu'il faut exciser. Pour cela, on saisit chaque lambeau avec des pinces, et on excise avec des ciseaux (fig. 3), de manière à régulariser la plaie produite par l'incision simple.

L'excision, considérée comme procédé opératoire unique, peut être pratiquée avec des ciseaux ou avec le bistouri ; on soulève alors sur un point de la circonférence du prépuce un pli qu'on excise de manière à enlever un lambeau en forme de V ou de demi-lune.

3° *Circoncision.* — Par cette opération on sacrifie tout le bord libre du prépuce.

Le prépuce est tiré en avant ; on saisit toute la peau qui dépasse le gland entre les mors d'une pince à pansement, et on excise d'un seul coup avec un bistouri, en rasant les pinces, la partie du prépuce qui est au-devant de celles-ci. Quand on abandonne ensuite le prépuce à lui-même, on voit que la muqueuse ne suit point la peau dans son retrait (fig. 5) ; il faut alors fendre cette muqueuse par des incisions multiples et en rabattre les lambeaux ainsi formés sur la plaie.

M. Ricord a conseillé de tracer avec de l'encre ou du nitrate d'argent la ligne sur laquelle on veut inciser le prépuce saisi entre les pinces. En abandonnant ensuite le prépuce à lui-même, on peut facilement se rendre compte du retrait qu'il doit éprouver et avancer ou reculer la ligne d'incision, si cela est nécessaire.

Circoncision avec suture. — *Procédé de M. Vidal.* — Nous empruntons à M. Vidal la description qu'il a donnée de ses procédés : « A la suite d'une multitude d'essais, j'ai fini par adopter la circoncision avec une suture qui réunit immédiatement la membrane muqueuse du prépuce à la peau. Quel que soit le procédé mis en usage après l'incision ou l'excision du prépuce, la peau remonte vers le pubis, et sa double muqueuse la dépasse de beaucoup ; reste donc une large plaie qui s'enflammera, suppurera et donnera très-souvent lieu à une hémorrhagie. Au lieu d'exciser cet excédant de la membrane muqueuse, je l'utilise, je renverse donc cette membrane pour l'appliquer plus haut sur la peau, ou je la fixe par des points de suture. Cette suture peut être faite simplement comme le point séparé avec un fil ordinaire ; ou bien on passe les fils avant de faire l'excision, et cela peut être exécuté de deux manières.

« *Premier procédé.* — On trace sur la peau du prépuce, avec de l'encre, une ligne dans la direction de la couronne du gland, ce qui forme une losange. Cette ligne doit être à la hauteur où les sutures doivent être passées. La peau n'a été tirée ni en avant ni en arrière. Des pinces à pansement ou des pinces à pression continue saisissent, du dos de la verge vers le frein, toute la partie du prépuce qui est en avant de la ligne noire. En même temps qu'avec les pinces l'opérateur tire un peu le prépuce en avant, un aide saisit le fourreau de la verge à la base de ce corps et le tire en arrière, mais légèrement. Alors les fils sont passés transversalement, c'est-à-dire en croisant la direction des pinces sur la ligne noire et à la distance de cinq millimètres. On tire encore un peu en avant le bout du prépuce saisi par les pinces, et avec de très-forts ciseaux, comme ceux du bec de lièvre, on coupe d'un seul trait le prépuce entre les fils et les pinces. Cette circoncision une fois opérée, la cavité du prépuce est plus ou moins largement ouverte, et on voit les fils passer sur le gland et dans une direction perpendiculaire à celle du méat urinaire. On coupe ces fils au milieu même, et chacun forme alors deux anses, une de chaque côté du gland. Ainsi, on a passé quatre fils ; on peut pratiquer huit points de suture, quatre de chaque côté. Je ferai remarquer que les aiguilles doivent être plates, lancéolées, et très-fines. Les points de suture doivent être enlevés le quatrième jour. Ordinairement à cette époque la réunion est immédiate. Ce procédé a des avantages incontestables. — D'abord les résultats sont on ne peut plus satisfaisants au point de vue de l'élégance. Après l'opération il n'y a nul pansement à faire ; une compresse imbibée d'eau fraîche est seulement appliquée sur la verge ; le quatrième jour, les sutures enlevées, tout est terminé. »

Les fig. 4, 4 *bis*, 5 et 5 *bis* représentent les différents temps du procédé de M. Vidal.

PARAPHIMOSIS (fig. 6).

Le paraphimosis peut être *réduit* ou *débridé* quand la réduction est impossible.

1° *Réduction.* — L'opérateur saisit la verge ainsi que le représente la fig. 6. Avec les pouces il refoule le gland préalablement enduit d'huile, pendant qu'avec le médius et l'indicateur de chaque main il ramène en avant le prépuce œdématié.

La compression exercée avec une bande dont les tours compriment graduellement le gland, le prépuce et la verge, peut amener la réduction en vingt-quatre ou quarante-huit heures, quand le procédé ordinaire est insuffisant.

Enfin, par des applications topiques froides, par des incisions dans le but d'évacuer la sérosité, par un massage méthodique pour la disséminer, on pourra faciliter la réduction dans les cas rebelles.

2° *Débridement.* — Quand le paraphimosis est accompagné d'une inflammation vive et que le prépuce forme des bourrelets d'étranglement, il faut débrider.

L'opérateur saisit la verge de la main gauche, le pouce sur le gland et les quatre derniers doigts sous la face opposée; de l'autre main armée d'un bistouri droit, il porte la pointe de l'instrument sous la bride qui étrangle et la divise en relevant la pointe du bistouri. L'étranglement est aussi divisé sur d'autres points si cela est nécessaire, puis on scarifie le prépuce pour opérer un dégorgement favorable à la résolution.

CANCER DE LA VERGE.

Lisfranc a appelé l'attention des praticiens sur la véritable origine et sur le siége du cancer de la verge. Cette affection peut n'occuper que le prépuce ou la peau de la verge et acquérir un développement tel que le gland et le corps de la verge soient enveloppés par la maladie. Une incision faite sur le dos de l'organe malade et parallélement à sa direction, montre alors la verge parfaitement saine au milieu d'une masse cancéreuse. On incise avec soin, soit à l'aide du bistouri ou des ciseaux, toutes les parties malades.

Pl. 73.

SUITE DES OPÉRATIONS QUI SE PRATIQUENT SUR LA VERGE ET LE SCROTUM.

Fig. 1. *Opération de l'hydrocèle*. — L'opérateur saisit la tumeur avec la main gauche *a*, et pratique la ponction avec la main droite, *fig. 1 bis*, armée d'un trocart.

Fig. 2. *Opération du sarcocèle.* — Ligature et excision des artères du cordon. Le cordon est mis à nu par une incision pratiquée sur son trajet; l'artère spermatique est dégagée par un stylet *a* des autres éléments du cordon.

Fig. 3. — Dissection de la tumeur avec un bistouri *a*.

Fig. 4. *Amputation de la verge.* — L'opérateur tient d'une main *a* l'extrémité libre de la verge enveloppée dans une compresse ; un aide *b* tient la peau de la verge à la racine; *c*, bistouri exécutant l'amputation.

HYDROCÈLE (FIG. 1 ET 1 BIS).

On désigne sous le nom général d'hydrocèle, les tumeurs des bourses formées par une accumulation de sérosité Quand la sérosité est infiltrée dans le tissu cellulaire du scrotum, elle constitue l'*œdème des bourses*. Quand elle est épanchée dans une poche comme la tunique vaginale, elle constitue l'*hydrocèle par épanchement*. L'œdème des bourses est souvent la conséquence d'une affection générale ; les incisions multiples lui sont applicables. L'hydrocèle par épanchement peut occuper le cordon spermatique ou la tunique vaginale. L'hydrocèle de la tunique vaginale communique avec le péritoine (*hydrocèle congéniale*), quand le canal de Nuck n'est point oblitéré. Cette particularité contre-indique la plupart des procédés opératoires applicables à l'hydrocèle de la tunique vaginale.

L'hydrocèle du cordon peut être traitée par les mêmes moyens que l'hydrocèle de la tunique vaginale. Cependant les rapports anatomiques de la tumeur avec les organes qui composent le cordon testiculaire et son voisinage avec le péritoine, devront rendre circonspect sur l'emploi des injections irritantes. L'incision est préférable.

La cure de l'hydrocèle est palliative ou radicale. La cure palliative s'obtient en évacuant, par ponction ou incision, le liquide contenu dans la tunique vaginale. Mais après cette simple opération, la sérosité s'accumule de nouveau dans la poche, et la maladie est reproduite. Pour obtenir la cure radicale, il faut modifier la surface de la membrane séreuse de manière à l'empêcher de reproduire le liquide

La ponction, l'incision, l'excision, la cautérisation, le séton, la suture et l'injection, telles sont les méthodes auxquelles on a recours pour guérir l'hydrocèle.

Ponction. — On peut la pratiquer avec une lancette ou avec des aiguilles à acupuncture. Dans les cas douteux, il sera prudent de faire aussi des ponctions exploratrices; mais quand l'hydrocèle est bien reconnue, mieux vaut recourir à la ponction pratiquée avec un petit trocart. Le malade étant couché, on saisit la tumeur à pleine main, de manière à augmenter par une pression méthodique, la tension des téguments; la partie antérieure et inférieure de la tumeur doit être saillante entre le pouce et l'indicateur de la main gauche; c'est sur cette partie de la tumeur que le trocart sera plongé obliquement et à une profondeur limitée par le doigt indicateur de la main qui tient l'instrument, de manière à ne point piquer le testicule dont le siége aura été préalablement constaté. La tige de l'instrument est enlevée et la canule maintenue en place pendant l'écoulement du liquide, afin d'empêcher la sérosité de s'infiltrer dans le scrotum.

Incision.— La tumeur est saisie comme pour la ponction. On peut inciser couche par couche jusqu'à la tunique vaginale, et pratiquer ensuite une ponction exploratrice ou bien pénétrer d'un seul coup dans le kyste, puis agrandir en haut et en bas l'incision et remplir la poche de charpie sèche ou imbibée de vin chaud.

Excision. — Boyer conseillait d'inciser d'abord la peau, de disséquer en dehors et en dedans la tumeur, puis, d'exciser le plus possible de la tunique vaginale. Ce procédé a été modifié de différentes manières par quelques opérateurs. L'excision trouve une application rationnelle quand la tunique vaginale est très-dure et épaissie; mais dans la majorité des cas, l'incision lui est préférable.

La cautérisation consistait à déterminer une escarre à la partie inférieure de la tumeur par l'application d'un morceau de potasse caustique, dont l'action doit s'étendre jusqu'à la tunique vaginale. Ce procédé n'est plus employé.

Le séton, *les tentes de charpie*, *les corps étrangers* introduits dans l'intérieur de la tumeur sont des procédés presque généralement abandonnés.

Injection. — Indiquée par Celse, cette méthode est aujourd'hui généralement adoptée. La ponction, pratiquée comme il a été dit plus haut, en constitue le premier temps. Quand le kyste est vidé, on pratique l'injection avec un liquide irritant qui détermine dans l'intérieur de la tunique vaginale une inflammation adhésive à la suite de laquelle la maladie ne se reproduit plus.

Les injections se font, soit avec du vin, soit avec de la teinture d'iode; de huit à quinze grammes de teinture pour trente grammes d'eau. Le liquide doit avoir une température de 32°, et la quantité à employer sera proportionnée au volume de la tumeur.

On en chargera une seringue d'argent ou d'étain d'une capacité de deux à trois cents grammes. La canule de cette seringue doit s'adapter exactement à l'embouchure de la canule du trocart.

Après l'évacuation complète de la sérosité, l'opérateur maintient en place la canule du trocart en saisissant entre deux doigts, et en appliquant sur la portion enfoncée de la canule, la peau du scrotum. Un aide, chargé de la seringue, l'introduit dans la canule du trocart, et pousse d'une manière lente et continue le liquide irritant qui remplit bientôt la poche. Dès que la tumeur a repris son volume primitif, l'aide cesse de pousser le piston et retire la seringue; aussitôt l'opérateur applique un doigt sur l'orifice de la canule pour empêcher l'injection de sortir, et la maintenir ainsi pendant trois ou cinq minutes. Si une première injection ne détermine pas de douleur vive, au bout de trois ou cinq minutes on en fait une seconde après avoir évacué la première. Les malades accusent une vive douleur le long du cordon spermatique et dans la région des reins; les testicules sont aussi le siége d'une sensation douloureuse. On peut alors évacuer l'injection en pressant sur la tumeur.

Pendant le second temps de l'opération, il est très-important que la canule du trocart soit invariablement tenue en place, sans quoi l'injection pourrait pénétrer dans le tissu cellulaire du scrotum et en déterminer la gangrène. Il faudrait alors inciser largement afin de favoriser l'écoulement du liquide infiltré.

Le scrotum sera ensuite recouvert de compresses imbibées du liquide de l'injection. Dans les vingt-quatre heures qui suivent l'opération, la tumeur s'enflamme, grossit, devient dure et douloureuse, puis la résorption se fait peu à peu; des adhérences se forment, et au bout de quinze à vingt jours le malade est guéri. Il peut survenir, dans quelques cas, une inflammation suppurative mais elle ne nuit en rien à la cure radicale de la maladie.

SARCOCÈLE (fig. 2 et 3).

Les tumeurs malignes du testicule peuvent être combattues par la *ligature des vaisseaux* spermatiques et par la *castration*.

1° *Ligature des vaisseaux spermatiques*, fig. 2. — *Procédé de Maunoir*. — On met à nu le cordon spermatique par une incision longue de quatre à cinq centimètres pratiquée près de l'anneau inguinal; l'artère spermatique et les artérioles qui entrent dans la composition du cordon sont isolées, liées par deux ligatures entre lesquelles on les coupe.

Procédé de Morgan. — Morgan excise le canal déférent, et laisse les vaisseaux intacts.

Ces deux procédés sont longs, douloureux et peuvent être pratiqués sans que l'atrophie de la tumeur en soit la conséquence. Aussi préfère-t-on généralement recourir à la castration.

2° *Castration* (fig. 3). — Cette opération se pratique en deux temps : 1° incision de la peau et dissection de la tumeur; 2° section du cordon testiculaire.

1ᵉʳ *temps*. Une incision faite au-devant de la tumeur et partant de l'anneau inguinal, divisera la peau de haut en bas, suivant le plus grand diamètre de la tumeur. Quand la peau du scrotum n'est point adhérente à celle-ci, il suffit de la tirer en dedans et en dehors pour faire sortir la tumeur par énucléation; dans le cas contraire, on procède à une dissection dans laquelle on ménagera l'urètre, le corps caverneux ou le testicule, si le testicule est sain au milieu de la tumeur. La portion de peau altérée est excisée.

2ᵉ *temps*. La tumeur dégagée des téguments ne tient plus qu'au cordon; un aide la soutient. La section du cordon peut être pratiquée d'un seul coup et les artères liées après l'ablation de la tumeur, ou bien le cordon peut être coupé peu à peu et les vaisseaux liés au fur et à mesure qu'ils se présentent.

Quand le cordon est coupé d'un seul coup, il se rétracte et entraîne les vaisseaux dont l'orifice n'est plus accessible aux instruments. Aussi a-t-on conseillé de lier le cordon en masse avant d'en opérer la section ou de le retenir à l'aide d'un ténaculum.

Oschéochalasie. — Sous ce nom, Larrey a décrit une hypertrophie graisseuse des enveloppes du testicule. Le testicule est sain au milieu de la tumeur.

Les procédés que nous venons de décrire pour le sarcocèle ne sont point applicables à l'oschéochalasie, et l'opérateur, en pratiquant l'ablation de la tumeur aura le soin de conserver le testicule.

AMPUTATION DE LA VERGE (fig. 4).

Quand le cancer a envahi les parties profondes de la verge, il faut recourir à l'amputation.

Un aide saisit la verge à sa racine ; l'opérateur prend de la main gauche l'extrémité libre de l'organe après l'avoir enveloppée d'une compresse, et de la main droite opère la section en travers d'un seul coup de couteau.

Il ne faut point oublier que les corps caverneux sont plus rétractiles que la peau ; l'aide ne devra donc pas trop tirer sur les téguments de la verge, parce qu'un lambeau de peau trop long gêne la cicatrice et l'émission des urines en retombant sur l'ouverture de l'urètre. La rétraction des corps caverneux est en raison directe de leur longueur ; on devra donc conserver d'autant plus de peau qu'on se rapprochera davantage du scrotum.

Après l'amputation, on lie les artères et on introduit dans l'urètre une sonde qu'on fixe à demeure. La plaie est pansée à plat. La sonde est souvent renouvelée, mais elle doit être conservée jusqu'à la cicatrisation. M. Barthélemy a proposé d'introduire préalablement la sonde et de la couper en même temps que la verge, se fondant sur les difficultés qu'on éprouve quelquefois pour l'introduire après l'amputation.

Procédé de M. Ricord. — Dans un cas de chancre phagédénique qui avait détruit la moitié du pénis après avoir résisté aux traitements les plus énergiques, M. Ricord pratiqua l'amputation de la verge, d'un seul coup, avec un couteau rougi à blanc. Il a adopté depuis ce procédé qui met les parties saines à l'abri d'une inoculation virulente inévitable par les procédés ordinaires.

Pl. 74.

OPÉRATION DU VARICOCÈLE.

Fig. 1. *Compression du varicocèle à l'aide des pinces de Breschet a a.*

Fig. 2. *Suture entortillée. — Procédé de M. Velpeau.* — Une épingle *a* est passée sous le paquet variqueux ; un fil *b b*, est jeté en suture entortillée autour de l'épingle.

Fig. 3, 4 et 4 *bis. Ligature. — Procédé de M. Ricord.* — Fig. 3, une première anse de fil *a*, est passée sous les veines variqueuses. Fig. 4, une seconde anse de fil passée par les trous de sortie et d'entrée de la première est placée au-devant des veines. Les extrémités des fils *d* et *c* sont passées dans les anses ; *a*, veines ; *b*, canal déférent en dehors des ligatures.

Fig. 4 *bis.* Veines étranglées sous la peau par les anses de fil.

Fig. 5. *Enroulement. — Procédé de M. Vidal (de Cassis).* — *a a'*, aiguilles représentées de grandeur réelle ; elles sont lancéolées à une extrémité ; à l'autre, elles sont taraudées dans le sens de leur axe afin de recevoir l'extrémité en pas de vis de deux fils d'argent *b* et *b'*. L'aiguille *a* qui est plus forte que l'autre, doit conduire le fil postérieur.

Fig. 6. Les veines variqueuses *a a* sont comprises entre les deux fils d'argent *b* et *c*. Le canal déférent *d* est situé en dehors des veines.

Fig. 7. *Veines enroulées par la torsion des fils.*

Fig. 8. *Fils métalliques à un moment avancé de la torsion.*

VARICOCÈLE.

Le varicocèle peut être guéri radicalement par la compression, la suture entortillée, la ligature et l'enroulement.

1° *Compression. — Procédé de Breschet* (fig. 1). — Ce procédé consiste à appliquer sur le trajet des veines variqueuses deux pinces en fer dont on rapproche graduellement les mors au moyen de vis de pression. Il en résulte une section lente des parties molles et des veines.

Avant d'appliquer les pinces, on fera marcher le malade ou on lui fera prendre un bain chaud, afin de dilater les veines ; le canal déférent et l'artère spermatique qui lui est accolée, seront séparés avec soin du paquet veineux afin de ne point être compris dans les parties étranglées. On reconnaît toujours le canal déférent à sa dureté, à son égalité et à la sensation douloureuse que la compression de cet organe fait éprouver au malade. Toutes les veines variqueuses devront être comprises dans les mors des pinces. Les pinces sont placées à deux ou trois centimètres l'une de l'autre ; on commence par la supérieure. Ces instruments ont été modifiés par M. Landouzy qui les a évidés de manière à ce que le bord externe du pli de peau saisie ne subisse point de compression. Au bout d'un temps variable, suivant le degré de compression, les pinces laissent deux entailles qui se cicatrisent facilement.

2° *Suture.* — *Procédé de M. Velpeau* (fig. 2). — On peut le pratiquer de deux manières. Les veines variqueuses étant réunies dans un pli de peau, on passe une épingle sous le paquet variqueux et on pratique ensuite la suture ou pour mieux dire la ligature simple.

Le paquet variqueux peut aussi être compris entre deux épingles placées l'une en dessus, l'autre en dessous ; deux sutures entortillées seront jetées sur chaque épingle, ou bien on réunira les épingles par un fil passé circulairement au-dessous de leurs extrémités. Le varicocèle se trouvera de cette manière comprimé entre deux épingles.

Ligature. — M. *Reynaud* (*de Toulon*) passe avec une aiguille courbe, une anse de fil derrière le paquet variqueux, et ramène le fil de manière que le trou d'entrée et le trou de sortie soient éloignés de deux centimètres. Les deux bouts de l'anse sont fortement serrés sur un cylindre de linge ou de papier. Du quinzième au dix-huitième jour les vaisseaux sont divisés.

M. *Gagnebé* fait sortir le fil par le trou d'entrée et étreint les veines par une anse de fil cachée sous la peau.

Procédé de M. Ricord (fig. 3, 4 et 4 *bis.*) — Le cordon variqueux est isolé et saisi dans un pli de la peau ; une première anse de fil est passée derrière ce cordon, fig. 3 *a.* Une seconde anse de fil est passée au devant des veines par les mêmes ouvertures que la première, mais dans une direction inverse. Le cordon *a*, fig. 4, se trouve donc ainsi de chaque côté compris entre deux anses de fil. Alors on engage les bouts libres d'un fil dans l'anse de l'autre fil, ainsi que le représente la fig. 4. En tirant sur les fils on étreint les veines sous la peau, fig. 4 *bis.* Pour opérer une striction continue, on peut lier les extrémités des fils sur un serre-nœud en fer à cheval.

Procédé de M. Vidal (de Cassis) (1844). — *Enroulement des veines du cordon spermatique*, fig. 5, 6, 7 et 8. — Le premier temps consiste à passer un fil d'argent derrière les veines du cordon spermatique.

Pour cela, l'aiguille *a*, fig. 5, est armée d'un fil d'argent *b*. Le fil et l'aiguille traversent les bourses, guidés par le pouce et l'index, qui ont préalablement opéré une séparation entre les veines et le canal déférent.

Celui-ci a été porté en arrière et vers la cloison des bourses; les veines sont poussées en avant et en dehors dans un pli de la peau. Le second temps consiste à passer, avec une aiguille moins forte *a'*, un autre fil d'argent *b'*, en avant des veines, afin que les vaisseaux soient entre deux fils. Pour cela, l'index et le pouce qui étaient en arrière des veines, sont portés devant elle, et pincent la peau dans ce sens, pour y ramener les deux ouvertures par où sortent les deux bouts du fil d'argent déjà placé. En pliant un peu ce fil, qui décrit alors un cercle à convexité postérieure, on peut rapprocher beaucoup les deux ouvertures. De cette manière, on raccourcit et on redresse singulièrement le trajet que le second fil a à parcourir. C'est donc par les mêmes ouverture d'entrée et de sortie, qu'on introduit et qu'on retire le second fil. Le fil qui est antérieur aux vaisseaux une fois placé, on redresse le plus possible celui qui est postérieur; l'antérieur alors se courbe un peu : les veines sont donc entre les deux fils, lesquels ont encore leurs extrémités libres. La fig. 6 représente les veines variqueuses *a a*, le testicule et le canal déférent *d*; celui-ci est rejeté de côté, tandis que sa place ordinaire est tout à fait contre la veine du milieu : les deux fils d'argent *b c* viennent d'être placés, l'un en avant, l'autre en arrière des veines. Alors commence le troisième temps. Il consiste à tordre les extrémités des fils. La torsion n'agit d'abord que sur eux : les fils forment une anse qui contient les veines, et va toujours en se resserrant. Ce premier mouvement de torsion réduit le plexus veineux à l'état de véritable cordon. Mais en continuant la torsion, les deux fils se resserrent toujours plus, et tendent à former aussi un cordon ayant une certaine résistance. En tournant sur son axe, ce cordon métallique doit entraîner dans son mouvement de rotation, les parties comprises entre les deux fils qui le composent. C'est ainsi que les veines s'enroulent sur ce double fil métallique, comme la corde s'enroule sur le treuil, fig. 7 ; le canal déférent est tout à fait en dehors de l'enroulement, et reste intact derrière les fils.

Or, ces veines ont un point fixe du côté de l'abdomen, qui ne cède pas, tandis que leur extrémité inférieure fait corps avec le testicule, qui peut être mobilisé et déplacé. Cet organe est donc porté vers le point fixe, en haut, vers l'abdomen. Plus on fait de tours, plus le testicule est élevé. La laxité du tissu cellulaire des bourses favorise singulièrement ce mouvement d'ascension.

Il s'est formé une espèce de peloton dont la bobine est représentée par un cordon en argent qui a ses deux bouts réunis en avant. La fig. 8 représente les deux fils métalliques à un moment avancé de la torsion; on voit qu'un des deux est plus fort que l'autre: c'est réellement sur lui que l'autre décrit des spirales qui laissent une anse au milieu, laquelle se resserre toujours plus à mesure qu'on tord. On place alors un petit globe de bande sur la peau qui est entre l'entrée et la sortie du cordon métallique dont les deux bouts sont fixés sur ce tampon par une nouvelle torsion; puis on passe sous ce cordon une sonde cannelée, à laquelle on imprime le même mouvement, qui fait tourner le compresseur des artères appelé garrot.

Il y a donc : 1° enroulement des veines sur les fils d'argent; 2° compression de ces veines qui sont entre les fils et devant les fils; 3° puis section de ces vaisseaux à divers degrés de hauteur : autant de degrés qu'il y a de tours. On fera bien de laisser les fils couper la peau ou même de l'inciser, car les veines superficielles qui n'appartiennent pas au cordon et qui rampent entre lui et la peau, seront ainsi divisées; ceci est une nouvelle chance contre la récidive. D'ailleurs, les principales veines du cordon; en s'enroulant sur les fils, entraînent avec elles une foule de veinules qui échappent aux ligatures ordinaires. Ainsi, tandis que ces ligatures sous-cutanées ne divisent que les veines principales du cordon, la ligature avec enroulement préalable, ramasse les veines principales du cordon, les veines qui l'unissent aux diverses enveloppes des bourses, et les veines immédiatement sous-cutanées, celles aussi qui semblent sillonner le tissu même de la peau, car il faut, quand le varicocèle est ancien, quand il y a des veines superficielles variqueuses, comprendre ces vaisseaux dans la partie de la peau qui doit être divisée; alors on laisse le pont de peau très-large. Vidal (de Cassis).

M. Malgaigne, considérant avec raison que tous les procédés employés ont donné des succès, que tous ont amené des récidives, donne la préférence à ceux qui produisent le moins de dégât, et a adopté la ligature sous-cutanée (*Gagnebé*) serrée sur un rouleau de diachylon.

Pl 75.

OPÉRATIONS QUI SE PRATIQUENT SUR LA VESSIE ET LE CANAL DE L'URÈTRE.

Fig. 1. *Ponction de la vessie par la méthode sus-pubienne.* — Cette figure représente une coupe du périnée sur la ligne médiane, destinée à montrer les rapports de la vessie avec les organes voisins.

a, extrémité pénienne du canal de l'urètre; *b*, extrémité vésicale du canal de l'urètre ou col de la vessie; *c*, cavité intérieure de la vessie; *d*, symphyse du pubis; *e*, tissu cellulo-fibreux interposé entre la prostate et l'arcade du pubis; *f*, bulbe de l'urètre divisé sur la ligne médiane; *g*, cloison du dartos; *h*, lobe postérieur de la prostate; *i*, rectum non ouvert; *k*, sommet de la vessie ou ouraque et réflexion du péritoine sur la paroi antérieure de l'abdomen; *l*, trocart courbe dirigé par la main de l'opérateur dans la ponction vésicale au-dessus du pubis.

Fig. 2. *Ponction de la vessie par la méthode périnéale.* — La figure représente le périnée disposé comme dans l'opération de la taille.

a, lieu d'élection pour la ponction de la vessie, situé entre l'urètre et la branche de l'ischion, à quatre millimètres au devant de la marge de l'anus; *b*, saillie du bulbe de l'urètre sous la peau; *c*, anus.

Fig. 3. *Ponction de la vessie par le rectum.* — La figure représente une coupe médiane pour montrer le rapport de la vessie avec le rectum.

a, bulbe de l'urètre divisé sur la ligne médiane; *b*, partie postérieure de la prostate divisée sur la ligne médiane; *c*, cavité intérieure de la vessie; *d*, sommet de la vessie ou ouraque; *e*, symphyse du pubis; *f*, doigt indicateur de la main droite de l'opérateur, introduit dans le rectum et servant de guide au trocart courbe qu'on fait pénétrer dans la vessie en perforant le bas-fond de cet organe.

PONCTION DE LA VESSIE.

La ponction de la vessie est une opération qui est devenue de plus en plus rare, à mesure qu'on a mieux connu les rétrécissements de l'urètre ou les autres causes qui peuvent amener les rétentions d'urine. Cette opération n'est donc indiquée que dans le cas de rétention d'urine considérable, que l'on ne peut pas faire cesser par d'autres moyens plus doux. En dehors de l'examen des antécédents, il faut encore avoir le soin, avant de pratiquer l'opération, de bien s'assurer par la percussion de l'état de distension et de réplétion de la vessie, afin de ne pas s'exposer à faire cette opération sans indication formelle.

Une fois la ponction de la vessie reconnue nécessaire, il vaut mieux ne pas attendre pour la pratiquer : on a vu, en effet, la vessie se rompre ou s'érailler chez les malades atteints de rétention et qui n'avaient pas uriné depuis trente-six ou quarante-huit heures, et survenir, par suite, des accidents très-graves qu'une ponction pratiquée à temps aurait pu éviter.

Il y a trois procédés pour pratiquer la ponction de la vessie : 1° par l'hypogastre ; 2° par le périnée ; 3° par le rectum.

Il y aurait un quatrième procédé qui consisterait à pénétrer dans la vessie par l'urètre ; mais on donne généralement à ce procédé le nom de cathétérisme forcé (voy. *Cathétérisme forcé*).

1° *Ponction sus-pubienne* (fig. 1). — Lorsque cette opération est nécessitée par une rétention d'urine, la vessie est gonflée et s'élève au-dessus du pubis en repoussant au devant d'elle le péritoine, et en s'appliquant par la partie supérieure de sa face antérieure contre les muscles de la paroi abdominale.

Pour pratiquer cette opération, le malade est couché sur le côté droit de son lit, la tête et la poitrine un peu élevées, les cuisses légèrement fléchies. Le chirurgien cherche à reconnaître le bord supérieur du pubis, puis, la main droite armée du trocart courbe de frère Côme, il l'enfonce perpendiculairement à l'axe du corps au bas et au milieu de la ligne blanche, à quatre centimètres environ au-dessus de la symphyse des pubis *l*. La ponction doit être faite rapidement et d'un coup sec comme dans la paracentèse. Quand on a pénétré dans la vessie, on retire le mandrin perforateur et on évacue l'urine contenue dans la vessie. Ensuite on ferme la canule avec un petit bouchon de bois et on la fixe, au moyen de rubans attachés aux anneaux du pavillon de la sonde et qui font le tour du corps. Il faut avoir soin que la canule ne soit pas trop enfoncée, de peur de blesser les parois de la vessie ; il faut aussi qu'elle ne soit pas trop courte, de façon à ce qu'elle ne soit pas abandonnée par la vessie au moment de sa rétraction et ne s'arrête pas alors dans le tissu cellulaire environnant. Le trocart de frère Côme, dont on se sert pour cette opération, monté sur un manche taillé à pans, est long de onze centimètres environ, et sa courbure représente une portion de cercle de dix-huit centimètres de diamètre.

La canule doit être laissée dans la vessie jusqu'au moment où le cours naturel de l'urine se rétablit spontanément ou avec l'aide du cathétérisme. On débouche d'heure en heure cette canule pour laisser évacuer l'urine, et dans ce but on fait pencher le malade légèrement sur le côté. Au bout de quelques jours, le trajet parcouru par la canule se trouve tapissé d'une sorte de muqueuse accidentelle, et on peut alors retirer la canule sans craindre l'infiltration de l'urine dans le tissu cellulaire.

2° *Ponction périnéale* (fig. 2). — Le malade couché horizontalement, les jambes et les cuisses fléchies, les bourses relevées par la main d'un aide, et le périnée disposé comme dans la taille périnéale, on pratique la ponction avec un trocart droit long de dix-huit à vingt centimètres. Pour cela le chirurgien se place entre les cuisses du malade, et tend la peau en appliquant le doigt indicateur gauche sur le côté du raphé entre l'urètre et la branche de l'ischion à huit ou neuf millimètres au devant de l'anus. Le trocart saisi de la main droite, le chirurgien porte sa pointe sur le milieu d'une ligne qui, partant de la tubérosité de l'ischion, se terminerait au raphé à quatre millimètres au devant de la marge de l'anus. On dirigera l'instrument en avant et en dedans de manière à tomber perpendiculairement sur le col de la vessie en traversant successivement la peau, un tissu cellulaire adipeux abondant, le muscle releveur de l'anus et le bas-fond de la vessie près de son col. Lorsque le trocart est parvenu dans la vessie, ce dont on s'aperçoit au défaut de résistance qu'éprouve l'instrument, et à la sortie de quelques gouttes d'urine qui s'échappent le long de la canule, on retire le poinçon pour évacuer l'urine; ensuite on bouche la canule et on la fixe au souscuisse d'un bandage en T. On se comporte pour le reste comme dans la ponction sus-pubienne.

3° *Ponction par le rectum* (fig. 3). — Le malade étant placé comme pour la taille périnéale, le chirurgien introduit dans le rectum l'indicateur de la main gauche, préalablement enduit d'un corps gras, et il perçoit aussitôt très-distinctement la tumeur formée par le basfond de la vessie, qui a fait saillie dans le rectum et comprime quelquefois cet intestin jusqu'au point de s'opposer à l'issue des matières fécales. L'opérateur prend alors de la main droite un trocart courbe de treize à quatorze centimètres de longueur, dont le poinçon a été retiré de manière que la pointe soit entièrement rentrée dans la canule; l'instrument est porté le long du doigt indicateur sur lequel appuie sa convexité; et lorsque l'extrémité du trocart est parvenue au delà du bout du doigt, jusqu'à la paroi antérieure du rectum, on pousse le manche du trocart pour en faire saillir la pointe et la faire entrer dans la vessie en même temps que la tige de l'instrument.

Au lieu de procéder ainsi qu'il vient d'être dit, on peut introduire dans le rectum deux doigts, l'indicateur et le médius, et faire glisser entre les deux doigts légèrement écartés la pointe du trocart qui se trouve ainsi éloignée des parties environnantes. On ponctionne alors directement la vessie avec le trocart dont on n'a pas eu besoin de cacher la pointe dans la canule.

Le point où la ponction de la vessie doit être faite se trouve au bas-fond de cet organe, au-dessus de la prostate et entre les vésicules séminales, et par conséquent au-dessous du cul-de-sac formé par le péritoine qui se réfléchit du rectum sur la vessie. L'instrument ne doit pénétrer dans la vessie que de trois centimètres.

Après avoir fait ainsi la ponction de la vessie, on retire d'abord le doigt indicateur du rectum, puis on enlève le poinçon du trocart et l'urine s'écoule par la canule. Quand la vessie est vidée, on fixe la canule par des fils passés dans les ouvertures de son pavillon et attachés en avant et en arrière à un bandage de corps. On ajoute encore autour de la canule, pour maintenir l'appareil, des compresses soutenues par un double bandage en T. Le malade doit garder le lit, ce qui permet de maintenir en permanence un urinal sous la canule, qu'on peut boucher si on veut, sauf à l'ouvrir de temps en temps pour vider la vessie. Lorsque le malade veut aller à la selle, il faut nécessairement enlever le bandage en T qui maintient l'appareil, et afin d'empêcher la sortie de la canule hors de la vessie, on la soutient avec les doigts en la soulevant légèrement pendant les efforts de la défécation.

On laisse la canule à demeure jusqu'à ce que l'urine ait repris son cours naturel. Cependant il est des auteurs qui, craignant le danger du séjour trop prolongé d'une canule dans la vessie, préfèrent avoir recours à des ponctions successives. Toutefois, même dans ces cas, il faut laisser la canule au moins vingt-quatre heures pour que l'inflammation qui survient dans la petite plaie ne permette pas à l'urine de s'infiltrer dans le tissu cellulaire de la cloison recto-vésicale. Il peut aussi se faire qu'il reste une ouverture fistuleuse qui laisse s'écouler l'urine dans le rectum.

Appréciation des divers procédés de ponction de la vessie. — Des trois procédés qui ont été décrits, la ponction par l'hypogastre est généralement préférée, à cause du petit nombre d'organes importants qui se rencontrent dans le voisinage, et du peu d'épaisseur qu'offrent les parois à traverser.

En effet, dans la ponction rectale, si l'on ne pique pas exactement le milieu du bas-fond de la vessie, on est exposé à blesser soit le péritoine, soit les canaux déférents, soit les vésicules séminales, soit même les uretères; puis, après la ponction, la plaie a beaucoup plus de tendance à rester fistuleuse, les matières contenues dans le rectum pouvant empêcher la cicatrisation.

Dans la ponction périnéale, on est également exposé à blesser les mêmes organes, le péritoine, la prostate et les vaisseaux du périnée. Le seul avantage que puisse offrir cette ponction sur la ponction rectale, est d'offrir moins de chances de trajet fistuleux ; mais il faut reconnaître, d'un autre côté, que la présence d'une canule n'est nulle part aussi gênante qu'au périnée.

La ponction sus-pubienne ou hypogastrique n'expose pas à la blessure des organes qu'on peut atteindre dans les autres ponctions ; le péritoine seul pourrait être blessé ; mais on l'évite facilement si la vessie est assez fortement distendue : et ce n'est que dans ce cas qu'on se décide à opérer ; mais cette ponction expose plus qu'aucune autre aux infiltrations et aux abcès urineux, parce que la vessie, n'étant pas ouverte dans sa partie déclive, se vide d'une manière beaucoup plus difficile et plus incomplète. A part cette appréciation qui se déduit des rapports naturels de la vessie, il peut y avoir des indications et des contre-indications à chacun des procédés. C'est ainsi que les tumeurs de diverses natures qui existent dans le périnée et au voisinage du rectum, contre-indiquant les ponctions rectale et périnéale, ne laissent de chances qu'à la ponction hypogastrique. — C'est ainsi encore que cette ponction sus-pubienne peut être contre-indiquée si la rétention de l'urine est causée par des contusions, des inflammations ayant leur siége dans la région hypogastrique. L'embonpoint considérable des sujets augmente la difficulté de la ponction de la vessie, quel que soit le procédé auquel on ait recours. Il est des cas où cet embonpoint est tellement considérable, qu'il est à peine possible de sentir la vessie avec le doigt introduit dans le rectum. La pannicule charnue qui recouvre le périnée éloigne considérablement la vessie des parties extérieures : dans ce cas la ponction sus-pubienne offre encore le chemin le plus court pour arriver à la vessie, surtout si l'on a soin, comme cela est souvent nécessaire, de diviser la pannicule charnue jusqu'à l'aponévrose des muscles abdominaux avant de pratiquer la ponction avec le trocart.

Quel que soit le procédé que l'on ait choisi, lorsqu'il est nécessaire de laisser très-longtemps la canule à demeure, il est préférable de substituer, au bout de quelques jours, à la canule métallique une sonde de gomme élastique de moindre calibre, qu'on glisse dans la vessie par le canal de la première. On évite de cette façon les incrustations urinaires qui, suivant les auteurs, auraient plus de tendance à se faire sur les sondes métalliques.

Pl. 76.

SUITE DES OPÉRATIONS QUI SE PRATIQUENT SUR LA VESSIE ET LE CANAL DE L'URÈTRE.

Fig. 1. Coupe médiane antéro-postérieure pour montrer la direction de l'urètre, les rapports de la vessie avec le rectum, etc., etc. *a′*, le col de la vessie ; *b*, la cavité de la vessie ; *c*, l'ouverture des uretères ; *d*, le sommet de la vessie ; *a*, le gland ; *l*, le corps caverneux ; *e*, la prostate ; *f*, le bulbe ; *g*, les vésicules séminales ; *h*, la partie antérieure de la prostate ; *i*, la symphyse du pubis ; *k*, le rectum.

Fig. 2. *Cathétérisme.* —Introduction de la sonde dans le méat urinaire. *a*, l'orifice antérieur de l'urètre dans lequel on introduit le cathéter ; *b*, cavité de la vessie ; *c*, ouverture de l'uretère dans le basfond de la vessie ; *d*, sommet du même organe ; *a′*, le col vésical ; *e*, la partie postérieure de la prostate ; *f*, le bulbe ; *h*, la partie antérieure de la prostate ; *i*, la symphyse ; *l*, la paroi inférieure de l'urètre.

Fig. 3. *Cathétérisme.* — La sonde introduite jusqu'à la portion prostatique, dans l'urètre relevé vers l'abdomen. *a*, le méat urinaire ; *b*, cavité vésicale ; *c*, ouverture de l'uretère ; *d*, sommet de la vessie ; *a′*, le bout de la sonde arrivé dans la portion prostatique ; *e*, la prostate ; *f*, le bulbe ; *i*, la symphyse ; *l*, la sonde dans la portion spongieuse du canal.

Fig. 4. *Cathétérisme.* — La sonde parvenue dans la vessie lorsque la verge a été abaissée. *a*, méat urinaire ; *b*, le bout de la sonde dans la cavité vésicale ; *c*, uretère, *e h*, la prostate ; *f*, le bulbe ; *g*, vésicule séminale ; *i*, symphyse ; *k*, rectum ; *l*, paroi inférieure de l'urètre.

ANATOMIE CHIRURGICALE DE L'URÈTRE.

L'urètre chez l'homme est le canal excréteur de l'urine et du sperme, chez la femme il remplit seulement le premier de ces usages. Nous en parlerons plus loin.

On divise l'urètre de l'homme en trois portions : 1° la portion prostatique qui comprend toute la partie étendue du col de la vessie à la portion membraneuse et qui est englobée dans la prostate ; sa longueur est de trois centimètres environ. 2° La portion membraneuse comprend toute la partie du canal qui est entourée par des plans musculeux, ce qui lui a valu aussi le nom de portion musculeuse : elle s'étend jusqu'à la portion spongieuse ; sa longueur est de deux centimètres et demi ; elle est légèrement courbe, à concavité antéro-supérieure ; sa paroi inférieure est la plus longue : cependant elle est peu accessible, parce qu'elle est recouverte par le bulbe qui chez certains sujets arrive presque au contact avec le bord inférieur de la prostate. 3° La troisième portion est dite spongieuse en raison de sa structure ; elle commence au niveau de la portion membraneuse et se termine au méat urinaire. Au point de vue de sa direction et de sa situation, M. Malgaigne l'a divisée en deux régions secondaires, la région sous-pubienne qui va jusqu'au ligament suspenseur, la région pénienne qui occupe la verge ; prises ensemble ces deux portions présentent neuf à dix centimètres dont un peu moins de deux pour la portion sous-pubienne.

Suivant les individus et suivant que la verge est en état de flaccidité ou d'érection, le canal présente des différences de longueur, de direction ; ses diverses portions offrent également un calibre et une structure, des rapports bien différents.

Longueur. — Elle a été évaluée très-diversement, et on lui a donné depuis cinq jusqu'à quatorze pouces. M. Malgaigne a démontré que ces variations extrêmes dépendaient surtout de la manière dont on avait procédé dans la mensuration ; de nombreuses expériences lui ont montré que l'urètre dans l'état de flaccidité de la verge avait comme limites extrêmes de cinq pouces deux lignes à six pouces, moyenne cinq pouces et demi ou seize centimètres. La longueur augmente dans l'érection ou lorsqu'on tiraille la verge, et peut alors atteindre vingt deux centimètres ; si l'urètre est disséqué sur place ou détaché de ses connexions, il peut acquérir trente centimètres et beaucoup plus encore.

La tuméfaction qui survient souvent pendant le cathétérisme augmente un peu la longueur du canal. Il résulte de ces faits qu'une sonde de vingt centimètres arrive sans peine dans la vessie, et que si on la laisse à demeure, il ne faut pas en engager plus de vingt-trois centimètres, ce qui est suffisant pour qu'elle fasse toujours saillie dans la vessie et pour parer aux érections.

Direction. — Dans l'état de flaccidité, l'urètre a la forme d'un S italique, comparaison qu'on peut conserver malgré son peu de rigueur ; la portion pénienne fait avec la portion sous-pubienne un angle aigu ouvert en bas et dont le sommet correspond à l'attache du ligament suspenseur. La portion pénienne est donc presque verticale, tandis que la seconde est oblique en bas et en arrière. Cet

angle s'efface aisément dans l'érection , et lorsqu'on relève la verge
de manière à ce que cet organe fasse avec l'axe du corps un angle
de quarante-cinq degrés ouvert en haut. Toute la portion spongieuse
est alors rectiligne.

D'un autre côté les portions prostatique et membraneuse sont si
tuées sensiblement sur la même ligne, la seconde courbure de l'urè
tre dans la flaccidité, la seule qui existe dans l'érection et dans le
redressement de la verge, se trouve donc au niveau du bulbe, c'est-
à-dire, au point où se rencontrent les portions spongieuse et membraneuse ; cet angle est obtus, ouvert en haut, il présente en
moyenne cent degrés. Tandis que la première courbure est temporaire, la seconde est permanente ; cependant on peut assez facilement l'effacer, comme le prouve le cathétérisme rectiligne.

La distance qui sépare la première courbure du bord inférieur de
la symphyse, est de douze millimètres environ. La seconde courbure, située un peu en arrière, en est à quinze ou seize millimètres ;
enfin le col de la vessie correspond à la partie moyenne de la face
postérieure de la symphyse, et il en est distant de près de trois centimètres.

Calibre. — Il varie naturellement suivant les individus, il est aug-
menté au moment de l'émission des urines, et surtout par l'introduction des corps étrangers. La dilatation peut, sans rupture, lui
donner huit à neuf millimètres. La portion prostatique est large et
assez dilatable, la portion membraneuse est extensible, mais elle est
rendue temporairement étroite par la contraction des muscles qui
l'entourent. La portion spongieuse est large et dilatable ; on croit
souvent la trouver plus étroite au niveau du ligament suspenseur,
ce qui est dû souvent à une faute dans le manuel du cathétérisme,
au niveau du bulbe ; il y a au contraire, dans certains cas, un
véritable obstacle. On constate souvent au niveau de la fosse naviculaire une légère amplification et une courbure à concavité inférieure au niveau de l'union du gland avec le corps caverneux. Enfin
le méat peut être très-étroit, percé plus ou moins près du filet, unique ou multiple, etc., etc. (pl. 77, fig. 9 bis.)

Structure et rapports. — Nous étudierons la muqueuse, la tunique
externe et enfin les portions qui doublent le canal : 1° La muqueuse
est mince, extensible, d'autant plus colorée qu'on s'approche plus
du méat urinaire ; elle se continue en ce point avec la muqueuse
moins humide du gland et présente deux ou plusieurs lèvres d'un
rose vif (Malgaigne) ; à l'autre extrémité elle se continue avec la
muqueuse vésicale Très-adhérente à la couche sous-jacente dans la
portion spongieuse, elle l'est moins dans les régions membraneuse et

prostatique; elle offre des plis longitudinaux dans toute son étendue : ceux-ci figurent une rosette froncée au col de la vessie. On remarque à ses deux extrémités une saillie médiane en forme de raphé, l'une peu marquée et non constante sur la paroi inférieure au niveau de la fosse naviculaire, l'autre plus prononcée, située sur la même paroi, mais qui occupe la portion prostatique ; c'est la *crête urétrale*. Cette crête s'avance jusqu'au col de la vessie où elle se termine par un renflement qui correspond à ce qu'on a appelé le lobe moyen de la prostate et qui renferme une petite cavité appelée *utricule ;* de chaque côté de cette petite poche s'ouvrent les conduits éjaculateurs, et de chaque côté également de la crête urétrale s'ouvrent les orifices des canaux glandulaires de la prostate ; ces canaux peuvent cependant s'ouvrir sur tous les points du canal quoique plus particulièrement sur sa paroi inférieure. On trouve encore çà et là sur la même paroi l'ouverture à sinus antérieur des lacunes de l'urètre ou glandes de Littre et de Morgagni, et enfin dans la portion membraneuse l'orifice des canaux des glandes de Littre ou de Cowper. Les orifices des canaux éjaculateurs et prostatiques, et les lacunes de l'urètre peuvent arrêter l'extrémité de bougies très-déliées, mais beaucoup plus rarement qu'on ne le pense. (pl. 77, fig. 1, a.)

2° La couche externe qui double la muqueuse urétrale porte assez improprement le nom de couche fibreuse ; elle diffère beaucoup dans les diverses portions de l'urètre ; d'une manière générale elle présente une grande élasticité et se rétracte beaucoup quand elle est divisée en travers. La rétraction de l'urètre est du reste en rapport avec le degré d'adhérence qu'elle présente avec les tissus environnants, et par conséquent variable suivant les régions, circonstance importante à connaître pour l'amputation de la verge.

Étudions cette tunique externe de l'urètre dans les trois portions du canal. Dans la portion spongieuse, elle est essentiellement vasculaire et érectile; cette disposition est surtout très-marquée aux deux extrémités de celle-ci, le gland en avant, le bulbe en arrière ne sont pas autre chose que des renflements considérables de la couche érectile; cette structure paraît prédisposer singulièrement la portion spongieuse de l'urètre aux inflammations tenaces et aux rétrécissements organiques qui en sont la suite (Mercier). En dehors de la couche érectile on voit une tunique fibreuse, aponévrose d'enveloppe de la verge, qui fixe solidement l'urètre au corps caverneux, puis la peau séparée de cette aponévrose par un tissu lamelleux très-lâche.

Plus en arrière, les expansions fibreuses des muscles ischio-caverneux, puis surtout les divers plans des bulbo-caverneux (Kobelt) sont intimement accolés au bulbe et à la partie voisine de la portion

spongieuse; l'aponévrose superficielle du périnée recouvre ces muscles vers leur surface extérieure. Dans ce point l'urètre est encore
masqué par les bourses.

3° Dans la portion membraneuse, la tunique externe a véritablement l'aspect d'une membrane fibreuse, blanche, résistante, très-
élastique; elle offre un rétrécissement au niveau du bulbe que
M. Amusat a appelé *collet du bulbe;* au-devant de celui-ci se trouve
souvent une sorte d'ampliation du canal, ce qui fait que l'extrémité
des sondes y est souvent arrêtée avant de s'engager dans la portion
membraneuse. On trouve en ce point autour de l'urètre une doublure
musculaire qu'on a appelée sphincter de l'urètre, qui est formée par
des fibres des muscles transverses du périnée et dans les anses desquelles le canal est serré comme dans une boutonnière; ces fibres seraient la cause des rétrécissements spasmodiques qu'on trouve dans
cette région où les rétrécissements organiques sont fort rares. M. Mercier pense pourtant qu'il ne s'agit pas là de véritables rétrécissements,
mais plutôt de déviations du canal; il existe en effet, suivant lui,
autour de la portion membraneuse de l'urètre, des anses musculaires
disposées sous forme de plans, qui embrassent par leur concavité,
les uns la face supérieure, les autres la face inférieure de l'urètre, et
vont de là s'insérer à la face interne des ischions. Ces muscles, décrits par Guthrie, aplatissent le canal transversalement. D'autres
fibres décrites par Wilson et qu'on considère à tort comme les faisceaux les plus internes des muscles releveurs de l'anus (Denonvilliers) s'insèrent sur les côtés de la symphyse pubienne pour se rendre
aux parois rectales; elles figurent aussi des anses à concavité supérieure dont les extrémités sont plus élevées que la partie moyenne,
car celle-ci s'applique sur les côtés et au-dessous de la prostate et du
col vésical. Ces dernières fibres, en se contractant, portent en haut et
en avant la prostate et le col de la vessie qu'elles rapprochent ainsi
de la symphyse. La contraction simultanée des muscles de Guthrie
et de Wilson couderait le canal à angle droit.

La portion membraneuse est en rapport médiat avec les veines de
Santorini et le tissu cellulaire qui la sépare de la symphyse. En arrière elle est presque complétement recouverte par le bulbe; elle appartient en un mot à la région du périnée, et elle est située entre
l'aponévrose profonde et l'aponévrose moyenne qu'elle traverse.

4° Dans la portion prostatique de l'urètre, la tunique fibreuse est
très-mince: le tissu ferme et résistant de la glande la remplace;
certains auteurs admettent qu'une couche mince des fibres musculaires du col de la vessie s'interpose entre la glande et le canal.

Les déviations, les déformations que le canal offre chez les vieillards sont presque toujours pathologiques, cependant le développement de l'urètre offre des particularités intéressantes que l'on trouvera dans les traités spéciaux.

CATHÉTÉRISME DE L'URÈTRE.

Le cathétérisme de l'urètre est une opération qui a pour but de faire pénétrer un instrument dans la vessie, soit pour évacuer le contenu de ce réservoir, soit pour reconnaître certains corps étrangers qui s'y trouvent, soit enfin pour fournir des lumières au diagnostic et des points de repère dans certaines opérations chirurgicales. Quoique longue, cette définition peut être adoptée pour donner une idée de l'importance de cette opération et des nombreuses circonstances dans lesquelles elle intervient. En effet, et nous le disons une fois pour toutes, l'introduction des instruments droits ou courbes, destinés à dilater, cautériser, scarifier. inciser, etc., etc., le canal de l'urètre, le col de la vessie ou la prostate, ou servant encore à l'extraction des corps étrangers, à la lithotritie, à la taille, etc., doit se faire d'après les règles que nous allons poser pour l'introduction d'une simple sonde évacuatrice.

Le cathétérisme de l'urètre diffère chez l'homme et chez la femme, chez l'enfant et chez le vieillard, dans l'état normal et dans les conditions pathologiques. Nous parlerons plus loin du cathétérisme chez la femme; mais nous serons forcé de renvoyer aux traités spéciaux pour cette opération dans les diverses maladies. L'appareil instrumental comprend deux espèces d'instruments bien différents : 1° des instruments courbes; 2° des instruments droits. Les premiers eux-mêmes peuvent présenter une courbure fixe, tels par exemple les sondes de trousse, les cathéters métalliques en acier, en étain, en argent, etc., etc., cu une courbure qu'on puisse rendre variable; dans ce cas on se sert de sondes molles en gomme élastique qu'on rend temporairement rigides par l'introduction d'un mandrin ou tige de fer flexible. Quant à la substance qui compose les sondes, nous nous y arrêterons peu; on les a construites en gomme élastique, en toile empreinte de cire, en gutta-percha, en ivoire, etc., etc. (Voy. Instruments, pl. XIX, fig. 4, 5, 6, 7, 8.)

Tout le monde connaît la courbure de la sonde ordinaire et la proportion entre la portion rectiligne et la portion courbe. Si le sujet est jeune la courbure sera moins prononcée; pour les vieillards, au contraire, pour le cas de maladies de la prostate ou du col de la vessie, et pour l'exploration de cet organe, il convient, d'après

M. Mercier, de mettre en usage des sondes brusquement coudées presque à angle droit, à deux ou trois centimètres de leur extrémité. (Voy. Instruments, pl. XX, fig. 25, et pl. 70, fig. 2 et 2 bis.)

Les instruments avant d'être introduits doivent toujours être chauffés légèrement et enduits d'un corps gras ; l'huile est préférable.

Cathétérisme avec les instruments curvilignes. — Il comprend deux procédés, le procédé ordinaire et le tour de maître.

1° *Procédé ordinaire ou par-dessus le ventre.* (pl. 76. fig. 2, 3, 4.) —*Position du malade.*—Décubitus dorsals ur le bord gauche d'un lit assez élevé, tête inclinée sur le tronc, jambes élevées, cuisses fléchies sur le bassin et écartées ; un bassin large et aplati est placé au-dessous de la verge, entre les cuisses ; il est maintenu par le malade ou par un aide.

Position du chirurgien. — Généralement à gauche pour agir de la main droite ; si par exception l'opérateur se mettait à droite il serait obligé d'introduire l'instrument de la main gauche. ce qui du reste ne présente pas de grandes difficultés dans les cas simples.

La verge est saisie entre les premiers doigts de la main gauche, le pouce sur la face dorsale au niveau de la racine du gland , l'index et le médius sur la face opposée, le premier doigt au niveau du filet, le second à trois centimètres plus bas ; la verge ainsi saisie , mais sans être comprimée, est relevée vers la paroi abdominale dans une direction déterminée précédemment et telle que la courbure de la portion spongieuse soit à peu près effacée. (Voy. Anatomie de l'urètre et pl. 76 , fig 2 et 3.) La traction opérée sur la verge l'allonge d'un ou deux centimètres , il est bon de ne pas aller plus loin.

On découvre l'orifice de l'urètre, et s'il est possible, on renverse complétement le prépuce.

On peut, pour introduire la sonde , redresser la verge dans la direction de la ligne médiane de la paroi abdominale antérieure ; mais si l'abdomen est trop saillant, si la courbure de la sonde est trop prononcée, on incline la verge du côté gauche. Il est préférable de généraliser ce dernier principe et d'incliner dans tous les cas la verge dans la direction du pli de l'aine gauche.

La sonde est saisie de la main droite à peu de distance de son pavillon avec les trois premiers doigts, le pouce en dessus, l'index et le médius en dessous , presque comme une plume à écrire, c'est-à-dire avec beaucoup de légèreté. Cette position des doigts exige une certaine délicatesse dans l'introduction de l'instrument. La sonde est disposée de telle façon que son axe corresponde à peu près au ligament de Fallope, et que sa convexité soit tournée en haut.

Introduite dans le méat, on fait marcher la sonde dans le canal avec la plus grande douceur et les plus grands ménagements ; une manœuvre trop brusque provoque quelquefois une vive douleur qui amène bientôt un spasme de l'urètre. On la conduit jusqu'au niveau de la symphyse ; jusqu'alors la main gauche n'a pas bougé. On fait glisser les doigts de cette main de manière à ce que la pulpe des quatre doigts soit appliquée sur la convexité de la sonde et l'empêche de descendre trop bas. L'instrument est alors relevé sur la ligne médiane, puis l'on cherche à glisser au-dessous de la symphyse le bec de la sonde qui regarde directement en arrière ; l'arcade pubienne étant franchie et comme accrochée par la concavité de la sonde (Malgaigne), on écarte doucement le pavillon de la paroi abdominale et on commence à lui faire décrire un arc de cercle, en même temps que les doigts de la main gauche poussent directement en arrière et que ceux de la main droite pressent sur le pavillon. — Lorsque le canal n'est ni dévié, ni rétréci, ni en état de spasme, l'instrument ainsi conduit dans la direction normale du canal et de ses courbures, s'y engage sans qu'il soit nécessaire d'employer une violence presque toujours intempestive du reste.

Au moment où le col de la vessie est franchi, ce dont on est presque toujours averti par une sensation particulière, l'urine jaillit assez brusquement à l'extrémité libre ; l'indicateur droit bouche la sonde qu'on incline alors par un mouvement de bascule, de manière à ce que le liquide s'écoule dans le vase qui doit le recevoir. (pl. 76, fig. 4.)

En même temps qu'on pousse la sonde dans l'urètre, on est naturellement enclin à tirer la verge sur l'instrument : cette manœuvre a été même souvent conseillée ; M. Malgaigne la regarde au moins comme inutile, la progression de la sonde se faisant plus aisément quand la verge est abandonnée à elle-même. Toutefois nous verrons que la traction de la verge fait partie du cathétérisme rectiligne.

2° *Procédé tour de maître.* — Ce procédé brillant et célèbre était fort employé par les chirurgiens du siècle dernier ; il est vrai de dire qu'il réussit quelquefois quand le précédent a échoué. Il convient particulièrement quand l'abdomen est très-volumineux, et dans quelques autres cas assez mal connus. Voici comme il se pratique :

Position du malade. — Il est assis, ou debout, ou couché : cette dernière position est préférable. — Le bassin est placé sur le bord du lit, les jambes et les cuisses écartées comme plus haut.

Position du chirurgien. — A droite ou mieux encore à genoux ou baissé entre les cuisses du malade. Les trois doigts de la main gauche saisissent la verge par ses faces supérieure et inférieure, ou encore par ses faces latérales ; l'organe est beaucoup moins relevé vers l'abdomen. La sonde tenue de la main droite, le bec dirigé vers le périnée, la concavité regardant en bas et en arrière, est introduite dans l'urètre et poussée directement de manière à parcourir du même coup la portion pénienne et la portion sous-pubienne. Elle arrive ainsi jusqu'aux environs du bulbe. Les doigts de la main gauche pressant légèrement sur la racine de la verge pour empêcher la sonde de rétrograder, on imprime rapidement à celle-ci un mouvement de rotation de droite à gauche, pendant lequel le pavillon décrit un demi-cercle qui le ramène au-devant de la ligne médiane de la paroi abdominale. L'instrument revient ainsi à la deuxième position du cathétérisme ordinaire; mais si en même temps qu'on le tourne, on presse légèrement sur son pavillon, on parvient très-aisément à l'introduire dans la vessie.

Voici comment M. Malgaigne s'explique ce succès : « Dans le tour de maître, le bec de la sonde arrive juste au point le plus déclive de l'urètre, et en se retournant enfile presque spontanément la portion ascendante d'autant plus facilement que la verge est tout à fait relâchée. »

L'introduction des sondes flexibles rendues rigides par un mandrin, se fait comme précédemment; elle est toutefois un peu moins aisée. Mais lorsque le canal a déjà été franchi plusieurs fois, une sonde flexible avec ou sans courbure s'introduit le plus souvent d'elle-même et sous l'influence de la moindre pression, surtout si elle est volumineuse et assez consistante. Le mandrin ne semble véritablement utile que pour franchir la symphyse; il en résulte que pour le retirer sans peine et sans danger, il ne faut pas faire parvenir jusqu'au col de la vessie la sonde qui en est munie. Dès que celle-ci est bien manifestement engagée dans la portion membraneuse, il faut saisir fortement la verge de la main gauche, de manière à retenir la sonde dans l'urètre, puis retirer le mandrin en lui faisant suivre une voie inverse de celle qu'il avait parcourue lors de l'introduction. On peut également, suivant le principe de Hey, tenir le mandrin fixe et pousser vers la vessie la sonde seule, ce qui est plus ou moins praticable.

Cathétérisme rectiligne. — Les détails dans lesquels nous sommes entrés à propos de l'anatomie de l'urètre, la connaissance de ses courbures, de son élasticité, de la dépressibilité de ses parois, nous expliquent comment cette opération est possible. Ajoutons que sa description, qui est due à M. Amussat, a eu une immense influence sur la thérapeutique chirurgicale des voies urinaires et en particulier sur la lithotritie.

Position du malade. — Il peut être couché, assis ou debout; on préfère ordinairement cette dernière position. Les cuisses sont écartées, le tronc légèrement incliné en avant.

Position du chirurgien. — Il se place entre les jambes du malade, debout ou le corps fléchi, ou un genou en terre. La verge, saisie avec les doigts de la main gauche, est élevée de manière à ce qu'elle fasse un angle droit avec l'axe du corps. La sonde introduite directement d'avant en arrière, franchit la région pénienne, passe sous le ligament suspenseur et s'engage dans la portion sous-pubienne jusqu'au niveau du bulbe. Jusque-là on suit la direction de l'axe du canal et surtout la paroi inférieure ; mais à ce moment de l'opération, on tire la verge sur la sonde en même temps qu'on abaisse celle-ci de manière à faire parcourir à son pavillon un quart de cercle dans un plan antéro-postérieur, le bec de la sonde s'élevant par cette manœuvre, s'engage dans les portions membraneuse et prostatique (pl. 78, fig 1) ; il faut souvent abaisser fortement le pavillon et suivre la paroi antérieure de cette dernière portion du canal pour éviter de butter contre la prostate et la saillie du col de la vessie. Si on ne réussit pas du premier coup, il faut retirer un peu la sonde en arrière et recommencer le deuxième temps de l'opération ; il ne faut d'ailleurs jamais tendre la verge avant que la symphyse soit franchie.

Obstacles au cathétérisme. — *Accidents de l'operation.* — *Moyens d'y remédier.* — Les diverses manœuvres que nous venons de décrire ne réussissent pas toujours de prime abord ; il faut indiquer les causes des obstacles et les moyens d'y remédier. Nous devons également signaler les accidents du cathétérisme, la manière de les éviter, et aussi les précautions à prendre pour renouveler l'opération quand l'urètre a été précédemment blessé.

Ces difficultés sont de deux ordres ; ou elles tiennent à une manœuvre vicieuse, ou elles sont dues à des lésions ou à des déviations du canal. Elles peuvent, dans les deux cas, avoir une conséquence fâcheuse et produire de fausses routes.

Manœuvres vicieuses. — La sonde peut être arrêtée au niveau de la racine du gland dans un cul-de-sac de la paroi supérieure assez fréquent à ce niveau, surtout quand le méat urinaire s'ouvre très-près du filet. Il suffit pour rentrer dans la bonne voie de suivre la paroi inférieure. On peut être arrêté plus profondément au niveau du ligament suspenseur de la verge, à l'union de la portion pénienne et de la portion sous-pubienne ; cela tient à ce que l'on suit trop exactement la paroi supérieure, à ce que la sonde est trop courbe ou enfin à ce que l'on fait trop tôt basculer le pavillon ; il faut alors retirer un peu la sonde et suivre la paroi inférieure du canal en la déprimant légère

ment ; on arrive alors sans difficulté jusqu'à la portion membraneuse.
Le tour de maître, la déviation latérale de la verge, décrits plus
haut, peuvent encore être utilement mis en usage. Un troisième
obstacle s'offre un peu plus en arrière, au niveau du collet fibreux du
bulbe : la paroi inférieure présente assez souvent en ce point une
dépression à concavité antérieure, qui acquiert quelquefois une profondeur assez notable ; si l'on pousse la sonde en suivant la paroi
inférieure ou postérieure du canal, elle est arrêtée brusquement et
peut perforer le bulbe, ou au moins traverser de part en part une
sorte de valvule qui la bride ; lorsque l'on soupçonne ce genre
d'obstacle, il faut abaisser le pavillon de manière à gagner la paroi
opposée, en un mot rapprocher le bec de la sonde de la face postérieure de la symphyse pubienne. Deux obstacles de la même nature
et dont la disposition est jusqu'à un certain point comparable, se
rencontrent quelquefois plus profondément encore, savoir : 1° à la
terminaison de la portion membraneuse, au niveau du bord antérieur de la prostate. M. Trélat fils, aide d'anatomie de la faculté,
m'en signalait dernièrement trois exemples qu'il avait observés ;
2° au col de la vessie, lorsque ce point présente une valvule assez
développée. La manœuvre décrite plus haut remédie sans peine à
ces difficultés, qu'on évitera toujours en procédant avec lenteur et
en suivant la paroi antérieure du canal. En résumé, c'est avec une
connaissance exacte de la direction et de la longueur de l'urètre
qu'on appréciera le point où la sonde est arrêtée. Cette notion,
on le comprend bien, est de la plus haute importance ; dès qu'elle
sera acquise on n'aura le plus souvent qu'à incliner dans tel ou
tel sens le cathéter pour reprendre la bonne voie.

Lésions du canal. — Il faut ranger dans cette catégorie des causes
très-multiples d'obstacles au cathétérisme dont toutes ne sont pas
également importantes ; la sonde peut s'engager dans des lacunes de
l'urètre (pl. 77, fig. 1, a). Dans l'orifice dilaté des conduits prostatiques ou éjaculateurs, dans l'utricule prostatique, l'on peut
admettre la possibilité de faits de ce genre lorsqu'on se sert de
bougies fines ou de sondes d'un très-petit calibre ; mais avec les
instruments évacuateurs ordinaires on n'a guère à redouter un tel
accident. Au contraire, lorsque le canal est rétréci, lorsque le développement d'un lobe de la prostate déforme complétement sa
lumière et change sa direction, le cathétérisme n'est plus méthodique comme dans les cas d'intégrité du canal ; il en est de même
lorsqu'une contraction spasmodique plus ou moins durable s'empare des muscles péri-urétraux dont nous avons donné plus haut
une description sommaire. On ne peut, dans ces cas, donner de

principes absolus, tant leur variété est infinie. On trouvera d'ailleurs à l'article *rétrécissements* quelques préceptes utiles.

Un des accidents les plus sérieux du cathétérisme est la perforation du canal qui donne lieu à des fausses routes ; cet accident est beaucoup plus rare dans les cas où l'urètre est sain, que lorsqu'il présente une des lésions énoncées plus haut ; cependant, dans le premier cas, une manœuvre malheureuse, et surtout l'emploi de la violence, en ont été quelquefois la cause.

Les fausses routes peuvent consister, soit dans la perforation d'une bride, située soit dans l'urètre lui-même, soit au col de la vessie. Le lobe moyen de la prostate est, de cette manière, assez souvent traversé de part en part (pl. 77, fig. 1). Dans ces cas, qui sont les moins graves, la sonde ayant pratiqué une sorte de séton dans les parois de l'urètre, revient dans la lumière du canal et finit par arriver dans la vessie. D'autres fois l'instrument, après avoir perforé l'urètre, s'égare plus ou moins profondément dans les tissus voisins et creuse ainsi un conduit borgne plus ou moins profond. On trouvera dans les auteurs un nombre infini de lésions de ce genre, aussi singulières dans leurs dispositions que graves dans leurs suites.

Les fausses routes siégent très-fréquemment en avant du bulbe, et en général dans la portion membraneuse ; elles peuvent être multiples, s'accompagner d'hémorrhagies, d'infiltration d'urine, etc., etc.; elles occupent presque toujours la paroi inférieure du canal. On reconnaît qu'on vient de les produire lorsqu'il se manifeste un écoulement sanguin abondant, que la sonde est déviée de sa direction normale et qu'elle paraît retenue par les tissus qu'elle vient de traverser, etc., etc.

Il peut arriver que les fausses routes existent déjà lorsqu'on est appelé à faire le cathétérisme : il faut s'appliquer d'abord à reconnaître la position exacte de la perforation, puis, en exécutant très-méthodiquement l'opération telle que nous l'avons décrite, s'attacher à suivre exactement la paroi opposée à celle qui présente la lésion. Les grosses sondes présentent rarement cet inconvénient; on peut les employer également au cathétérisme lorsque l'accident est produit; du reste, il faut avouer que l'opération, dans ces cas, est fort délicate et exige de grandes précautions et une habileté, résultat d'une longue expérience.

Pl. 77.

FAUSSES ROUTES. — RÉTRÉCISSEMENTS DE L'URÈTRE. — URÉTRORAPHIE ET URÉTROPLASTIE. — DÉBRIDEMENT DU MÉAT.— FIXATION DES SONDES.

Fig. 1. *Accidents du cathétérisme.* — *a*, extrémité d'une bougie engagée dans une lacune de l'urètre ; *b*, la même ayant traversé la muqueuse et rentrant dans le canal ; *c d*, sondes engagées dans d'anciennes fausses routes à travers le lobe médian de la prostate, qui s'étaient cicatrisées et avaient permis le rétablissement du cours de l'urine chez un vieillard[1]; *e*, crête urétrale ; *f*, la vessie hypertrophiée.

Fig. 2. *Introduction des bougies dans les rétrécissements.* — *a*, méat urinaire; *b*, extrémité conique de la bougie introduite dans le rétrécissement ; *c*, le bulbe de l'urètre ; *d*, la symphyse pubienne ; *e*, la prostate ; *f*, cavité de la vessie.

Fig. 3. *Cautérisation de la portion prostatique de l'urètre* avec le porte-caustique courbe de M. Lallemand.— *a*, méat urinaire ; *b*, portion membraneuse dans laquelle se trouve le mandrin qui porte le caustique à son extrémité ; *c*, prostate ; *d*, la symphyse; *e*, le bulbe; *f*, cavité de la vessie.

Fig. 4. *Cautérisation de la portion membraneuse* avec le porte-caustique rectiligne (voy. Instruments, pl. XIX). — *a*, la canule du porte-caustique dans l'urètre ; *b*, mandrin portant le caustique dans une dépression latérale et faisant saillie au delà de la canule; *c*, la prostate ; *d*, la symphyse ; *e*, le bulbe ; *f*, la cavité de la vessie.

Fig 5. *Incision des rétrécissements.* — *a*, le méat urinaire ; *b*, pointe conique du scarificateur engagé dans la portion membraneuse ; *b″*, renflement à trois centimètres du scarificateur de cette pointe; *b bb′*, lame sortie du renflement protecteur en poussant un mandrin intérieur ; *c*, la prostate ; *d*, la symphyse ; *e*, le bulbe; *f*, la vessie.

Fig. 6. *Coupe antéro-postérieure d'un urètre rétréci.* — *a*, le méat urinaire ; *b*, rétrécissement en arrière duquel on voit le canal considérablement dilaté, tandis que la portion étendue de *a* en *b* est revenue sur elle-même ; *c*, commencement de la portion membraneuse ; *e*, orifice interne d'une fissure antéro-postérieure portant sur la paroi inférieure de la portion spongieuse de l'urètre.

1. Nous devons cette pièce pathologique à l'obligeance de M. Rayer.

Fig. 7. *Urétroplastie par la méthode indienne.* — *a*, une sonde introduite dans le méat urinaire ; *b'* la même, vue à travers les lèvres de la fistule ; *b*, fistule urétrale pénienne de la paroi inférieure de la portion spongieuse ; on peut constater la perte de substance de cette paroi et la minceur des lèvres de la plaie. Une ligne ponctuée indique l'étendue de l'avivement qui ne doit porter que sur la peau. *c*, lambeau autoplastique latéral taillé aux dépens des téguments de la racine de la verge et de la racine des bourses. Ce lambeau est d'un tiers plus étendu que la surface à recouvrir.

Fig. 8. *Urétroraphie avec incisions latérales.* — *a*, sonde introduite dans l'urètre ; *c*, la fistule dont les bords ont été préalablement avivés, puis réunis par des points de suture *c'*. placés à six ou huit millimètres de distance ; *b*, *b'*, incisions latérales plus longues que la fistule et pratiquées parallèlement à elle à un centimètre-de distance ; *d*, corps étrangers interposés entre les lèvres des incisions *bb'*, pour empêcher leur réunion trop prompte.

Fig. 9. *Débridement du méat urinaire.* — *b*, bistouri falciforme très-aigu, pénétrant dans le méat en *b'* et ressortant par transfixion en *a* ; *b''*, montre la pointe garnie d'une petite boule de cire. Le même procédé est applicable à l'hypospadias au premier degré.

Fig. 9 *bis.* Urètre ouvert par deux méats superposés et très-étroits *a* et *a'*. Le procédé précédent peut être mis en usage.

Fig 10. Manière de fixer une sonde à demeure dans l'urètre. Un fil attaché à la sonde est ensuite lié autour de la racine du gland.

RÉTRÉCISSEMENTS DE L'URÈTRE.

Il y a rétrécissement de l'urètre toutes les fois que ce canal a éprouvé une diminution de calibre due à une lésion de ses parois.

Il existe plusieurs classes de rétrécissements suivant la cause qui amène cette diminution. La majorité des auteurs admet trois classes :

1° *Rétrécissements inflammatoires.* — On les observe lorsqu'une inflammation développée dans la muqueuse urétrale cause le gonflement de cette membrane et efface plus ou moins complétement la lumière du canal.

2° *Rétrécissements spasmodiques.* — Fréquemment contestés ; les lésions de cette espèce existent bien réellement, mais elles mériteraient peut-être mieux la dénomination de spasme de l'urètre. M. Mercier en a bien étudié les caractères et l'étiologie ; suivant lui, ils consistent moins dans une diminution du calibre de l'urètre que dans une déviation de ce canal dont la direction est modifiée par la contraction plus ou moins durable des muscles de Wilson et de Guthrie.

3° *Rétrécissements organiques.* — Ce sont les plus communs et les plus tenaces ; ils succèdent le plus ordinairement à la blennorrhagie chronique ou aux lésions traumatiques de l'urètre ; certains auteurs n'admettent même que cette classe de rétrécissements, qu'à la vérité le spasme et l'inflammation compliquent assez souvent ; nous sommes portés à admettre cette manière de voir, aussi nous occuperons-nous presque exclusivement dans cet article des rétrécissements de cette espèce.

4° Le canal de l'urètre peut encore être dévié, effacé, rétréci par des productions de diverses natures, développées dans l'épaisseur de ses parois ou dans les environs. Ces lésions qu'il n'est pas toujours facile de distinguer des rétrécissements proprement dits, ne doivent pas être confondus dans le même cadre. Enfin les anciens auteurs ont beaucoup parlé des carnosités, des végétations, des polypes de l'urètre comme causes de retrécissement. Ces productions existent sans doute, mais elles sont fort rares.

Le nombre des rétrécissements est très-variable, souvent unique, cependant quelquefois au nombre de deux, trois et même plus ; ils se présentent tantôt sous la forme de cicatrices plus ou moins étendues, qui succèdent à des lésions traumatiques et qui ôtent au canal son extensibilité, tantôt sous l'apparence de saillies, d'indurations dont on admet trois degrés principaux. 1° *simple bride*, peu proéminente, blanchâtre, transversale, occupant une étendue plus ou moins considérable de la circonférence du canal ; 2° *valvules*, sortes de diaphragmes plus ou moins complets, plus ou moins épais et à ouverture variable quant à l'étendue et à la position ; 3° gonflement, *induration cylindrique* étendue depuis deux millimètres jusqu'à trois ou quatre centimètres ; ordinairement dans ces derniers cas il existe plusieurs rétrécissements très-rapprochés les uns des autres. Brides, valvules, indurations sont en général plus marquées du côté de la paroi inférieure du canal.

Le degré d'ouverture de l'urètre au point rétréci est extrêmement variable ; tantôt il est à peine diminué, tantôt la bougie la plus fine ne peut le traverser : enfin quoi qu'on en ait dit, l'urètre peut être oblitéré.

Le rétrécissement est en général d'autant plus étroit qu'il est plus ancien, sans que cela ait rien d'absolu. La difficulté plus ou moins grande qui accompagne l'émission des urines n'est pas toujours non plus en rapport avec l'étroitesse du point rétréci.

Le tissu qui constitue le rétrécissement n'offre généralement plus les caractères de la muqueuse, mais il présente des degrés de consistance variables et dont on a voulu donner une idée en admettant des rétrécissements indurés, fibreux, calleux, etc. M. Reybard admet dans ce tissu anormal deux propriétés fondamentales toujours en action et qui rendent compte de la plupart des phénomènes de la maladie ; ce sont : 1° la *rétractilité* à laquelle le tissu doit de revenir sur lui-même d'une manière lente, insensible, mais continue et invincible, ce qui explique les progrès incessants du mal et sa récidive après la dilatation ; 2° *l'élasticité*. C'est par elle que les rétrécissements cèdent ; se dilatent sous l'influence des instruments pour revenir presque immédiatement sur eux-mêmes.

Lorsqu'ils succèdent à une cause traumatique, les rétrécissements peuvent se rencontrer partout ; cependant on les observe le plus souvent dans la région pénienne de l'urètre, ceux au contraire qui succèdent à la blennorrhagie siégent de coutume plus en arrière dans le voisinage du bulbe, au-devant de la portion membraneuse. Suivant M. Mercier, la structure de la portion spongieuse de l'urètre le prédispose dans toute son étendue à la lésion qui nous occupe. C'est dans la portion membraneuse qu'on rencontre ces rétrécissements plus ou moins permanents dus au spasme des muscles qui entourent à la manière d'un sphincter cette portion du canal.

L'existence de rétrécissements dans la portion prostatique est très-problématique, elle a été admise par suite de mensurations inexactes de l'urètre ou bien parce qu'on a confondu les coarctations urétrales avec certaines affections de la prostate ou du col de la vessie.

La thérapeutique chirurgicale des rétrécissements comprend des explorations préliminaires, puis des opérations préparatoires et définitives, palliatives ou curatives, enfin des soins consécutifs.

Opérations préliminaires. — Elles ont pour but de reconnaître le nombre, le siége, la forme, le calibre des rétrécissements. A proprement parler ces opérations font partie du diagnostic et dérivent du cathétérisme au point de vue du manuel.

L'introduction de la sonde ordinaire, de cathéters métalliques de diverses grosseurs, de bougies filiformes, coniques ou munies d'un renflement terminal, suffit en général pour fournir sur le rétrécissement qu'on veut traiter, des notions suffisantes pour la dilatation simple ; mais si l'on veut recourir à la cautérisation, à l'incision, en un mot à des opérations précises, on doit s'efforcer de connaître d'avance les limites et l'étendue du mal.

On mesure la profondeur du rétrécissement à l'aide d'une sonde métallique sur la partie antérieure de laquelle sont tracées les divisions du pied ou du mètre (Ducamp) ; il est facile de calculer ainsi dans quel point se trouve l'obstacle, à la condition de ne point tirailler la verge. Une sonde ordinaire, tantôt droite tantôt courbe, peut suffire.

Il est quelquefois important de savoir où se trouve la lumière du rétrécissement, si elle est centrale ou rapprochée de la circonférence, vers la paroi supérieure ou inférieure, etc., etc. Ducamp a proposé pour cela sa *sonde exploratrice*, aujourd'hui un peu tombée en désuétude, et qui se construit de la manière suivante : on prend une sonde de gomme élastique n° 8 ou 9, graduée en divisions du pied ou du mètre, ouverte à ses deux extrémités, l'antérieure étant plus étroite que l'autre. On prend ensuite un long bout de soie plate auquel on fait plusieurs nœuds et qu'on trempe ensuite dans la cire fondue. Lorsque la cire est refroidie, on fait une boulette en roulant sur elle-même la soie et ses nœuds aussi imprégnés. L'un des bouts du fil de soie est engagé dans la plus large ouverture de la sonde, puis on entraîne la boulette de cire et de soie dans l'intérieur de l'instrument jusqu'à ce qu'elle soit arrêtée par l'ouverture opposée trop étroite pour lui livrer passage. La soie qui fait suite à cette pelote de cire traverse seule l'ouverture et forme au bout de la sonde une sorte de faisceau à la fois fort et mince, on l'enduit d'un mélange emplastique composé de parties égales de cire jaune, diachylon, poix et résine, jusqu'au point de lui donner le même volume que la sonde à laquelle il fait suite. Lorsque le tout est sec, on le roule sur un corps uni et dur de manière à en faire une espèce de bougie sur-ajoutée, longue de quatre à cinq millimètres, dont l'extrémité doit être arrondie.

Ainsi préparée, la sonde exploratrice est introduite dans l'urètre jusqu'à l'obstacle. On laisse au mélange emplastique le temps de se ramollir, puis on pousse l'instrument jusqu'au point rétréci, la cire se moule sur les anfractuosités de celui-ci et s'engage dans son ouverture ; lorsqu'on suppose que l'empreinte est prise, on retire la sonde avec précaution en ayant soin de ne lui imprimer aucun mouvement de rotation ; il est possible alors de juger de la forme de la face antérieure du rétrécissement ainsi que du point précis où siége son pertuis.

La sonde exploratrice rectiligne convient aux coarctations de la partie antérieure de l'urètre ; s'il était nécessaire d'aller plus loin, on pourrait employer une sonde courbe construite d'après les mêmes principes ou introduire un mandrin courbe dans la sonde droite.

Pour apprécier la longueur dn rétrécissement, Ducamp se servait d'une bougie de gomme assez fine pour le franchir très-aisément ; il roulait autour d'elle un fil de soie enduit d'une épaisse couche de cire, puis il laissait l'instrument pendant quelque temps dans l'urètre. Toute l'étendue du point rétréci comprimant la cire y trace une dépression circulaire plus ou moins étendue susceptible d'indiquer la longueur de l'obstacle ou la présence de rétrécissements multiples-

Cette bougie emplastique s'engage souvent avec peine dans l'ouverture du rétrécissement; ce qui arrive surtout quand elle est latérale, c'est-à-dire quand elle ne correspond pas à l'axe du canal. On se sert alors d'un conducteur : celui-ci n'est autre qu'une sonde ordinaire assez volumineuse et ouverte à ses deux extrémités. Le conducteur poussé jusqu'au rétrécissement, on introduit la bougie exploratrice dans son intérieur. Si l'ouverture de l'obstacle est centrale, la bougie y pénètre de suite; mais si l'ouverture est latérale, le conducteur doit être modifié; il est alors muni d'un renflement latéral et terminal. ce qui fait que son orifice ne correspond plus à l'axe du canal, mais s'incline vers un point de la circonférence de ce dernier. Il suffit alors d'introduire le conducteur modifié de manière à ce que son renflement se trouve vers le point de la circonférence de l'urètre précisément opposé à l'ouverture du rétrécissement; son orifice s'incline tout naturellement vers cette ouverture, et la bougie emplastique la pénètre sans difficulté. L'idée d'introduire une petite bougie dans un conducteur est fort ancienne, comme on le voit, elle n'appartient pas même à Ducamp, et cependant quelques auteurs plus modernes ont cherché à se l'approprier. Les résultats incomplets fournis par ce procédé engagèrent Ducamp à imaginer un instrument spécial pour mesurer les rétrécissements d'arrière en avant. Cet instrument se compose : 1° d'une canule volumineuse terminée par un ajutage cylindrique métallique beaucoup plus fin et long de douze millimètres environ dont l'extrémité libre porte deux petites pièces ou ailes mobiles susceptibles d'être cachées ou développées au moyen d'un mandrin contenu dans la canule. On introduit celle-ci dans l'urètre, l'ajutage métallique franchit le rétrécissement, les ailes sont déployées en arrière par une pression sur le mandrin, et l'on peut apprécier par des mouvements antéro-postérieurs l'étendue en longueur de l'obstacle. Cette idée a été utilisée dans la construction d'un bon nombre de scarificateurs urétraux.

Procédé de M. Ségalas.— Un conducteur en gomme élastique assez volumineux, gradué de manière à reconnaître la profondeur du rétrécissement, reçoit dans son intérieur un fin stylet d'argent boutonné qui doit s'engager sans trop d'effort dans le point rétréci et la franchir. On le retire alors doucement d'arrière en avant, le bouton ne tarde pas à être arrêté par l'obstacle, et le stylet lui-même étant gradué. on apprécie la longueur du rétrécissement en notant de combien ce stylet a marché sur le conducteur.

Procédé de M. Amussat. —Une canule droite, graduée, longue de vingt-deux centimètres environ est percée suivant sa longueur d'un conduit non pas central, mais latéral, dans lequel se meut un mandrin terminé par une sorte de lentille qui, en s'appliquant sur le bord de la canule, l'obstrue complétement et figure l'extrémité mousse d'une sonde ordinaire. L'autre extrémité du mandrin est munie d'une pièce qui permet de lui faire exécuter des mouvements de rotation sur son axe, les seuls qu'il puisse exécuter. L'instrument introduit dans l'urètre, on fait parcourir au mandrin une demi-rotation qui déplace la lentille et la fait saillir ; on peut alors, en quelque sorte, racler l'urètre d'arrière en avant et dans toute sa circonférence, de manière à apprécier de cette façon la moindre bride, la moindre inégalité. Jamais, suivant l'auteur, la lentille n'est arrêtée dans un urètre sain.

Les instruments explorateurs droits conviennent pour la portion rectiligne de l'urètre ; pour les régions plus reculées, on peut construire des instruments courbes sur les mêmes principes. Au reste, ces moyens d'exploration ne sont le plus souvent qu'approximatifs, aussi passerons-nous sous silence les objections qu'on leur a faites, les modifications qu'ils ont subies ; nous ne nous arrêterons pas davantage aux procédés des bougies en faisceau, et aux instruments de MM. Lallemand, Blanchard, etc., etc. Chacun mesure à sa manière les rétrécissements ; des notions exactes exigent presque toujours un temps assez long, et beaucoup de chirurgiens n'emploient pas d'instruments spéciaux.

Notons les grands services que l'on retire de l'emploi des bougies à boule ; elles franchissent assez aisément les rétrécissements d'avant en arrière et indiquent lorsqu'on les attire en sens inverse l'étendue de l'obstacle, la résistance, l'élasticité du tissu anormal.

On ne constate le plus souvent l'existence de plusieurs rétrécissements qu'après avoir dilaté celui qui est le plus rapproché du méat. Enfin le toucher indique quelquefois la longueur approximative du point rétréci dans les deux tiers antérieurs de l'urètre.

Si le rétrécissement est trop étroit pour permettre l'introduction des instruments explorateurs, on doit commencer par le dilater par les procédés ordinaires.

Les opérations proprement dites que l'on pratique dans les cas de rétrécissements de l'urètre sont extrêmement nombreuses, elles se rapportent à plusieurs méthodes qui comprennent elles-mêmes un grand nombre de procédés.

Les diverses méthodes peuvent toutes se grouper sous deux chefs : 1° on agit en luttant contre l'élasticité et la résistance du tissu anormal dans le double espoir de les vaincre mécaniquement et aussi de modifier la vitalité de ce tissu. Le premier but seul est atteint dans la majorité des cas, et l'on ne doit guère espérer de rendre à la muqueuse les caractères de l'état sain ; nous considérons donc comme extrêmement rares les cas de guérison radicale des rétrécissements ; le tissu qui les compose appartient à la classe des tissus inodulaires , il en partage les fâcheuses propriétés.

La dilatation, les injections forcées, peut-être l'électricité se rangent dans cette première catégorie.

2° On agit en ayant pour but d'agrandir mécaniquement le point rétréci en y pratiquant des solutions de continuité. Ces méthodes participent de la dilatation en ce qu'elles cherchent simplement à agrandir l'ouverture rétrécie en l'incisant, *incision simple*, unique ou multiple, bornée au tissu même du rétrécissement ou franchissant ses limites, *urétrotomie de M. Reybard, boutonnière;* dans d'autres cas l'instrument tranchant n'intervient que pour faire sur le tissu morbide des mouchetures qu'on croit résolutives, *scarification*. Si la division est faite avec des instruments mousses, elle mérite plutôt le nom de déchirure, *méthode de M. Perrève*.

D'autres méthodes ne tendent plus à dilater, diviser, écarter le tissu morbide, mais bien à le détruire. Telles sont la cautérisation, la perforation, la résection.

Il est assez difficile, comme on le voit, de séparer nettement toutes ces opérations dont l'action est complexe et souvent combinée. Cependant la distinction la plus marquée qu'elles présentent consiste en ce que les unes luttent contre un obstacle que les autres détruisent violemment. Les premières n'amènent aucun désordre, aucune solution de continuité, les secondes donnent naissance à des plaies suivies de cicatrices qui réengendrent les accidents qui dans le premier cas se reproduisent tout seuls.

Ces données générales nous dispenseront de discuter la valeur des méthodes et des procédés ; elles guideront le praticien dans le choix qu'il devra faire et le préviendront des avantages qu'il peut en tirer et des inconvénients qu'il a à redouter.

Pour mettre en pratique la plupart de ces méthodes il faut d'abord franchir le rétrécissement ou au moins s'engager dans sa lumière. Lorsque dans la première séance on n'est pas parvenu à introduire la bougie, on peut, à l'exemple de Dupuytren, la fixer de manière que sa pointe presse légèrement sur l'obstacle pendant quelques heures ; il n'est pas rare de la voir alors pénétrer d'elle-même.

Il faut toujours essayer des bougies de diverses grosseurs, les plus petites n'étant pas toujours celles qui pénètrent le plus aisément. Les bougies munies d'un renflement olivaire sont encore fort utiles. Les moyens spéciaux pour vaincre cette première difficulté n'ont pas manqué, et les procédés ou instruments de MM. Amussat, Béniqué Maisonneuve, Blanchard peuvent être utiles; nous signalerons entre autres les bougies en faisceau, les bougies à conducteur qui rappellent les instruments de Ducamp, etc., etc. Le procédé suivant qui tend à se généraliser est dû à M. Leroy d'Etiolles.

Bougies tortillées. — Le principal obstacle au passage des bougies ordinaires à travers certains rétrécissements tient à ce que la pointe de l'instrument, au lieu de s'engager dans leur lumière, vient arc-bouter contre leur surface antérieure; pour y remédier, on courbe en spirale l'extrémité d'une bougie fine en enroulant celle-ci pendant une ou deux minutes sur une grosse épingle, puis on l'introduit dans l'urètre et jusqu'au point rétréci en lui imprimant de légers mouvements de rotation sur son axe, le plus souvent elle franchit d'emblée le point rétréci; dans le cas contraire, il faut la retirer un peu et la présenter de nouveau en la tournant sur elle-même.

Dilatation. — Elle peut être considérée comme l'opération fondamentale dans la cure des rétrécissements, elle est à la fois palliative et curative; il faut toujours dilater le canal pour introduire les instruments destinés à cautériser, scarifier, inciser le rétrécissement; enfin elle s'associe encore à toutes les méthodes soit pour en assurer les résultats primitifs, soit pour en prévenir les récidives, elle en est donc le complément indispensable.

La dilatation présente une foule de procédés secondaires qui diffèrent suivant l'espèce d'instruments qu'on met en usage, le temps qu'ils restent en place, la durée de leur emploi, le degré de force dont on use pour les faire pénétrer, enfin la dilatation est encore progressive ou instantanée, continue ou intermittente.

Dilatation progressive.—Elle se fait ordinairement avec des bougies élastiques ou en cire, en corde à boyaux, en ivoire ramolli, etc., etc. Les bougies médicamenteuses, imprégnées d'alun par exemple n'agissent pas autrement que les autres, et n'ont aucune des vertus spéciales que leur attribuent certains chirurgiens.

La bougie enduite d'huile est portée dans le canal, la verge étant redressée comme s'il s'agissait du cathétérisme ordinaire, on la fait progresser avec beaucoup de lenteur et de précaution jusqu'au rétrécissement, le plus souvent elle s'y engage sans peine quand il n'est pas très-étroit ou qu'il a déjà été franchi; si l'on trouve des difficultés, on retire un peu la sonde, on lui imprime quelques mouvements de rotation, puis on la pousse de nouveau contre l'obstacle. On s'aperçoit qu'elle est engagée lorsqu'elle est fortement serrée au niveau du point rétréci. Il faut en enfoncer vingt à vingt-deux centimètres de longueur pour arriver dans la vessie, mais sans risquer d'irriter ou de blesser les parois de cet organe ; au bout d'un temps variable on remplace la première bougie par une autre plus volumineuse, et ainsi de suite jusqu'à ce que le canal ait repris ses dimensions. Il était d'usage autrefois de laisser l'instrument à demeure en le fixant à l'extérieur et en ne le changeant que tous les trois ou quatre jours. Cette pratique a des inconvénients sérieux, tels que l'incrustation des bougies, l'irritation de la vessie, l'inflammation, la perforation de l'urètre (Mercier), de telle sorte qu'elle est devenue presque exceptionnelle, il convient néanmoins d'y avoir recours quand le rétrécissement est très-étroit ou bien lorsqu'on éprouve de grandes difficultés à en retrouver l'orifice. Les sondes à demeure sont en général remplacées par la *dilatation intermittente ou par séances isolées* qui cause peu d'accidents et n'empêche guère les malades de vaquer à leurs occupations. Le procédé suivant peut être offert comme type.

Procédé de Béniqué. — On dispose une série de bougies ou de cathéters métalliques en étain, gradués de telle sorte qu'il y ait environ soixante instruments variant entre un et dix millimètres de diamètre. Dans la première séance on cherche à introduire dans le rétrécissement le plus gros cathéter possible, celui-ci est aussitôt retiré et remplacé par le numéro immédiatement supérieur; un troisième instrument remplace le second et on en passe ainsi successivement plusieurs dans la même séance, on peut même, si l'obstacle cède aisément, sauter un ou plusieurs numéros. Dans tous les cas la séance ne dépasse pas quelques minutes, et après quelques moments de repos, le malade est libre. On recommence le lendemain ou le jour d'après par le dernier numéro passé ou, si cela est impossible, par celui qui est au-dessous, on arrive souvent en quelques jours à rendre à l'urètre ses dimensions normales ; il faut dire cependant que cet heureux résultat est rare dans les cas de rétrécissements fibreux et anciens.

Les cathéters métalliques gradués ne sont pas indispensables et l'on peut disposer soi-même une série de bougies de plus en plus grosses qu'on emploie de la même manière.

Dilatation temporaire. — Dans le cas de rétrécissements très-durs, on introduit une bougie qu'on laisse huit à dix minutes en place et qu'on remplace par une seconde, puis une troisième au besoin ; cette dernière est fixée pendant une heure ou deux, au bout de ce temps le malade lui-même la retire ; on recommence le lendemain s'il ne survient pas d'accidents, on peut du reste en ce cas se servir d'une seule bougie, lorsqu'elle est à ventre. c'est-à-dire conique, et que le malade prend soin de la pousser progressivement ; elle agit alors à la manière d'un coin, et résume l'action d'une longue série d'instruments dilatants.

On doit avoir soin de polir très-exactement l'extrémité des bougies en corde à boyaux en raison de leur dureté. M. Malgaigne conseille avec raison de ramollir dans l'eau tiède l'extrémité des bougies en gélatine afin d'éviter de blesser l'urètre.

Si l'on adopte les instruments à demeure, on remplace le plus tôt possible les bougies par des sondes creuses dont on bouche l'extrémité extérieure au moyen d'un fausset que le malade retire quand le besoin d'uriner se fait sentir.

Enfin on a cherché, mais sans grand succès, à dilater l'urètre avec divers instruments, sacs à air (Arnost, Ducamp), pinces à deux branches, corps olivaires mobiles sur un conducteur, etc., etc.

Dilatation forcée. — *Procédé de Mayor.* — Au lieu de procéder lentement et en proportionnant le volume des sondes au calibre et à la résistance du rétrécissement, on a proposé une dilatation rapide et instantanée. Mayor surtout préconise cette méthode en s'appuyant sur la proposition suivante : « Plus le rétrécissement est prononcé et opiniâtre, plus l'urètre offre de difficultés au cathétérisme, plus l'emploi d'un cathéter volumineux est utile. » Il se servait donc d'une série de cathéters métalliques en étain composés de six numéros dont le moins volumineux présente deux lignes de diamètre, le plus gros quatre lignes et demie; il commençait d'emblée par le plus mince et l'introduisait comme une sonde ordinaire. Arrivé au contact du rétrécissement, il poussait l'instrument avec une certaine force, craignant d'autant moins de blesser l'urètre que le cathéter était plus volumineux. Si le rétrécissement était franchi, on passait à un numéro plus élevé jusqu'à ce qu'on fût arrivé au dernier, et alors la dilatation pouvait passer pour complète.

Les avantages de ce procédé ont été certainement exagérés par l'auteur et trop dépréciés par d'autres chirurgiens. Certes il est douloureux, échoue assez souvent et n'est pas exempt d'accidents; mais il s'appuie sur un fait incontestable, c'est-à-dire qu'il est souvent beaucoup plus facile de faire le cathétérisme avec une sonde d'un volume moyen qu'avec une fine bougie. Le procédé de Mayor sagement employé conviendra bien dans les cas où le tissu du rétrécissement est très-élastique, quand il y aura spasme de l'urètre, etc. Il est probable que parfois il triomphe du rétrécissement en y occasionnant quelques déchirures, sortes de débridements.

Procédés de M. Perrève. — Nous rapprochons de la dilatation forcée les procédés de M. Perrève qui n'en diffèrent que parce qu'il faut d'abord que le rétrécissement soit franchi et même assez largement ouvert pour y faire agir les instruments dilatateurs, mais qui agissent certainement en déchirant le tissu du point rétréci plutôt qu'en triomphant seulement de son élasticité.

M. Perrève a employé deux instruments ; le premier est représenté (Instr., pl. XIX et XX, fig. 28), c'est le dilatateur à traverse ; le second se compose essentiellement de deux tiges d'acier juxtaposées et figurant un cathéter lorsqu'elles sont réunies ; elles sont articulées à leur extrémité vésicale et peuvent s'écarter à l'extrémité opposée à des degrés variés, au moyen de l'interposition d'un mandrin conique que l'on fait glisser dans deux demi-cannelures creusées sur les surfaces de contact de chacune d'elles.

Lorsque cet instrument a franchi le rétrécissement et le dépasse de quelques centimètres, on écarte les deux branches au moyen du mandrin dilatateur ; celui-ci agit à la manière d'un coin et écarte d'une manière rapide et irrésistible, les deux moitiés du dilatateur. Les parois urétrales, mais surtout le point rétréci, sont dilatés de vive force. Ce procédé est très-rapide et surtout fort expéditif, car le calibre du canal est rétabli en une seule séance. Cependant il n'est pas exempt de dangers, et l'on a cité à la suite de son emploi un cas de mort paraissant résulter d'une déchirure étendue de l'urètre.

Scarifications. — Débridement multiple. — On se propose dans cette méthode de porter l'instrument tranchant sur le tissu du rétrécissement pour agrandir immédiatement sa lumière et dans l'espoir un peu hypothétique que les incisions auront sur le tissu morbide une action résolutive. Le premier but est à peu près le seul sur lequel on puisse compter, on l'obtient en faisant une ou plusieurs incisions simultanées ou successives, d'autant plus restreintes qu'elles sont plus multipliées, et qui dans tous les cas portent uniquement sur le tissu morbide sans en franchir les limites et sans atteindre les couches sous-jacentes. C'est surtout dans les cas de rétrécissements valvulaires ou d'une longueur peu considérable, que cette opération est employée ; elle donne naissance à une ou plusieurs petites plaies dont les lèvres s'écartent immédiatement et donnent un accès facile à l'urine et aux sondes volumineuses dont l'emploi ultérieur est indispensable pour continuer le traitement.

Les incisions se font à l'aide d'instruments appelés *urétrotomes* ou *scarificateurs de l'urètre.* Ils sont extrêmement multipliés ; nous en avons fait représenter plusieurs (Instr., pl. XIX et XX , fig. 17 à 22). Ils sont droits ou courbes suivant le point de l'urètre que l'on veut inciser, ils agissent d'arrière en avant et doivent préalablement franchir le rétrécissement, ils sont construits à peu près tous d'après le même principe, et se composent essentiellement d'une canule plus ou moins volumineuse, et dans laquelle se meut un stylet armé à son extrémité vésicale d'une lame cachée dans l'intérieur de la sonde, lors de l'introduction de l'instrument, et susceptible de devenir saillante à l'aide de divers mécanismes, lorsqu'on veut inciser le rétrécissement; ces lames sont tantôt terminales, tantôt logées dans une rainure ou une fenêtre latérales situées près de l'extrémité vésicale de la canule. Dans les urétrotomes courbes, la lame fait presque toujours saillie du côté de la convexité, car c'est la paroi inférieure de l'urètre qu'on incise le plus ordinairement. Les scarificateurs n'ont qu'une seule lame : cependant ils peuvent en présenter deux ou un plus grand nombre. M. Leroy d'Etiolles se sert d'un urétrotome analogue au brise-pierre urétral et qui coupe les rétrécissements à la manière de ciseaux. Quelques-uns de ces instruments agissent d'avant en arrière, c'est-à-dire divisent le rétrécissement par transfixion, mais leur usage est généralement rejeté (Instr., pl. XX, fig. 17 à 22).

Voici la manière de se servir de ces divers instruments : on commence à dilater les rétrécissements, on reconnaît avec soin leur situation, leur profondeur, leur étendue ; le scarificateur est introduit fermé dans l'urètre, et l'extrémité de la canule doit dépasser le point rétréci, de manière que la lame, devenue saillante, se trouve en arrière de celui-ci; la canule étant alors maintenue immobile, on fait marcher d'arrière en avant le tranchant devenu libre, et dans une étendue assez grande pour diviser le tissu morbide sans atteindre les portions saines de l'urètre ; le degré de saillie de la lame est calculé d'avance et en rapport avec l'étroitesse du point induré. Lorsque l'on suppose que l'obstacle est divisé, on peut, dans la même séance scarifier un autre point ou remettre cette opération à une séance suivante. La lame est rentrée dans la canule, et celle-ci retirée du canal. Quelquefois la manœuvre est répétée plusieurs fois les jours suivants ou en espaçant davantage les opérations.

Les accidents de la scarification sont généralement peu graves, l'hémorrhagie a été observée quelquefois, le plus souvent on s'en rend maître sans peine; cette méthode n'est que palliative. Le rétrécissement reparaît lors de la cicatrisation des petites plaies : cependant la récidive peut être fort éloignée.

Urétrotomie. — La méthode des petites incisions que nous venons de décrire ne s'attaque qu'au tissu du rétrécissement. Mais les grandes incisions ont été aussi mises en usage et de deux manières : de dedans en dehors et de dehors en dedans.

Urétrotomie de dedans en dehors. — M. Reybard propose de diviser, non-seulement toute l'épaisseur du rétrécissement, mais encore les parties molles qui le supportent jusqu'à la peau de la verge exclusivement, c'est-à-dire le tissu spongieux et la tunique fibreuse exté-. rieure de l'urètre. L'incision est faite de dedans en dehors au moyen d'un urétrotome construit d'après les mêmes principes que les instruments du même genre, mais qui en diffère par l'étendue de la lame ; celle-ci, en effet, semblable à une lame de canif, a deux ou trois centimètres de longueur et fait presque, lorsqu'elle devient saillante, un angle droit avec le reste de la sonde. L'instrument est introduit dans l'urètre et traverse le point rétréci, puis la lame se déploie en arrière de celui-ci et le divise d'arrière en avant, quelle que soit la forme du rétrécissement. L'incision doit toujours porter sur les parties latérales, parce qu'en ce point les parties du canal ont moins d'épaisseur et qu'on évite les artères bulbeuses placées inférieurement.

La profondeur de cette incision est à peu près de cinq à six millimètres, sa longueur de six centimètres ; il est important que la tunique fibreuse de l'urètre soit divisée pour que les lèvres de la plaie puissent s'écarter d'une manière suffisante ; on s'oppose à leur réunion, et l'on cherche, au contraire, à les faire cicatriser isolément, il en résulte que, non-seulement la lumière du canal est rétablie, mais qu'il se forme, entre les bords de l'incision écartés et cicatrisés, une certaine largeur de tissu inodulaire nouveau, lisse, uni, non rétractile, qui s'ajoute aux parois urétrales et en augmente l'étendue.

Pour écarter les surfaces saignantes, M. Reybard a recours à la dilatation à l'aide d'instruments divers ou de sondes volumineuses, mais il pense qu'il ne faut pas les laisser à demeure et qu'il est préférable de les introduire chaque jour pendant un mois environ, en les laissant pendant quelques minutes seulement au contact de la plaie.

Les accidents de l'urétrotomie ainsi pratiquée, sont : l'hémorrhagie qui n'est pas rare et s'accompagne quelquefois d'ecchymoses. Les accès de fièvre sont également fréquents, mais toutes les méthodes y exposent ; l'inflammation de la plaie en est quelquefois le point de départ. Quant à l'infiltration d'urine qu'on serait disposé à redouter *a priori*, elle est rare et facile à prévenir.

Urétrotomie de J.-L. Petit, ou de dehors en dedans. — Cette opération consiste à inciser toute l'épaisseur des parois de l'urètre et des ligaments de la verge en même temps que le rétrécissement ; pratiquée avec succès par J.-L. Petit, blâmée par Desault et depuis lors oubliée en France, l'urétrotomie a continué à être employée à l'étranger. Des travaux tout récents de plusieurs chirurgiens anglais tendent à la réhabiliter complétement pendant qu'on reconnaît d'un autre côté une grande valeur à l'opération de M. Reybaud. Au reste, comme résultat, ces deux espèces d'urétrotomie diffèrent assez peu.

L'urétrotomie de dehors en dedans se fait pour des rétrécissements infranchissables ou perméables : dans le premier cas, on pousse jusqu'à l'obstacle un cathéter cannelé qu'on fait maintenir par un aide et qui sert de guide. On incise largement et sur la ligne médiane la paroi inférieure de l'urètre en arrière du point rétréci; puis on cherche à introduire dans le canal, à travers la plaie, un stylet au cathéter. Si on ne peut pénétrer dans la lumière du rétrécissement, ou s'il existe une véritable oblitération, on peut continuer à inciser d'avant en arrière en recherchant la partie du canal située au delà : ce qui est fort délicat et très-douteux.

Si au contraire le canal est perméable au niveau du point rétréci, on y place un cathéter cannelé, et on incise largement l'urètre et le rétrécissement sur la rainure de l'instrument. Dans tous les cas il faut placer une sonde dans l'urètre et faire la suture de la plaie. Si celle-ci échoue, on a recours plus tard à l'urétroplastie.

Électricité. — L'application de cet agent à la cure des rétrécissements est de date récente et due à M. Werteimber. Cette méthode n'a pas encore été suffisamment sanctionnée par les faits.

Les méthodes dont il nous reste à parler ont pour but, sinon pour effet, de détruire le tissu pathologique, soit progressivement par les caustiques, soit mécaniquement et d'un seul coup en en retranchant une partie avec l'instrument tranchant. La plus célèbre de ces méthodes est la cautérisation, elle a joui d'une grande faveur; aujourd'hui, bien déchue, elle n'est que très-rarement appliquée, et bon nombre de chirurgiens la proscrivent d'une manière absolue. On la pratique de deux manières : latéralement et d'avant en arrière. La cautérisation latérale suppose que le rétrécissement est franchissable et peut admettre des instruments déjà assez volumineux. La cautérisation antérograde, au contraire, attaque le rétrécissement par la partie antérieure et sans s'engager dans la lumière; aussi ce procédé s'applique-t-il dans deux cas : lorsque le rétrécissement est étroit mais perméable, et dans ceux où le canal semble absolument oblitéré.

On a imaginé pour cette opération un très-grand nombre de porte-caustiques. Ils sont tous essentiellement composés d'une canule métallique ouverte à son extrémité vésicale, ou percée au voisinage de cette dernière d'une fenêtre latérale; et d'un stylet porte-caustique qui se meut dans la canule d'arrière en avant, ou en y exécutant un mouvement de rotation, de façon en un mot que ces mouvements du stylet puissent alternativement dérober ou mettre au contact du rétrécissement une petite masse de caustique coulé dans une cupule terminale ou dans une rainure longitudinale dont ce stylet est muni à son extrémité vésicale (Instruments, pl. XIX et XX , fig. 10 , 11, 12, 13, 14 , 15, 16). Du reste les porte-caustiques peuvent être droits ou courbes ; ils sont de calibres variables suivant qu'on se propose de leur faire franchir le rétrécissement ou de les pousser seulement au contact avec lui ; généralement la canule , aussi bien que le stylet porte-caustique sont gradués afin qu'il soit possible de savoir à quelle distance on opère et dans quelle étendue on pratique la cautérisation.

Le caustique le plus usité est le nitrate d'argent ; pour en charger l'instrument, ainsi qu'il est indiqué ci-dessus , il faut le réduire en très-petits fragments qu'on fait fondre à l'aide d'un jet de flamme dirigé avec un chalumeau , ou en le plaçant au-dessus d'une bougie allumée.

Procédé de Ducamp. — Le porte-caustique est introduit fermé dans l'urètre et poussé jusqu'au rétrécissement. Dès que celui-ci est atteint par la canule , on pousse le stylet, et le petit cylindre de platine qui le termine s'engage dans le rétrécissement ; on tourne alors la rainure chargée de caustique sur le point que l'on veut cautériser ; ou bien, si le rétrécissement est central, on tourne le stylet sur son axe à plusieurs reprises , de manière à cautériser circulairement. On prolonge en général la cautérisation pendant une minute. La quantité de caustique qui se fond est à peine d'un centigramme : aussi l'escarre produite est-elle très-peu étendue. Une seule cautérisation n'est pas suffisante, il faut faire de nouvelles séances , de trois jours en trois jours , et en ayant soin de reprendre chaque fois l'empreinte du rétrécissement. Il faut aller jusqu'à passer sans difficulté une sonde de six à sept millimètres. Nous nous contenterons de décrire ce seul procédé, tant les autres s'en rapprochent, au point de vue du manuel ; c'est la forme et les modifications des instruments qui constituent à peu près toutes les différences entre les procédés ; il suffit donc d'étudier les porte-caustiques dont le mécanisme est généralement assez simple pour comprendre les procédés de MM. Lallemand, Heurteloup, Amussat, etc., etc. Nous dirons cependant quelques mots de la cautérisation antérograde de M. Leroy d'Étiolles.

Lorsque les rétrécissements se montrent réfractaires au passage de toute espèce de bougies ou de sondes, M. Leroy emploie des instruments droits ou courbes suivant le point où siége l'obstacle, et qui consistent dans une canule volumineuse ouverte à ses deux extrémités. Dans son intérieur est reçue une tige flexible de Vaucanson, susceptible de tourner sur son axe même dans un conducteur curviligne et qui porte à son extrémité un petit cylindre de nitrate d'argent.

ou de caustique de Vienne solidifié. Le caustique est maintenu appliqué contre l'obstacle pendant deux à trois minutes; trois ou quatre séances répétées à quatre ou cinq jours d'intervalle détruisent le tissu morbide et rétablissent une voie assez large pour permettre de continuer la cure par la dilatation. MM. Leroy et Vidal disent avoir obtenu de beaux succès par cette méthode.

En résumé la cautérisation des rétrécissements est très-infidèle; elle n'amène en général qu'une amélioration passagère, car il ne faut pas oublier que le rétrécissement est formé par un tissu inodulaire, et que l'on ne fait que pallier à la propriété rétractile de ce tissu, en y faisant des pertes de substance. Le retrait du produit pathologique se renouvelle fatalement et lui fait acquérir alors un degré d'induration de plus en plus marqué. Ces dernières remarques sont applicables à l'*excision* et à la *résection*, qui consistent à enlever le tissu cicatriciel au moyen d'une sorte d'emporte-pièce. L'excision convient surtout aux rétrécissements anciens, qui ont pour siége la portion rectiligne de l'urètre; perméables, mais récidivant toujours, malgré la dilatation et les scarifications répétées.

Dans la longue liste de procédés et de méthodes applicables aux coarctations urétrales, nous placerons en première ligne la dilatation qui doit intervenir dans tous les cas comme méthode palliative lente mais sûre, et aussi comme opération préliminaire et complémentaire. Quel que soit, en effet, le procédé auquel on doive une amélioration, il faut prescrire au malade de se passer des bougies volumineuses tous les huit jours au moins, afin de prévenir une récidive trop prochaine.

La dilatation forcée, les petites incisions sont également des méthodes palliatives, mais beaucoup plus expéditives que la dilatation simple : ces avantages sont compensés par des accidents souvent assez sérieux.

Injections forcées. — *Cathétérisme forcé.* — *Boutonnière.* — Lorsque le rétrécissement n'a pu être franchi par aucun des moyens que nous avons indiqués, et que les accidents causés par la rétention d'urine ne permettent aucune temporisation, il existe plusieurs moyens extrêmes, sans compter la ponction de la vessie qui a été précédemment décrite.

Ces opérations sont : les injections forcées, le cathétérisme forcé, la boutonnière.

Injections forcées. — M. Amussat a tenté de les réhabiliter en s'appuyant sur ce fait que la lumière de certains rétrécissements réputés infranchissables, tout exiguë qu'elle soit, existe encore, mais se trouve obturée par un bouchon muqueux très-adhérent. Voici le procédé de ce chirurgien : une sonde de gomme élastique d'un petit diamètre et percée à ses deux extrémités, est introduite dans l'urètre et poussée jusqu'au point rétréci ; à l'ouverture extérieure de la sonde s'adapte une bouteille de gomme élastique, munie d'une canule fine et très-exactement remplie d'eau tiède ; la verge étant fortement serrée sur la sonde, on presse brusquement sur la poche élastique qui projette jusqu'au rétrécissement un jet liquide filiforme, animé d'une impulsion rapide et énergique. Le bouchon gélatineux est alors repoussé en arrière, et après une ou plusieurs tentatives rapprochées, il s'écoule souvent une certaine quantité d'urine.

Si la pression de la main droite ne paraît pas assez énergique, l'opérateur place la poche élastique entre ses deux genoux et la comprime ainsi plus fortement.

On devra répéter cette tentative qui a réussi quelquefois et qui d'ailleurs présente peu de dangers ; on conçoit qu'elle est susceptible d'échouer et qu'il doit nécessairement en être ainsi dans les cas rares, mais incontestables, d'oblitération complète de l'urètre.

Cathétérisme forcé. — On se propose dans cette opération de se frayer de vive force, une voie artificielle à travers le tissu du rétrécissement. Boyer surtout a vulgarisé cette opération. On se sert pour la pratiquer, d'une sonde métallique, conique, légèrement courbe et assez forte pour ne point fléchir.

Boutonnière. — La boutonnière est une opération qui ne convient pas seulement aux rétentions d'urine : elle s'applique dans plusieurs autres circonstances ; et la manière dont on la pratique, permet de la confondre avec la taille urétrale. Son but, en effet, est d'ouvrir à travers les téguments une voie jusqu'à l'urètre : or, cette indication se présente :

1° Dans le cas de rétention d'urine causée par un rétrécissement ou arête ;

2° Lorsqu'il s'agit d'extraire un corps étranger introduit dans l'urètre ;

3° Lorsque l'on veut, à la suite de la taille hypogastrique ou de l'urétroraphie, fournir à l'écoulement de l'urine une voie temporaire.

Si l'on fait la boutonnière sur un canal sain, comme dans la taille sus-pubienne par exemple, l'introduction du cathéter cannelé rendra l'opération facile. Dans les cas de rétention d'urine, l'urètre, distendu par le liquide, pourra quelquefois être assez facilement reconnu, malgré l'absence du conducteur ; il en sera de même dans le cas de corps étrangers. Mais il n'en est pas toujours ainsi, et lorsque l'urine s'écoule par deux fistules, le canal est revenu sur lui-même, et il est parfois très-laborieux de le mettre à découvert.

OPÉRATIONS DES FISTULES URINAIRES (pl. 69, fig. 6, 7, 8).

Les fistules urinaires proviennent de causes traumatiques ou surviennent à la suite d'infiltrations urinaires, d'abcès urineux, etc., etc.

Elles établissent une communication 1° entre la vessie et la surface du tégument comme cela s'observe à la suite de la taille hypogastrique; 2° entre la vessie et le rectum ou le vagin ; nous y reviendrons à propos des fistules vésico-vaginales ou rectales; 3° entre l'urètre et une cavité voisine , vagin , rectum ; 4° entre l'urètre et la surface des téguments, ce sont les plus communes; 5° des communications accidentelles et permanentes peuvent s'établir entre les voies urinaires et des cavités voisines, ainsi on a observé des fistules urétro-utérines, réno-pulmonaires, etc. Ces variétés n'intéressent que peu la médecine opératoire.

Fistules urinaires urétrales. — On en a admis d'incomplètes ou borgnes internes ; les complètes sont beaucoup plus fréquentes et plus accessibles au chirurgien. On les distingue suivant leur siége en péniennes, scrotales et périnéales. Une autre distinction non moins utile est relative à leur cause : tantôt elles succèdent à une plaie, à une gangrène, à une rupture de l'urètre, ce canal étant sain et ayant conservé son calibre ; tantôt, au contraire, elles coïncident avec un ou plusieurs rétrécissements ayant amené la rupture de l'urètre et l'infiltration urineuse. — Enfin les fistules urinaires sont uniques ou multiples, rectilignes ou tortueuses, simples ou compliquées de clapiers, d'indurations des parties molles, de calculs engagés dans leur trajet, etc., etc., toutes circonstances qui influent beaucoup sur le choix de tel ou tel procédé.

Quant à la curabilité, on peut dire d'une manière générale qu'elle est d'autant plus douteuse que le trajet fistuleux est plus direct, que la fistule est plus large et s'accompagne de perte de substance, qu'elle siége plutôt à la verge qu'au périnée, etc., etc. On commence toujours par explorer l'urètre : si ce canal est rétréci, on traite le rétrécissement d'une manière convenable et l'on voit souvent les fistules se cicatriser spontanément quand le cours des urines est rétabli.

Les nombreux moyens mis en usage contre les fistules urinaires urétrales, se rapportent à deux catégories. Dans la première, les moyens thérapeutiques sont indirects et ont pour but d'empêcher l'abord de l'urine dans la fistule ; dans la seconde qui contient de nombreuses méthodes, on agit sur les fistules elles-mêmes et sur les parties molles environnantes.

21.

Traitement indirect. — Méthode ancienne. — On introduit dans la vessie une sonde courbe ou rectiligne (Amussat), puis la sonde est fixée à demeure et débouchée chaque fois que le besoin d'uriner se fait sentir. Cependant il arrive quelquefois que l'urine passe entre la sonde et la paroi urétrale et s'engage dans la fistule. Pour remédier à cet inconvénient, on a proposé de tenir constamment la sonde débouchée pour que l'urine puisse s'écouler à mesure qu'elle est sécrétée. Boyer conseillait de substituer à la sonde une bougie assez volumineuse pour remplir le canal; le malade devait la retirer chaque fois qu'il voulait uriner. La méthode ancienne convient souvent dans les cas de rétrécissements et lorsque les fistules sont assez récentes, dépourvues de complications, et qu'elles siégent enfin soit au périnée, soit aux bourses.

Méthode de Ducamp. — Cathétérisme répété. — La sonde à demeure a de graves inconvénients : tenir dans la vessie une sonde débouchée n'est pas sans danger. Aussi Ducamp proposait-il une tout autre méthode, consistant à prévenir l'abord de l'urine dans les fistules en sondant les malades chaque fois que le besoin d'uriner se fait sentir; cette pratique convient surtout aux fistules péniennes : elle irrite beaucoup moins l'urètre qu'un instrument qui y reste en permanence.

Traitement direct. — Il comprend la compression, les injections, la cautérisation, les incisions destinées à réunir plusieurs fistules voisines, l'excision des callosités des portions de peau décollées, enfin la suture ou urétroraphie et l'urétroplastie. Les premières opérations conviennent surtout aux fistules du périnée et des bourses; elles ne sauraient être décrites comme procédés opératoires, car elles diffèrent considérablement d'un sujet à l'autre.

La suture et l'autoplastie de l'urètre s'appliquent plus particulièrement aux fistules péniennes.

Urétroraphie. — On doit la tenter lorsque la perte de substance de la paroi inférieure de l'urètre n'est pas trop considérable, mais il faut avouer qu'elle ne réussit pas souvent; on commence par aviver la fistule, lui donner une forme un peu allongée, autant que possible, exciser les callosités, puis on met en usage la suture à points séparés ou la suture entortillée, et l'on réunit ensuite les lèvres de la fistule sur la convexité d'une sonde de gomme élastique préalablement introduite dans l'urètre.

M. Malgaigne attribue à la présence de cette sonde une grande part dans les insuccès de l'urétroraphie; il propose donc de la supprimer et de lui substituer le cathétérisme répété.

M. Ricord, dans un cas de fistule peu étendue, a réussi avec la *suture en bourse.* Un des meilleurs moyens d'assurer le succès de cette opération consiste à pratiquer les incisions latérales de Dieffenbach. Ici la suture est combinée avec avantage à l'autoplastie par glissement.

Urétroplastie. — On a réparé les pertes de substances de l'urètre à l'aide des trois méthodes autoplastiques. A. Cooper, Carle, Delpech ont mis en usage la méthode indienne, qui convient surtout dans le voisinage des bourses. L'abondance du tégument en ce point permet de renouveler plusieurs fois l'opération quand les premières tentatives sont infructueuses; on peut du reste prendre de la peau à la cuisse, à l'aine, etc., etc. La méthode italienne est peu favorable; il est préférable de recourir à la méthode française, c'est-à dire à l'autoplastie par glissement, qui est favorisée par la laxité des téguments de la verge. On peut tailler deux lambeaux latéraux qu'on ramène sur la ligne médiane; mais il vaut mieux, comme l'a fait M. Alliot, tailler d'un côté de la fistule un petit lambeau quadrilatère, faire de l'autre côté une perte de substance symétrique qui reçoit le lambeau comme une mortaise reçoit un tenon. Il résulte de là que la suture est latérale et par là mieux soustraite au contact de l'urine. Il faut être averti que, dans toutes ces opérations, les insuccès et les demi-succès sont fort communs et que la guérison n'arrive souvent qu'après plusieurs opérations successives.

Imperforation du gland. — *Débridement du méat* (pl. 69, fig. 9 et 9 bis). — Le gland peut être imperforé lors de la naissance; ce vice de conformation exige l'intervention immédiate de la chirurgie. Le plus souvent l'urètre est distendu par l'urine, en arrière de l'obstacle; il suffit alors de faire une incision à la place du méat, et de plonger un trocart pour rejoindre l'urètre dilaté; la voie nouvelle, ainsi formée, est maintenue béante, à l'aide de sondes volumineuses laissées à demeure jusqu'à la cicatrisation.

L'étroitesse trop considérable du méat urinaire ou son ouverture par deux pertuis superposés gênent parfois la miction et l'éjaculation; c'est surtout lorsque l'introduction des sondes ou des instruments de lithotritie est nécessaire, que cette légère difformité doit être opérée.

L'incision est généralement adoptée : on introduit dans le canal un bistouri à lame étroite, droit ou légèrement recourbé en croissant; on garnit sa pointe d'une petite boulette de cire et on l'engage à un centimètre de profondeur, puis on élève le manche de l'instrument de manière à faire sortir la pointe à une distance assez grande pour avoir un méat suffisant, et enfin on coupe d'un seul coup le pont de parties molles soulevé par le bistouri ; la même opération est applicable à l'hypospadias léger.

Procédé de M. Civiale. — On emploie une sorte de petit lithotome caché, qu'on introduit fermé dans l'urètre, on l'ouvre au degré convenable, et en le retirant on divise d'un seul coup les tissus sans prévenir le malade ; l'incision a lieu du côté du frein. Quel que soit le procédé adopté, il faut empêcher la réunion des lèvres de la petite plaie par l'interposition d'un corps étranger.

Fixation des sondes et des bougies à demeure (pl. 69, fig. 10). — La sonde ne doit pas dépasser de plus de trois centimètres le col de la vessie ; on place les liens qui doivent la maintenir en place à la même distance du méat urinaire ; ces six centimètres que la bougie présente de plus que le canal sont destinés à parer aux érections.

Premier procédé. — Si le malade porte un suspensoir, on y fixe quatre rubans de fil : deux supérieurs, deux inférieurs, et on vient les fixer à la bougie ou à la sonde, en ayant soin de ne pas trop serrer le nœud sur cette dernière sous peine de l'oblitérer.

Deuxième procédé. — On noue une mèche de coton à l'extrémité de la sonde, on ramène les deux extrémités de cette mèche derrière la couronne du gland , et on les noue ensemble, puis les chefs du fil sont écartés ; ils entourent le gland , et sont enfin réunis sur la face dorsale de la verge par une rosette qu'on peut serrer ou desserrer à volonté.

Troisième procédé. —Les bouts de la mèche de coton, fixés à la sonde, sont ensuite ramenés sur les côtés de la verge et maintenus par quelques tours peu serrés, d'une étroite bandelette de diachylon ; c'est le moyen le plus simple et le plus solide. On pourrait, à la place du diachylon, se servir d'une bandelette de caoutchouc en forme d'anneau.

Pl. 78.

CATHÉTÉRISME ET LITHOTRITIE.

Fig. 1. — *Cathétérisme rectiligne.*

a, position de la sonde au premier temps de l'opération ; *a'*, position de la sonde au second temps montrant l'inclinaison qu'il faut lui donner pour lui faire franchir la portion sous-pubienne et l'engager dans la portion membraneuse *b*; *a''*, la sonde ayant parcouru tout le canal ; *g, h*, quart de cercle parcouru par l'instrument, dans les trois temps de l'opération ; *c*, la prostate ; *d*, la symphyse ; *e*, le bulbe ; *e'*, le testicule ; *f*, la vessie.

Fig. 2. — *Cathétérisme avec la sonde exploratrice et les instruments de lithotritie.*

a, position de la sonde au premier temps de l'opération ; *a'*, la même lorsqu'elle est introduite dans la vessie ; *b*, la pointe de la sonde dans la région prostatique ; *g, h*, quart de cercle décrit par l'instrument ; *c*, la prostate ; *d*, la symphyse ; *e*, le bulbe ; *e'*, le testicule ; *f*, la cavité vésicale.

Fig. 2 *bis*. — *Cathétérisme explorateur*. Position des calculs.

a, la sonde exploratrice ou le brise-pierre traversant l'urètre et pénétrant dans la vessie ; *b*, son extrémité franchissant le col ; *c*, la prostate ; *d*, la symphyse ; *e*, le bulbe ; *e'*, le testicule ; *f*, la vessie ; *g*, les calculs logés dans le bas-fond de la vessie, assez loin en bas et en arrière du col. Cette situation explique comment on a peine à les rencontrer avec la sonde de trousse, et combien il est facile au contraire de les atteindre avec la sonde à petite courbure lorsqu'on a soin de diriger son bec en arrière et en bas

Fig. 3. — *Extraction d'un calcul urétral.*

a, b, pince à deux branches droite, introduite jusqu'à la région membraneuse ; *b'*, un calcul saisi entre les deux mors de la pince et prêt à être extrait ; *c*, prostate ; *d*, symphyse ; *e*, bulbe ; *e'*, testicule.

Fig. 4. — *Lithotritie. — Procédé par percussion.* — Calcul saisi dans la vessie entre les deux mors du lithotribe.

a, le brise-pierre ou lithotribe ; *a'*, cylindre creux annexé à la branche femelle ; la portion de la branche mâle qui est munie de dents, fait saillie dans le cylindre, celui-ci est destiné à recevoir le pignon qui met les deux branches en mouvement l'une sur l'autre ; *a''*, plaque circulaire sur la branche mâle destinée à servir de point d'appui aux doigts ; a''', renflement discoïde muni d'un bouton terminant la même branche et destiné à recevoir le choc du marteau dans le brisement par percussion.

Le brise-pierre est solidement maintenu par les deux mains d'un aide et par la main gauche du chirurgien, dont la main droite est armée du marteau.

b, extrémité vésicale du brise-pierre ; b', branche mâle ; b'', branche femelle ; c, le calcul ; d, e, e', e'', coupe de la paroi abdominale et de la vessie pour montrer l'action de l'instrument dans l'intérieur de la cavité vésicale f.

Fig. 4 *bis*. — Cette figure montre la manière de se servir du pignon. Le brise-pierre est solidement saisi avec la main gauche, dont le pouce presse fortement sur la branche mâle. Le pignon introduit dans le cylindre est saisi de la main droite qui lui imprime des mouvements de rotation sur son axe. Les deux engrenages du pignon et de la branche mâle se rencontrant, celle-ci est mise en mouvement, et les mors sont écartés ou rapprochés.

LITHOTRITIE.

La lithotritie est une opération qui a pour but, comme l'indique son nom, de réduire en fragments les calculs vésicaux sans pratiquer d'opération sanglante.

L'idée première de cette opération est fort ancienne : on trouve des allusions plus ou moins claires dans Azzarhavi, A. Benedictus Sanctorius, Fabrice de Hilden. On trouve partout citées, les histoires d'un moine de Cîteaux et d'un major Martin qui seraient parvenus à détruire sur eux-mêmes des calculs vésicaux par des procédés plus ou moins ingénieux. On doit considérer comme plus importantes les tentatives de Gruithuisen (1812) médecin bavarois qui indiqua nettement la perforation, et d'Elgerton qui imagina une sorte de râpe fort ingénieuse (1816).

Ces essais ne s'étaient point vulgarisés, lorsque parurent à peu près vers la même époque (1818, 1822), les travaux de MM. Civiale, Amussat et Leroy d'Etiolles.

Depuis cette époque, la lithotritie a été tellement étudiée, modifiée et augmentée qu'il serait long et difficile d'en tracer une histoire même abrégée.

1° Une première classe de contre-indications est relative à l'âge et au sexe. La taille réussit très-bien chez les enfants, et d'une autre part le calibre très-restreint de l'urètre empêche l'introduction d'instruments suffisamment volumineux ; on a bien paré à ce dernier inconvénient, mais la majorité des chirurgiens rejettent la lithotritie pendant le cours de l'enfance et de l'adolescence.

Chez la femme, la taille vestibulaire est simple et peu dangereuse ; d'un autre côté, la dilatabilité et la brièveté de l'urètre permettent l'extraction de calculs assez volumineux. Ces raisons ne nous paraissent pas militer contre la lithotritie, car elles favorisent également la réussite de cette dernière opération qu'on peut pratiquer avec des instruments droits, très-forts, et sans que la manœuvre soit pénible.

2° L'état pathologique des organes génito-urinaires, et surtout de la vessie, suscite des obstacles plus graves, et soulève des objections plus sérieuses. La lithotritie n'est guère applicable dans les cas d'hypertrophie concentrique de la vessie, lorsque ses parois très-épaissies sont presque moulées sur la surface du calcul. Le jeu des instruments est dans ces cas rendu très-difficile et même périlleux.

La même réflexion est applicable aux cas où la vessie est très-sensible, où le contact des brise-pierres détermine des contractions spasmodiques plus ou moins durables de ce réservoir. Cet état de spasme peut exister en l'absence de toute maladie organique, et tenir seulement à l'extrême sensibilité du malade ; mais dans un bon nombre de cas il est lié à un état pathologique, aussi le voit-on survenir dans des cas de cystite aiguë ou chronique, dans le catarrhe de la vessie.

La cystite aiguë, le catarrhe vésical étant souvent entretenus par la présence de la pierre, la première indication est d'enlever le corps étranger, et il existe des observations dans lesquelles la lithotritie a réussi malgré ces circonstances défavorables. Dans tous les cas, il faut agir avec la plus grande prudence et s'arrêter si les accidents inflammatoires deviennent plus aigus.

Le cancer de la vessie bien confirmé interdirait toute tentative opératoire. La paralysie de la vessie n'empêche pas le broiement de la pierre, mais néanmoins est une circonstance très-défavorable parce que les fragments du calcul ne peuvent être expulsés et séjournent dans le réservoir urinaire où ils peuvent même devenir le noyau de nouveaux calculs.

L'hypertrophie partielle de la prostate ne contre-indique la lithotritie que lorsque le canal de l'urètre est assez dévié pour rendre difficile l'introduction des instruments. Si l'hypertrophie est générale, l'urètre est plutôt élargi, l'obstacle précité disparaît ; mais si on constate alors un calcul prostato-vésical ou vésico-prostatique, la taille est généralement adoptée de préférence.

L'existence d'un rétrécissement spasmodique ou organique de l'u. rètre, d'un hypospadias, la présence d'un calcul engagé dans le canal, etc., etc., ne sont point des contre-indications à l'opération qui nous occupe, elles en retardent seulement l'application. Il faut, en effet, traiter ou pallier ces lésions jusqu'à ce que le manuel opératoire soit devenu praticable. Il est bien rare que les accidents occasionnés par le calcul, soient assez pressants pour que l'ablation de celui-ci ne puisse être différée.

3° Un certain nombre de contre-indications dérivent du calcul lui-même ; ainsi, le volume considérable de celui-ci, sa dureté extrême lorsqu'il est par exemple composé d'oxalate de chaux, son enchatonnement dans les cellules de la vessie ou dans la terminaison de l'un des uretères, sont autant de circonstances qui rendent la lithotritie plus ou moins impraticable. La forme, le nombre des calculs, sans constituer des obstacles aussi sérieux, font quelquefois comme dans les cas précédents, préférer la taille.

4° Les altérations concomitantes des parties supérieures de l'appareil urinaire, uretères, bassinet, reins, sont de fréquentes causes des insuccès et de la terminaison funeste des méthodes opératoires mises en usage pour la guérison de la pierre. Certains auteurs pensent que les contre-indications qui en découlent s'appliquent également à la lithotritie et à la taille, mais elles sont cependant plus formelles pour la lithotritie, qui ne doit jamais être tentée dans des cas trop difficiles ; car souvent on a été obligé de recourir en dernier lieu à la taille et d'exposer par conséquent les patients à la somme des accidents qu'entraînent ces deux graves opérations.

MÉTHODES GÉNÉRALES. — PROCÉDÉS. — APPAREIL INSTRUMENTAL.

Les nombreux procédés de lithotritie peuvent tous se diviser en trois classes, suivant qu'on se propose d'user le calcul progressivement, de l'écraser ou seulement de le réduire en fragments plus ou moins volumineux. De là trois méthodes : la *pulvérisation*, l'*écrasement*, le *brisement*. A chacune d'elles se rapporte une très-grande quantité d'instruments, ceux-ci pouvant eux-mêmes être distingués en instruments droits ou courbes. Beaucoup de ces procédés et de ces instruments abandonnés n'appartiennent plus guère qu'à l'histoire Ils ne nous occuperont pas.

Broiement. — *Écrasement.* — C'est la méthode la plus usitée : elle consiste à réduire la pierre en fragments assez petits pour s'engager sans peine dans l'urètre ; elle se rapproche donc comme résultat de la pulvérisation, mais en diffère par le mécanisme, qui est très-simple et qu'on peut comparer à l'action du pouce et de l'index, représentant un brise-pierre au moment où ils écrasent un corps peu résistant. Lorsque les calculs sont mous et peu volumineux, ils sont entièrement broyés ou à peu près. Quand ils sont durs et de grande dimension, ils doivent préalablement être fragmentés, et c'est alors que l'écrasement se combine à la troisième méthode, le brisement. Cette opération peut s'effectuer avec la pince à trois ou plusieurs branches, mais les instruments qu'on emploie prennent généralement le nom de brise-pierre. Ils présentent à leur extrémité vésicale une courbure assez brusque et se composent essentiellement de deux tiges métalliques parallèles, glissant l'une sur l'autre, suivant le sens de leur longueur. L'une des tiges, la plus forte, est creusée d'une gouttière dans laquelle l'autre glisse et s'engrène, de manière que tout écartement soit impossible. La première prend le nom de branche femelle, l'autre qui y est reçue s'appelle branche mâle. Réunies, ces deux pièces figurent un cathéter composé de trois portions, l'une vésicale, terminée par deux extrémités diversement figurées, qui sont désignées sous le nom de mors ; ces deux mors s'écartent l'un de l'autre, et c'est dans leur intervalle que la pierre est saisie. C'est d'après la configuration de ces extrémités que les brise-pierres sont dits fenêtrés, à cuillers, à gouttières, etc., etc., suivant que le mors mâle pénètre dans une mortaise creusée dans le mors femelle, ou seulement dans une gouttière, ou bien encore que les deux mors, le mâle convexe, le femelle concave, s'appliquent l'un contre l'autre comme les deux pièces du bec d'un canard ; des aspérités, des engrenures garnissent les faces qui se correspondent et sont destinées à retenir fortement le calcul saisi. (Instr., pl. XXI, fig. 8, 9, 12, 13.)

L'extrémité opposée du brise-pierre est beaucoup plus volumineuse : on y trouve divers mécanismes destinés à mettre en mouvement la branche mâle sur l'autre, et à rapprocher énergiquement les mors. L'écrou brisé, l'écrou à volant, le pignon, sont les moyens les plus usités ; on peut, à leur aide, obtenir un degré de force très-considérable, mais qui doit du reste être toujours proportionné au volume et au degré de résistance des branches et des mors.

La partie moyenne de l'instrument ressemble à un cathéter ordinaire ; elle a de 10 à 12 pouces de longueur, afin que la manœuvre puisse se faire aisément.

La description générale qui précède ne s'applique pas à tous les brise-pierres connus, et entre autres à celui de Jacobson ; mais celui-ci est abandonné, malgré la modification que Dupuytren lui a fait subir.

Brisement. — Cette opération a pour but de réduire les calculs en fragments ; elle est applicable à ceux d'entre eux qui sont très-volumineux ou très-durs ; elle prélude à l'écrasement, mais ne saurait être employée seule : car les débris de la pierre qui en résultent sont trop volumineux et trop anguleux pour s'engager dans l'urètre sans occasionner des accidents.

La force considérable qu'on peut développer avec les brise-pierres ordinaires est suffisante dans un très-grand nombre de cas pour effectuer ce premier temps qui n'exige pas par conséquent d'instruments spéciaux. Cependant, lorsque le calcul résiste à des tentatives qui doivent toujours être prudentes, il est bon de recourir à la percussion. La branche mâle des brise-pierres se termine par un bouton aplati sur lequel on donne des coups de marteau secs et répétés : la pierre se brise le plus souvent alors en deux moitiés qu'on peut reprendre séparement et briser de la même manière. Quand le calcul, quoique volumineux, n'est pas très-consistant, le pignon et l'écrou à volant peuvent remplir le même but, mais il faut procéder non pas par pression continue, mais au contraire par pressions ou impulsions brusques, saccadées et successives ; il faut en général pour cette opération en quelque sorte préparatoire à l'écrasement se servir d'un brise-pierre très-fort et à mors fenêtrés. Toutes les fois qu'une grande force est nécessaire, il est bon de fixer l'instrument lithotriteur solidement, au moyen d'un étau particulier, pour que son extrémité n'agisse que sur le calcul et n'aille pas blesser la face postérieure de la vessie. MM. Amussat et Heurteloup ont imaginé des appareils destinés à remplir cette indication. Ainsi, en résumé, les méthodes de brisement et d'écrasement se combinent de façon à réduire un calcul en fragments qui seront successivement repris et broyés le plus exactement possible. (Instr., pl. XIX et XX, fig. 27 ; pl. XXI, fig. 8, 9, 12 et 13, et pl. XXII, fig. 7.)

Procédés explorateurs. — 1° *Reconnaître la pierre.* — La pince à trois branches est, dans ce cas, d'une grande utilité ; après l'avoir ouverte dans la vessie, on la tourne sur son axe ; de cette façon chacune des branches vient balayer le bas-fond de la vessie et heurter le calcul. La sonde de M. Mercier et les brise-pierres ordinaires dont la courbure s'en rapproche sont également très-avantageux et l'emportent de beaucoup sur la sonde de trousse ordinaire, à plus forte raison sur la sonde droite.

2° *Nombre des pierres.* — La multiplicité des chocs ou la présence des corps durs en plusieurs points de la vessie peuvent approximativement faire soupçonner la multiplicité des calculs.

3° *Dimensions de la pierre.* — On peut, avec un simple cathéter et le brise-pierre maniés avec adresse, se dispenser d'instruments spéciaux. (Instr., pl. X, fig. 7, et pl. XIX et XX, fig. 27.)

Au commencement de chaque séance il faut, avant d'ouvrir l'instrument dans la vessie, chercher à reconnaître la situation exacte du calcul.

Opérations préliminaires. — *Position du malade et du chirurgien.* — La vessie doit être distendue par un liquide, il faut donc recommander au malade de garder ses urines quelques heures avant la séance et au besoin injecter de l'eau tiède ; la manœuvre de l'instrument sera ainsi rendue plus facile et beaucoup moins dangereuse. On peut dans les cas de sensibilité très-marquée recourir à l'anesthésie. M. Ivanschich (de Vienne), s'en est bien trouvé ; cette pratique, appliquée suivant les règles et les indications générales, convient également bien dans les cas de spasme de l'urètre et de la vessie. Au reste, l'anesthésie paraît devoir rester exceptionnelle. On peut placer le malade comme dans l'opération de la taille, sans exagérer autant toutefois l'abduction et la flexion des cuisses. Le chirurgien, après avoir fait l'introduction de l'instrument comme dans le cathétérisme ordinaire, se placera entre les cuisses debout ou assis. Il faut un nombre suffisant d'aides pour tenir le malade si celui-ci n'est pas fixé avec des lacs ; un aide doit être prêt à seconder le chirurgien, si surtout on pratique le brisement par percussion. Le lit spécial à lithotritie est abandonné.

1er *temps.* — *Introduction de l'instrument.* — Tout étant convenablement disposé, l'instrument est introduit suivant qu'il est droit ou courbe, d'après les règles tracées plus haut (voy. *Cathétérisme*). Le volume considérable des lithotribes force souvent à débrider le méat. On aura soin entre les séances d'empêcher la réunion de la petite plaie. On promènera dans la vessie l'extrémité du brise-pierre, et dès qu'on aura senti le calcul on s'arrêtera. Puis, procédant avec beaucoup de lenteur, on cherchera à écarter les mors sans cesser de toucher la pierre, afin de pouvoir la saisir dès qu'elle s'engagera entre les deux branches. On sait que les calculs siègent de préférence dans le bas-fond de la vessie, tantôt sur la ligne médiane, tantôt sur les côtés ; pour pouvoir les saisir, il faut tourner l'instrument de manière que l'ouverture des mors soit tournée directement en bas et en arrière, on élèvera l'extrémité opposée plus ou moins, suivant que le bas-fond sera lui-même plus ou moins profond ; un doigt introduit dans le rectum ou le vagin pourra, en soulevant la paroi postéro-inférieure de la vessie , favoriser le chargement de la pierre.

Dès qu'on supposera celle-ci engagée entre les mors du lithotribe, on fera glisser doucement la branche mâle de manière à serrer assez fortement le calcul. Les doigts de la main gauche suffisent à cet effet; si la pierre est mal saisie, elle s'échappe brusquement, et les mors se rapprochent : il faut recommencer la manœuvre précédente. Lorsqu'enfin la pierre est convenablement engagée, il faut imprimer à l'instrument quelques mouvements de rotation sur l'axe, et de va-et vient d'avant en arrière pour s'assurer que la muqueuse vésicale n'est point prise simultanément avec le corps étranger. Quelquefois une douleur manifeste annonce que les parois de la vessie sont pincées, mais on en est averti surtout par le peu d'étendue des mouvements qu'on fait exécuter à l'instrument chargé; il faut alors lâcher doucement le calcul et chercher à le ressaisir seul. Toutes ces manœuvres exigent beaucoup de tact, d'attention et d'habitude. Lorsque tous les écueils ont été évités, on rapproche les mors d'abord à l'aide des deux mains, ce qui suffit quelquefois à fragmenter la pierre quand elle est molle et peu volumineuse , ou bien quand il s'agit de broyer seulement des fragments déjà réduits à un petit volume; si au contraire le corps étranger résiste, on procède à la percussion comme cela est indiqué (pl. 78, fig. 4), et en procédant comme il est dit plus haut, à propos du brisement en général.

Dans un bon nombre de cas, l'usage du pignon est suffisant (voy. pl. 78, fig. 4 *bis*). L'écrou à volant ou l'écrou brisé, quoique déployant moins de force et d'un maniement moins commode, parviennent à briser la pierre.

Lorsqu'il ne s'agit plus que de broyer des calculs mous ou des fragments peu volumineux, il ne faut plus , comme dans les cas opposés, donner l'impulsion par secousses, mais au contraire opérer lentement le rapprochement des mors sans quoi la pierre éclaterait au lieu d'être réduite en poudre, ce qui est plus avantageux. Si le brise-pierre à cuiller est préférable au brise-pierre fenêtré pour obtenir ce dernier résultat, il présente aussi l'inconvénient suivant: la pierre se réduit en une sorte de poudre résistante , qui fortement tassée entre les deux cuillers, les engorge et empêche leur rapprochement; il résulte de cet écartement que l'instrument présente un volume très-grand, lorsqu'on veut le retirer de la vessie. On a imaginé plusieurs mécanismes malheureusement très-compliqués pour désobstruer la cavité des cuillers. Les mors terminés par des dents qui s'engrènent et une petite fenêtre sur celui de la branche femelle parent assez bien à ce vice instrumental. L'emploi du brise-pierre presque généralement substitué à celui de la pince à trois branches.

fait que nous ne décrirons pas la manière de se servir de cette dernière, qui peut néanmoins être utile, lorsque les calculs sont petits, nombreux et d'une faible consistance.

Dans les premiers temps de la lithotritie, les séances se prolongeaient jusqu'à dix minutes, souvent l'instrument était plusieurs fois réintroduit. M. Civiale a fait ressortir les inconvénients de cette pratique et recommande de multiplier plutôt les séances, mais de ne pas les prolonger au delà d'une à deux minutes; on conçoit qu'il faut une grande habileté pour obtenir un résultat dans un laps de temps aussi court. On met en général quarante-huit heures entre chaque séance, rarement moins, souvent plus, suivant les complications et les accidents. On ne saurait trop recommander de s'exercer très-souvent à l'opération, en mettant des pierres dans une vessie de cochon mi-pleine d'eau, et à répéter les manœuvres sans se servir de la vue.

Lorsque la séance est terminée, il faut retirer le brise-pierre dont on doit très-exactement rapprocher les mors; l'instrument à cuiller entraîne avec lui une certaine quantité de débris pulvérulents, quelquefois un ou plusieurs petits fragments. On peut entraîner ceux-ci en retirant l'instrument, mais ce temps de l'opération doit toujours être fait très-prudemment; il faut éviter avant tout de distendre, contondre ou déchirer les parois urétrales.

Évacuation des débris des calculs. — Point très-important dans l'opération qui nous occupe, l'issue des fragments ou des débris pulvérulents peut être spontanée ou artificielle. Le malade rend à plusieurs reprises une urine chargée de molécules de la pierre et de fragments plus ou moins volumineux. Lorsque le broiement a été exact, le passage de cette poudre plus ou moins grossière se fait sans inconvénients; mais quand la pierre a été brisée en éclats, quelques-uns de ceux-ci peuvent s'engager dans l'urètre, et y déterminer des accidents, tels que douleur vive, rétention d'urine, blessures des parois, hémorrhagies; cependant l'issue spontanée s'effectue encore assez souvent, et l'on est quelquefois surpris des dimensions des fragments ainsi évacués; mais si cet heureux résultat n'est pas obtenu, il y a lieu d'agir, ainsi que nous le verrons plus loin; il est bon de noter que les rétrécissements ou le spasme de l'urètre, l'élargissement de la portion du canal située en arrière du rétrécissement, la paralysie de la vessie, les valvules de son col, les hypertrophies de la prostate sont les causes les plus communes de cet arrêt des débris de la pierre.

Plusieurs chirurgiens ont proposé, après chaque séance de lithotritie, de faire passer dans la vessie un courant liquide : cette précaution est bonne. Les sondes à double courant sont ici d'un grand avantage, et entre autres celles de MM. Mercier et Leroy d'Étiolles (Instr., pl. XXI, fig. 2). On peut faire d'abord passer un courant d'eau tiède pour entraîner la poussière, puis une dissolution émolliente qui apaise un peu l'irritation de la muqueuse vésicale.

Les accidents de la lithotritie sont nombreux ; quelques-uns sont légers, mais d'autres sont fort graves et ne le cèdent en rien à ceux qui succèdent à la taille. Ils sont locaux ou généraux ; ils tiennent à l'opérateur lui-même ou à la susceptibilité du malade.

La rupture des instruments, surtout de la branche mâle, n'est pas rare ; si on ne peut extraire les fragments, la taille urétrale sera quelquefois nécessaire. La vessie peut être perforée, une partie de la muqueuse, une colonne musculaire peuvent être pincées entre les mors et le calcul et arrachées. L'hémorrhagie a été observée, probablement à la suite de lésions de ce genre.

La cystite, la néphrite, la péritonite ne sont pas très-rares et sont quelquefois funestes. Il en est de même de la rétention d'urine et des ruptures de la vessie. L'infiltration d'urine, le phlegmon du périnée surviennent par suite de déchirures de l'urètre ou de la vessie. L'urètre lui-même est perforé par les instruments ou par des fragments anguleux engagés dans son intérieur. Ce dernier accident est assez commun.

L'urétrite, la prostatite aiguë ou chronique, l'orchite résultent assez souvent du passage réitéré des instruments.

On a noté, dans quelques cas, des phlébites graves amenant l'œdème des extrémités ; dans d'autres circonstances, les tentatives de lithotritie sont accompagnées et suivies de douleurs atroces dont la cause n'est pas justifiée.

Enfin la lithotritie, comme en général toutes les opérations sur l'urètre, peut occasionner de ces singuliers accès fébriles, quelquefois assez graves pour simuler les accès pernicieux ; on voit parfois éclater simultanément des accidents formidables du côté du tube digestif, du poumon, du cerveau. La phlébite des tissus spongieux et érectiles de la verge ou des réseaux veineux du col de la vessie n'est probablement pas étrangère à certains de ces accidents. Toujours est-il qu'un assez bon nombre de sujets y succombent.

Il est possible, sans entrer dans les détails de prophylaxie et de thérapeutique, de formuler les quelques préceptes suivants :

N'appliquer la lithotritie que dans des cas assez simples et lorsqu'elle est formellement indiquée ;

Agir dans la manœuvre avec la plus grande prudence et après s'être longtemps exercé à tous les détails du manuel opératoire ;

Faire des séances généralement courtes, et les espacer suffisamment pour que les accidents plus ou moins graves qui leur succèdent ne s'entent pas les uns sur les autres.

- Accorder la plus grande attention au traitement consécutif entre chaque séance; fixer minutieusement les conditions de régime, d'exercice avant et après chaque séance.

De la récidive. — Elle peut tenir à la reproduction d'un nouveau calcul, ce qui ne dépend pas du chirurgien, ou bien tenir à ce qu'on a laissé des petits calculs ou des fragments volumineux qui sont devenus eux-mêmes le noyau d'une concrétion nouvelle. La récidive, suite de diathèse lithique, appartient tout autant à la taille qu'à la lithotritie; quant à la seconde cause, les lithotriteurs pensent que la récidive n'est pas plus commune à la suite de la seconde de ces opérations; ce résultat découlerait de la comparaison d'un grand nombre de faits.

Pl. 79.

ANATOMIE CHIRURGICALE DU PÉRINÉE. — TAILLES
PÉRINÉALES ET RECTALE INFÉRIEURE.

Fig. 1. *Le périnée.* — La moitié gauche de la figure représente
les couches superficielles ; la moitié droite les couches profondes ;
l'aponévrose superficielle est conservée du premier côté. *a*, l'orifice
anal et son sphincter dont une moitié est découverte ; *b*, la saillie du
bulbe recouverte par le muscle bulbo-caverneux ; *c*, les vaisseaux
honteux internes, l'artère en dehors et plus superficielle, la veine
en dedans et plus profonde ; ces vaisseaux, après avoir contourné
l'épine sciatique, s'engagent entre les deux ligaments sacro-scia-
tiques, apparaissent au-dessus du grand ligament du même nom, *d*,
puis marchent en avant accolés à la face interne de la tubérosité
et de la branche ascendante de l'ischion, ils donnent en route plusieurs branches dont les rameaux les plus importants se rendent
vers la ligne médiane ; ce sont : *f*, l'artère superficielle du périnée,
qui se distribue aux téguments et se porte en avant dans les bourses ;
f', l'hémorrhoïdale inférieure ou anale anastomosée avec la précédente, et qui se porte au pourtour de l'anus. La branche la plus
importante est l'artère transverse du périnée ou artère du bulbe qui
naît au-devant de la tubérosité de l'ischion, et se porte obliquement,
en avant et en dedans, dans l'épaisseur du bord postérieur du muscle
transverse et de l'aponévrose moyenne pour aller gagner le bulbe.
Ces artères ont des veines satellites. Les troncs des vaisseaux honteux, après avoir fourni ces branches ; vont se terminer à la verge ;
e, coupe du grand fessier laissant voir l'origine de ces vaisseaux ;
g g, sections de la peau qui fait apercevoir le muscle grand fessier et
son aponévrose, l'origine des adducteurs et du fascia lata, le releveur de l'anus, le coccyx, etc., etc. ; *h h*, les testicules ; *i*, la verge.

Fig 2. *Taille bilatérale.* — *Introduction du cathéter.* — *Incision de la
peau.* — *a*, l'anus ; *b*, plaie transversale à distance égale de la partie antérieure de l'anus et de la saillie du bulbe ; *c*, le doigt indicateur gauche dans la plaie pour chercher la rainure du cathéter ; *d*, le
bistouri ; *e*, le bulbe de l'urètre ; *f*, le méat urinaire ; *g*, le cathéter
introduit dans le canal et placé verticalement sur la ligne médiane ;

h, les testicules relevées sur l'abdomen par un aide, qui en même temps maintient le cathéter immobile.

Fig. 3. *Incision de la prostate dans la taille bilatérale.* — Les couches superficielles ont été enlevées, et l'on voit dans les profondeurs de la région : *a*, les vaisseaux honteux internes ; le bulbe de l'urètre, *b*, recouvert par son muscle ; la face inférieure de la prostate, sur laquelle se voit l'incision courbe à concavité postérieure faite par les deux lames écartées du lithotome double ; *c c*, sur la partie moyenne de cette incision qui se termine aux points *e*, *c*, se voit une petite incision antéro-postérieure faite à la portion membraneuse de l'urètre ; en arrière, enfin, le muscle releveur de l'anus.

Fig. 3 bis. *Introduction du lithotome conduit dans la rainure du cathéter.* — *a*, cathéter cannelé introduit dans l'urètre ; *b*, bouton terminal creusé d'un cul-de-sac ; *c*, la prostate ; *d*, la symphyse ; *e*, le bulbe ; *f*, la vessie ; *g*, le lithotome arrivant au col de la vessie en glissant d'avant en arrière dans la cannelure du cathéter ; *g'*, point où le bout du lithotome doit gagner le cathéter, et correspondant à l'incision de la portion membraneuse ; *h*, l'anus.

Fig. 4. *Incision de la prostate dans la taille latéralisée.* — *a*, le cathéter introduit dans la vessie et tenu verticalement sur la ligne médiane ; *b*, le méat urinaire ; *c*, le bulbe de l'urètre ; *d*, incision oblique suivant le plus grand rayon de la prostate, et faite par le lithotome ouvert ; *e*, l'articulation de la lame de l'instrument avec la gaîne ; *e'*, cette lame dont le tranchant est tourné en dehors ; *f*, les vaisseaux honteux internes ; on voit que l'incision qui part de la région membraneuse est parallèle à l'artère du bulbe ou transverse, et reste très-éloignée du tronc principal de l'artère honteuse ; *g g*, incision des téguments et des parties molles superficielles qui ont été enlevées pour laisser voir les couches profondes.

Fig. 5. *Extraction du calcul à l'aide des tenettes.* — *a a*, les branches des tenettes saisies à la partie inférieure et au moyen des anneaux par la main droite, et maintenues serrées sur le calcul par la main gauche placée près des mors, l'opérateur exerce les tractions en bas et vers lui ; *b*, saillie du bulbe ; *c*, le calcul saisi entre les mors des tenettes ; *h h*, les testicules ; *i*, la verge.

Fig. 6. *Taille médiane recto-prostatique.* — *a*, le cathéter introduit dans l'urètre et la vessie, et tenu verticalement et sur la ligne médiane ; il se termine par un renflement boutonné, *b* ; *c*, coupe médiane de la prostate ; *d*, la symphyse ; *e*, le bulbe ; *f*, la vessie ; *g*, commissure postérieure de l'anus ; *i*, le rectum ; *h*, le bistouri tenu horizontalement, le dos logé dans la rainure du cathéter, le tranchant en bas et sur la ligne médiane, la pointe arrêtée dans le cul-decac du cathéter ; *h'*, ligne qui représente la limite à laquelle arrive l'incision pratiquée par le bistouri en bas, en arrière et sur la ligne médiane. Cette incision comprend la région membraneuse et prostatique de l'urètre, le col de la vessie, les trois quarts de l'épaisseur de la prostate, et la pointe de cet organe, tandis que son bord supérieur et postérieur est ménagé. Le bistouri divise encore tout l'épaisseur des parties molles superficielles du périnée comprise entre le bulbe de l'urètre et le rectum, et en même temps la partie antérieure et inférieure de l'ampoule rectale avec la commissure antérieure de l'anus.

Fig. 6 *bis*. — Cette figure montre de face la plaie produite par l'incision précédente. *a*, coupe de la partie antérieure de l'anus et du rectum ; *b*, coupe de la prostate ; *c c*, coupes des parties molles du périnée dans la région membraneuse et dans l'espace étendu entre le bulbe et l'anus.

DE LA TAILLE.

La taille est une opération dans laquelle on se fraye avec l'instrument tranchant une voie pour arriver à la vessie, et en extraire des corps étrangers venus du dehors, ou des calculs développés dans les voies urinaires.

On a tenté jusqu'ici tous les chemins possibles pour arriver à la vessie, et chaque méthode comporte elle-même de nombreux procédés ; de là naissait la nécessité de faire une classification des tailles. Cet essai a été fait à plusieurs reprises, et en particulier par M. Vidal ; nous nous contenterons de ranger les tailles en trois grandes classes ou méthodes, suivant la région intéressée dans les premiers temps de l'opération ; nous les diviserons en tailles périnéales, rectales ou vaginales, hypogastrique. Un article particulier sera destiné à la taille pratiquée chez la femme.

TAILLES PÉRINÉALES. — ANATOMIE CHIRURGICALE DU PÉRINÉE.

On donne le nom de périnée au plancher qui ferme en bas la cavité pelvienne ; c'est un diaphragme dont la circonférence adhère largement et solidement au squelette du détroit inférieur du bassin, et qui est formé de plusieurs couches musculaires et fibreuses comprises entre la peau à l'intérieur et le péritoine vers la profondeur.

Les plans musculeux et aponévrotiques qui entrent dans sa constitution sont diversement stratifiés et entre-croisés, ce qui augmente leur résistance; leurs fibres s'écartent sur la ligne médiane pour donner naissance à des orifices naturels au niveau desquels le tégument se continue avec des muqueuses.

Dans l'épaisseur du plancher périnéal, se logent des organes creux dont la direction se rapproche de la verticale, et qui sont : en arrière, le rectum, terminaison du tube alimentaire ; en avant, le col de la vessie doublé de la prostate, ou le vagin et l'urètre, c'est-à-dire la dernière portion des organes génito-urinaires.

Des vaisseaux, des nerfs rampent entre ces diverses couches, ou destinés à ces organes de passage complètent la composition anatomique générale du périnée; mais les différences que les organes gé-nitaux présentent dans les deux sexes entraînent des changements considérables dans la partie antérieure du périnée examinée chez l'homme et chez la femme, ce qui implique nécessairement une description spéciale pour chacun. Il n'y a de commun que la portion postérieure qui répond à l'appareil de la défécation, et, sauf quelques particularités de rapports dus à l'interposition entre le rectum et la vessie, du canal vaginal et de son orifice, la région anale de la femme est presque en tout semblable à celle de l'homme.

La région dans laquelle le chirurgien doit manœuvrer est comprise à l'extérieur entre la partie postérieure des bourses et l'anus d'avant en arrière, et transversalement entre la racine des cuisses.

Les couches que l'on rencontre pour arriver jusqu'au col de la vessie sont nombreuses, elles ont été considérablement multipliées par les auteurs ; mais si l'on songe à la ténuité de certaines d'entre elles, si l'on considère de plus que les opérateurs habiles les incisent sans les reconnaître toutes successivement, on voit que leur description isolée n'offre pas une grande importance au point de vue qui nous occupe. Il est beaucoup plus utile de les grouper, et d'indiquer surtout les points de repère qui doivent servir pour conduire l'instrument, jusqu'au col de la vessie, en observant les trois grands préceptes des tailles périnéales, qui consistent à éviter la blessure des artères et du rectum, et à ouvrir une voie suffisante au calcul. Nous n'admettrons donc que trois couches assez épaisses et assez complexes, il est vrai.

Première couche. — On y trouve de dehors en dedans, la peau brune, fine, élastique, munie de poils et de follicules sébacés continue avec celle des bourses, de la marge de l'anus, de la face interne des cuisses. Deux lames de tissu cellulaire plus ou moins épais et résistant, représentant les deux feuillets du fascia superficialis; entre ces diverses parties on trouve du tissu adipeux plus ou moins abondant, en plus grande quantité du côté de l'anus que vers les bourses, et présentant au reste une épaisseur très-variable suivant les sujets, on trouve encore vers la partie postérieure, et en contact immédiat avec la face profonde du tégument, quelques fibres éparses du sphincter superficiel de l'anus, fibres dont quelques-unes figurent une sorte de muscle peaucier.

Deuxième couche. — Au-dessus de l'aponévrose inférieure, on trouve sur la ligne médiane et en avant le muscle bulbo-caverneux, mince, arrondi, moulé sur la convexité de la portion sous-pubienne de l'urètre et sur le bulbe qui la termine postérieurement. L'extrémité pointue de ce muscle se continue en arrière et par une sorte d'entre-croisement avec la partie antérieure du sphincter anal. Entre ces deux muscles, sur les côtés et plus profondément, on voit le bord postérieur et la face inférieure du muscle transverse. Enfin en dehors des muscles bulbo-caverneux on trouve les ischio-caverneux ; tandis que les premiers recouvrent le bulbe et se moulent sur sa convexité, les seconds s'appliquent sur les racines des corps caverneux et les enveloppent. Dans l'écartement que ces muscles laissent en arrière, rampent les vaisseaux honteux qui leur sont parallèles.

Troisième couche. — Elle commence à l'aponévrose moyenne et se termine au péritoine ; mais on n'agit que sur sa partie inférieure, dans les tailles périnéales ; au contraire, dans les tailles hypogastrique et rectale supérieures, c'est dans son étage supérieur que l'on manœuvre. L'aponévrose moyenne est traversée par la portion membraneuse, et ordinairement incisée lorsqu'on ouvre cette dernière sur la rainure du cathéter. Cette aponévrose s'insère sur les branches ascendantes de l'ischion, descendantes du pubis ; elle se termine en arrière dans la région anale et va jusqu'au coccyx ; elle prend, chemin faisant, des insertions sur l'aponévrose du muscle obturateur interne ; elle est d'autant plus résistante qu'on l'observe plus en avant, ce qui fait qu'elle met quelquefois obstacle à l'issue des calculs ; elle est enfin incisée dans une assez grande étendue par le lithotome. Au-dessus d'elle, on trouve d'avant en arrière ;

1° Un tissu cellulaire lâche situé derrière la symphyse, sillonné par des veines nombreuses, sinus de Santorini, qui proviennent des veines dorsales ; au-dessus de ces vaiseaux, les fibres antérieures du releveur de l'anus, les ligaments pubio-vésicaux ou prostatiques, dépendance de l'aponévrose supérieure du périnée, puis une nouvelle couche de tissu cellulaire lamelleux, qui sépare la symphyse d'une portion de la face antérieure de la vessie ; enfin le cul-de-sac péritonéal vésico-pariétal.

2° Le col de la vessie, entouré complétement ou non par la prostate, et qui fait saillie au-dessus de l'aponévrose supérieure ou *fascia pelvia*, puisque le muscle releveur de l'anus dont la face supérieure est tapissée par cette aponévrose vient s'insérer sur la partie moyenne de la hauteur de cette glande. Le col de la vessie est situé au niveau de la partie moyenne de la face postérieure de la symphyse, et il en est distant de deux à trois centimètres. On divise rarement les parties molles qui séparent le col de la symphyse; cependant, Dupuytren en agissait ainsi dans un procédé de taille médiane qui a eu peu d'imitateurs ; mais il résulte de cette position de l'orifice vésical que lorsqu'on fait les incisions extérieures pour les tailles périnéales, il faut toujours que l'axe de la plaie se dirige en avant et en haut suivant une ligne qui de l'incision cutanée viendrait aboutir à un pouce en arrière de la symphyse. Si on ne suit ce précepte, il arrive souvent qu'on glisse derrière la prostate, dans le tissu cellulaire qui sépare cette glande du rectum.

3° La prostate forme le plus souvent un cercle complet, un anneau autour de l'urètre et du col de la vessie, cependant cet anneau peut être incomplet en avant, plus rarement en arrière. La plus grande épaisseur de la glande est située derrière l'urètre et le col et sur les côtés; aussi les incisions de la taille qui l'intéressent nécessairement portent toujours sur les diamètres transverse et oblique postérieur.

Les diamètres de la prostate ont été bien souvent mesurés et à tous les âges, surtout par Deschamps, MM. Senn, Bell. Les chiffres de M. Senn, pris sur l'adulte, représentent assez fidèlement la moyenne de ces mensurations.

Hauteur de la prostate sur la ligne médiane. 29 millimètres.

Largeur à la partie moyenne. 43

De l'urètre à la circonférence directement en dehors. Diamètre transverse. 20

De l'urètre à la partie moyenne et inférieure. 15 à 18

De l'urètre aux angles latéraux et postérieurs. Diamètre oblique postérieur. . . . . 22 à 25

C'est donc suivant ce dernier diamètre, qui est le plus long, qu'on fait l'incision dans la taille latéralisée. On peut obtenir une ouverture presque double en divisant des deux côtés dans la même direction. On a proposé aussi de combiner une incision suivant le diamètre oblique postérieur d'un côté, avec une autre, suivant le diamètre transverse du côté opposé. Enfin on a fait jusqu'à quatre sections de la prostate en des points différents pour obtenir une voie plus large. Ces mesures variées ont été prises pour pouvoir calculer d'avance dans quelle étendue on pouvait diviser le col de la vessie et la prostate sans sortir des limites de cette dernière. Les anciens chirurgiens pensaient tous en effet que si ces limites venaient à être franchies, et si le bistouri pénétrait dans le tissu cellulaire qui environne la prostate, l'infiltration d'urine était imminente et l'opération funeste, de là la doctrine des petites incisions. D'autres auteurs, et surtout M. Malgaigne, pensent au contraire que franchir, dans certaines limites, les bornes de la prostate, n'a pas autant de gravité qu'on le pense, et que mieux vaut à ce prix ouvrir une issue large et facile à l'extraction du calcul que de dilater outre mesure la plaie prostatique et périnéale, ce qui ne se fait point sans des déchirures, des contusions des lèvres de la plaie, qui jouent un grand rôle dans les accidents de la lithotomie.

De ces arguments est née la doctrine des grandes incisions ; nous ne pouvons que signaler ces dissidences sans pouvoir les discuter, mais nous croyons la seconde doctrine plus fondée et s'accordant mieux avec les principes généraux de la médecine opératoire. Il est bien entendu que tout en faisant les incisions plutôt grandes que petites, on s'efforcera toujours de respecter les organes voisins ou les vaisseaux importants. Quoi qu'il en soit, la prostate est plus épaisse en haut et en arrière, où l'on place sa base, qu'en bas et en avant, où se trouve sa pointe ; celle-ci est divisée dans une certaine étendue, dans les tailles médianes et quelquefois dans l'opération de la boutonnière. C'est par la face postérieure qu'on attaque la glande dans certaines tailles rectales.

Les canaux éjaculateurs traversent la prostate de haut en bas et d'arrière en avant sur la ligne médiane et vers sa partie supérieure et postérieure pour venir s'ouvrir dans l'urètre ; les tailles médianes qui remontent trop haut amènent presque nécessairement la section de ces canaux ; c'est une des raisons principales de leur abandon. La manière dont les fibres antérieures du releveur de l'anus s'insèrent sur la surface extérieure de la prostate fait que cette glande est comprise en partie, avec la portion membraneuse de l'urètre, dans l'intervalle qui sépare l'aponévrose moyenne de la supérieure ou *fascia pelvia*, tandis qu'avec une partie de la vessie elle s'élève beaucoup au-dessus de cette dernière aponévrose. En donnant le péritoine pour limite supérieure au périnée, il n'y a pas lieu de discuter si la prostate est vraiment située dans l'épaisseur du plancher périnéal ; la glande qui nous occupe est partout entourée d'une gaîne fibreuse assez résistante due à la condensation du tissu cellulaire voisin. En avant, en arrière et sur les côtés, la prostate est entourée par le plan du muscle releveur de l'anus qui la tient comme suspendue au centre de la région, sa circonférence supérieure est également débordée partout par la face inférieure de la vessie ; en arrière et en haut se trouve le bas-fond, sur lequel nous reviendrons à propos de la taille rectale et contre lequel sont accolés les canaux déférents et les vésicules séminales ; sur les côtés, la vessie, débordant la prostate, se trouve directement en rapport avec les fibres du releveur ; elle serait donc en ce point accessible aux instruments sans qu'il soit nécessaire de diviser la prostate, et au moyen d'une incision périnéale parallèle à la face interne de l'ischion. Cette partie de la vessie était ouverte dans les procédés de taille latérale de Thomas et de Foubert, procédés qui sont abandonnés de nos jours.

Le rectum est situé derrière la prostate, et son ampoule fait saillie dans la région périnéale, surtout lorsqu'il est dilaté ou rempli de matières fécales, d'où la possibilité de le blesser, lorsque le lithotome ouvert se rapproche trop de la direction antéro-postérieure. Les rapports du rectum avec la vessie indiquent comment le doigt, introduit dans cet intestin, peut reconnaître la présence d'un calcul, le faire saillir dans la région hypogastrique ou périnéale ; on peut encore par le même moyen abaisser le rectum et éviter ainsi sa blessure. Au reste, c'est surtout dans la taille latéralisée que cet accident est à craindre, dans la taille bilatérale on longe la face antérieure de cet organe.

Nous donnerons plus loin les rapports précis du rectum avec le bas-fond de la vessie, la prostate, les vésicules séminales, lorsque nous parlerons des tailles rectales dans lesquelles on intéresse à la fois le col de la vessie et la terminaison du tube digestif.

TAILLES PÉRINÉALES. — PROCÉDÉS OPÉRATOIRES.

Les tailles périnéales comprennent un grand nombre de procédés, elles peuvent être divisées en prostatiques et non-prostatiques, suivant que les incisions intéressent ou non la prostate en même temps que le réservoir urinaire. Nous ne décrirons que les premières, qui seules sont restées dans la pratique. Toutefois nous allons énumérer et définir les autres sinon pour en conseiller l'usage au moins pour faciliter la lecture des auteurs.

1° Le *petit appareil* n'est point une taille vésicale proprement dite, il consistait à inciser la portion membraneuse et sans doute aussi une portion de la prostate pour atteindre le calcul engagé dans le col de la vessie et la partie supérieure de l'urètre ; c'était une opération peu réglée faite sans conducteur, et qui en résumé se rapprochait beaucoup de ce que l'on décrit de nos jours sous le nom de taille urétrale ou de l'opération de la boutonnière. C'est sous ce titre que nous nous en occuperons.

2° Le *grand appareil* se rapproche de l'opération précédente en cela que l'incision était faite sur la ligne médiane et portait surtout sur le col de la vessie, peut-être aussi sur la pointe de la prostate. Dans tous les cas on s'efforçait plutôt de dilater, d'agrandir par déchirure l'incision faite à cet organe, que de frayer au calcul une voie large et facile ; néanmoins il différait du petit appareil par l'étendue plus grande et la situation plus reculée de l'incision qui intéressait toujours le col vésical, et surtout par le grand nombre d'instruments qu'on mettait en usage. Le plus important de ces instruments est sans contredit le cathéter conducteur dont l'emploi est devenu indispensable dans tous les procédés.

3° Cependant les tailles médianes n'ont pas été complétement abandonnées dans les temps modernes. Ainsi Dupuytren et Thomson incisaient encore la partie antérieure du col de la vessie et de la prostate jusqu'au voisinage du pubis ; ce procédé, qui mériterait le nom de *taille médiane antérieure*, est tombé dans l'oubli.

4° Dans la *taille latérale*, Thomas et Foubert tentaient de pénétrer dans le corps de la vessie sans toucher à la prostate, et en suivant une ligne partie du milieu de celle qui sépare la tubérosité de l'ischion de l'anus et se dirigeant parallèlement à la branche ascendante le l'ischion, on atteignait la vessie en dehors de la prostate, vers la partie antérieure du bas-fond ; ce procédé, qui exposait à de grands accidents, a été rejeté dès sa naissance.

5° *Taille latéralisée.* — C'est celle qu'on peut désigner sous le nom de *procédé ordinaire*, nous allons la décrire avec soin.

Appareil instrumental. — Il a été très-simplifié de nos jours : il se compose de bistouris droits ou convexes, à un seul ou à deux tranchants, montés sur un manche fixe et solide ; de bistouris boutonnés longs, tranchants dans toute leur étendue ou seulement dans un point circonscrit ; de cathéters courbes, cannelés sur la convexité, munis à leur extrémité vésicale d'un renflement olivaire précédé par un cul-de-sac qui termine la cannelure d'un lithomome caché de frère Côme, dont le mécanisme si simple est bien connu ; le gorgeret tranchant d'Harwkins est très-peu usité de nos jours, et dans tous les cas le bistouri peut remplacer les instruments spéciaux pour la division de la prostate. (Instr., pl. XXI et XXII.)

D'autres instruments sont destinés à extraire le calcul, ce sont : le gorgeret qui sert à conduire les tenettes ; le stylet boutonné qui remplit le même usage et qui est muni de plus d'une curette apte à retirer les petits calculs ; les tenettes droites ou courbes, à branches rectilignes ou entrecroisées, fixes ou mobiles comme celles du forceps, la seringue et les sondes pour distendre la vessie et y pousser des injections détersives.

Position du malade. — On se servait autrefois, pour pratiquer la taille, d'un lit spécial sur lequel le malade était couché et garrotté d'une manière solide à l'aide de lacs et de courroies. Cet appareil n'est plus employé; on se contente d'une table ordinaire ou d'un meuble un peu élevé sur lequel le malade est fixé par des aides; on peut cependant, surtout lorsque le nombre de ces derniers n'est pas suffisant, conserver quelque chose de l'ancien système de déligation, c'est-à-dire qu'on a recours à des circulaires de bandes pour maintenir les membres du malade dans l'attitude que nous allons décrire. Les cuisses sont fortement fléchies sur le bassin, les jambes fléchies sur les cuisses de façon à ce que les talons touchent aux fesses. Ces membres sont portés dans l'abduction forcée; le tronc est dans la position horizontale, le bassin faisant une légère saillie au delà du bord du lit, de manière à ce que le périnée soit rendu proéminent. Les bras allongés sur les côtés du tronc et sur la face externe des cuisses, et enfin fixés par une bande qui unit les poignets aux cous-de-pied. Cinq aides au moins sont nécessaires; deux maintiennent les cuisses écartées et immobilisent le bassin, un troisième s'assure du tronc, un autre tend les instruments, le dernier, qui doit être le plus exercé, est chargé de tenir le cathéter et de relever les bourses, il est ordinairement placé contre le côté droit de la poitrine du patient.

Position du chirurgien. — Dès que le cathétérisme est pratiqué, le chirurgien se place en face du périnée, entre les cuisses du malade; il est debout, le corps fléchi ou un genou en terre, suivant la hauteur du lit. Le périnée doit être soigneusement rasé; on aura eu soin de vider le rectum et de faire retenir les urines au malade depuis quelques heures; le cathétérisme explorateur sera répété une dernière fois, et le calcul reconnu soit avec des instruments spéciaux, soit avec le cathéter cannelé, celui-ci, introduit dans la vessie, sera légèrement incliné du côté de l'aine droite. Les chirurgiens sont partagés quant au moment le plus convenable pour placer le cathéter; les uns l'introduisant avant que le malade soit fixé en position, les autres lorsque tout est disposé pour pratiquer les incisions; dans tous les cas on pressera assez fortement sur le cathéter, de façon à faire saillir la portion membraneuse en bas et à gauche, c'est-à-dire dans le point où doit porter l'incision des parties molles; celle-ci se fait en trois temps.

1er *temps.* — Le bistouri, tenu en première position, divise la peau suivant une ligne qui, partie du raphé, à trois centimetres au-devant de l'anus, se termine au milieu de l'espace compris entre la tubérosité de l'ischion et la partie antérieure de l'anus ; le bistouri divise successivement les téguments, les couches sous-cutanées, l'aponévrose superficielle du périnée, et arrive enfin au muscle bulbo-caverneux. L'axe général de la plaie doit être dirigé en avant et en haut de manière, d'une part, à éviter le rectum, et de l'autre à atteindre la portion membraneuse ; le doigt indicateur gauche, porté dans la plaie, doit sans cesse précéder le bistouri et lui servir de conducteur. Arrivé à ce point de l'opération, on cherchera à reconnaître le cathéter à travers la portion membraneuse ; mais la saillie du bulbe est souvent trop considérable pour qu'on puisse dépasser ses limites postérieures et la rejeter vers la portion spongieuse ; il faut donc le plus souvent, après avoir divisé le muscle bulbo-caverneux, inciser le bulbe lui-même. Cette section doit être faite sur le côté et dans la même direction que la plaie des parties superficielles. On reconnaît alors sans peine la rainure du cathéter surtout en ayant soin de faire imprimer quelques mouvements de latéralité à cet instrument.

2ᵉ *temps*. — Dès que le cathéter est bien reconnu, on le ramène à la direction verticale et médiane où il est retenu dans l'immobilité ; le doigt indicateur gauche est porté dans la plaie, le bord radial en bas ; l'ongle regarde à gauche, et sa partie saillante s'enfonce dans la rainure de l'instrument conducteur, tandis que le bord droit de la cannelure est reçu dans le sillon qui sépare cet ongle de la pulpe digitale ; l'épaisseur de la portion membraneuse, généralement peu considérable, sépare le doigt du cathéter ; le bistouri, tenu comme une plume à écrire, et le tranchant, tourné en bas, est glissé le long de la face dorsale de l'ongle dans une direction perpendiculaire à celle du cathéter ; sa pointe perce la paroi de l'urètre et s'arrête dans la rainure du cathéter ; dès que le contact des deux instruments métalliques est constaté, on élève le manche du couteau de manière à faire glisser la pointe dans la cannelure d'avant en arrière et à diviser la paroi inférieure de l'urètre ; pour aider la progression du tranchant, l'index gauche abandonne un instant la rainure et presse sur le dos du bistouri qui incise la portion membraneuse sur la ligne médiane et dans l'étendue d'un centimètre et demi environ ; l'ongle reprend aussitôt sa position dans la rainure à travers la plaie urétrale ; le chirurgien abandonne le bistouri droit pour prendre le bistouri boutonné, ou mieux encore le lithotome caché ; cet instrument est saisi de la main droite, la convexité tournée en bas ; le pouce est placé sur l'articulation de la lame avec le manche, l'index et le médius couchés le long de la gaîne. Sa pointe mousse , conduite sur la face dorsale du doigt et de l'ongle gauche, traverse la plaie et s'engage dans la rainure du cathéter; quelques mouvements de va-et-vient font constater le contact immédiat des deux instruments: l'opérateur prend alors le cathéter de la main gauche, et, sans faire cesser ce contact, il en abaisse la plaque et pousse le lithotome jusqu'au contact du cul-de-sac, de manière à le faire parvenir dans la vessie ; dès que ce dernier résultat est obtenu , on dégage la pointe du lithotome du cul-de-sac du cathéter, et ce dernier est extrait du réservoir urinaire.

3e *temps*. — Le calcul reconnu de nouveau avec la pointe du lithotome , on imprime à ce dernier un mouvement de rotation tel que son dos corresponde à l'os pubis du côté droit et la lame tranchante à la commissure extérieure de la plaie cutanée, position que désormais il ne doit plus quitter. L'instrument, saisi d'une manière convenable et ouvert au degré nécessaire, est alors tiré horizontalement avec lenteur, et divise le rayon oblique postérieur de la prostate de dedans en dehors. Pour assurer le parallélisme des deux lèvres de la plaie dans toute leur épaisseur et pour que l'incision prostatique corresponde exactement à la section des parties molles du périnée , on doit maintenir le lithotome dans une direction telle que le plan intercepté entre la gaîne et la lame tranchante se confonde avec le plan de l'incision extérieure. C'est la précaution la plus importante à observer dans tout le manuel de l'opération. En effet, si on y déroge, on s'expose à des accidents divers et nombreux. Abaisse-t-on trop le manche de l'instrument, l'incision de la prostate est insuffisante; l'élève-t-on, on blesse le bas-fond de la vessie ; si la lame s'incline trop en dehors, l'artère transverse est menacée. Enfin le rectum peut être blessé si le tranchant est tourné en arrière. Dans tous les cas, et d'après les préceptes énoncés précédemment, on ne doit pas ménager la prostate, si l'on veut que l'extraction du calcul soit aisée et n'entraîne pas de dégats trop étendus ; si l'on craint que l'action aveugle du lithotome trop largement ouvert n'expose à la blessure des organes voisins, on peut , à l'exemple de Boyer, fermer l'instrument dès que la glande est divisée, et agrandir la section de celle-ci avec le bistouri boutonné, en suivant la même direction, ou bien encore en pratiquant des débridements suivant d'autres diamètres, conseil déjà mis en pratique dans le siècle dernier, mais régularisé surtout dans les procédés de taille bilatérale et quadrilatérale dont nous parlerons plus loin.

Extraction des calculs. — L'extraction des calculs se compose de trois temps : introduire les tenettes, saisir ou charger le calcul, le tirer de la vessie.

1° *Introduction des tenettes.* — Le doigt index de la main gauche est introduit par la plaie dans la vessie; on glisse, sur son bord radial, les tenettes fermées; mais, si le doigt est trop court, on le remplace par le gorgeret ou le stylet à curette qui servent à conduire en toute sécurité les mors de l'instrument extracteur. Le gorgeret s'emploie de la manière suivante : on le place sur le bord radial du doigt indicateur qu'il embrasse par sa concavité, et on l'engage aussi dans le réservoir urinaire; puis, le doigt étant retiré, on tourne la gouttière du gorgeret vers la ligne médiane, de manière à ce qu'elle corresponde à l'un des bords des tenettes. Celles-ci poussées dans la vessie en suivant cette gouttière, on retire alors le conducteur devenu inutile.

2° *Chargement du calcul.* — La recherche et le chargement de la pierre se font avec la tenette comme avec la sonde. C'est surtout dans le bas-fond de la vessie qu'il faut aller le chercher. Lorsque la vessie est fortement revenue sur elle-même et embrasse le calcul, il faut procéder avec précaution et lenteur, ouvrir et fermer les tenettes à plusieurs reprises pour dilater les parois de la cavité; lorsque le calcul est reconnu, on ouvre lentement l'instrument, de manière à ce que la pierre s'engage entre les deux cuillers; il faut chercher à la saisir de telle sorte que son grand diamètre soit parallèle à l'axe du mors, au lieu de le prendre transversalement; quelquefois il est avantageux de séparer les deux branches de l'instrument de manière à introduire d'abord une cuiller au-dessous du calcul, et manœuvrer, en un mot, comme avec le forceps; on peut favoriser le chargement, soit en introduisant le doigt dans la vessie ou le rectum, soit en employant la curette; ce temps est souvent assez difficile et exige beaucoup d'adresse.

3° *Extraction du calcul* (pl. 79, fig. 5, et pl. 80, fig. 5). — On commence par faire exécuter aux tenettes un mouvement de rotation, pour s'assurer que la paroi vésicale n'est pas pincée, puis on serre le calcul entre les deux mors, assez fortement pour qu'il ne s'échappe pas, mais en évitant toutefois de le briser par une pression trop forte. Cette pression est proportionnée en général au volume de la pierre. Les tenettes doivent être dirigées en bas, en arrière et à gauche; il faut éviter, autant que possible, qu'elles buttent contre la symphyse pubienne, qui opposerait une grande résistance; les tractions doivent être ménagées, et il est bon d'imprimer à l'instrument quelques mouvements de latéralité et de rotation pour faire traverser la plaie. La masse volumineuse constituée par

le calcul augmente de l'épaisseur des tenettes. Si la plaie de la prostate est insuffisante, il faut, plutôt que la dilater outre mesure ou
d'en contondre les lèvres, recourir à des débridements consécutifs
pratiqués d'après les principes de MM. Senn, Vidal, etc. ; la description des opérations qui suivent donnera une idée de la manière
dont il faut procéder.

Taille bilatérale. — La crainte de blesser la vessie ou de franchir
les limites de la prostate dans la taille latéralisée, jointe à la difficulté d'extraire les calculs volumineux à travers l'incision d'un seul
rayon de la prostate, peut être considérée comme l'origine de la
taille bilatérale dont on trouve des vestiges dans Franco. Ledran a
positivement établi le principe des incisions multiples ; mais c'est à
Dupuytren qu'on doit la description d'un procédé qui, de nos jours,
est considéré, à juste titre, comme un des meilleurs moyens de pratiquer la lithotomie.

La position du malade, les précautions préliminaires et l'extraction de la pierre ne diffèrent point dans les tailles latérale et bilatérale : nous décrirons donc seulement la manière d'inciser le
périnée et la vessie, en renvoyant pour le reste au paragraphe précédent. L'appareil instrumental diffère peu. Dupuytren se servait
d'un cathéter particulier plus léger que le cathéter ordinaire, renflé
à sa partie moyenne, c'est-à-dire à l'endroit de sa plus grande courbure, dans une longueur d'environ deux pouces ; la gouttière en est
plus profonde et plus large, à bords arrondis. Le cathéter est dépourvu du cul de sac. Le second instrument de la taille bilatérale
est le lithotome double qui incise en même temps les deux diamètres
obliques postérieurs de la prostate.

Le malade étant en position, le cathéter est tenu dans l'urètre
perpendiculairement et sur la ligne médiane par l'aide qui relève
les bourses ; le chirurgien pratique une incision transversale semi-
lunaire, à convexité antérieure, qui est parallèle à la demi-circonférence antérieure de l'anus et en est distante d'un centimètre et
demi environ. Les deux extrémités de cette ligne correspondent précisément au point d'arrivée de l'incision de la taille latéralisée,
c'est-à-dire au milieu de la distance comprise entre l'anus et la tubérosité de l'ischion.

On divise successivement la peau, les couches sous-cutanées, en
se dirigeant toujours vers le col de la vessie, et en prenant bien
garde de blesser le rectum dont la face antérieure est très-proche du
bistouri. Arrivé à l'aponévrose superficielle, on reconnaît le point où
se réunissent les muscles bulbo-caverneux et sphincter, on divise ce
point d'union et l'on arrive à la portion membraneuse sans qu'il

soit nécessaire d'ouvrir le bulbe qui reste en avant, et qu'on peut d'ailleurs rejeter davantage dans le même sens, dans les cas où son grand développement masque la région membraneuse ; on sent très-distinctement alors le cathéter à travers l'épaisseur des parois urétrales, on incise les parois de la même manière que dans la taille latéralisée, et enfin on introduit le lithotome double exactement sur la ligne médiane, la concavité tournée en haut, la convexité en bas, de manière à ce que les deux lames, en s'ouvrant, correspondent très-symétriquement aux deux rayons postérieurs de la prostate.

Le lithotome est retiré avec la précaution de faire très-exactement correspondre les sections prostatiques avec la plaie extérieure ; mais ce dernier temps est beaucoup moins périlleux avec le lithotome double qu'avec celui de frère Côme, et c'est ce qui constitue un des grands avantages du procédé de Dupuytren. Le lithotome retiré, on procède à l'ordinaire pour l'extraction des calculs.

M. Senn a modifié ce procédé en ce qui concerne les incisions prostatiques ; au lieu de diviser les deux rayons obliques, il n'en divise qu'un d'un côté et de l'autre, il incise le rayon transverse ; il pense, en s'appuyant sur des calculs assez discutables, obtenir ainsi une voie plus large.

Chaussier, Béclard, avaient proposé des instruments particuliers ; pour faire la double section de la prostate, le lithotome double est très-commode, mais le lithotome simple et même le bistouri boutonné pourraient le remplacer dans des mains habiles.

Taille quadrilatérale. — Le principe des incisions multiples et des avantages qui en découlent a été poussé jusqu'à ses dernières limites, dans le procédé dû à M. Vidal.

L'auteur se préoccupe peu de l'incision extérieure, et il résume sa pratique par les mots suivants : *grande incision extérieure, petites incisions intérieures.* Cependant il adopte en général l'incision en croissant de la taille de Dupuytren. L'urètre ouvert à la manière accoutumée, on commence par inciser la prostate suivant les deux rayons obliques postérieurs de cette glande, alors on introduit dans le fond de la plaie l'index gauche, sur lequel est couché à plat un long bistouri boutonné, dont le tranchant est dirigé en haut, en dehors et à gauche (rayon oblique supérieur gauche), puis en dehors, en haut et à droite (rayon oblique supérieur droit) ; l'instrument divise le tissu de la glande suivant ces deux directions, et le passage de la pierre est ainsi considérablement facilité sans que les limites de la prostate soient franchies.

La double incision supérieure n'est pas indispensable ; quand un seul débridement suffit, M. Vidal s'en contente ; au reste, ce chirur-

gien n'est point exclusif, il adopte volontiers les procédés à une,
deux ou trois incisions, suivant les cas. L'extraction du calcul se fait
toujours d'après les préceptes énoncés plus haut.

TAILLES RECTALES. — ANATOMIE CHIRURGICALE DE LA RÉGION
RECTO-VÉSICALE.

Le rectum appartient au périnée dans la moitié environ de sa longueur, sa face antérieure correspond plus ou moins médiatement à
la face inféro-postérieure de la vessie, à la prostate, à l'urètre ; ces
rapports ont suggéré l'idée d'extraire les calculs vésicaux en intéressant le rectum dans une étendue plus ou moins considérable.

La distance qui sépare le cul de sac péritonéal vésico-rectal de la
surface du périnée est de sept à huit centimètres environ, et dans
cet espace le rectum affecte, du haut en bas, les connexions suivantes :

1° Avec la face postérieure et le bas-fond de la vessie, il en est
séparé par un tissu cellulaire lâche, et de plus par les deux vésicules
séminales et les conduits déférents ; ces derniers laissent entre eux
un espace triangulaire à sommet inférieur, à travers lequel le rectum et le réservoir urinaire sont en rapport immédiat ; c'est dans ce
point que Sanson, dans son premier procédé, incisait la cloison
recto-vésicale.

2° Avec la face postérieure de la prostate, un tissu cellulaire assez consistant réunit les deux organes. On peut donc atteindre la
vessie par la prostate en divisant les parois rectales ; mais la section
de la glande, si elle est faite sur la ligne médiane comme dans les
procédés que nous décrirons plus loin, est trop peu étendue et expose
d'ailleurs à la blessure des conduits éjaculateurs.

3° Avec la portion membraneuse de l'urètre, nous savons déjà
que l'obliquité de ce canal laisse, entre lui et le rectum, un espace
triangulaire transversal, à base inférieure remplie par les parties
molles du périnée.

Rappelons que le rectum est en général dilaté en ampoule vers la
partie inférieure, mais très-rétrécie, de l'anus, qu'il est même, dans
le premier point, doublé de ses sphincters au voisinage du second.

Aucun vaisseau artériel important n'est interposé entre l'intestin
et la portion correspondante des voies urinaires, mais on y trouve
des veines assez développées, la terminaison des voies séminales ;
enfin on doit craindre l'établissement et la persistance des fistules
urinaires.

Les tailles rectales sont, de nos jours, presque complétement abandonnées : nous serons donc bref en ce qui les concerne.

Procédés de Sanson et de Vacca Balinghieri (pl. 79, fig. 6 et 6 bis). — Nous avons déjà dit que Sanson avait abandonné lui-même son procédé de taille rectale sus-prostatique, il adopta plus tard le procédé suivant dû au chirurgien italien.

Le sujet est placé comme dans les procédés de taille périnéale, le cathéter introduit dans la vessie est maintenu par un aide exactement sur la ligne médiane et perpendiculairement. On introduit dans le rectum l'index de la main gauche de manière à ce que la pulpe de ce doigt soit tournée en haut, c'est-à-dire vers la prostate. On glisse sur sa face palmaire un bistouri droit, couché à plat, et on l'engage dans le rectum à une profondeur de deux centimètres environ au delà de l'ouverture anale.

On tourne alors l'instrument sur son axe, de manière à ce que le tranchant regarde en haut, puis, le manche étant abaissé, on enfonce la pointe dans l'intestin, et, en retirant le bistouri vers soi, on divise la partie inférieure de la paroi antérieure du rectum, le sphincter de l'anus, les parties molles du périnée jusqu'au bulbe exclusivement, le tout exactement sur la ligne médiane ; on arrive jusqu'à la portion membraneuse de l'urètre à travers les parois de laquelle on reconnaît la rainure du cathéter et qu'on divise à la manière accoutumée. Le bistouri, suivant alors la rainure du cathéter, est tourné jusque dans la vessie et divise la prostate en bas et en arrière sur la ligne médiane. Il suffit, pour exécuter ce dernier temps, d'abaisser le manche du bistouri et de le retirer en bas en suivant la première incision des parties molles.

Ce procédé tient le milieu entre les tailles périnéales et les tailles rectales proprement dites, il se rapproche de la taille médiane ou au grand appareil, il expose peu à l'infiltration d'urine, encore moins à l'hémorrhagie ; mais, d'un autre côté, l'incision de la prostate est peu étendue, sinon on s'expose à blesser un des canaux éjaculateurs, il faut du reste avoir soin de restreindre autant que possible l'incision du rectum.

Procédé de M. Maisonneuve. — Même position du malade et du cathéter que dans le procédé précédent. Le bistouri, introduit dans le rectum, en divise la paroi antérieure, à partir du même point supérieurement ; mais en bas le sphincter est respecté. On divise la portion membraneuse et on introduit le lithotome double de Dupuytren par l'anus dilaté, mais conservé intact ; on incise, de cette façon, la prostate, non plus sur la ligne médiane, mais suivant ses deux diamètres obliques postérieurs. L'extraction du calcul se fait également par l'orifice anal.

Ce procédé est donc une véritable taille prostatique anale dans laquelle le périnée n'est nullement intéressé, les canaux éjaculateurs sont également respectés. Cette opération n'a été pratiquée qu'un petit nombre de fois encore.

Le parallèle des tailles a beaucoup occupé les chirurgiens, il comprend d'abord la comparaison des diverses méthodes entre elles, c'est-à-dire le tableau des avantages et des inconvénients des tailles sus-pubiennes, rectales et périnéales. Les indications de telle ou telle de ces méthodes tirées du volume et de la situation des calculs, puis enfin les motifs qui doivent faire choisir entre les procédés nombreux de chacune des trois classes de lithotomie ; les arguments et les discussions relatives à toutes ces questions ne sauraient trouver place dans cet ouvrage. A propos de la taille hypogastrique et des tailles rectales, nous donnerons brièvement notre opinion ; quant aux tailles périnéales, les avis sont tellement partagés encore entre les partisans des grandes incisions et ceux qui préconisent les petites, que la solution est loin d'être formulée. En principe général, le volume du calcul doit décider entre le débridement simple de la prostate (taille latéralisée) et les débridements multiples (tailles bilatérale, quadrilatérale, procédé de Senn, etc., etc.). Les tailles latérales de Thomas et Foubert, le grand appareil avec ses incisions petites et sa dilatation forcée sont à peu près rejetés, aussi bien que la taille médiane périnéo-rectale. Le débat reste donc entre les lithotomies latéralisée et multilatérale. Les accidents sont plus communs dans la première, lorsque l'incision est peu méthodique ou trop étendue ; ils sont, au contraire, très-rares si l'on n'ouvre qu'une voie limitée à travers la prostate. La taille bilatérale, sans être exempte de tout danger, est moins périlleuse, et donne en même temps une issue plus facile au calcul, ce qui tendrait à l'ériger en méthode générale. Ajoutons enfin que l'incision du petit appareil, c'est-à-dire sur la saillie même formée par la pierre, peut trouver son application dans les calculs prostatiques, par exemple, et nous en concluons que presque tous les procédés et les méthodes sont acceptables, à la condition d'être appliqués avec discernement.

Pl. 80.

TAILLE SUS-PUBIENNE OU HYPOGASTRIQUE.

Fig. 1. *Coupe médiane antéro-postérieure* sur laquelle on peut voir l'épaisseur du périnée et les rapports du rectum avec la vessie, la prostate et l'urètre. — Cette figure est particulièrement destinée à montrer l'usage de la sonde à dard. — *a*, la sonde introduite dans l'urètre ; *b*, sa portion courbe introduite dans la vessie , la concavité tournée en haut et en avant, et l'extrémité appuyée contre la face antérieure de la vessie, immédiatement au-dessus du rebord de la symphyse ; *b'*, le dard sorti de la canule traversant, de dedans en dehors, toute l'épaisseur de la paroi abdominale antérieure et la paroi correspondante de la vessie ; *c*, la prostate ; *c'*, la vésicule séminale ; *c''*, cul-de-sac péritonéal recto-vésical ; *d*, la symphyse ; *e*, le bulbe ; *e'*, le testicule ; *f*, la vessie distendue par un liquide.

Fig. 2. *Taille hypogastrique , section de la ligne blanche.* — *a*, bistouri boutonné aponévrotome de M. Belmas, il est plongé, la concavité tournée en bas, dans la petite plaie faite par le bistouri trocart *b* ; *b'*, la pointe de ce dernier instrument perfore la ligne blanche et le tissu cellulaire sous-jacent, jusqu'à la vessie exclusivement ; *b''*, petite tige annexée au bistouri trocart à quelques millimètres de la pointe, pour limiter sa progression et l'empêcher de pénétrer dans la vessie ; *c*, la prostate ; *c'*, la vésicule séminale ; *d*, la symphyse ; *d'*, portion de la ligne blanche qui doit être incisée par le bistouri aponévrotome ; *e'*, le scrotum ; *e*, le bulbe ; *f*, la vessie distendue ; *g*, l'anus ; *g'*, sphincter de l'anus ; *k*, le rectum.

Fig. 3. *Incision de la vessie.* — *a*, bistouri droit ponctionnant la vessie, l'instrument introduit perpendiculairement à la direction de la face antérieure de la vessie , le tranchant tourné vers la symphyse est conduit sur l'ongle du doigt indicateur gauche courbé en crochet, la pulpe du doigt refoule en haut le cul-de-sac péritonéal vésico-pariétal ; *b*, point de la face antérieure de la vessie ponctionné avec le bistouri, et incisé de haut en bas et jusque derrière la symphyse ; *c*, la prostate ; *c'*, la vésicule séminale ; *d*, la symphyse ; *e*, le bulbe ; *e'*, le scrotum ; *f*, la vessie distendue ; *f'*, le péritoine qui recouvre sa face postérieure, refoulé par la distension dont elle est le siége ; *g*, l'anus ; *g'*, le sphincter anal ; *k*, le rectum ; *i*, la verge.

Fig. 4. *Dilatation de la plaie. Extraction de la pierre.* — *a*, curette ou élévatoire conduit dans la concavité du gorgeret rétracteur de la vessie, et soulevant la pierre *c*; la plaie est dilatée transversalement par le gorgeret d'un côté, et de l'autre par l'index gauche courbé en crochet à concavité externe; *d' d'* représentent les angles supérieur et inférieur de la plaie de la paroi abdominale et de la vessie.

Fig. 5. *Extraction de la pierre avec les tenettes.* — *a*, la curette soulevant le calcul; *b*, tenette à mors droits et à branches croisées saisissant le calcul, *c*, par ses parties latérales. La main droite saisit la tenette par son extrémité, le pouce et l'annulaire passés dans les anneaux, l'index allongé sur les branches. La main gauche est appliquée sur les branches plus près du mors, pour fixer l'instrument et aider à la traction. *d, d*, angles supérieur et inférieur de la plaie, le dernier empiète sur les téguments du mont de Vénus; *d'*, lèvres de la plaie de la vessie.

Fig. 6. *Face interne d'une vessie* dont on aurait retranché la partie postérieure et supérieure pour voir les points de l'organe intéressés dans les diverses méthodes de taille, des lignes ponctuées indiquent la position du cul-de-sac péritonéal antérieur des deux os pubis et de la symphyse. — *a a a*, coupe des parois de la vessie; *b*, les uretères et les canaux déférents; *c*, cavité du rectum; *d*, l'anus vu par l'intérieur de l'intestin; *e*, plaie verticale et médiane de la taille hypogastrique portant sur la face antérieure de la vessie, au niveau de la symphyse, et descendant environ jusqu'à la partie moyenne de la face postérieure de cette symphyse; *f f*, incision en demi-lune à convexité antérieure appartenant à la taille bilatérale et siégeant sur le bas-fond de la vessie; cette incision courbe est formée par deux incisions partant du col de la vessie. Une petite incision médiane antéro-postérieure partant du col de la vessie, et se dirigeant en avant, indique la section antérieure de ce col; *g*, incision antéropostérieure, médiane étendue du col de la vessie à l'anus, répondant à la taille recto-vésicale inférieure, cette incision intéresse une partie du bas-fond de la vessie, la prostate, la paroi antérieure du rectum, et porte sur la ligne médiane de ces organes; *h, h*, vésicules séminales situées au-dessus de la prostate, et interposées entre le rectum et la face postérieure de la vessie.

ANATOMIE CHIRURGICALE DE LA RÉGION SUS-PUBIENNE.

La possibilité de pénétrer dans la vessie par sa face antérieure, repose en entier sur un fait anatomique. On sait, en effet, que le réservoir urinaire, ordinairement caché dans l'état de vacuité derrière la symphyse du pubis, s'élève au contraire dans l'état de distension, de manière à venir faire saillie derrière la paroi abdominale ; on sait encore que dans cette migration, le cul-de-sac péritonéal vésico-pariétal monte en même temps que la vessie de telle façon, qu'une certaine étendue de la paroi de cette dernière peut être atteinte à travers une plaie faite au-dessus du pubis, sans que la séreuse abdominale soit intéressée.

Comme première couche nous trouvons la peau continue, en haut, avec celle de la paroi abdominale, en bas, avec celle du pénil, ou mont de Vénus, sur les côtés enfin, avec le tégument des régions inguinales. Sur cette peau se rencontrent des poils, mais chez l'homme seul, le plus ordinairement. L'endroit où ces poils sont plus nombreux correspond, en général, à la ligne médiane. On peut encore reconnaître cette ligne à une coloration plus foncée ou à une dépression verticale que l'on perçoit par le toucher en faisant contracter les muscles droits. Chez les sujets très-gras, on ne peut bien savoir sa position qu'en marquant le point médian entre les deux épines pubiennes, si on peut le reconnaître, ou les épines iliaques antéro-supérieures, ou, enfin, en menant une ligne verticale de l'ombilic à la racine de la verge, ou à la commissure supérieure des grandes lèvres.

Au-dessous de la peau se trouve du tissu cellulaire plus mince sur la ligne médiane que sur les côtes, décomposable au moins en deux couches. (*Feuillets superficiel et profond du fascia superficialis.*) La quantité de tissu graisseux qui s'amasse dans les aréoles de ce tissu, et en particulier dans la couche située immédiatement sous la peau, est extrêmement variable ; elle est généralement plus considérable, au niveau du pénil, chez la femme que chez l'homme, mais elle peut dans toute la région atteindre plusieurs centimètres et rendre très-profonde la plaie de la taille hypogastrique.

La troisième couche est formée par les muscles larges de l'abdomen, leurs aponévroses et la gaîne des muscles droits et pyramidaux ; sur la ligne médiane on trouve la ligne blanche, formée par l'entre-croisement des larges aponévroses des muscles grand et petit obliques. Le toucher reconnaît en ce point une saillie, si l'abdomen est dans le relâchement ; une dépression, si les muscles droits sont contractés. La ligne blanche présente une ligne environ d'épaisseur ; elle est plus ou moins large suivant les sujets, et surtout étendue chez les femmes qui ont fait des enfants.

Sur les côtés existent les muscles droits, recouverts par une forte couche fibreuse (paroi antérieure de la gaîne). Ces muscles sont plus étroits au voisinage du pubis que partout ailleurs ; leur largeur dépasse rarement trois centimètres , y compris le pyramidal , petit faisceau accessoire non constant. Les insertions inférieures se font aux épines pubiennes et à toute la portion comprise entre ces épines et la symphyse. Les bords de ces muscles sont beaucoup plus minces que leur partie moyenne. Au dehors du bord interne , se voit une sorte de ligne blanche , interstice entièrement fibreux et aponévrotique , compris entre le bord du muscle précité et la terminaison antérieure des fibres charnues des muscles larges. Ces lignes blanches latérales sont beaucoup plus marquées au-dessous de l'hypogastre, là où la gaîne du grand droit redevient complète.

L'artère épigastrique vient gagner le bord interne de ce muscle beaucoup trop haut pour qu'on soit en danger de la blesser en faisant la taille suivant le procédé de M. Drivon.

Derrière les couches précitées, se trouve, non plus les larges et fortes aponévroses des muscles obliques (on sait que la gaîne du grand droit manque à sa partie postérieure et inférieure), mais un tissu cellulaire plus ou moins lamelleux, tantôt condensé sous forme aponévrotique, c'est le *fascia transversalis* ou sous-péritonéal , tantôt lâche et très-extensible. Les caractères de ce tissu cellulaire sont très-variables, suivant les sujets. Ce qu'il importe de savoir, c'est qu'il peut former plusieurs couches d'inégale consistance , qu'il est interposé entre la paroi abdominale , la face postérieure du pubis d'une part ; et de l'autre, le péritoine pariétal et vésical et la portion de la face antérieure de la vessie qui est dépourvue de péritoine , qu'il adhère souvent assez fortement à la face postérieure de la ligne blanche.

Enfin l'ouraque sur la ligne médiane, les deux cordons fibreux qui représentent les artères ombilicales rampent dans cette couche celluleuse, entre le péritoine et les muscles droits.

Lorsque la vessie est distendue , cette couche celluleuse est généralement mince, mais assez résistante , à la manière de la gaîne fibreuse des grosses artères; elle est tendue derrière les muscles droits : on doit la diviser avec précaution, crucialement au besoin. Le tissu cellulaire est toujours beaucoup plus lâche au contact même du péritoine ou du réservoir urinaire. Cette donnée indique la possibilité de pratiquer le décollement du péritoine sans distension préalable de la vessie par une injection aqueuse ; d'un autre côté, il faut prendre garde de détruire trop largement ce tissu.

Enfin l'on arrive sur la vessie et le cul de sac péritonéal. La plupart des chirurgiens ont recommandé de distendre la vessie avec de l'eau, pour faire la taille hypogastrique de manière à faire remonter

23.

ce cul de sac du péritoine. C'est surtout pour pouvoir exactement reconnaître la vessie. En effet, il n'est généralement pas très-difficile de décoller le péritoine, mais on éprouve beaucoup de peine à savoir exactement quand on est arrivé sur la vessie qu'on veut ouvrir : la pâleur des fibres musculaires et leur aspect filamenteux les fait confondre avec le tissu cellulaire ambiant..

La vessie, ordinairement mince, peut, dans certains cas, être hypertrophiée, ce qui n'augmente guère que les difficultés de l'extraction du calcul. On évite la blessure des veines qui entourent le col, en ayant soin de ne pas prolonger trop bas l'incision.

PROCÉDÉS OPÉRATOIRES.

La taille hypogastrique, ou par le haut appareil, est due à Franco ; mais elle n'a été décrite comme opération régulière que par Rousset ; elle a été tour à tour vantée et rejetée par les lithotomistes des XVIIe et XVIIIe siècles ; frère Côme l'appliquait comme opération générale chez la femme ; elle a été l'objet de travaux importants de la part des chirurgiens modernes. Elle convient surtout dans les cas de calculs trop volumineux pour sortir aisément par le périnée, ce qui arrive chez l'adulte toutes les fois que le diamètre du calcul dépasse cinq centimètres. Elle a aussi des avantages chez les jeunes sujets dont la vessie fait une saillie considérable au-dessus du pubis, et qui, d'ailleurs, ont le col vésical très-élevé, la prostate petite, le périnée étroit.

La blessure du péritoine est l'accident le plus redoutable. C'est ce qui motive les trois précautions suivantes, indiquées et suivies par la majorité des auteurs, et sur lesquelles nous nous sommes déjà expliqués. Ces préceptes sont : 1° de distendre préalablement la vessie ; 2° de soulever avec une sonde la paroi antérieure de cet organe ; 3° de refouler le péritoine avec les doigts après l'avoir suffisamment décollé.

On a formulé divers reproches contre cette opération ; on a allégué sa difficulté, l'infiltration d'urine, le danger de la péritonite développée à la suite d'une blessure de la séreuse ou par simple voisinage. C'est là, il faut le dire, l'assertion la plus fondée et la crainte la plus sérieuse. Enfin on a noté que la guérison était lente et qu'il était resté plus d'une fois une fistule rebelle.

Mais si l'on compare cette opération aux tailles périnéales, on voit que celles-ci présentent presque les mêmes accidents généraux, et que la première n'amène jamais des complications aussi fâcheuses que l'hémorrhagie, les fausses routes, les déchirures du périnée, de la prostate, les blessures du rectum, des vésicules séminales, etc., etc.

La taille sus-pubienne nous paraît une très-bonne opération pour les cas où la taille ordinaire est difficilement applicable ; elle nous paraît également devoir remplacer presque absolument les tailles vagino-vésicales, recto-vésicales, qui ont de grands inconvénients.

Manuel opératoire. — Il est inutile de passer en revue toutes les modifications qu'a subies le Manuel de la taille épigastrique. Il est certains procédés modernes qu'il suffit même de mentionner ; tels sont, par exemple, celui de M. Drivon, qui veut que l'on pratique une incision longitudinale au bord externe du muscle droit ; ce qui doit rendre assez difficile et assez chanceux le décollement du péritoine.

Dans le procédé de M. Franco, ce chirurgien propose de faire une incision transversale parallèle au bord supérieur du pubis et située à une petite distance de ce bord. L'attache des muscles droits serait sacrifiée dans une grande étendue. Certainement la manœuvre doit être simplifiée, au moins quant à l'extraction du calcul et la section de la vessie ; mais le dégât doit être considérable et la cicatrisation des muscles lente, sinon incomplète.

Procédé de M. Amussat (pl. 80, fig. 3, 4 et 5). — *Position du malade* : Décubitus dorsal, le bassin un peu élevé. — *Position du chirurgien* : il se place à gauche, de manière à inciser de bas en haut, c'est-à-dire en partant du pubis, qui est son point de repère constant.

L'appareil instrumental spécial se compose d'une sonde courbe ordinaire creuse, afin qu'elle puisse à la fois servir d'instrument conducteur et à introduire une injection dans la vessie ; d'une seringue, dont la canule s'adapte exactement à la sonde. On se précautionne de crochets mousses, d'un gorgeret courbe, puis enfin on se sert avec avantage de tenettes courbes à angle droit selon les bords.

Les poils sont rasés, la sonde introduite, l'injection d'un liquide tiède est poussée de manière à distendre modérément la vessie. M. Amussat retire alors la sonde, et aussitôt un aide saisit le gland entre les doigts et le presse pour prévenir l'écoulement du liquide. Si on voulait utiliser la sonde et la laisser dans la vessie, il suffirait de boucher son ouverture extérieure et de comprimer légèrement la verge.

On procède alors à l'incision ; on divise la peau sur la ligne médiane dans la direction verticale et dans l'étendue de 3 centimètres ; les couches sous-cutanées sont également incisées, et on met à nu la ligne blanche. M. Amussat change ordinairement de position et passe à droite pour faire cette incision. On porte ensuite le doigt indicateur sur la ligne blanche, et on incise cette dernière de haut en bas dans l'étendue de trois centimètres en arrière. En arrière se trouve l'aponévrose sous-péritonéale, *fascia transversalis.* Il faut procéder avec beaucoup de précaution pour diviser ce feuillet sans intéresser la séreuse. On introduit la pointe du bistouri immédiatement au-dessus de la symphyse, le tranchant tourné en haut, et l'on divise doucement et dans une petite étendue le tissu cellulo-fibreux en question. L'incision est agrandie par en haut avec le bistouri boutonné; on peut également débrider sur les côtés, si le doigt est serré dans l'ouverture comme dans une boutonnière. L'index est introduit dans la plaie, l'ongle tourné vers le pubis, pendant que la pulpe dirigée en arrière cherche à reconnaître le sommet de la vessie. Ce doigt est engagé ensuite directement en bas, mais toujours sur la ligne médiane et pas trop profondément; on isole ainsi la vessie de la face postérieure de la symphyse. Pour s'assurer que l'on est bien arrivé sur le réservoir urinaire, M. Amussat conseille d'introduire en même temps l'indicateur droit dans le rectum, de refouler en avant et à travers la paroi de cet intestin le bas-fond de la vessie, en un mot de chercher à reconnaître cet organe entre les deux index pliés l'un en avant, l'autre en arrière. Ces précautions prises, le bistouri est introduit à plat entre l'ongle de l'index gauche et la symphyse, le doigt recourbé en crochet marque le point où la vessie doit être percée, et l'instrument est plongé hardiment; on le fait marcher de haut en bas et d'avant en arrière, de manière à pratiquer une incision de deux centimètres environ qu'on agrandira plus tard si on le juge convenable. L'eau renfermée dans la vessie jaillit; on introduit vivement le doigt dans la plaie, et cet écoulement cesse; on peut alors explorer tout à l'aise la forme et la situation du calcul.

Le doigt recourbé en crochet à concavité supérieure élève la vessie; on dilate la plaie par la traction des lèvres, et l'on se hâte d'introduire les tenettes avant que tout le liquide qui distend la vessie soit écoulé; ici encore l'index est très-utile pour engager le calcul entre les mors, suivant le diamètre le plus convenable pour aider l'extraction, reconnaître s'il existe d'autres pierres. Cependant si le calcul est très-volumineux, il faut retirer le doigt au moment de l'extraction pour se donner de la place.

En répétant cette opération sur le cadavre, on peut s'assurer qu'il est fort prudent de placer à l'angle supérieur de la plaie vésicale un crochet mousse large et épais; car il arrive souvent que lorsque l'index est occupé à rechercher le calcul ou à aider à le charger, il peut s'échapper de la plaie ou abandonner la vessie, dont il est fâcheux d'avoir à rechercher l'ouverture.

Le pansement consiste dans l'introduction d'une grosse canule courbe destinée à conduire l'urine au dehors dans la réunion de la plaie par première intention au-dessus d'elle et dans la fixation solide de cette canule par des fils et des bandelettes agglutinatives.

Procédé de M. Baudens (pl. 80, fig. 3, 4 et 5). — Ce procédé est moins compliqué que le précédent. L'auteur supprime l'injection ; ce qui rend la recherche de la vessie assez pénible en certains cas. Le chirurgien reconnaît la symphyse et marque avec l'ongle le point où doit s'arrêter l'incision supérieure ; les couches cutanées et sous-cutanées sont divisées, la ligne blanche reconnue ; on incise à un demi-centimètre à droite, et en dehors d'elle la gaîne du muscle droit ; on pénètre dans cette gaîne, et on écarte les muscles droits en déchirant avec les deux index le tissu cellulaire qui les sépare et qui les double en arrière ; on arrive ainsi jusqu'à la face antérieure de la vessie qu'on sépare de même de la face postérieure de la symphyse pubienne. Cette manière de procéder abrége l'opération ; mais il nous semble toutefois que l'intégrité de la ligne blanche doit rendre la plaie un peu serrée ; il serait bien facile, du reste, de débrider latéralement.

Arrivés à la vessie, les deux doigts courbés en crochets, cherchent à décoller le péritoine de bas en haut à l'aide des ongles et en raclant. Lorsque l'on a ainsi mis à nu les fibres de la face antérieure de la vessie, l'index gauche reste dans la plaie pour maintenir refoulé en haut le cul-de-sac péritonéal, tandis que la main droite introduit le bistouri avec les mêmes précautions que dans le procédé de M. Amussat. L'avantage consiste en ce que la plaie n'est pas inondée par l'écoulement du liquide. L'introduction des tenettes, l'extraction du calcul, etc., etc., sont les mêmes dans les deux procédés.

Tels sont les procédés les plus usités.

La taille hypogastrique comprend encore plusieurs opérations complémentaires et plusieurs préceptes que nous ne ferons qu'indiquer. Ainsi on a proposé la suture de la vessie, l'établissement de la boutonnière périnéale. Frère Côme conseillait l'emploi de la sonde à demeure : tout cela avait pour but de prévenir l'infiltration urineuse.

M. Leroy-d'Étiolles a fait usage d'aponévrotome, dans le but de perfectionner le premier temps de l'opération (pl. 80, fig. 2). L'emploi de la sonde à dard, conseillé par M. Belmas, est presque abandonné aujourd'hui (pl. 80, fig. 1).

On pourrait encore si le calcul était extrêmement volumineux, tenter de le diviser en deux ou trois fragments en introduisant à travers la plaie de puissants instruments lithotriteurs.

Enfin MM. Vernière et Vidal (de Cassis), ont proposé de pratiquer la taille hypogastrique en deux temps. On commencerait par inciser les parties molles jusqu'à la vessie exclusivement, ou bien encore par se frayer la voie avec les caustiques, comme lorsqu'on se propose d'ouvrir certaines collections liquides de l'abdomen. La vessie elle-même ne doit être ouverte que lorsque les bourgeons charnus développés sur les bords de la première plaie mettent à l'abri de l'infiltration d'urine. Les limites de cet ouvrage ne nous permettent pas de discuter ces modifications, dont les résultats peu nombreux, il est vrai, n'ont pas été très-avantageux jusqu'à ce jour.

Pl. 81.

OPÉRATIONS QUI SE PRATIQUENT SUR LES ORGANES GÉNITAUX DE LA FEMME.

DE LA TAILLE CHEZ LA FEMME.

Fig. 1. *Anatomie de la région périnéale chez la femme.* — C, sphincter de l'anus; C', constricteur du vagin; P, anus; V, vagin.

s, clitoris; *u*, méat urinaire; *m m*, branche superficielle de l'artère honteuse interne; *b*, branche profonde ou clitoridienne; *l l*, muscle transverse; *i i*, aponévrose moyenne; *a a*, artère honteuse interne; *f f*, grand fessier; *r*, releveur de l'anus.

Fig. 2. *Taille vestibulaire chez la femme.* — *Procédé de Lisfranc.* — (1er temps de l'opération). — A, incision curviligne pratiquée dans le vestibule, et destinée à donner issue au calcul; en même temps l'espace vestibulaire se trouve agrandi par l'abaissement de l'urètre *u*, au moyen du cathéter S.

b, b, doigts des aides maintenant les grandes lèvres écartées. V, orifice extérieur du vagin; *l, l*, petites lèvres.

Fig. 3. *Taille urétrale chez la femme*, vue sur une coupe de profil du périnée, afin de montrer les rapports des différents organes dans l'opération. — *Procédé de Laurent Colot.* — P, anus; S, sonde cannelée introduite dans l'urètre et la vessie; V, vagin; *a*, utérus; *a'*, orifice du col utérin; *a''*, repli péritonéal vésico-utérin; *b*, vessie; *c*, cloison vésico-vaginale; *d*, cloison recto-vaginale; *e*, portion inférieure du rectum non revêtue du péritoine; *e'*, partie supérieure du rectum; *l*, artère hémorrhoïdale moyenne; *t*, bistouri droit dont l'extrémité *u* s'engage dans la sonde cannelée. (Voy. *Procédés opératoires.*)

ANATOMIE CHIRURGICALE DU PÉRINÉE CHEZ LA FEMME.

Chez la femme, comme chez l'homme, la région ano-périnéale peut être considérée, dans son ensemble, comme un plancher musculo-fibreux, destiné à fermer la cavité abdominale à la partie inférieure. Ce plancher est, à peu près, formé dans les deux sexes par les mêmes plans, disposés dans le même ordre. Les modifications ne portent que sur les organes qui traversent ce plancher. Ainsi, il présente toujours deux parties, deux régions; l'une postérieure ou anale, l'autre antérieure ou périnéale proprement dite. Rien à ajouter pour la première, dans laquelle les mêmes éléments se rencontrent; au centre, se trouve le rectum, qui descend entouré et soutenu par le releveur de l'anus, se terminant en bas par l'orifice anal P, fig. 1, entouré lui-même par le sphincter de l'anus C, et présentant à droite et à gauche le creux ischio-rectal, que limitent les muscles obturateur interne et releveur de l'anus, et leurs aponévroses. Cet espace, rempli de graisse à l'état frais, est traversé par l'artère honteuse interne *a*. Il est moins profond chez la femme que chez l'homme; mais il est plus étendu transversalement; ce qui s'explique par le plus grand écartement des deux tubérosités de l'ischion qui se portent obliquement en dehors, et présentent moins de saillie. Il en résulte que l'anus est moins enfoncé, et qu'il se trouverait presque sur le même plan que ces deux tubérosités, sans la grande quantité de tissu cellulo-adipeux dont la peau se trouve doublée au niveau de ces saillies. Cette peau, ainsi que celle qui entoure l'orifice anal, est plus mince et presque glabre.

En avant, au contraire, c'est-à-dire dans la région périnéale proprement dite, nous avons à signaler des différences très-notables, qui ne portent pas sur la disposition des couches ou plans superposés, mais sur les organes qui traversent ces couches. Ainsi, cette portion du périnée est, comme la précédente, traversée au centre par un canal membraneux, le vagin V, fig. 3, situé en haut entre le rectum et la vessie, surmonté par l'utérus, dont il embrasse le col, et dont il peut être considéré comme le conduit excréteur. Ce canal se termine en bas à la vulve. Il est, en avant, immédiatement en rapport avec l'urètre. Le vagin et l'urètre traversent les aponévroses périnéales superficielle et moyenne, dont la disposition est la même que chez l'homme. Quant à l'aponévrose supérieure, elle présente quelques différences dues à l'absence de prostate, et au plus grand développement des deux toiles celluleuses qui recouvrent les vaisseaux et les nerfs hypogastriques. Ces deux lamelles existent aussi chez l'homme; mais chez la femme la présence du vagin et des vaisseaux utérins entraîne un plus grand développement de ces plans celluleux et les rend plus apparents.

La vulve, ou l'ensemble des parties extérieures de la génération, se présente au dehors sous la forme d'une fente étendue depuis le mont de Vénus jusqu'à 25 millimètres en avant de l'anus. La fente est bordée de chaque côté par deux replis cutanés plus ou moins saillants, qui sont les grandes lèvres. Celles-ci, adossées l'une à l'autre par leur face interne, sont libres et revêtues de poils à leur face externe ou cutanée. La face interne est muqueuse, et on retrouve en ce point, comme au niveau de presque tous les orifices par lesquels les téguments interne et externe se continuent, la transition presque insensible entre la peau et la muqueuse, marquée seulement par le changement de coloration. Par leur extrémité antérieure ou supérieure, les grandes lèvres se continuent insensiblement avec le mont de Vénus. Par leur extrémité postérieure, elles s'unissent l'une à l'autre en formant un repli membraneux, désigné sous le nom de commissure postérieure ou fourchette, qui est presque constamment déchirée lors de l'accouchement. On trouve dans leur épaisseur du tissu dartoïque, des follicules pileux et sébacés, une expansion du *fascia superficialis*, et de l'aponévrose superficielle.

Lorsqu'on écarte les grandes lèvres, on aperçoit deux autres replis formés par du tissu érectile, recouvert par un repli de la muqueuse, qui, en ce point, est abondamment pourvue de follicules sébacés. Ces replis, moins développés que les précédents, commencent de chaque côté à la face interne des grandes lèvres, au niveau du tiers postérieur de la vulve, par une extrémité amincie. Ils viennent se terminer en avant en se réunissant l'un à l'autre. A ce niveau, ils recouvrent un petit mamelon arrondi, plus ou moins saillant, et formé d'un tissu érectile abondant, ou mieux d'un corps caverneux naissant par deux racines, très-riche en nerfs et enveloppé par une mince lamelle fibreuse que double la muqueuse. Les deux replis sont les petites lèvres, leur commissure antérieure est le prépuce du petit mamelon érectile ou clitoris.

a a, artère honteuse interne. Derrière le bord postérieur du muscle transverse, *l l*, elle se divise en deux branches ; l'une superficielle, *m m*, qui est destinée aux grandes lèvres et au mont de Vénus ; l'autre profonde ou artère clitoridienne *b*, se rend au clitoris.

Les veines accompagnent les artères. Toutefois, un certain nombre de celles qui viennent du clitoris vont communiquer avec les veines du vagin. Les lymphatiques se rendent aux ganglions inguinaux ; les nerfs viennent du honteux interne et des branches inguinales du plexus lombaire.

A dix ou douze millimètres environ, en arrière et au-dessous du clitoris *s*, se voit l'orifice externe de l'urètre ou méat urinaire *u*, et à trois ou quatre millimètres en arrière du méat existe un autre petit mamelon moins saillant que le clitoris, nommé tubercule urétral. C'est la partie antérieure, la terminaison de la colonne ou crête longitudinale antérieure du vagin, légèrement renflée en forme de tubercule.

L'espace qui sépare le clitoris et le méat urinaire, et qui est limité de chaque côté par l'écartement angulaire des deux petites lèvres, a reçu le nom de vestibule, et offre un certain intérêt au chirurgien en raison de sa grande dilatabilité, qui lui permet d'acquérir une étendue plus que double (25 à 27 millimètres), lorsqu'on vient à déprimer l'urètre en arrière, ou lorsque, par suite du travail de la grossesse, ou par toute autre cause le méat urinaire entraîné en haut remonte quelquefois jusque derrière la symphyse du pubis.

Derrière le vestibule, et au niveau du tubercule urétral, commence l'orifice du vagin qui occupe toute la partie postérieure de la vulve, à peu près jusqu'à la fourchette dont il n'est séparé que par un petit espace triangulaire désigné sous le nom de fosse naviculaire. Cet orifice est, chez les vierges, plus ou moins fermé par une membrane mince, disposée tantôt en forme de diaphragme, avec un trou central, tantôt comme un croissant dont le bord libre concave regarde en avant. C'est cette membrane désignée sous le nom d'hymen, qui, déchirée lors du coït, se trouve représentée par les petits tubercules appelés caroncules myrtiformes. En dehors de ces caroncules vient s'ouvrir le canal excréteur de la glande vulvo-vaginale.

Le vagin, V, à peu de distance de son orifice externe, est embrassé par le corps spongieux qui a reçu le nom de bulbe du vagin.

Les parois de ce canal membraneux sont constituées par une couche de tissu érectile, par des fibres de tissu dartoïque, dont les unes, longitudinales, disposées sur les faces antérieure et postérieure, font en dedans du vagin deux saillies qui ont reçu le nom de colonnes du vagin, et dont les autres, circulaires ou curvilignes, s'étendent de l'une de ces colonnes à l'autre, et forment en-dedans un grand nombre de plis transversaux, en soulevant la membrane muqueuse qui revêt la face interne de l'organe. Enfin au niveau de l'orifice externe existe un anneau de véritables fibres musculaires, sphincter ou constricteur du vagin C'. La membrane muqueuse contient un grand nombre de follicules ou même de glandules ; la glande vulvo-vaginale située en dehors du vagin, à travers les parois duquel passe son conduit excréteur, semble être l'une de ces glandules plus développée. Les artères viennent de l'hypogastrique, les veines fréquemment anastomosées entre elles et avec celles du clitoris se rendent à la veine hypogastrique. Les nerfs viennent du plexus hypogastrique.

L'anus, P, est entouré par son sphincter C ; *r*, muscle releveur de l'anus ; *i*, tubérosité de l'ischion ; *s*, clitoris ; *f, f*, muscles grands fessiers.

Beaucoup plus court et moins compliqué que celui de l'homme, l'urètre de la femme commence au méat urinaire, se dirige obliquement, en haut et en arrière, en présentant une légère courbure à concavité antérieure qui contourne la symphyse pubienne, et se termine au niveau du col de la vessie. Celui-ci, dépourvu de prostate, est évasé et situé près de la portion la plus inférieure du corps de la vessie. La longueur de l'urètre est de vingt-sept à trente millimètres. En avant, il est de sept à huit millimètres de la symphyse du pubis ; en arrière, il est d'abord immédiatement en rapport avec la paroi antérieure du vagin, qui est creusée d'une gouttière pour le recevoir, puis il s'en écarte un peu en haut, et en est séparé par un intervalle celluleux de six à sept millimètres. Ce canal, plus large que celui de l'homme, est, en outre, éminemment dilatable. Il a, du reste, la même structure que chez l'homme.

La vessie *b* ne présente rien de particulier chez la femme, elle remonte en avant, un peu plus haut, derrière la symphyse du pubis ; en arrière, elle est en rapport, non pas avec le rectum, mais avec le vagin et l'utérus *a*, canal membraneux éminemment dilatable. Le vagin V a environ douze centimètres de longueur, depuis le col utérin jusqu'à son orifice externe. Il a, dans l'état normal, environ quatre centimètres de diamètre ; mais, par une extension forcée, il peut atteindre jusqu'à dix centimètres, surtout dans ses parties moyenne et supérieure ; car, au niveau de son orifice, il résiste beaucoup plus à la dilatation. Comme l'urètre, il décrit une courbe à concavité antérieure : son axe, oblique de haut en bas et d'arrière en avant, tombe en avant de celui du détroit inférieur du bassin. Il forme avec l'utérus un angle obtus ouvert en avant.

Le vagin est en rapport, en avant, avec le bas-fond de la vessie, qui, dans toute. l'étendue de la portion qui correspond au trigone vésical, lui est uni par un tissu cellulaire filamenteux, en sorte que le péritoine qui double la face postérieure de la vessie ne descend pas jusqu'au vagin. Il n'en est pas de même en arrière, où le vagin, immédiatement accollé au rectum, à sa partie moyenne, en est séparé, en haut, par le péritoine, qui, de la face antérieure du rectum, se réfléchit sur la face postérieure du vagin, en formant un cul-de-sac recto-vaginal, dont le fond est à trois centimètres environ de la surface du périnée. En bas, le vagin, en raison de sa courbure, s'écarte de nouveau du rectum, et en est séparé par du tissu cellulaire ; *c*, cloison vésico-vaginale ; *d*, cloison recto-vaginale.

Situé dans la cavité pelvienne entre la vessie et le rectum, l'utérus *a*, a la forme d'un ovoïde dont la grosse extrémité est tournée en haut. Les deux tiers supérieurs forment le corps de cet organe ; le tiers inférieur constitue son col. L'axe de l'utérus est généralement considéré comme simple et oblique de haut en bas, et d'avant en arrière. Mais il résulterait, d'après des recherches nouvelles, que, chez le fœtus, l'enfant, la jeune fille, en un mot, jusqu'à l'époque de la première grossesse, l'axe du corps de l'utérus formerait avec celui du col un angle ouvert en avant, angle qui quelquefois peut être très-aigu. Le corps se dirigerait obliquement de bas en haut et d'avant en arrière, et le col aurait seul le même axe que le détroit supérieur ; en sorte que ces deux parties, corps et col, seraient fléchies l'une sur l'autre.

Dans tous les cas, le corps et le col sont séparés par un étranglement ; les deux faces antérieure et postérieure sont convexes, les bords supérieurs et latéraux, mousses et convexes, se réunissent par deux angles arrondis qui donnent attache aux trompes, aux ligaments ronds et aux ligaments de l'ovaire.

Le col de l'utérus fait une saillie de dix à douze millimètres dans le vagin, dont les parois s'insèrent autour de ce col. Cette saillie, museau de tanche, présente au centre l'orifice utérin. Arrondis et peu volumineux chez la femme qui n'a pas eu d'enfant, le museau de tanche et l'orifice changent de forme, et s'étendent transversalement après la grossesse. Du reste, ils présentent de grandes variétés, suivant les individus.

L'orifice utérin a', est la terminaison d'une cavité très-petite que présentent le col et le corps de l'utérus. La forme de cette cavité est elliptique au niveau du col, et triangulaire dans le corps, les deux angles supérieurs se continuant par un orifice très-étroit avec la cavité des trompes. La cavité du col et celle du corps sont séparées par un rétrécissement très-marqué, que l'on ne peut presque jamais franchir sans difficulté ni sans causer une douleur assez vive.

Les parois utérines sont très-épaisses et doublées par le péritoine, qui, en avant, se réfléchit de la paroi postérieure de la vessie pour revêtir la face antérieure de la matrice, et, en arrière, double la face postérieure en se réfléchissant de même du rectum sur la matrice. De ces deux replis ou culs-de-sac dans lesquels peuvent s'engager des anses intestinales, le postérieur descend plus bas que l'antérieur, dont le fond est à douze ou quinze millimètres de l'insertion du vagin. Ce revêtement séreux et les replis auxquels il donne naissance et qui constituent les ligaments larges, sont, avec le vagin et les ligaments ronds, à peu près les seuls moyens de fixité de l'utérus. Aussi cet organe est-il excessivement mobile et exposé aux déviations et aux déplacements. Il est susceptible de se développer beaucoup, malgré la résistance des parois, à tel point qu'atteignant à peine le niveau du détroit supérieur à l'état normal, il remonte parfois pendant la grossesse jusqu'au-dessus de l'ombilic.

Outre la tunique séreuse, les parois utérines présentent une couche très-épaisse de fibres musculaires, qui, peu apparentes dans l'état de vacuité, acquièrent pendant la grossesse un très-grand développement. Ces fibres constituent presque à elles seules toute l'épaisseur de l'organe ; elles sont doublées à leur face interne par une muqueuse formée de fibres très-serrées. La muqueuse du col présente un grand nombre de follicules mucipares qui sont le siége de cette sécrétion dont le produit a reçu le nom d'œufs de Naboth.

Les artères de l'utérus viennent des ovariques et des hypogastriques. Les veines, qui, dans l'épaisseur du tissu utérin, ne présentent plus que leur membrane interne, et dont les dilatations pendant la grossesse forment les sinus utérins, suivent en dehors de l'organe la même direction que les artères. Les nerfs émanent du plexus hypogastrique ; peu nombreux, ils se rendent au corps et au col.

Les ligaments larges, formés de deux feuillets séreux, s'étendent transversalement en dehors, en se prolongeant jusqu'à l'extrémité supérieure du vagin. Subdivisés en trois replis secondaires ou ailerons, ils sont doublés par quelques fibres musculaires, prolongement des fibres utérines. Les trois ailerons contiennent le ligament rond, qui vient s'épanouir dans le tissu cellulaire du mont de Vénus ; la trompe a'', tube légèrement flexueux, très-étroite, et s'ouvrant dans la cavité abdominale par un orifice frangé ou pavillon, enfin le ligament de l'ovaire et l'ovaire.

L'ovaire est l'organe essentiel de la génération de la femme, uni à l'utérus par un ligament fibro-musculeux, a la forme d'un ovoïde aplati d'arrière en avant. Dans les premières années et jusqu'à l'époque de la première menstruation, la surface de cet organe est lisse ; puis, à mesure que la femme avance en âge, cette surface devient inégale et chagrinée par la formation de cicatrices nombreuses qui correspondent à l'évolution des œufs.

L'ovaire est formé par une membrane fibreuse très-dense, doublée par le péritoine de l'aileron postérieur du ligament large, et constituant, par les prolongements qui émanent de sa face interne, le stroma de l'ovaire, espèce de réseau fibreux où se forment les ovules, ou mieux les vésicules de Graaf, auxquels succèdent les corps jaunes.

Les artères de l'ovaire viennent de l'aorte, les veines accompagnent les artères. Il en est de même des nerfs qui viennent des plexus rénaux.

PROCÉDÉS OPÉRATOIRES.

DU CATHÉTÉRISME DE LA TAILLE CHEZ LA FEMME.

A. *Cathétérisme.* — On peut prat'quer le cathétérisme, la femme étant couchée ou assise sur le bord d'un lit, les parties à découvert ou cachées.

La sonde dont on se sert ordinairement est la sonde de femme, qui se trouve dans toutes les trousses ; elle est en général en argent et assez courte : sa longueur est de quinze à dix-sept centimètres. A peine courbée, et destinée à traverser un canal peu étendu, et surtout peu sinueux, elle pénètre en général très-facilement dans la vessie. La seule difficulté, si toutefois c'en est une, est de trouver le méat urinaire. Dans le premier cas, celui où les parties sont à découvert, cette difficulté ne saurait arrêter. La malade est couchée sur le dos, les jambes et les cuisses écartées, légèrement fléchies, le bassin un peu élevé. L'opération pouvant se faire de la main gauche ou de la main droite, la position du chirurgien pourrait être considérée comme indifférente ; mais, en général, il est plus à l'aise en se plaçant à la droite du lit.

Portant la main gauche en pronation sur le pénil, le chirurgien écarte les grandes et les petites lèvres avec le pouce et l'indicateur de cette main, et met à découvert le vestibule et le méat. Puis, prenant de la main droite la sonde préalablement enduite d'un corps gras, il la tient à peu près comme une plume à écrire. Il est utile pourtant de porter l'indicateur à l'extrémité de la sonde, de façon à appliquer la pulpe de ce doigt sur l'orifice, et à le fermer complétement, afin d'éviter que la malade ou les draps ne soient souillés par le premier jet de l'urine.

La direction de la sonde est telle que la concavité regarde en haut. On en présente le bec à l'orifice de l'urètre ; et, aussitôt que l'instrument est engagé, on l'abaisse, pour lui faire franchir la symphyse du pubis ; puis, on le relève un peu, et, le poussant en avant dans la direction de l'urètre, on l'introduit d'un seul trait dans la vessie.

Quelquefois, comme dans les cas où le bassin est très-enfoncé dans le lit, dans la vieillesse, pendant la grossesse, ou après l'accouchement, il arrive que l'urètre, remonté avec la vessie vers le bassin, devient très-oblique, ou se relève même tout à fait derrière la symphyse pubienne. Dans des circonstances semblables, M. Velpeau conseille d'écarter les nymphes avec le pouce et le médius de la main gauche, et, avec l'indicateur de la même main, de relever fortement en haut le clitoris et le vestibule, de façon à abaisser le méat urinaire, en le ramenant en avant; puis de passer la main armée de la sonde, non plus directement entre les jambes de la malade, mais par-dessous le jarret qui correspond au côté occupé par le chirurgien. Si cela ne suffit pas encore, on est obligé de se servir d'une sonde beaucoup plus courbée, ou même d'une sonde d'homme.

Dans ces cas difficiles, on n'a souvent pas le choix des moyens, et on est toujours forcé de sonder la malade à découvert; mais en général, il n'en est pas ainsi; et comme la pudeur des femmes se révolte ordinairement à l'idée de s'exposer ainsi aux regards, il faut que le chirurgien s'exerce à pouvoir sonder sous le drap, en se guidant seulement par le toucher. On peut aller à la recherche de l'orifice de l'urètre, en procédant d'avant en arrière ou d'arrière en avant.

Pour le premier cas, M. Velpeau conseille, comme précédemment, d'écarter les petites lèvres avec le pouce et le médius gauche, et de relever le clitoris avec l'indicateur dont l'ongle reste tourné vers le méat urinaire; puis, portant sur cet ongle le bec de la sonde, on le fait glisser doucement en suivant la ligne médiane de haut en bas sur le vestibule, et il entre alors presque nécessairement dans l'orifice urétral.

Pour le second cas, le chirurgien étant placé à gauche, porte le doigt indicateur de la main gauche, la pulpe dirigée en avant, vers la partie postérieure de la vulve. Ce doigt reconnaît successivement la fourchette, l'orifice vaginal, le tubercule urétral, à deux ou trois millimètres desquels se trouve l'orifice de l'urètre; il s'arrête à ce point, et sert alors de conducteur à la sonde qui, tendue dans la main droite, est dirigée sur lui, et arrive avec une grande facilité dans l'urètre.

B. *Taille.* — L'opération de la taille se pratique très-rarement chez la femme, et on peut donner comme précepte, et avant toute indication de procédés, qu'il ne faut pas y recourir sans une absolue nécessité. Plusieurs raisons concourent à rendre cette opération peu fréquente. Ces raisons sont la conséquence des heureuses dispositions anatomiques, qu'affecte l'urètre de la femme; sa brièveté, son défaut de courbure, et surtout sa grande dilatabilité, qui, jointes à la déclivité du col de la vessie, et à l'absence de prostate, rendent très-facile l'émission complète des urines, aident celle des calculs qui, entraînés de bonne heure, ont un faible volume qui les rend admissibles dans l'urètre; ou permettent d'aller facilement les saisir et les extraire sans opération sanglante, dans les cas où ils ont pu acquérir un volume un peu notable.

Quelquefois néanmoins on est obligé d'avoir recours à cette opération. On peut, de même que chez l'homme, la pratiquer au-dessous ou au-dessus du pubis, par le périnée ou le haut appareil. La taille par le périnée offre seule quelques procédés particuliers qui peuvent se rallier aux trois méthodes dont nous allons parler : Dans la première, on pénètre dans la vessie par le vestibule ; dans la seconde, on intéresse le vagin ; dans la troisième, on agit sur l'urètre, méthode que réservons pour la dernière, pour rapprocher d'elle, la dilatation et la lithotritie.

Taille vestibulaire (voy. pl. 81, fig. 2). — La malade placée, comme dit Ledran, sur le bord de la table ou du lit, on la renverse sur le dos, de manière à ce que son corps décrive une ligne entre la perpendiculaire et l'horizontale, les jambes et les cuisses doivent être écartées et fléchies. Un aide ou deux au besoin *b, b*, sont chargés d'écarter les grandes et les petites lèvres *l, l*. Le chirurgien se place entre les jambes de la malade, introduit dans l'urètre un cathéter ordinaire S, dont la convexité est tournée non plus en bas, comme chez l'homme, mais en haut et regardant la symphyse. Un aide, pressant doucement de haut en bas sur la plaque du cathéter, déprime l'urètre et le vagin V. Alors, la main droite armée d'un bistouri ordinaire, tenu comme une plume à écrire, le chirurgien reconnaissant la branche du pubis, pratique, à deux millimètres au-dessous d'elle, une incision curviligne A, dont la convexité est dirigée en haut, et passe à la distance indiquée (deux millimètres), des branches et de la symphyse pubienne.

L'incision doit commencer au niveau de la face latérale droite du méat urinaire, et finir au côté diamétralement opposé. On coupe ensuite couche par couche les tissus jusqu'à la vessie, en ayant soin de tenir le manche du bistouri un peu moins haut que la pointe. Arrivé sur la vessie, ou bien on y plonge le bistouri par ponction, ou bien on en incise la paroi sur le cathéter, ou enfin, comme l'indique Lisfranc, on introduit le pouce de la main gauche dans le vagin et l'indicateur dans la plaie, et exerçant une légère traction sur les tissus, on tend la paroi de la vessie, et l'incision devient plus sûre. Dans tous les cas, la paroi vésicale se trouvant coupée au-dessus du col, on introduit le doigt indicateur de la main gauche dans la plaie, et on aggrandit l'incision longitudinalement, si l'on veut respecter davantage les fibres musculaires de la vessie, ou transversalement, comme le préférait Lisfranc, si l'on craint moins de diviser ces fibres perpendiculairement à leur axe, que de léser le péritoine. On donne à l'incision de deux à trois centimètres d'étendue. On introduit les tenettes et l'on extrait le calcul.

Taille vésico-vaginale. — La taille vésico-vaginale, pratiquée pour la première fois par Rousset, consiste à faire à la paroi vésico-vaginale une incision de 26 à 27 millimètres. Elle a été pratiquée par Fabrice de Hilden, Méry, Ruysch, et dans ces derniers temps par MM. Faure, Clémot de Rochefort, Flaubert, Rigal. Le procédé est fort simple : Introduire dans l'urètre un cathéter ordinaire, dont la convexité regarde en bas et déprime la paroi vésicale ; dans le vagin, un gorgeret dont la gouttière est tournée en haut. Cet instrument porté jusqu'au fond du vagin, on en fait abaisser le manche par un aide, de façon que la gouttière vient par son extrémité appuyer sur le cathéter. Il en résulte que ces deux instruments interceptent entre eux le sinus d'un angle dans lequel la paroi vésico-vaginale était comprise.

Un bistouri droit est porté à travers le vagin, à trois ou quatre centimètres de profondeur ; la pointe en est engagée dans la cannelure du cathéter, et l'incision faite d'arrière en avant, suivant la longueur désirée, mais en ayant soin de respecter l'urètre.

M. Velpeau propose une petite modification qui consiste à placer la femme non plus dans la position ordinaire, indiquée pour la taille vestibulaire, mais couchée sur le ventre, les cuisses et les jambes fléchies et écartées.

Taille urétrale. (Voy. pl. 81, fig. 3.) — Les divers procédés de taille urétrale peuvent être rangés sous deux chefs principaux : Tantôt on fait à l'urètre une ou deux incisions latérales, tantôt on incise l'urètre directement en haut ou directement en bas.

Si l'on se propose, comme Fleurant et Louis, de faire à l'urètre une incision bilatérale, on se sert soit de l'instrument de ce dernier, qui se compose d'une gaîne aplatie munie de deux fentes latérales, et dans laquelle on introduit une lame à double tranchant, qui opère la section d'avant en arrière ; soit, ce qui est de beaucoup préférable, du lithotome double de Fleurant ou de Dupuytren, qui ont entre eux la plus grande analogie. Si au contraire on préfère l'incision unilatérale, procédé que l'on peut considérer comme le plus ancien, et que M. Klein a cru devoir décorer du nom de *cystenchénotomie*, on opère la section de l'urètre obliquement de haut en bas et de droite à gauche, à l'aide d'une sonde cannelée qui sert à conduire soit un long bistouri droit, soit, ce qui est plus simple, le lithotome de F. Côme. Les incisions latérales sont aujourd'hui complétement abandonnées ; cependant Dupuytren croyait, et M. Velpeau incline vers cette manière de voir, que les incisions bilatérales pourraient peut-être offrir quelque avantage. (Instr., pl. XXII, fig. 1 et 2.)

Dans la seconde méthode, l'incision de la paroi postérieure de l'urètre, directement en bas, a été proposée par M. Malgaigne : Elle est encore à l'état de proposition ; elle rentre, d'ailleurs, un peu dans la taille vésico-vaginale : ce serait une taille urétro-vaginale.

L'incision de la paroi supérieure de l'urètre directement en haut, attribuée à A. Dubois, remonte, suivant A. Paré, à Laurent Collot. L'opération est très-simple ; une sonde cannelée (voy. pl. 81. fig. 3) est introduite dans l'urètre, la cannelure dirigée du côté de la symphyse. Cet instrument sert, d'une part, en appuyant sur la plaque à déprimer la paroi vaginale ; de l'autre, à introduire un bistouri droit, ou mieux un lithotome caché, à l'aide duquel on incise l'urètre dans toute son étendue, et les tissus environnants jusqu'au ligament sous-pubien. Cette incision donne une ouverture de 18 à 20 millimètres environ, ouverture bien petite et qui permet à peine d'extraire des calculs d'un petit volume. Les tenettes introduites, le calcul saisi, il faut se rappeler une recommandation de M. Velpeau, utile surtout dans ce cas, et qui peut, du reste, l'être également dans tous les procédés de taille sous-pubienne. Il faut relever les manches des tenettes de telle façon que celles-ci appuient sur le plancher inférieur de l'urètre, et que l'instrument, étant dirigé dans le sens de l'axe du détroit inférieur, le calcul ne vienne pas arc-bouter contre la symphyse.

Taille suspubienne. — Elle ne présente rien de particulier, et nous n'ajouterons rien à ce qui a été dit de la taille hypogastrique chez l'homme.

Lithotritie. — Nous en dirons autant de la lithotritie.

Appréciation. — Ce résumé des divers procédés de taille chez la femme semble les condamner presque tous. C'est à peine, en effet, s'ils offrent pour toute ressource au chirurgien une ouverture de 25 à 30 millimètres. Or, les calculs qu'il sera possible d'extraire par cette voie étroite, seront tous ou presque tous assez petits pour qu'une opération non sanglante, la lithotritie, aidée surtout de l'opération dont il nous reste à parler, la dilatation de l'urètre, puisse aisément en débarrasser la malade.

Ainsi réduite aux cas exceptionnels de calculs très-volumineux que l'on ne pourrait réussir à broyer, la taille pourra être pratiquée par le vagin ou par le haut appareil. Mais la taille vésico-vaginale ne fournira pas toujours une voie suffisamment large, et surtout elle est presque toujours, au moins une fois sur quatre, suivie de la formation d'une fistule vésico-vaginale, quand même, comme l'indique M. Coste, on réunirait la plaie au moyen de la suture. Reste la taille hypogastrique ; or, malgré les dangers, probablement exagérés, auxquels elle peut exposer, en considérant qu'elle est la seule qui permette d'ouvrir une voie assez large, que chez la femme elle est plus facile, grâce à la hauteur moindre des pubis, à la saillie plus grande de la vessie au-dessus du détroit, nous n'hésitons pas à dire d'une manière absolue qu'elle est seule applicable, toutes les fois qu'on se verra dans l'impossibilité de débarrasser la vessie par la voie naturelle avec ou sans dilatation.

Dilatation de l'urètre. — L'idée d'extraire des corps étrangers ou des calculs par l'urètre devait naturellement venir à l'esprit des chirurgiens, témoins d'exemples nombreux, dans lesquels ce canal se laissait assez distendre, pour que des corps gros comme des œufs de poule, des œufs d'oie, si l'on en croit Heister, Collot, Planque, etc., aient pu le traverser.

La dilatation s'opère ou subitement, procédé dont Tolet est l'auteur, ou lentement, comme le premier, Douglas l'a imaginé.

1° Subitement. On dilate l'urètre, soit en y introduisant une sonde cannelée ou mieux un gorgeret, dans la gouttière duquel on enfonce le doigt avec force, soit avec une sorte de spéculum à deux ou trois valves. 2° Lentement, en faisant pénétrer chaque jour dans l'urètre une tente d'éponge préparée ou de racine de gentiane, dont on augmente progressivement le volume. Le premier procédé est souvent si douloureux que les femmes ne peuvent le supporter, le second est donc préférable ; mais il ne faut pas chercher à pousser la dilatation de l'urètre trop loin, car on donnerait lieu soit à une éraillure de l'urètre, soit à une incontinence d'urine. Il ne faut pas non plus oublier que la dilatabilité de l'urètre diminue à mesure que l'on avance en âge.

Pl. 82.

OPÉRATIONS QUI INTÉRESSENT L'APPAREIL GÉNITAL PROPREMENT DIT.

OPÉRATIONS APPLICABLES A LA DÉCHIRURE ET AUX FISTULES DU VAGIN.

Fig. 1. Cette figure est destinée à montrer l'état des parties à la suite de la périnéoraphie, par le procédé de Dieffenbach, modifié en ce sens qu'on a substitué la suture enchevillée à la suture entortillée. P, anus ; *u*, urètre ; *v*, vagin ; *i i*, incisions semi-lunaires latérales ; *d d d*, fils noués autour d'un bâtonnet ; *c c c*, anses de fil dans lesquelles se trouve engagé un autre bâtonnet.

Fig. 2. Elle représente l'opération par laquelle M. Jobert a proposé de remédier à la fistule vésico-vaginale et à laquelle il a donné le nom de cystoplastie par glissement ; elle montre la fistule après l'avivement des bords et quand les fils viennent d'être passés. A, col utérin abaissé à l'aide de deux pinces de Museux *t t* ; B, fistule vésico-vaginale dont les bords ont été avivés , et à travers laquelle on voit passer l'extrémité d'une sonde de femme, *s*, introduite dans la vessie par l'urètre, *u* ; P, anus ; *b b*, doigts des aides qui écartent les grandes et les petites lèvres ; *d d d*, fils passés à travers les lèvres de la fistule ; *c*, aiguille courbe, munie d'un fil traversant ces deux lèvres.

Fig. 3. *Opération de la fistule vésico-vaginale*, par affrontement des bords de la fistule. — *Procédé de Desault.* — S, tampon destiné à rapprocher les lèvres de la fistule ; *l l*, petites lèvres écartées par les doigts des aides, *b b* ; *u*, méat urinaire ; *a'*, bords de la fistule, l'un d'eux est à demi avivé ; *a*, lambeau détaché par le bistouri *c*, est tenu entre les mors d'une pince.

Fig. 4. *Coupe antéro-postérieure et de profil*, destinée à représenter le rapport des parties intéressées dans l'opération de la fistule recto-vaginale. — *Procédé de M. Jobert.* — V, vagin ; *b*, vessie ; *c*, paroi vésico-vaginale ; *a*, utérus ; *a'*, col utérin ; *d*, paroi recto-vaginale ; *e*, rectum ; *l*, lèvre supérieure de la fistule attirée par un fil, *l'*, et dont on a facilité la descente par des incisions latérales ; *u*, méat urinaire.

Fig. 4 *bis*. *La même opération terminée vue de face.* — *l l*, grandes lèvres écartées par les doigts des aides, *b b*; *u*, méat urinaire; *a*, col utérin; *c c*, points de suture entrecoupée; *d d d*, fils de trois autres points de suture; *l'*, lèvre supérieure de la fistule abaissée; P, anus.

Fig, V. *Opérations de la fistule vésico-vaginale par élytroplastie.* — *Procédé de M. Jobert.* — P, anus; *u*, méat; *b b*, doigts des aides qui écartent les grandes lèvres; *a*, fistule vésico-vaginale; *l*, lambeau destiné à la fermer, pris aux dépens de la peau de la fesse qui présente une plaie, *i*, de la forme du lambeau; *l'*, pédicule du lambeau.

OPÉRATIONS QUI SE PRATIQUENT SUR LA VULVE.

1° Beaucoup de ces opérations ne diffèrent presque à aucun titre de celles du même genre qui peuvent être pratiquées en tout autre point. Ainsi les grandes lèvres sont le siége fréquent d'abcès que la pathologie externe étudie avec soin, en raison de la rapidité avec laquelle ils se développent, de la fréquence des fistules vulvaires qui en sont la suite, de l'odeur fétide que répand le pus de ces abcès, comme celui de toutes les collections de même nature qui se forment au voisinage des orifices de conduits naturels.

La seule opération qui soit applicable dans ce cas, c'est l'opération qui convient à tous les abcès : l'incision. Toutefois il est un précepte dont il faut tenir compte pour faire cette incision : c'est autant que possible de la pratiquer sur la face cutanée de l'abcès. De cette façon, en effet, on préserve mieux le fond du foyer du contact des liquides qui pourraient s'écouler du vagin.

Il n'est pas besoin d'insister sur quelques autres opérations qui n'offrent pas un intérêt plus grand : ainsi, l'amputation du clitoris hypertrophié ou devenu le siége de quelque tumeur de mauvaise nature, se fait avec le bistouri ou les ciseaux; on rejettera la ligature : celle des petites lèvres peut être faite par l'excision ou la ligature. Enfin, les tumeurs plus profondément situées, les tumeurs du vagin, exigent de grandes précautions et réclament de la part du chirurgien beaucoup d'attention. Il faut qu'une dissection minutieuse le mette à même d'éviter sûrement de léser les parois du canal dans lequel il opère. S'il s'agit d'une tumeur qui a pour siége les parois recto-vésicale ou vésico-vaginale, on doit s'aider du toucher rectal ou du cathétérisme. Si un corps étranger est introduit dans le vagin, on se conforme aux préceptes donnés pour l'extraction des corps étrangers qui peuvent avoir pénétré dans le rectum,

24.

à moins que l'on ne préfère, si le corps étranger est très-volumineux, essayer, comme Dupuytren, de le diviser en introduisant une petite scie dans le vagin, ou, comme Lisfranc, faire une incision au périnée.

2° *Imperforation du vagin.* — L'orifice du vagin, en partie fermé normalement par la membrane hymen, se trouve quelquefois complétement oblitéré par cette membrane. Il suffit alors d'une petite incision cruciale, avec excision des lambeaux ; ou bien, faute d'instruments, s'il y a accumulation des règles derrière l'obstacle, avec amincissement de la cloison, on peut, comme le fit M. Malgaigne, rompre celle-ci par une forte pression avec l'index. Si la cloison est double, on répète la même opération. Mais l'imperforation du vagin peut tenir, soit à une absence congéniale d'une certaine portion de ce conduit, soit à des adhérences morbides. Dans ce dernier cas, en général, il n'y a pas occlusion complète, et une dilatation bien dirigée avec l'éponge préparée, aidée au besoin de quelques débridements, se trouve suffisante. Dans le premier cas, au contraire, ou bien le canal manque seulement dans une petite étendue, et à l'époque de la puberté, lorsque le sang menstruel, s'accumulant au fond du cul-de-sac, donne lieu à la formation d'une tumeur fluctuante, on peut, en s'aidant du toucher rectal, combiné avec le cathétérisme, faire à cette tumeur une ponction avec un trocart, et agrandir ensuite cette voie artificielle avec le bistouri. Enfin, si l'on a affaire à un de ces cas dans lesquels la vulve ne présente guère que l'orifice urétral, on se rappellera qu'à l'exemple de M. Amussat, on peut parvenir à faire une sorte de vagin par une simple pression avec le doigt, à laquelle on adjoint la dilatation à l'aide de l'éponge préparée, et ainsi se rapprocher assez de la portion de vagin existante, ou plutôt du cul-de-sac vaginal, pour pouvoir donner issue au liquide accumulé, par une simple ponction. Il s'agissait d'une jeune fille de quinze ans et demi : M. Amussat commença par déprimer fortement la muqueuse avec une grosse sonde, puis avec le doigt, portés immédiatement au-dessous de l'urètre et au niveau du point où aurait dû se trouver l'orifice vaginal. Dans l'enfoncement qui en résulta, il plaça et maintint fortement appliqué un morceau d'éponge préparée. Trois jours après, nouvelles tentatives pour déprimer cette paroi, suivies cette fois de légère éraillure de la muqueuse : application de l'éponge préparée. Enfin, au bout de cinq ou six tentatives, un conduit de six centimètres était formé. La fluctuation était très-facile à percevoir. L'indicateur, introduit jusqu'au fond du canal artificiel, servit de guide à un trocart, à l'aide duquel on pénétra dans la tumeur, dont on était à peine séparé par une couche de tissus de deux centimètres. L'ouverture agrandie avec le bistouri boutonné, garni de linge dans les cinq sixièmes de sa lame, fut maintenue béante à l'aide d'une grosse sonde.

3° *Périnéoraphie* (pl. 82, fig. 1). — On appelle de ce nom l'opération par laquelle on se propose de remédier à une déchirure plus ou moins complète du périnée et même de la cloison recto-vaginale.

La déchirure du périnée, accident très-commun à la suite de l'accouchement, peut, surtout lorsqu'elle est récente et assez peu étendue pour ne pas transformer en un cloaque les orifices anal et vaginal, guérir par la position couchée, les cuisses étendues, rapprochées et l'immobilité. Mais quand la déchirure est ancienne, étendue et surtout lorsqu'elle comprend une partie de la cloison recto-vaginale, il faut, après avoir avivé les bords de la plaie avec les ciseaux ou le bistouri, les maintenir en rapport, soit, simplement avec quelques points de suture à points passés, ou mieux, de suture entortillée; soit, mieux encore, comme le fait M. Roux, de suture enchevillée, puis placer la malade sur le dos, les cuisses rapprochées et dans une immobilité qui ne sera troublée que pour sonder la malade (celle ci ne devant pas uriner naturellement) ou pour les garde-robes, que l'on tâchera, autant que possible, de rendre rares et faciles. Si l'on remarque après l'application des fils un tiraillement trop marqué, exercé sur les lèvres de la plaie, on peut à l'exemple de Dieffenbach pratiquer à la peau, à droite et à gauche de la suture, une incision semi-lunaire à convexité tournée en dehors. Chaque incision sera commencée à 13 millimètres en dehors du bord postérieur de la grande lèvre, s'écartera dans sa plus grande convexité à 2 centimètres, et viendra finir à 1 centimètre de l'anus.

Quel que soit le mode de suture adopté, les fils devront être laissés en place jusqu'à parfaite cicatrisation; car on est fort exposé à perdre par trop de précipitation le fruit de l'opération ou à voir la déchirure remplacée au bas de la cloison recto-vaginale par une petite fistule qui disparaît très-difficilement; à plus forte raison ne doit-on pas compter sur une réunion par première intention.

OPÉRATIONS QUI SE PRATIQUENT SUR LE VAGIN.

1° *Fistules vésico-vaginales.* — Ce n'est point ici le lieu d'énoncer longuement la série de procédés qui ont été successivement proposés pour remédier à une lésion qui entraîne après elle une si pénible et si dégoûtante infirmité. Ce soin inutile ne serait, comme il arrive en général, qu'un indice de cette pauvreté qui fait que n'ayant aucun moyen satisfaisant, on en indique un grand nombre , tous plus ou moins insuffisants , parmi lesquels on peut à peu près choisir au hasard. Une heureuse idée, habilement mise en pratique par M. Jobert , permet aujourd'hui de faire justice des anciens procédés, de réléguer dans l'arsenal chirurgical des instruments nombreux et variés , qui ne peuvent plus servir désormais , que comme autant de témoignages des efforts incessants de la chirurgie moderne, pour soulager une misère considérée autrefois comme au-dessus de toute ressource , jusqu'à ce que, par leurs premières tentatives, J. L. Petit et ensuite Desault, bientôt suivis par les chirurgiens allemands, aient fixé l'attention sur ce sujet.

Il est donc inutile de rappeler que J. L. Petit se bornait a un simple affrontement à l'aide d'un tampon porté dans le vagin, tampon bien plus gênant qu'utile surtout compliqué du brayer ajouté par Desault ; que MM. Malagodi, Roux, Lallemand, Nœgele avivent d'abord les lèvres de la fistule, puis les réunissent par la suture à points séparés, la suture enchevillée, la suture à anses; que M. Colombat serait même parvenu à exécuter la suture à surget; que MM. Lallemand, Caubet, Laugier, etc., ont successivement imaginé une infinie variété de pinces, de crochets, d'érignes. Un seul mot suffit à tous les procédés, à tous les instruments : ils sont tous également insuffisants , tous laissent le mal persister quand ils ne l'augmentent pas , ou ne se bornent pas à transformer l'infirmité en une autre à peu près analogue. De ce nombre sont la cautérisation et l'oblitération du vagin proposée par M. Vidal. Pour cautériser les bords de la fistule, on introduit dans le vagin un spéculum univalve, ou le spéculum en bec de flûte de Dupuytren, puis sur la fistule mise à nu on porte soit un cautère actuel, soit un caustique, (en général le nitrate d'argent). Le crayon est fixé ou bien sur un porte-crayon droit, ou perpendiculairement à l'extrémité d'une longue pince. Qu'arrive-il ensuite ? Si la fistule est très-petite, on peut parfois arriver à la fermer; en général on échoue, et il se peut même que loin de déterminer une inflammation adhésive, on produise un escarre qui transforme un petit pertuis en un large orifice.

M. Vidal emploie une sorte de périnéoraphie; il propose de fermer l'orifice du vagin en avivant le pourtour de cet orifice, et en le réunissant par la suture; mais, comme le dit M. Sédillot, le vagin devient une succursale de la vessie; et, en admettant un succès complet, on a aboli les fonctions génitales et exposé la femme à d'autres accidents, car il faut de toute nécessité que le sang des règles arrivant d'abord dans le vagin remonte ensuite, après un séjour plus ou moins prolongé, jusque dans la vessie pour être expulsé par l'urètre, seule issue possible d'un cloaque qui ne doit jamais pouvoir se vider complétement. Tentée deux fois, cette opération n'a pu au reste être jugée dans ses résultats ; la première fois, elle a échoué ; la seconde, la malade est morte. En la jugeant donc même très-favorablement, en admettant comme possible l'oblitéra tion complète du vagin, on est obligé de considérer une opération semblable comme un pis-aller, une ressource ultime, applicable seulement aux cas de perforation considérable, et chez les femmes qui auraient dépassé l'âge critique.

Restent le procédé, ou mieux les procédés, de M. Jobert de Lamballe : l'élytroplastie et la cystoplastie par glissement.

Élytroplastie. — Le premier, le plus ancien, est un procédé anaplastique qui consiste à fermer la fistule par un lambeau cutané pris aux dépens des grandes lèvres, ou même de la fesse (voy. pl. 82, fig. 5).

Pour cela, les bords de la fistule étant préalablement avivés, on tend fortement, ou on fait tendre la grande lèvre du côté où l'on se propose de tailler le lambeau ; puis par deux incisions réunies, soit angulairement, soit par une troisième semi-lunaire, on circonscrit un lambeau de grandeur convenable, et surtout assez long, non-seulement pour fermer la fistule, mais encore pour résister à la rétraction. Ce lambeau doit être taillé, de façon que la base ou le pédicule soit le plus près possible du vagin. Quelquefois, l'étendue de la fistule peut obliger le chirurgien à prolonger ses incisions jusqu'à la fesse, afin que le lambeau ait une longueur suffisante ; on ne doit néanmoins le faire qu'avec une extrême réserve, surtout chez les femmes grasses ; car le lambeau cutané, doublé du tissu cellulo-adipeux, pourrait être trop épais, d'une introduction difficile ; et dépouillé de ce tissu, il serait exposé à la gangrène.

Le lambeau est ensuite disséqué, du sommet vers le pédicule, auquel on laisse une largeur et une épaisseur suffisantes pour que la peau garde assez de vitalité Puis le sommet du lambeau étant traversé par un fil ciré, on procède à son introduction, et on le fixe par deux points de suture. Ces deux temps présentent quelques difficultés, surtout si la fistule est placée un peu haut dans le vagin. On commence par plier en deux le lambeau, on le roule sur lui-même, puis, introduisant par l'urètre une sonde de femme, dont on fait sortir l'extrémité par la fistule, on fait passer les deux chefs du fil ciré par les yeux de la sonde ; on retire celle-ci, et du même coup on amène au dehors l'extrémité du fil. Tirant alors modérément sur lui, en même temps que de l'autre main on pousse doucement le lambeau d'abord vers l'orifice du vagin, puis dans le vagin, on par-

vient à l'engager dans la fistule. Pour l'y fixer, on porte l'indica
teur de la main gauche jusqu'à l'un des angles de la fistule ; sur ce
doigt, servant de conducteur, on glisse une aiguille courbe, ou un
porte-aiguille armé d'un fil ; d'un seul coup on traverse, de part en
part, et la paroi vésico-vaginale et le lambeau ; puis, avec une pince,
on ramène l'aiguille au dehors. On l'arme d'un nouveau fil, et on
va, par le même moyen, faire une suture semblable à l'autre angle
de la fistule. On conçoit l'indispensable nécessité de comprendre
chacun des deux angles dans une suture, si l'on veut que le lambeau puisse se trouver en rapport avec les bords saignants de la fistule. Un nœud double suffit, en général ; néanmoins on peut se servir d'un serre-nœud pour terminer la ligature.

La femme est reportée à son lit ; une sonde à demeure, introduite
avec beaucoup de précautions, pour ne point heurter le lambeau,
est laissée dans l'urètre. Cette sonde doit être constamment surveillée, dans la crainte qu'elle ne se dérange ou ne se bouche, ou ne
laisse écouler un peu d'urine, qui viendrait mouiller la malade ou
le lit.

Six ou sept jours après, les fils, dont on a laissé pendre les cnefs
dans le vagin pour les retrouver plus aisément, commencent à tomber ; petit à petit, le lambeau adhère plus intimement aux lèvres de
la fistule ; mais, pour se tenir mieux en garde contre les chances
d'une gangrène, M. Jobert conseille de ne pas couper le pédicule
avant le quarantième jour environ.

A côté de ce procédé autoplastique se place celui qu'a proposé
M. Gerdy, beaucoup plus simple en apparence, mais d'une exécution
assez difficile, comme le sont tous les procédés de suture antérieurs
à la cystoplastie. M. Gerdy dissèque la muqueuse vaginale de chacune des lèvres de la fistule, puis il oppose l'une à l'autre les surfaces saignantes, et les réunit par la suture. En cas de tiraillements
trop grands, on pourrait, comme pour la périnéoraphie ou le bec de
lièvre, pratiquer quelques incisions à la muqueuse, à une petite distance de ces deux lambeaux.

Cystoplastie. — Le second procédé de M. Jobert repose essentiellement sur une disposition anatomique déjà indiquée, c'est-à-dire sur
les rapports qu'ont entre eux l'utérus, la vessie, le péritoine. On se
rappelle, en effet, que le cul-de-sac péritonéal vésico-utérin est moins
profond que le cul-de-sac recto-utérin, et que, par suite, le col de
l'utérus et la paroi postérieure de la vessie sont immédiatement en
rapport et réunis par un tissu cellulaire assez lâche, qui peut permettre d'isoler ces deux organes l'un de l'autre, dans une étendue
de trois centimètres environ. C'est là précisément ce qui a permis a

M. Jobert d'obvier aux tiraillements qui avaient pour résultat de faire couper par les fils les lèvres de la fistule.

Cette opération nécessite un arsenal assez complet; ainsi, une gouttière en bois ou un spéculum univalve, des pinces de Museux, des bistouris aigus et boutonnés, des ciseaux courbes, des ciseaux droits, des pinces longues et fortes, des aiguilles courbes, la sonde à dard de Lewzinski ou de Deyber, des fils, une sonde de femme, une ou plusieurs seringues remplies d'eau, et des éponges fixées sur des tiges.

L'appareil ainsi disposé, on procède à l'opération. La malade est couchée sur le dos, les jambes écartées. Avec le spéculum, le chirurgien déprime la paroi postérieure du vagin, de façon à démasquer un peu le col de l'utérus; et, s'aidant du doigt indicateur de la main gauche, qu'il glisse le long de la paroi antérieure du vagin, il va saisir le col utérin avec une pince de Museux implantée sur les côtés, si la fistule est longitudinale; et, en sens contraire, si elle est transversale, mais toujours de façon à laisser libre l'insertion antérieure du vagin sur le col. Les pinces fixées, on retire le spéculum, et on exerce sur le col des tractions modérées, pour l'abaisser autant que possible. Est-il besoin d'ajouter que si la première pince ne suffit pas, on en implante d'autres? Lorsque le col de l'utérus est abaissé, il est bon, avant d'aller plus loin, de procéder à une dernière exploration de la fistule, soit en introduisant la sonde par l'urètre, pour en engager le bec à travers la fistule, soit en poussant une injection par l'urètre.

Le grand avantage de ce premier temps de l'opération est d'amener la fistule presque sous les yeux de l'opérateur. Pour obtenir plus complétement ce résultat qui manque assez souvent lorsque l'utérus résiste trop aux tentatives d'abaissement, et surtout pour prévenir le tiraillement qui a ordinairement lieu sur la lèvre supérieure de la fistule, lorsque l'opération est terminée, on détache, par une incision semi-lunaire, faite transversalement, le vagin à son insertion au col de l'utérus; on pénètre ainsi dans l'espace celluleux qui sépare la vessie et le col utérin, et on isole ces deux organes par une dissection lente et attentive, en rasant la face antérieure du col dont on incise au besoin les fibres les plus superficielles. M. Malgaigne préfère, en général, réserver ce temps de l'opération pour la fin, parce que c'est à ce moment seulement que l'on peut apprécier le tiraillement, et qu'on peut ainsi proportionner plus convenablement l'étendue de l'incision et de la dissection. Il y aurait des avantages divers dans les deux cas: l'incision faite à ce moment facilite l'abaissement de l'utérus; faite plus tard, elle est peut-être mieux proportionnée, quoique, à vrai dire, le tiraillement, dont on redoute les effets, se produise non pas immédiatement, mais à mesure que se développe l'inflammation qui suit l'opération; il semble donc préférable, surtout dans le cas où l'utérus oppose une grande résistance, de terminer cette dissection de bonne heure. Ceci fait, on éponge le sang qui peut s'écouler, ou on l'entraîne par un courant d'eau fraîche; puis, saisissant l'un après l'autre les bords de la fistule avec une pince à dents de souris, on les avive avec un bistouri boutonné. Si la fistule est transversale, il faut commencer par le bord postérieur, qui, en raison de sa position plus déclive, serait masqué par le sang qui s'écoulerait de l'antérieur. L'avivement doit porter sur toute l'épaisseur de la paroi vésico-vaginale; et, dans le cas où l'on rencontre des tissus indurés, on ne doit pas s'en tenir à un simple avivement, il faut les enlever en entier.

On procède ensuite à l'application des points de suture. Pour passer les fils, M. Jobert se sert souvent de la sonde à dard de Deyber. Mais le maniement de cet instrument est assez compliqué, et n'est pas indispensable. Lorsque la fistule est avivée, la plaie est en général assez large pour que l'on puisse faire pénétrer le doigt dans la vessie, et s'en servir pour guider l'aiguille. L'opérateur devra toujours préférer ce moyen qui a l'avantage d'une beaucoup plus grande simplicité, et surtout qui lui permet de s'assurer que l'aiguille a traversé toute l'épaisseur de la paroi qui est parfois très-grande. On introduit donc l'aiguille armée de son fil dans la vessie, puis on la ramène, à travers l'autre lèvre, de la vessie dans le vagin, et on répète la même manœuvre autant de fois que l'on juge convenable de placer des points de suture. Si des obstacles trop grands forçaient l'opérateur à se servir de la sonde à dard, il l'introduirait par l'urètre dans la vessie de manière à en amener l'extrémité sur une des lèvres de la plaie, puis poussant le dard armé de son fil, il traverserait cette lèvre, dégagerait un des chefs du fil, et retirant le dard dans sa gaîne, il agirait de même pour l'autre lèvre, et aurait ainsi les deux extrémités du fil pendants au dehors. Dans les deux cas, les deux lèvres de la fistule sont comprises dans des anses de fil dont le nombre est proportionnel à l'étendue de la fistule (pl. 74, fig. 2). On attire doucement les chefs des ligatures pour rapprocher les deux lèvres de la plaie, puis on les noue en ne serrant que modérément, de peur qu'une trop vive constriction n'amène une réaction inflammatoire trop vive, et ne coupe les chairs. Il peut arriver que la lèvre antérieure soit le siége de quelques tiraillements; il est bon, dans ce cas, d'en combattre les effets, en pratiquant sur la muqueuse du vagin quelques petites incisions parallèles aux lèvres de la fistule.

Si l'opération a été bien faite, si les lèvres de la plaie sont bien affrontées, l'orifice fistuleux doit être assez bien fermé, pour qu'une injection poussée par la vessie ne puisse pénétrer dans le vagin. On peut alors couper l'un des deux chefs des ligatures, pour laisser pendre l'autre dans le vagin, et se ménager un moyen facile pour retrouver l'anse, lorsqu'il sera temps d'enlever les fils ; puis on retire les pinces de Museux, on place dans l'urètre une sonde à demeure, et on reporte la malade à son lit. Il n'est pas toujours indispensable de placer, à l'exemple de M. Jobert, un tampon d'agaric dans le vagin : l'hémorrhagie n'est pas à craindre, et s'il s'écoule un peu de sang, le moyen qui a servi à débarrasser le vagin des caillots qu'il contenait suffira toujours : ce ne peut être qu'un suintement dont triomphent aisément quelques injections d'eau froide.

Au bout de huit à dix jours, en général, le travail de cicatrisation est assez avancé pour que l'on puisse enlever les ligatures : on abaisse de nouveau l'utérus, et, guidé par les fils qui pendent dans le vagin, on va couper l'anse et on les retire.

Ce procédé compte des succès déjà assez nombreux, et les revers tiennent, non pas comme on l'a cru, à un affaiblissement de l'urètre, qui serait cause d'une incontinence d'urine, mais à une guérison imparfaite : la fistule n'ayant été que diminuée. Dans ces cas, parfois quelques cautérisations, ou mieux une nouvelle suture, amènent une complète guérison.

Le vagin peut être le siége de deux autres genres de fistules auxquelles la médecine opératoire s'est proposé de remédier. D'une part, il peut arriver qu'une solution de continuité plus ou moins étendue de la cloison recto-vaginale constitue une fistule recto-vaginale ; d'une autre part, on voit quelquefois une communication morbide s'établir entre une portion du tube intestinal, supérieure au rectum, et le vagin : fistule entéro-vaginale.

a, fistule recto-vaginale. — On appliquera au traitement des fistules recto-vaginales ce qui a été dit des fistules vésico-vaginales : l'avivement avec affrontement des bords, la cautérisation, la suture peuvent être employés. On peut même avoir recours à un genre de suture tout à fait comparable à la cystoplastie : les bords de la fistule étant avivés et réunis par quelques points de suture entrecoupée, des incisions parallèles au grand axe de la fistule sont pratiquées de chaque côté. C'est une nouvelle application du précepte de Celse, de Franco, de Dieffenbach. (Pl. 82, fig. 4 et 4 bis.)

Enfin, comme dernière ressource, en cas d'insuccès, on est encore à même d'imiter Saucerotte, qui, ayant vu échouer une première tentative de suture, transforma, par une incision de la portion inférieure dè la cloison recto-vaginale, la fistule en déchirure du périnée et de la cloison, et eut recours à la périnéoraphie.

b, *fistule entéro-vaginale.* — Quant au traitement des fistules entéro-vaginales, la médecine opératoire offre peu de ressources. Deux opérations de ce genre ont été tentées par deux procédés différents ; dans les deux cas, les malades sont mortes. Dans le premier, M. Roux fendit la paroi abdominale, et après avoir essayé de séparer du vagin la portion d'intestin qui communiquait avec lui, il voulut l'invaginer dans une anse intestinale qu'il crut être le bout inférieur. A l'autopsie, on reconnut ce que rien ne pouvait indiquer pendant la vie, qu'au lieu d'invaginer la portion de l'intestin, qui était le siége de la fistule, dans le bout inférieur du colon, on l'avait fait communiquer avec le bout supérieur. Dans l'autre cas, M. Casamayor imagina le procédé suivant beaucoup plus simple, mais aussi moins dangereux.

L'opération fut pratiquée à l'aide d'un appareil particulier, sorte d'entérotome composé, comme celui de Dupuytren, de deux tiges articulées comme un forceps, longues de vingt centimètres, munies chacune d'une plaque ovale, longue de dix-huit millimètres, large de neuf. L'une des deux tiges introduite dans le vagin fut portée à travers la fistule, jusque dans le bout supérieur de l'intestin ; l'autre fut conduite à travers le rectum jusqu'au niveau de la première. Les deux plaques ne se trouvaient séparées l'une de l'autre que par l'épaisseur des parois adossées de l'intestin et du rectum. Par les faces qui devaient se correspondre, les plaques offraient quelques engrenures, destinées à en maintenir plus sûrement les rapports. Alors les deux branches étant rapprochées, les parois intestinales se trouvèrent fortement comprimées. A l'aide de cette constriction, on cherchait à produire une perte de substance qui, mettant en communication les deux portions d'intestin, permit aux matières de suivre cette nouvelle voie. Il est sans doute à regretter qu'une pneumonie soit venue enlever la malade, et ait rendu inutile une opération aussi bien conçue.

Pl. 85.

OPÉRATIONS APPLICABLES AU TRAITEMENT DES POLYPES UTÉRINS ET DE LA CHUTE DE LA MATRICE.

Fig. 1. *Ligature d'un polype.*—A, polype; *b*, gorgeret tenu par un aide destiné à écarter le polype de la paroi vaginale, et aider l'action de la pince de Museux, *d*, en même temps qu'à faciliter le passage du fil, amené autour du pédicule par les porte-nœuds, *c'*, et dont les chefs sont passés dans le serre-nœuds, *c*; *u*, méat urinaire; *b'*, doigts d'un aide; P, anus.

Fig. 2. *Torsion d'un polype.* — A, polype; B, tenettes qui embrassent le pédicule du polype; P, anus; *u*, méat; *c*, pinces à torsion.

Fig. 3. *Excision d'un polype.* — A, polype; P, anus; *l l*, grandes lèvres écartées par les doigts des aides, *b b'*; *u*, méat; *t t*, pinces de Museux, qui attirent le polype dont le pédicule est à demi coupé par de forts ciseaux.

Fig. 4. *Cas de renversement de l'utérus et du vagin.* — *u*, méat; *l l*, grandes lèvres; A, vagin entraîné au dehors à travers les grandes lèvres par l'utérus, dont on voit le col, *b*, au dehors; P, anus.

Fig. 4 *bis. Oblitération du vagin.* — A, vagin descendu; *b*, col de l'utérus; P, anus; *l l*, grandes lèvres; *u*, méat; *s s*, face interne des grandes lèvres avivée au niveau de l'orifice vaginal; *c c c*, anses de fils qui traversent les grandes lèvres au niveau de la portion avivée et dont les chefs, *d d d*, se voient du côté opposé.

Fig. 4 *ter. Procédé de Fricke de Hambourg (épisioraphie.)* — *Opération terminée.* — *l l,* portion antérieure des grandes lèvres; P, anus; B B, bâtonnets engagés d'une part dans les anses de fil, *c c c*, et sur lesquels d'autre part les chefs *d d d*, se trouvent liés.

Fig. 5. *Coupe médiane antéro-postérieure*, pour faire voir l'application du pessaire à air. — A, utérus repoussé par la boule, B, introduite dans le vagin; *e*, rectum; *d*, paroi recto-vaginale; *u*, méat; *c*, paroi recto-vésicale; *b*, vessie; *x*, robinet qui permet ou intercepte la communication entre la boule vaginale, B, et la boule externe, B', que l'on vide en la comprimant, afin de gonfler l'autre.

OPÉRATIONS QUI SE PRATIQUENT SUR L'UTÉRUS.

Opérations applicables aux polypes de l'utérus.'— Ce n'est point ici le lieu d'entrer dans des considérations anatomo-pathologiques étendues sur les polypes de l'utérus ; ce ne sont pas elles, en effet, qui décideront en général le chirurgien à préférer une méthode à une autre ; il se basera plutôt sur les données que lui fourniront la consistance, le volume de la production morbide, et surtout, aura soin de rechercher si elle est ou non pédiculée. Pour l'opérateur, les polypes vésiculaires et cellulo-vésiculaires (Malgaigne) ne forment guère qu'un seul groupe ; il en serait de même des polypes par hypertrophie du tissu et des polypes fibreux ; c'est donc à un traité de pathologie externe ou d'anatomie pathologique qu'il faut demander ces détails.

PROCÉDÉS OPÉRATOIRES.

On ne compte pas moins de six méthodes opératoires proposées pour la cure des polypes utérins. De ces six méthodes, il en est trois qui sont en général assez peu employées, et dont le manuel opératoire est du reste fort simple ; aussi peut-on presque se borner à les mentionner : ce sont la cautérisation, le broiement, la torsion. Les autres méthodes, l'arrachement, la ligature et l'excision, sont plus importantes.

a. La *cautérisation* a été préconisée par les anciens ; elle est aujourd'hui presque abandonnée ; le procédé opératoire est le même que celui qui sera décrit à propos de la cautérisation du col utérin : elle se fait avec le cautère actuel ou les caustiques.

b. Broiement. — Ayant affaire à un petit polype de consistance très-molle, Récamier introduisit le doigt dans la cavité du col utérin, et il lui suffit de presser le polype entre la paroi du col et la pulpe du doigt, pour l'écraser et l'extraire. En pareille circonstance, on peut imiter cet exemple. On peut même, si le polype est très-volumineux, mais paraît ramolli, avoir recours non pas à un broiement réel, mais à une forte compression avec des pinces, pour en diminuer un peu le volume, voire même, comme le firent une fois Dupuytren et Récamier, pour le faire presque complétement disparaître, en combinant la pression, le broiement et l'arrachement. C'était un polype assez volumineux, consistant, que l'on ne pouvait abaisser par aucun moyen. Ces chirurgiens le déchirèrent, à plusieurs reprises, avec les pinces de Museux et les doigts, jusqu'à en faire une sorte de pulpe que la suppuration fut chargée d'éliminer.

c. Torsion. — De même que le broiement, la torsion n'est guère qu'un arrachement mal déguisé. Le polype étant saisi, et fortement attiré à l'aide de pinces, on essaye de tordre le pédicule, absolument comme on le pratique pour les polypes du nez. Si le polype est mou, il cède plus aux efforts de **traction** qu'à la torsion ; s'il est dur, à moins que le pédicule ne soit très-petit, il résiste, et ce n'est plus le polype seul qui se trouve tordu, mais l'utérus tout entier.

d. Arrachement. — L'arrachement est une méthode encore assez imparfaite ; on le réserve pour les polypes qui sont peu consistants. On porte l'indicateur dans le vagin, on reconnaît le polype, et on glisse sur le doigt des pinces à polype avec lesquelles on le saisit, et moitié par traction, moitié par torsion, on l'arrache quelquefois en totalité, en général partiellement. Dans ce dernier cas, on introduit de nouveau la pince, et on renouvelle les tentatives jusqu'à ce que l'on ait tout extrait.

M. Malgaigne indique un autre procédé, applicable aux cas de polypes multiples : abaisser l'utérus avec des pinces de Museux, puis, avec une curette introduite dans la cavité utérine, en racler toute la surface interne. C'est encore un procédé qui participe du broiement, il aurait, d'après l'auteur, l'avantage de n'être suivi d'aucune hémorrhagie.

e. Ligature (pl. 83, fig. 1). — On peut lier le polype, hors de la vulve, dans le vagin, dans la cavité utérine.

1° Si la tumeur paraît hors de la vulve, ainsi que son pédicule, l'opération est on ne peut plus simple, et consiste à entourer le pédicule avec un fil ciré un peu fort, que l'on serre et assujettit par un double nœud. Si le pédicule ne paraît pas, on abaisse un peu le polype avec les pinces de Museux : enfin, si le pédicule est trop large pour qu'une seule ligature suffise à l'étreindre, on le traverse avec une aiguille armée d'un fil double dont on sépare ensuite les quatre chefs, pour les nouer de chaque côté, deux à deux.

2° Lorsque le polype, bien que déjà abaissé, et sorti de la cavité utérine, est encore retenu dans le vagin, on peut, soit essayer de l'attirer au dehors avec des pinces de Museux, et se comporter comme ci-dessus, soit aller porter la ligature dans le vagin, avec les doigts si on peut atteindre assez haut, ou avec un ou deux porte-nœuds, c'est-à-dire deux tiges métalliques percées d'un trou à l'une des extrémités, ou terminées, comme le propose Mayor, en pattes d'écrevisses, pour recevoir le fil ; ou bien deux tubes métalliques que traverse le fil. La femme est placée comme pour l'opération de taille ou de fistule vésico-vaginale ; un aide presse sur l'hypogastre : le chirurgien explore le vagin avec les deux premiers doigts de la main gauche, reconnaît une dernière fois le polype, puis, appliquant ces deux doigts sur la paroi postérieure du vagin, il s'en sert comme de conducteurs pour guider les porte-nœuds et faire arriver le fil au niveau du pédicule. Les doigts sont retirés, et chacune des deux mains s'empare de l'un des porte-nœuds ; on leur fait décrire une demi-circonférence d'arrière en avant ; et le pédicule est entouré par l'anse de fil. On pourrait, aussi bien, comme Desault, engager les deux porte-nœuds en avant, et pendant que l'un resterait immobile, on ferait agir le second de manière à entourer le polype. Dans les deux cas, les porte-nœuds étant ramenés en avant, on les croise, et par le fait, on croise les deux chefs du fil ; puis, après avoir retiré ces instruments, on a recours à un serre-nœuds (celui de Græfe ou de Sauter) dans lequel on engage les deux extrémités du fil, et que l'on contourne plusieurs fois sur lui-même pour étreindre le pédicule.

Un procédé très-simple, imaginé par M. Favrot, consiste à se servir de deux canules ou sondes en gomme élastique, dans lesquelles on engage un fil plié en deux, de sorte que l'anse sort par le pavillon de l'une des deux sondes, et les deux chefs par celui de la seconde, et qu'entre les deux sondes on voit passer les deux branches du fil. Celles-ci sont écartées l'une de l'autre, de manière à ce que, portant les deux sondes à travers le vagin, on puisse engager l'une d'elles derrière le polype. On fait décrire à chacune des sondes une demi-circonférence pour les ramener en avant ; et saisissant les deux chefs du fil qui sortent par l'un des pavillons, on les attire fortement. La branche du fil qui avait été écartée de l'autre, et qui, par conséquent, n'avait pu être engagée derrière le pédicule, se trouve entraînée, et, en raison de la position qu'occupent les sondes, ramenée en avant du polype, qui se trouve interposé entre elles ; mais, en même temps, l'anse du fil qui sortait par le pavillon de la première sonde, et que rien ne retenait, a été également attirée, jusqu'à ce que venant à rencontrer le polype interposé, comme on vient de le voir, entre les deux chefs du fil, elle s'y trouve arrêtée. On retire la sonde, devenue inutile (puisque le fil qui la traversait en est sorti), et introduisant un mandrin dans l'autre, on s'en sert pour fixer la ligature. Ce procédé, simple à exécuter, offre l'avantage de dispenser de tout instrument spécial.

3° Enfin, si le polype est retenu dans la cavité utérine, on a recours aux procédés de ligature avec les porte-nœuds. Mais une difficulté se présente : pour porter une ligature autour du polype, dans l'utérus, on est très-exposé à faire fausse route, et à lier le col utérin lui-même.

Cette opération est souvent accompagnée de vives douleurs et d'accidents qui obligent à relâcher la ligature, et même à y renoncer.

f. Excision.—De même que la ligature, l'excision des polypes utérins peut être pratiquée dans le vagin ou dans la matrice. Du reste, quel que soit le lieu où se fait cette opération, le procédé varie peu. La malade est toujours placée comme dans les cas précédents, et le chirurgien portant dans le vagin, soit un spéculum bivalve, soit plutôt le doigt indicateur de la main gauche, se sert de l'un de ces deux guides pour aller saisir le polype avec de fortes pinces de Museux, à l'aide desquelles il l'attire et le fait descendre aussi bas que possible, facilitant au besoin l'abaissement par d'autres pinces implantées un peu plus haut. Le polype descendu, le pédicule apparaît, et on le coupe avec le bistouri ou avec de forts ciseaux courbes sur le plat (pl. 75, fig. 3).

Si le polype offre une trop grande résistance aux efforts de traction, et ne peut être abaissé, on glisse le long du doigt indicateur un long bistouri à pointe mousse, courbé sur le plat, pour aller couper le pédicule dans le vagin. Il n'est pas besoin de remarquer que ce procédé ne doit s'appliquer qu'aux polypes déjà volumineux, aux polypes fibreux; car s'il s'agissait d'un polype peu développé, d'un polype vésiculeux ou cellulo-vésiculaire, il suffirait d'appliquer le spéculum pour dilater le vagin, découvrir la tumeur, et de porter à sa racine le bistouri ou les ciseaux.

Quand le polype est retenu dans la matrice, on tâche de l'abaisser de la même manière, ou mieux, on commence, à l'exemple de Lisfranc, par abaisser l'utérus en implantant les pinces sur le col, puis on agit sur le polype lui-même. Quelquefois, le polype est trop volumineux pour franchir le col utérin ou la vulve, on peut alors, comme Dupuytren, inciser le col et le périnée, ou bien, comme M. Chassaignac, diminuer le volume du polype par deux incisions profondes qui en circonscrivent un fragment en forme de coin: d'autant que l'on a vu souvent, dans des cas où l'on avait affaire à des polypes non pédiculés, qu'il suffisait d'inciser la couche superficielle, qui forme une sorte de coque ou d'enveloppe, pour pouvoir énucléer la tumeur.

Par la rapidité de l'exécution, l'excision mérite la préférence qu'on lui accorde maintenant depuis que Dupuytren l'a remise en honneur. L'hémorrhagie est la seule complication à craindre, et elle cède toujours à l'emploi des hémostatiques les plus simples, ou au moins au tamponnement. La ligature, au contraire, est une opération plus longue, qui expose à plus de dangers, entraîne de plus graves inconvénients, au nombre desquels il faut citer la lenteur avec laquelle elle agit, les douleurs qui en sont la conséquence, la gêne occasionnée par l'écoulement de liquides fétides, la présence du serre-nœuds, l'obligation de répéter la constriction à plusieurs reprises.

OPÉRATIONS QUI ONT POUR BUT DE COMBATTRE LE RENVERSEMENT DE L'UTÉRUS ET DU VAGIN, LE CYSTOCÈLE ET LE RECTOCÈLE VAGINAL.

Ces opérations sont de deux sortes, suivant qu'on se propose une cure palliative ou radicale. La cure simplement palliative s'obtient par l'application des pessaires (voy. Instr. pl. XVIII). Il y en a de diverses sortes : en bondon, en sablier, en gimblette, en bilboquet, etc., etc., dont la forme varie non-seulement suivant qu'on se propose de combattre les chutes du vagin, les hernies vaginales, la procidence ou les divers déplacements de l'utérus, mais encore, suivant que les inventeurs de ces divers instruments étaient mus par tel ou tel principe; l'un se proposant d'agir sur le col utérin l'autre sur le corps, un autre, uniquement sur le vagin qu'il se proposait de déplisser, etc. On conçoit aisément, au reste, que la largeur du vagin, et bien plus encore la nature de la lésion doivent singulièrement modifier la forme du pessaire. Aussi pourra-t-on bien souvent employer avec grand avantage les pessaires à air en caoutchouc, qui par leur petit volume sont d'une introduction très-facile; et qui sont ensuite beaucoup mieux capables de remplir la cavité vaginale en se dilatant et refoulant soit les plis du vagin, soit les organes qui tendent à faire saillie dans ce canal, sans que pour cela leur poids, leur consistance soient augmentés, et capables de causer une gêne comparable à celle qu'occasionnent à peu près inévitablement tous les autres. Leur action est double : ils refoulent les organes par une pression directe, ils dilatent le vagin, en font disparaître les plis, ce qui fait remonter les organes et les oblige à reprendre une position normale (pl. 83, fig. 5).

Quel que soit le pessaire dont on a fait choix, on commence par l'enduire de cérat, puis on le porte à l'entrée du vagin, et on l'introduit d'avant en arrière et de bas en haut. Si le pessaire est plus large dans un sens que dans l'autre, on le présente de façon que son plus grand diamètre corresponde à celui de la vulve, et le faisant d'abord pénétrer en arrière, on s'en sert aussitôt pour déprimer la partie postérieure de l'orifice vaginal et du périnée, et faciliter le passage au-dessous de l'arcade pubienne. Une fois introduit, le pessaire est placé dans la position convenable : ainsi, pour ceux qui présentent une concavité sur l'une de leurs faces (élytroïdes), on se rappelle qu'étant destinée à correspondre à la saillie de la symphyse, elle doit être dirigée en avant. Ceux qui sont cylindriques ou en bondons, se placent suivant l'axe du vagin ; ceux qui sont munis d'une cupule (en bilboquet) sont disposés de façon à recevoir le col de l'utérus dans la cupule ; s'ils sont plats (en gimblettes), on leur donne une position oblique dans le vagin, de façon que l'une des faces regarde en avant, l'autre en arrière, et que le bord supérieur se trouve derrière le col utérin, etc. Là n'est pas la difficulté, et il est impossible d'énumérer les diverses positions à donner aux pessaires, il faudrait les passer tous en revue depuis le simple pessaire cylindrique jusqu'à l'élytromochlion de M. Kilian. Ce qui est moins aisé à obtenir, c'est l'immobilité de ces pessaires, qui se déplacent avec une désespérante facilité, malgré tous les appareils plus ou moins gênants dont on les complique pour obvier à cet inconvénient. Sous ce rapport encore, les pessaires en caoutchouc, en forme d'entonnoir, et surtout les pessaires à air ont un grand avantage, car ils peuvent se maintenir d'eux-mêmes.

La *cure radicale*, comme la cure palliative, est aussi encombrée d'un nombre beaucoup trop grand de procédés dont l'efficacité n'est pas plus démontrée que celle des divers pessaires. Ainsi Dieffenbach propose l'excision de quelques plis de l'orifice vaginal ; MM. Marchall, Ireland, Heming, Velpeau, celle d'un lambeau longitudinal ou quadrilatéral de la muqueuse vaginale ; M. Laugier préfère la cautérisation de cette muqueuse ; puis M. Malgaigne pense obtenir de bons résultats en excisant la demi-circonférence de l'orifice vaginal, en avant et en arrière, et réunissant par la suture. Fricke (de Hambourg) indique, sous le nom d'épisioraphie, l'avivement des grandes lèvres et leur réunion par la suture. Enfin, M. Romain Gérardin a recours à ce procédé extrême appliqué par M. Vidal (de Cassis) aux fistules vésico-vaginales, à l'oblitération du vagin.

Tous ces procédés sont assez simples pour qu'une description soit complétement inutile ; mais surtout, ils offrent cet inconvénient commun d'être insuffisants. Tous viennent échouer contre un obstacle à peu près insurmontable : c'est l'écoulement vaginal, qui empêche l'adhésion de se faire ; et, alors même qu'ils semblent suivis d'un succès complet, on se voit déçu dans son espérance, la maladie ne tardant pas à se reproduire.

Dans les cas où les pessaires ont été appliqués pour combattre les chutes du vagin ou de la matrice ou des déplacements, il est évident que l'application du pessaire doit être précédée d'une autre petite opération : la réduction de l'organe renversé ou déplacé.

Pour réduire le vagin, on agit de même que pour la chute du rectum, on recouvre la surface du bourrelet avec un linge enduit de cérat, et on le presse ensuite doucement avec les doigts, de la circonférence au centre. De même pour réduire l'utérus renversé, on enveloppe l'organe d'un linge graissé, puis, s'il y a simple prolapsus, on refoule l'utérus tout en en comprimant la base, pour tâcher de l'amoindrir ; si l'organe était en outre renversé comme un doigt de gant, on porterait le doigt sur la partie la plus déclive de la tumeur, en la refoulant dans la direction du vagin.

S'il s'agissait d'une déviation utérine, on commencerait par la reconnaître à l'aide du toucher ou de l'application du spéculum ou du cathétérisme utérin ; puis, après l'avoir réduite, on s'efforcerait de la combattre par l'emploi d'un pessaire approprié, ou de la sonde de Simpson.

Pl. 84.

OPÉRATIONS QUI SE PRATIQUENT SUR LE COL DE L'UTÉRUS ET LES OVAIRES.

Fig. 1. *Ponction de l'utérus.* — a, utérus; b, vessie; c, rectum; d, doigt indicateur du chirurgien introduit dans le vagin, et servant de conducteur à un trocart d'; e, sacrum; f, paroi abdominale déprimée; g, anses intestinales; h, anus; i, urètre; l, orifice de l'utérus.

Fig. 2. *Application du spéculum.* — a a, spéculum trivalve; b, col de l'utérus.

Fig. 2 *bis.* — d, Pince longue, armée d'une petite pincée de coton c, pour absterger le col.

Fig. 3. — *Cautérisation du col utérin.* — a, spéculum en ivoire; a', son manche; b, col utérin; c, cautère actuel; c', son manche; d d', grandes lèvres.

Fig. 4. *Ponction d'un kyste de l'ovaire.* — a, kyste; b, canule du trocart dont on voit le manche en c; d, utérus; e e', trompes utérines; f, ovaire sain; g, vessie; h, anses intestinales.

EXPLORATION DU COL DE L'UTÉRUS.

Du toucher. — Outre la palpation et l'auscultation médiate à travers les parois abdominales, le chirurgien peut disposer de deux modes d'exploration directe, pour constater les divers états physiologiques ou pathologiques, que peuvent présenter l'utérus et le vagin. Par le toucher, il acquiert une foule de notions sur la consistance, le volume, etc., du col et du corps de l'utérus, et par l'application du spéculum, il les complète en appelant la vue à son secours.

Le toucher peut se pratiquer de deux façons; la femme étant debout ou couchée.

1° La femme que l'on veut examiner est debout, appuyée contre un plan résistant : le chirurgien se place devant elle, soit assis, soit un genou à terre; le genou gauche, s'il se sert de la main droite, *et vice versa.* Il enduit l'indicateur de la main dont il va se servir, d'huile, de cérat ou de tout autre corps gras, passe la main sous les vêtements, et fait écarter un peu les cuisses de la malade.

Puis tenant le pouce et l'indicateur étendus et écartés, les autres doigts fléchis dans la paume de la main, il porte l'indicateur en arrière sous le périnée, sur lequel appuie le bord radial ou la pulpe du doigt. Celui-ci, ramené d'arrière en avant sur la partie moyenne de la commissure ano-vulvaire, atteint la partie postérieure des grandes lèvres, les écarte et pénètre de bas en haut et d'avant en arrière dans le vagin. Le doigt est porté doucement, sans violence ; s'il rencontre un obstacle, il s'arrête et cherche à en constater la nature : bien entendu, si la femme est vierge, il respecte l'intégrité de la membrane hymen, à moins d'une indication bien positive.

Après avoir achevé l'exploration du vagin, le doigt atteint le col de l'utérus, et se glisse doucement tout autour de lui, puis explore le museau de tanche et la gouttière utéro-vaginale, en un mot se porte dans tous les points qui lui sont accessibles, soulève l'utérus, de façon à apprécier la sensibilité, la consistance, la température, le poids, etc. Enfin pour compléter ces notions, le chirurgien appuie la main gauche sur l'hypogastre, et déprime la paroi abdominale, pendant qu'il fixe l'utérus avec le doigt qui est introduit dans le vagin, de façon à comprendre ainsi cet organe entre les deux mains, et à en calculer avec une certitude plus grande et la forme et le volume. Ce dernier temps de l'opération se pratique beaucoup plus facilement, quand la femme est couchée. L'opération terminée, on examine avec soin la nature des liquides dont le doigt peut être imprégné.

2° La femme étant couchée sur le dos, la tête, les épaules et le bassin un peu élevés et soutenus de façon à mettre les parois abbominales dans le plus grand état de relâchement ; le chirurgien se place autant que possible du côté droit et passant sa main sous les vêtements ou les couvertures, se comporte comme dans le cas précédent.

Souvent, et cela est surtout fréquent lorsque la femme est couchée, le doigt ne peut atteindre le col utérin situé trop haut, il faut alors engager la femme à relever son bassin, soit en lui faisant glisser ses mains sous les lombes, soit plutôt en y plaçant un coussin. Si cela ne suffit pas, on peut, soit étendre les trois doigts fléchis et s'en servir ainsi que du pouce appuyé sur le pénil, pour refouler le périnée soit introduire dans le vagin non-seulement l'index mais aussi le doigt médius.

Application du spéculum. — Avant de procéder à l'application du spéculum, le chirurgien trouvera toujours un grand avantage à pratiquer le toucher. Il connaîtra par ce moyen la position exacte du col utérin, et évitera ainsi une foule de tâtonnements qui ren dent l'opération fatigante , difficile, quelquefois même presque impossible.

Il n'est pas nécessaire d'insister sur les diverses formes de l'instrument dont on veut faire usage ; le procédé opératoire varie peu , quel que soit le spéculum auquel on donne la préférence. Toutefois, il est bon de remarquer que plus l'extrémité inférieure est petite et plus l'introduction est facile ; sous ce rapport, le spéculum bivalve (Instr. pl. XXIV, fig. 3) offrirait en apparence, par sa forme conique , le plus d'avantages ; mais une fois introduit, il rend l'examen très-difficile, l'écartement des deux valves permettant aux plis du vagin de venir saillir dans la cavité du spéculum, et de masquer les parties que l'on veut examiner au fond du vagin. Sous ce rapport, il serait plus convenable pour l'examen de la paroi vaginale.

Le spéculum quadrivalve (fig. 2) est d'un emploi très-rare ; ceux qu'il faut préférer sont le spéculum plein (fig. 1), c'est-à-dire le tube d'étain légèrement conique de Récamier, muni de l'embout d'ébène de Galenzowski ou de Mélier, ou le spéculum trivalve (fig. 4).

La femme est couchée sur le bord d'un lit, les cuisses et les jambes écartées, fléchies, et soutenues ou par des aides ou simplement sur des chaises : le chirurgien placé devant la malade, assis ou un genou en terre, prend le spéculum préalablement enduit de cérat, d'huile, soit en plaçant les doigts dans la concavité de la queue, et le pouce au niveau du point où elle se réunit au corps de l'instrument, soit plutôt en les disposant tout autour de l'orifice supérieur ; puis de la main gauche il écarte les grandes lèvres et présente l'extrémité du spéculum à l'orifice vaginal, la queue de l'instrument tournée vers le pubis. Le spéculum doit d'abord être dirigé d'arrière en avant et très-peu de bas en haut, pour éviter de rencontrer la fourchette, ce qui exposerait, si l'on pressait sur ce repli, à causer de vives douleurs à la malade. Cet orifice franchi, on abaisse la main, et on continue à introduire le spéculum dans la direction de l'axe du vagin. Bientôt on retire l'embout et on continue l'opération avec beaucoup de douceur, et en se guidant sur la position du col utérin , dont on a pris connaissance à l'aide du toucher. En même temps l'opérateur examine l'état des parois vaginales qui se présentent à lui, et sur lesquelles il est obligé d'agir avec une certaine force pour vaincre leur résistance. En effet, involontairement, la femme fait des efforts, le vagin se contracte, et se présente à l'extrémité de l'instrument sous la forme d'une rosace, qui peut souvent être prise par le chirurgien pour le col de l'utérus ; mais cette rosace n'a pas l'aspect lisse du col utérin, la surface en est au contraire sillonnée de rides ; un peu plus rouge que celle du col, à l'état normal, ou plus pâle, en cas d'inflammation. Enfin , cette rosace n'offre pas la résistance des parois du col lorsqu'on la presse, soit avec le spéculum , soit avec une sonde.

Aussitôt que le col apparaît, il faut tâcher de l'enclaver dans l'orifice du spéculum : s'il est trop volumineux, on examine successivement les diverses parties en inclinant convenablement l'instrument ; et en essuyant successivement les points mis à découvert, soit avec des pinceaux de charpie , soit avec de petites pincées de coton , conduites à l'aide de longues pinces (voy. pl. 84, fig. 2 et 2 bis).

Le spéculum une fois introduit, rien n'est plus simple que de porter sur le col les topiques, les agents auxquels on veut avoir recours, voire même le cautère actuel ; seulement, dans ce cas, il ne faut pas faire usage d'un spéculum métallique, mais d'un spéculum en ivoire (pl. 84, fig. 3).

On peut adjoindre à l'emploi du spéculum ordinaire l'usage d'un autre instrument tout à fait semblable, mais beaucoup plus petit : c'est un petit spéculum fixé à l'extrémité des branches d'une longue pince , destiné à l'examen de la cavité utérine. L'usage de cet instrument qui nécessite l'emploi d'une lumière artificielle, a été beaucoup simplifié par le mode d'éclairage adopté par M. Laugier.

On peut aussi se servir du spéculum pour introduire la sonde utérine de Simpson ; mais, en général, le toucher suffit. Une fois l'orifice du museau de tanche reconnu, on se sert du doigt pour conduire la sonde. Il en serait de même pour l'application du redresseur, sur l'usage duquel il est d'autant moins utile d'insister que l'application en est facile, et que, d'autre part, il est probable qu'on en a beaucoup exagéré l'importance, généralisé l'emploi. Il semble , en effet, que la chirurgie moderne a souvent attaché aux déviations utérines une influence qui ne leur appartenait au moins qu'en partie : non pas que souvent elles n'entraînent à leur suite des accidents qu'il faut combattre avec soin , et contre lesquels on serait heureux de trouver un traitement réellement curatif.

En cas de déviation utérine prononcée, antéversion ou rétroversion , la première chose à faire est de réduire. La réduction est ordinairement facile ; mais le déplacement se reproduit de suite. Elle s'opère par le vagin ou le rectum. La malade est couchée; les parties abdominales mises dans le relâchement, le chirurgien porte dans le vagin un ou au besoin deux doigts, à l'aide desquels il refoule d'abord de bas en haut le corps de l'utérus, puis, accrochant le col avec l'extrémité du doigt, il tend à le ramener en bas.

Si cela ne suffit pas, on peut, en agissant par le rectum, soit avec les doigts, soit plutôt, comme Évrat, avec une petite tige longue de vingt-quatre à vingt-sept centimètres, munie à son extrémité d'un petit tampon enduit d'un corps gras, refouler en haut le corps de l'utérus, tandis que par le vagin, on va tâcher d'accrocher et d'abaisser le col.

Enfin, lorsque ces tentatives ont échoué et que la matrice renversée est distendue par le produit de la conception, une dernière ressource est la ponction de l'utérus.

Ponction de l'utérus. — La ponction de l'utérus se fait, en cas d'oblitération congéniale ou accidentelle du col utérin, pour donner issue au sang menstruel accumulé dans la cavité utérine, ou bien, lorsque l'utérus chargé du produit de la conception est dans un état de rétroversion que l'on ne peut modifier. Dans le premier cas, la ponction se fait par le vagin ; dans le second cas, on peut aussi la faire par le rectum.

1° Par le vagin (pl. 84, fig. 1), le doigt porté dans le vagin sert au chirurgien à reconnaître le point où devraient se rencontrer le col et l'orifice du museau de tanche. Si cette recherche est vaine, il sert au moins à guider un trocart légèrement courbe, disposé de telle sorte que le manche du poinçon attiré dans la paume de la main, fasse rentrer et masque la pointe dans la canule. Lorsque l'extrémité de celle-ci rencontre le point que l'on juge convenable de traverser, on pousse à la fois le poinçon et la canule en avant, et l'on s'arrête aussitôt que l'on sent le défaut de résistance. On retire le poinçon, et on évacue le liquide par la canule, ou même, si l'on veut, on introduit une sonde qui sert à maintenir l'orifice créé, ou à faire des injections dans la cavité utérine.

2° Par le rectum, le procédé est le même : au lieu d'introduire le trocart par le vagin, on le conduit dans le rectum ; et comme, dans ce cas, on se propose surtout de déterminer l'écoulement des eaux de l'amnios, si, après la ponction, la canule ne leur donnait pas issue, on ferait passer dans la canule un stylet qui permettrait de reconnaître la nature de l'obstacle et de savoir si l'on devrait ou non faire une deuxième ponction.

OPÉRATIONS APPLICABLES AU CANCER DU COL DE L'UTÉRUS.

On a proposé contre le cancer du col de l'utérus plusieurs genres d'opération : la cautérisation, la ligature et l'excision ou amputation. La ligature, suivie le plus souvent d'accidents très-graves, est complétement abandonnée. L'excision préconisée par Récamier et

Lisfranc, est, comme toutes les autres opérations du cancer, suivie de nombreuses récidives qui, jointes à la série d'accidents primitifs qui l'accompagnent, l'ont fait aujourd'hui presque abandonner. La cautérisation seule mérite à juste titre d'être conservée.

La *cautérisation* du col utérin, qui, du reste, est pratiquée pour beaucoup d'autres lésions que pour le cancer du col utérin, est une opération fort simple. Appliquer le spéculum, absterger le col, placer entre la lèvre postérieure et la paroi du spéculum une boulette de charpie sèche, destinée à absorber les quelques portions de caustiques qui, n'ayant point agi sur le col, pourraient venir intéresser le vagin; puis, à l'aide d'une pince ou d'un porte-caustique, si l'agent dont on se sert est solide, ou avec un pinceau, s'il est liquide, le porter sur le col, et l'y laisser plus ou moins longtemps, suivant la profondeur ou l'étendue que l'on désire donner à son action; enfin, faire quelques lotions froides : voilà le procédé opératoire. Veut-on, au contraire, se servir du cautère actuel, et c'est un procédé que l'on ne doit pas craindre de recommander, on fait rougir à blanc plusieurs cautères lenticulaires, afin de pouvoir agir aussi profondément qu'on le désirera; puis, on procède à l'application. du spéculum d'ivoire, si, comme M. Jobert, on craint que pendant l'opération le spéculum métallique ne vienne à s'échauffer et à causer de la douleur, ou même du spéculum en étain, à l'exemple de M. Malgaigne, suivant lequel on ne devrait pas partager les craintes de M. Jobert (pl. 84, fig. 3).

La cautérisation, et surtout la cautérisation avec le fer rouge, est une excellente opération; en général peu douloureuse, elle permet de détruire, sinon par une seule, du moins par plusieurs applications des ulcérations profondes, et qu'au premier abord on serait tenté de considérer comme de nature à ne pouvoir céder qu'à l'instrument tranchant.

Amputation du col de la matrice. — On se comportera de deux façons suivant que la matrice pourra ou non être abaissée.

1° Deux doigts introduits dans le vagin, servent à implanter, et maintiennent ensuite les mors d'une pince de Museux à l'aide de laquelle on fait descendre la matrice jusqu'au niveau de la vulve; puis avec un bistouri boutonné, courbé sur le plat, à tranchant concave, garni de linge jusqu'à quatre centimètres de la pointe, on opère la section en ayant soin de la faire porter toujours au-dessus du point malade, et de trancher dans la portion saine des tissus.

2° Si les tractions ne produisent point l'effet qu'on en attend, si la matrice résiste, on se sert avec avantage des ciseaux courbes sur le plat, ou de la curette de Dupuytren que l'on introduit jusqu'au col

utérin en la guidant sur les deux doigts comme les pinces de Museux.

L'opération terminée, et, en général, cela a lieu sans que la malade ait ressenti de bien vives douleurs, si ce n'est pendant le temps
que durent les efforts de traction, qui doivent être conduits avec une
lenteur et une modération extrêmes, le sang coule en assez grande
quantité, il ne faut pas s'en préoccuper beaucoup, et n'avoir recours
au tamponnement que si l'hémorrhagie est très-abondante et affai-
blit sensiblement la malale.

Extirpation de la matrice. — L'extirpation de la matrice est, plus
encore que l'amputation du col, une de ces opérations mauvaises,
et une de ces conquêtes qui méritent d'être abandonnées.

Lorsque la matrice descendue pend hors de la vulve, rien de plus
simple que de la lier; mais on peut répéter ici, à propos de la ligature, ce qui en a déjà été dit plus haut, lorsqu'il s'agissait de l'appliquer au col de l'utérus, à moins qu'elle ne soit immédiatement
suivie de l'excision.

MALADIES DE L'OVAIRE.

Kystes de l'ovaire. — La médecine opératoire ne s'occupe pas des
diverses espèces de kystes que peut présenter l'ovaire; kystes pileux,
graisseux, etc. Il n'en est qu'une, en effet, qui ait réclamé son secours, c'est celle que l'on désigne sous le nom de kystes hydropiques
ou d'hydropisie enkystée de l'ovaire.

Ces kystes acquièrent en général un volume considérable, refoulent les viscères, et finissent par remplir la cavité abdominale, dont
ils distendent les parois. Ils sont tantôt formés par une poche fibreuse
unique, remplie d'une sérosité citrine parfaitement limpide; tantôt
ils sont subdivisés en un grand nombre de kystes qui n'ont de commun que l'enveloppe extérieure, et ne communiquent pas les uns
avec les autres. Cette variété dans la disposition du kyste offre un
intérêt réel au chirurgien : malheureusement, pendant la vie, rien
ne peut faire connaître si le kyste est uni ou multiloculaire. Parfois, le
kyste contracte avec les organes voisins des adhérences très-intimes ;
ailleurs il se trouve seulement retenu par un pédicule, formé par la
trompe, le ligament large, et dans lequel se trouvent des vaisseaux
artériels, et notamment l'artère ovarique, dont le développement a
suivi celui de la tumeur.

PROCÉDÉS OPÉRATOIRES.

Contre cette lésion, la médecine opératoire propose le plus souvent une opération simple et bénigne, mais incomplète dans ses résultats, car elle n'apporte qu'un soulagement momentané, et n'empêche pas en général la maladie de se reproduire. Cette opération, c'est la ponction du kyste (pl. 84, fig. 4). Cette ponction, comme celle que réclame l'hydropisie ascite, se fait avec un trocart, à travers la paroi abdominale, en ayant soin de porter l'instrument sur le point le plus saillant de la tumeur, en général sur la ligne blanche. La ponction a été faite aussi par le vagin ; mais les résultats de pareilles tentatives sont peu de nature à engager à les renouveler. Purement palliative, la ponction n'est guère utile que dans les cas de kystes uniloculaires ; elle peut être répétée un nombre de fois tout à fait indéterminé. Elle pourrait même quelquefois, au dire de Ledran, amener une cure radicale ; résultat dont on doit bien regretter la rareté, quand on compare l'innocuité de ce procédé avec les dangers que présentent les autres méthodes curatives dont il nous reste à parler.

Ce n'est pas leur petit nombre que l'on pourrait reprocher à ces méthodes : il en existe en effet beaucoup, mais toutes tellement insuffisantes ou dangereuses que la cure palliative est et sera peut-être encore longtemps le seul traitement auquel pourra songer, de prime abord, un chirurgien réellement prudent. Aussi serons-nous brefs sur ces diverses méthodes.

Nous mentionnerons donc seulement pour mémoire : la compression de M. Bricheteau, à l'aide d'une ceinture fortement serrée avec des lacets ; la ponction avec une aiguille à cataracte, proposée par M. Maisonneuve, dans le but d'amener l'épanchement du liquide dans la cavité péritonéale ; moyen qui fut heureusement insuffisant, et qui pourrait bien amener une péritonite mortelle ; la ponction en laissant la canule à demeure pour permettre l'écoulement continu du liquide, procédé qui aurait réussi dans la Caroline du Sud ; mais, qui, entre les mains de M. Robert, moins heureux que le chirurgien américain (Douglas), aurait causé une fièvre hectique, et mis en danger les jours de la malade. L'incision, mise en pratique par Ledran et par Galenzowski, compte quelques guérisons. Rien de plus simple que cette opération qui consiste en une large incision longitudinale des téguments et des parois du kyste, soit sur la ligne blanche, soit en dehors des muscles droits. On donne par elle issue au liquide, puis on place dans la plaie une bande de toile, une tente, une canule, comme Ledran ; ou bien à l'aide d'un fil qui traverse la paroi du kyste, on attire celle-ci près de la plaie extérieure, et on laisse à la suppuration le soin de faire le reste ; ou enfin on excise de suite une plus ou moins grande portion de cette paroi.

De là à l'extirpation complète de la tumeur, il n'y a qu'un pas ; aussi a-t-elle été tentée. Théden a indiqué un procédé, et l'occasion semble seule lui avoir manqué pour la mettre en pratique. Peut-être alors eût-il reconnu qu'il est fort rare de rencontrer uu kyste placé tout à fait en dehors du péritoine, et parfaitement libre d'adhérences, comme le suppose sa description.

Plus heureux que Théden, les chirurgiens anglais et américains ne sont pas, comme c'est au reste leur habitude, restés les derniers à tenter une opération au moins téméraire, et ils ont été parfois assez heureux pour voir leur audace couronnée de succès.

Macdowell faisait une incision de l'ombilic au pubis ; ses successeurs ont presque érigé en principe, qu'une incision grande est moins dangereuse qu'une petite, et ils l'ont faite de l'appendice xyphoïde au pubis. L'incision pénètre jusqu'au péritoine ; cette membrane est saisie avec des pinces, et soulevée de façon à y faire une petite boutonnière dans laquelle on introduit le doigt qui refoule et protége les organes voisins et sert de conducteur au bistourî boutonné pour agrandir l'excision de la séreuse. Le chirurgien introduit un ou deux doigts, ou même la main entière, à travers la plaie, pour reconnaître la nature et le nombre des adhérences (et, il est pénible de le dire), il peut arriver qu'après avoir produit un délabrement aussi grand, on soit obligé de renoncer à terminer l'opération, lorsque les adhérences sont tellement fortes qu'on ne peut songer à les détruire. Dans ce cas, on vide le kyste et on se borne à une simple excision. Lorsque les adhérences sont peu nombreuses, on porte sur chacune d'elles une ligature, et on les coupe. Le kyste isolé, on l'incise pour donner issue au liquide ; puis on embrasse le pédicule dans une forte ligature et on achève d'emporter la tumeur.

Enfin, parmi les méthodes curatives il en est une sur le sort de laquelle l'avenir prononcera sans doute d'une façon décisive, c'est la ponction suivie d'une injection iodée. Jusqu'à ce jour, il n'est pas permis de l'approuver ou de la condamner, car si M. Robert a eu ainsi que quelques autres chirurgiens le bonheur d'obtenir quelques succès complets, il ne faut pas oublier que ce même procédé a plusieurs fois échoué entre les mains de M. Velpeau, et qu'entre celles de M. Malgaigne, il a une fois déterminé des accidents tellement graves que la vie de la malade se trouva singulièrement compromise.

Pl. 85.

OPÉRATIONS TOCOLOGIQUES.—ACCOUCHEMENT PRÉMATURÉ ARTIFICIEL.

Fig. 1. *Dilatation du col utérin.* — *Procédé ordinaire.* — *Anatomie.* — A, utérus; A', col utérin dans lequel est introduit l'extrémité d'une sonde contenant un cylindre d'éponge préparée B; D, doigt de la main gauche de l'opérateur introduit dans le vagin; *b*, vessie; *c*, cloison vésico-vaginale; *d*, cloison recto-vaginale; *e*, rectum.

La main droite de l'opérateur G fait glisser dans l'intérieur de la sonde C un mandrin C' F, dont l'extrémité pousse le tampon B dans le col utérin; *u*, méat; *f*, anses intestinales; *r*, cavité de la canule.

Fig 1 *bis.* *La sonde et le mandrin.*

Fig. 2. A, utérus; A', cloison vésico-vaginale. Le tampon d'éponge B, en se gonflant a dilaté le col; *r*, double fil servant à retirer le tampon d'éponge; *f*, anses intestinales; *b*, vessie; *u*, méat; *c*, cloison vésico-vaginale; V, vagin.

Fig. 3. *Tamponnement.* — A, utérus; B, tampon de charpie introduit dans le vagin et poussé par l'opérateur jusqu'au col avec deux doigts de la main droite, D; la main gauche, F, retient en dehors un fil double *e*, attaché au tampon; *f*, anses intestinales; *b*, vessie; *u*, méat; *c*, cloison vésico-vaginale; *d*, cloison recto-vaginale; *e*, rectum.

PROCÉDÉS OPÉRATOIRES.

Perforation des membranes. — Pratiquée par Macaulay, en 1756, cette opération peut être faite avec un trocart droit ou courbe, mais d'une longueur suffisante pour pénétrer dans l'intérieur du col, et atteindre le segment inférieur des membranes. Il faut surtout diriger l'instrument de manière à ne blesser ni la mère ni le fœtus.

Après la ponction, l'écoulement rapide des eaux amniotiques est suivi de contractions et de douleurs expulsives.

Ce procédé peut être dangereux pour la mère et le fœtus. Après l'écoulement complet du liquide, le travail peut ne commencer que tardivement et marcher avec lenteur. Les parois utérines compriment alors le fœtus et déterminent sa mort.

Procédé de Meissner. — Afin de modérer l'écoulement du liquide amniotique et d'en prévenir les conséquences fâcheuses, Meissner (de Leipzig) a proposé de perforer les membranes à la partie la plus élevée de l'œuf. Pour cela, une canule d'argent de trente-deux centimètres, dont la courbure représenterait un arc de vingt centimètres de rayon, est armée de deux mandrins; l'un, terminé par un bouton d'ivoire, facilite l'introduction de l'instrument; l'autre, terminé par un trocart, sert à faire la ponction. La canule est introduite entre la paroi postérieure de l'utérus et les membranes. Quand elle est arrivée à une hauteur de vingt-sept centimètres au-dessus du col, on remplace le mandrin olivaire par le mandrin au trocart, et on ponctionne. L'écoulement du liquide se fait alors lentement; les douleurs ont le temps de se déclarer : la dilatation commence avant que le fœtus ait subi les compressions de l'utérus, et l'accouchement peut être terminé en trente-six ou quarante-huit heures.

Tamponnement (pl. 85 , fig. 3). — M. Schœller de Berlin a pratiqué le tamponnement vaginal dans le but de provoquer l'accouchement prématuré. Quel que soit le but que l'on se propose, quand on a recours au tamponnement, le manuel opératoire ne varie pas.

On commence par vider le rectum et la vessie, puis on introduit dans le fond du vagin un tampon composé de plusieurs boules de charpie trempée dans l'huile ou cératées; la première doit être garnie d'un double fil pour en faciliter l'extraction (fig. 3, B', e). Il n'est pas nécessaire que tout le vagin soit rempli ; il y aurait même de l'inconvénient à le faire, on gênerait ainsi l'excrétion de l'urine et des matières fécales. L'effet de ce moyen se révèle bientôt par des douleurs dans le ventre et aux reins, et par une certaine tension de la matrice. Lorsque le tampon a éveillé la contractilité de l'utérus, et que l'orifice s'entr'ouvre, on peut le retirer. Si le travail n'est pas définitif, si les douleurs faiblissent ou se ralentissent, il faut réappliquer le tampon. On peut aussi ranimer les douleurs en dilatant l'orifice avec l'indicateur. On doit surtout se garder de rompre les membranes avant que la dilatation soit presque complète.

Dilatation du col. — Kluge eut le premier la pensée de provoquer l'accouchement prématuré, par l'introduction dans le col de l'utérus d'un corps étranger agissant à la fois comme dilatateur mécanique et comme irritant; afin de déterminer les contractions expulsives, il se servait d'un cône d'éponge préparée qu'il introduisait dans le col avec de longues pinces, puis il appliquait un tampon pour maintenir l'éponge; celle-ci, en se dilatant, détermine des contractions.

Procédé ordinaire (pl. 85, fig. 1 et 2). — On place dans une canuie (**fig. 1** bis) un petit cylindre d'éponge préparée, traversée par une anse de fil ; l'indicateur et le médius de la main gauche sont introduits ensuite dans le vagin et assurent la position du col ; on glisse alors la canule sur la face palmaire des doigts jusqu'à l'orifice du col, dans lequel on tâchera d'engager l'extrémité de l'instrument, puis, en poussant le mandrin, on fait glisser l'éponge dans le col, et on retire la canule.

Cette première éponge détermine par sa dilatation des douleurs qui cessent bientôt ; le col déjà dilaté peut facilement recevoir un second cylindre d'éponge d'un diamètre plus fort que le premier ; de nouvelles douleurs se manifestent, la dilatation du col augmente, et si le travail ne marche pas régulièrement, on peut introduire une troisième éponge qui augmente encore la dilatation du col et provoque d'une manière définitive l'accouchement.

Procédé de l'injection utérine. — M. Cahen décrit ce procédé de la manière suivante :

Pour pratiquer l'injection, on se sert d'une petite seringue, ordinairement d'étain, contenant de soixante à quatre-vingts grammes d'eau de goudron, et dont la canule, longue de vingt à vingt-deux centimètres, offre de trois à cinq millimètres de diamètre à son extrémité, et présente une courbure semblable à celle d'une sonde de femme. On fait coucher la malade à plat sur le dos, le siége élevé ; puis glissant deux doigts jusqu'à la lèvre postérieure du museau de tanche, on s'en sert pour guider la canule que l'on introduit entre la paroi antérieure de l'utérus et de l'œuf, et on la fait pénétrer de cinq centimètres dans l'utérus. C'est alors que l'on commence l'injection : on la pousse doucement et avec lenteur, ayant soin de relever un peu la seringue pour éviter que l'ouverture ne s'applique sur la paroi utérine, et varier au besoin la direction de l'instrument toutes les fois qu'il y a quelque obstacle à la sortie du liquide. La seringue est retirée peu à peu ; dix minutes après, la femme peut se lever et marcher : si au bout de six heures il n'y a pas de signe de travail, on renouvelle l'injection.... Ce procédé si simple, ayant réussi une fois, mérite d'être signalé ; l'expérience apprendra s'il est suivi d'un succès constant et doué d'une parfaite innocuité.

Pl. 86.

OPÉRATION CÉSARIENNE. — SYMPHYSÉOTOMIE.

Fig 1. *Corps d'une femme enceinte.* — *a a'*, ligne indiquant l'incision latérale ; *b b'*, ligne indiquant l'incision médiane.

Fig. 2. *Opération césarienne pratiquée sur la ligne blanche.* — *a*, tête de l'enfant ; *b'b'*, incision ; *c c'*, mains de l'opérateur ; *d*, lambeau des membranes.

Fig. 3. *Incision latérale.* — Extraction de l'enfant par les pieds. — *a*, corps de l'enfant ; *a a'* incision ; *c*, main d'un aide écartant les lèvres de la plaie ; *d c'*, mains de l'opérateur.

Fig. 4. Lignes ponctuées indiquant la direction des os du pubis ; *a*, incision pratiquée au niveau de la symphyse du pubis ; *b b'*, grandes lèvres.

OPÉRATION CÉSARIENNE (FIG. 1, 2 ET 3).

Quand les voies naturelles sont assez étroites pour ne point permettre l'application du forceps ou la symphyséotomie, il faut recourir à l'opération césarienne qui consiste dans une incision pratiquée aux parois abdominales et à celles de l'utérus pour extraire l'enfant.

Cette opération peut être pratiquée sur la femme morte, de cinq à vingt minutes après le dernier soupir, avec chance de sauver l'enfant, après le septième mois de la grossesse.

Sur la femme vivante, on considère l'opération césarienne comme indispensable, toutes les fois que le bassin n'offre que cinq centimètres. Le moment le plus favorable pour pratiquer l'opération est celui qui précède ou qui suit de très-près la rupture des membranes.

PROCÉDÉS OPÉRATOIRES.

L'incision peut être faite latéralement, *a' a'*, fig. 1, entre le bord externe du côté droit, suivant une ligne qui monterait de l'épine iliaque antérieure à la dernière côte. L'incision ainsi pratiquée a été conseillée par les auteurs, dans le but d'éviter les muscles droits. Mais M. Malgaigne a fait observer avec raison que les auteurs ont confondu la disposition des parois abdominales dans la grossesse à terme, avec ce qu'elles sont dans l'état de vacuité. Chez la femme à terme, la ligne blanche a généralement de huit à onze centimètres de large au niveau de l'ombilic; ce sont les muscles latéraux qui fournissent le moins à l'ampliation de l'abdomen. En conséquence, c'est l'incision longitudinale de la ligne blanche qu'il faut préférer. Si l'on fait une incision oblique, M. Malgaigne conseille de la faire au niveau de l'ombilic, à cinq centimètres en dehors, en la terminant en bas sur la ligne médiane.

L'incision de la ligne blanche doit commencer un peu au-dessous de l'ombilic, et se terminer à trois ou cinq centimètres au-dessus du pubis. Avant de la pratiquer, on vide la vessie et le rectum. La malade est maintenue sur un lit par des aides ; un aide fixe la matrice avec les deux mains appliquées sur les parties latérales du ventre. Le chirurgien pratique alors une incision qui doit avoir au moins treize à seize centimètres de longueur, et qui n'intéresse que la peau et le tissu cellulaire sous-cutané; les plans aponévrotiques sont ensuite divisés couche par couche jusqu'au péritoine; le péritoine est d'abord ouvert avec précaution et de manière à pouvoir introduire le doigt sur la face palmaire duquel on fera glisser un bistouri boutonné pour agrandir l'incision.

L'utérus est ensuite incisé couche par couche ; les membranes sont incisées avec le bistouri boutonné comme le péritoine. L'aide chargé d'écarter les lèvres de la plaie maintient en rapport les lèvres de la plaie abdominale avec les lèvres de la plaie de l'utérus ; puis on extrait l'enfant par la partie quil présente (pl. 86, fig. 2 et 3), avec le placenta.

On fait ensuite quelques injections dans le vagin, pour entraîner les caillots; on lie les artérioles, s'il y a lieu, et on réunit les lèvres de la plaie abdominale par une suture enchevillée.

L'incision transversale se fait entre la ligne blanche et la colonne vertébrale, au niveau du fond de l'utérus.

On a proposé une seconde méthode, dans le but d'éviter la lésion du péritoine. Physick conseillait une incision transversale au-dessus du pubis ; le décollement du péritoine et l'incision de l'utérus au niveau du péritoine décollé. Ce procédé a été diversement modifié. L'expérience n'a point encore appris la valeur de la seconde méthode, et l'incision de la ligne blanche est généralement préférée.

SYMPHYSÉOTOMIE.

Proposée et pratiquée en 1768 par Sigault, la symphyséotomie a pour résultat une augmentation de neuf à treize millimètres dans l'étendue du diamètre antéro-postérieur du détroit supérieur, et permet un écartement de deux à trois centimètres entre les os du pubis. Cette opération pourrait donc trouver une indication dans les cas où les diamètres du bassin n'ont pas l'étendue suffisante pour le passage de la tête du fœtus. Cependant, dans l'état actuel de la science, elle ne peut être considérée comme une opération régulièrement praticable ; les indications en sont vagues et incertaines; l'opération est dangereuse, et l'accouchement prématuré est heureusement applicable dans les cas qui réclament la symphyséotomie. Sur quarante opérées, Baudelocque a constaté quatorze décès ; treize enfants seulement vinrent vivants; et la plupart des opérées qui ont survécu sont restées infirmes.

Bien que ces résultats soient peu encourageants, nous décrirons le procédé opératoire.

Procédé ordinaire (fig. 4). — Une incision commençant un peu au-dessus du pubis, est pratiquée au-devant de la symphyse et est prolongée jusqu'au clitoris en inclinant un peu de côté, de manière à ménager l'une des branches du clitoris. Cette première incision comprend toutes les parties molles. Le ligament inter-pubien est ensuite incisé avec précaution afin de ne point blesser la vessie; une fois que la section en est opérée, les os s'écartent immédiatement. L'accouchement se termine alors naturellement ou avec application de forceps suivant le cas.

MM. Imbert et Stoltz ont proposé une méthode sous-cutanée; le premier avec le bistouri glissé sous la peau au niveau du clitoris, et agissant sur la symphyse d'avant en arrière ; le second avec la scie à chaînette agissant à côté de la symphyse sur l'os même.

M. Gabbiati a aussi proposé et pratiqué la double section du pubis.

Nous n'insisterons pas davantage sur cette opération dont les indications, ainsi que nous l'avons dit, ne sont point nettement posées, et dont les résultats sont fort incertains.

TÉNOTOMIE.

Pl. 87.

TORTICOLIS. — SECTION DU MUSCLE STERNO-CLÉIDO-MASTOÏDIEN. — MAIN-BOT, RÉTRACTION PERMANENTE DES DOIGTS.

Fig. 1. *Torticolis à droite* causé par la rétraction du faisceau sternal du muscle sterno-mastoïdien. — *a*, saillie en forme de corde causée par la tension et le raccourcissement du muscle.

Fig. 2. *Torticolis à gauche* opéré par la section sous-cutanée. — , le faisceau sternal tendu ; *b*, plaie faite à une certaine distance du bord externe de ce faisceau par le ténotome dont une ligne ponctuée représente le trajet sous la peau.

Fig. 3. *Ténotome* — *b*, ténotome simple, aigu et convexe ; *c*, ténotome à deux tranchants successifs et séparés par une tige mousse de M. Jules Guérin.

Fig. 4. *Opération d'un torticolis* causé par la rétraction simultanée des deux faisceaux du muscle. La figure représente la position de l'aide imprimant un mouvement de rotation à la tête pour augmenter la tension et la saillie du muscle rétracté. — *a*, point de sortie du ténotome indiqué par l'extrémité d'un doigt de la main gauche ; *c*, point d'entrée de l'instrument.

Fig. 5. *Même opération. Second temps.* — La transfixion est opérée ; le second tranchant, indiqué par une ligne ponctuée, est conduit en arrière de la portion rétractée.

Fig. 6. *Rétraction permanente des doigts* avec main-bot palmaire.

TORTICOLIS. — SECTION DU MUSCLE STERNO-CLÉIDO-MASTOÏDIEN.

On désigne, sous le nom de *torticolis*, une déviation latérale plus ou moins étendue de la tête et du cou avec inclinaison vers l'épaule. La face est tournée du côté opposé à la lésion ; l'apophyse mastoïde est rapprochée de la clavicule et portée en avant ; la région cervicale de la colonne vertébrale est fléchie latéralement sur la colonne dorsale. Cette attitude vicieuse peut être temporaire ou permanente, elle reconnaît des causes nombreuses ; elle peut tenir en effet à une affection traumatique ou organique des vertèbres cervicales, à la présence d'une tumeur volumineuse, à l'existence de brides, de cicatrices, etc., etc. Elle a plus communément pour point de départ la rétraction des muscles latéraux du cou : scalènes, peaucier, sterno-cléido-mastoïdien. Ce dernier muscle étant presque constamment l'agent du torticolis permanent, ou au moins sa rétraction étant la seule cause contre laquelle la médecine opératoire intervient, c'est d'elle seulement que nous nous occuperons.

On a depuis longtemps essayé de guérir le torticolis au moyen d'appareils divers ; mais, de nos jours, la section du muscle rétracté est considérée comme le moyen le plus efficace ; les bandages, les machines interviennent seulement comme adjuvants, mais il faut néanmoins reconnaître que le traitement mécanique est indispensable pour compléter le résultat de l'opération.

ANATOMIE.

Divers auteurs (MM. Bouvier, Malgaigne) ont proposé la section du muscle sterno-cléido-mastoïdien à divers points de son étendue; mais leurs procédés n'ont point été adoptés, et c'est généralement dans le tiers inférieur que la division est effectuée ; elle porte de préférence sur la portion tendineuse.

Le muscle est composé à sa terminaison inférieure de deux faisceaux distincts, l'un interne, assez condensé, large d'un centimètre et demi environ, est fibreux dans l'étendue de trois centimètres à peu près ; il s'insère à la partie supérieure, antérieure et latérale de la première pièce du sternum, au-devant et en dedans de l'articulation sterno-claviculaire ; ses fibres les plus internes sont souvent contiguës à celles du côté opposé. Le second faisceau, externe, plus large, plus aplati, moins épais, terminé par des fibres tendineuses plus courtes, s'insère au bord antérieur de la clavicule dans une étendue de deux à trois centimètres chez l'adulte. Tantôt les deux tendons sont contigus et presque confondus ensemble, tantôt, et c'est ce qu'on observe surtout chez les sujets maigres, ils sont isolés et peuvent très-facilement être séparément reconnus par la vue et le toucher ; une dépression indique l'interstice celluleux qui les sépare.

M. Jules Guérin, qui a bien établi l'indépendance fonctionnelle des deux chefs du muscle qui nous occupe, a reconnu que la lésion portait presque uniquement sur le faisceau sternal ; la rétraction du faisceau claviculaire, beaucoup plus rare, amène surtout l'inclinaison latérale de la tête sur l'épaule, sans rotation, ou l'élévation de cette dernière. Il a été conduit dès lors à proposer la section du faisceau interne seul, précepte trop exclusif.

Les rapports des tendons sont les suivants : ils sont sous-cutanés et forment, par suite du raccourcissement et de la tension des muscles, une saillie en forme de corde dure, inextensible ; aucun organe important ne s'interpose entre eux et la peau : c'est pourquoi les anciens chirurgiens Tulpius, Job à Meckren, etc., etc., en faisaient la section à ciel ouvert. En arrière, au contraire, le muscle n'est séparé que par une aponévrose de l'artère carotide et de la veine jugulaire interne qui répondent à l'interstice celluleux des deux faisceaux. Toutefois, la tension du muscle s'éloigne de ces vaisseaux importants dont la blessure est dès lors rendue très-difficile. Les veines thyroïdienne inférieure et jugulaire antérieure longent le bord interne du chef sternal, mais la première en est séparée par les muscles sterno-thyroïdien et sterno-hyoïdien, et la seconde, quand elle existe, est superficielle et peut facilement être évitée. Quant à la veine jugulaire externe, elle est en général assez distante du bord externe du chef claviculaire pour qu'on puisse sans peine la ménager. Du reste plus on se rapproche des insertions osseuses, moins on court le danger d'atteindre les vaisseaux ; on doit donc, dans les cas douteux, couper les tendons tout proche du sternum ou de la clavicule.

Aucun nerf important ne se rencontre dans cette région circonscrite ; le muscle est entouré d'une gaîne aponévrotique qu'il faut détruire ou conserver suivant le cas.

PROCÉDÉS OPÉRATOIRES.

L'appareil instrumental se compose de ténotomes de formes variées : aigus pour la ponction, mousses pour la section, concaves suivant les uns, convexes suivant les autres ; un seul instrument tel qu'il est figuré pl. 87, fig. 3, *b*, suffit pour tous les temps de l'opération. Cependant M. J. Guérin a fait construire un ténotome qui porte deux tranchants successifs, mais dont l'emploi est exceptionnel (fig. 3, *c*).

Dupuytren, le premier, a fait la section sous-cutanée du muscle sterno-cléido-mastoïdien ; son exemple a été suivi par Stromeyer et M. Bouvier ; M. J. Guérin surtout a régularisé et généralisé cette opération : c'est à lui que nous devons les principes du procédé suivant qui est généralement adopté.

Le malade est assis ou couché sur le dos, le tronc élevé ; un aide, situé en arrière, fixe la tête et lui imprime un mouvement de rotation dans le sens opposé à la déviation, de manière à tendre davantage le muscle rétracté qui forme alors une saillie si considérable qu'on peut à travers le tégument le saisir entre les doigts de la main gauche. Cette circonstance facilite beaucoup la section. Le chirurgien placé au-devant du malade fait aux téguments un pli vertical, parallèle à l'axe du muscle, et dont la base répond au point de la peau qui dans le relâchement recouvre son bord externe, il plonge dans la base de ce pli, à quinze ou dix-huit millimètres du sternum ou de la clavicule, un ténotome aigu concave ou convexe dont la lame a quatre millimètres de largeur. L'instrument est conduit de dehors en dedans, entre la peau et le muscle, le dos tourné en bas, le tranchant dirigé vers la tête ; on l'enfonce assez pour atteindre et même dépasser le bord interne du faisceau sternal, tout en évitant de perforer la peau ; puis on imprime à l'instrument un quart de rotation sur son axe, de manière à ce que le tranchant soit en rapport avec la face antérieure du tendon ; alors on abandonne le pli de la peau, et on divise lentement le tissu fibreux par des mouvements de va-et-vient, un bruit particulier, une sorte de craquement indique que le tissu est coupé, puis on retire le ténotome en lui faisant suivre le même chemin que lors de son entrée.

Si les deux faisceaux du muscle sont rétractés, on attaque sur-le-champ, et sans faire de nouvelles plaies, le chef claviculaire, après l'avoir fait saillir en inclinant directement la tête du côté opposé : on engage le ténotome de dedans en dehors cette fois et en suivant les mêmes préceptes : il faut seulement dépasser très-peu le bord externe dans la crainte de blesser la veine jugulaire externe. On n'est point d'accord à savoir s'il est préférable de sectionner le muscle d'arrière en avant ou d'avant en arrière ; ce dernier mode expose moins à la blessure du vaisseau, mais expose d'un autre côté à diviser incomplétement les faisceaux fibreux M. Malgaigne conseille de couper d'avant en arrière le chef claviculaire à cause de la jugulaire externe, et d'arrière en avant le chef sternal, la manœuvre étant plus facile. M. Guérin est, sur ce dernier point, d'un avis diamétralement opposé.

On peut, avec de l'attention, couper également bien le muscle en agissant des deux manières. Si l'on craint les lésions vasculaires, la prudence engage à employer un ténotome mousse, dès que la ponction de la peau est effectuée.

Autre procédé de M. Jules Guérin avec le ténotome à double tranchant. — Le malade étant placé comme dans l'opération précédente, le chirurgien applique le doigt médius de la main gauche sur le bord interne du faisceau sternal, et cherche à l'insinuer derrière ce faisceau pour l'éloigner des parties profondes et pour conduire plus sûrement la pointe de l'instrument ; le ténotome à deux lames, tenu de la main droite comme une plume à écrire, traverse la peau sur le bord externe du faisceau claviculaire (fig 4) et glisse en arrière du muscle jusqu'à la rencontre de la pulpe du médius gauche ; ce doigt fuit la pointe de l'instrument qui traverse le tégument de dedans en dehors.

La transfixion opérée, la seconde lame est amenée au niveau du faisceau qu'on se propose de diviser ; un quart de rotation imprimé au manche de l'instrument met le tranchant en rapport avec lui, et la division s'opère en pressant d'arrière en avant, et en retirant l'instrument de dedans en dehors. On peut ainsi couper successivement les deux chefs du muscle, et si quelques fibres ont échappé, la lame terminale les divise lorsque l'instrument est retiré.

Ce procédé a l'inconvénient de faire deux plaies ; il est peu employé, et l'opération ordinaire lui est préférée dans la majorité des cas.

RÉTRACTION PERMANENTE DES DOIGTS. — MAIN-BOT. — SECTION DES BRIDES, DE L'APONÉVROSE PALMAIRE, DES TENDONS FLÉCHISSEURS.

La rétraction permanente des doigts peut être congéniale ou accidentelle ; elle provient alors de brûlures, de plaies, ou d'une maladie particulière de l'aponévrose palmaire. Dans tous les cas, ces lésions peuvent être simples et bornées aux parties superficielles, ou bien accompagnées de déviations de la main en totalité, ce qui constitue la main-bot, et compliquées de rétractions ou de cicatrices vicieuses des tendons des muscles de l'avant-bras.

On oppose plusieurs procédés aux brides cutanées et à la rétraction de l'aponévrose palmaire.

Astley Cooper a le premier appliqué ici la méthode sous-cutanée. La bride était tendue par le redressement forcé du doigt ; il glissait sous la peau un bistouri à lame étroite et divisait cette bride sans intéresser la peau. Si le redressement était incomplet, on incisait un peu plus loin et de la même manière. Les doigts étaient maintenus dans la rectitude par un appareil convenable.

Dupuytren opérait à ciel ouvert. La main tenue en supination, les doigts étendus autant que possible, il incisait au niveau de l'articulation métacarpo-phalangienne, plus haut ou plus bas, suivant le besoin, en un mot, sur la partie la plus proéminente de la saillie qui maintenait le doigt fléchi. Les téguments divisés transversalement dans l'étendue de deux centimètres et demi, la bride fibreuse était mise à nu et divisée dans toute son épaisseur ; on faisait une seconde section plut haut ou plus bas ; si le redressement était incomplet, la main était fixée convenablement sur une palette digitée placée sur la face dorsale ; les plaies étaient pansées à plat avec de la charpie. La cicatrice se faisait de toute pièce dans les points incisés ; mais la déviation se reproduisait souvent au bout d'un temps plus ou moins long.

M. Goyrand incise la peau longitudinalement sur la partie la plus saillante de la bride ; il dissèque isolément les deux bords de son incision, et la bride se trouve ainsi mise à nu dans toute sa longueur ; on la divise en plusieurs points, ou on l'extirpe, et on réunit les lèvres de l'incision.

Lorsque la rétraction des doigts est due aux tendons fléchisseurs, on a proposé de couper ceux-ci au niveau de la première phalange ou à la paume de la main, ou au poignet même. Des discussions très-vives se sont élevées sur ce point de pratique qui n'est pas encore résolu. La plupart des chirurgiens rejettent cette opération parce que les tendons ainsi divisés au niveau de leurs bourses synoviales, ne se réunissent pas ; d'où résultent le redressement des doigts, mais aussi l'abolition presque complète des mouvements de flexion. La ténotomie des doigts convient donc seulement dans des cas très-exceptionnels.

La rétraction des fléchisseurs est la cause la plus commune de la main-bot, qui peut cependant être causée par les muscles de l'avant-bras, qui s'insèrent au carpe. La section sous-cutanée de leurs tendons serait indiquée ; elle ne présenterait du reste aucune difficulté.

Pl. 88.

PIEDS-BOTS. — SECTION DU TENDON D'ACHILLE.

Fig. 1. *Ténotomes divers.* — *a*, ténotome tranchant sur la conca-vité; *b*, ténotome tranchant sur la convexité; *c*, ténotome en fer de lance à deux tranchants, pour ponctionner la peau.

Fig. 2. *Section du tendon d'Achille.* — *Anatomie chirurgicale.* — *a*, *a'*, les deux bouts du tendon écartés après la section ; *b*, la gaîne du tendon formée en avant par l'aponévrose inter.musculaire qui sépare les muscles de la couche superficielle de ceux de la couche profonde ; *c*, l'aponévrose jambière formant la partie postérieure de cette gaîne; *d*, section de la peau pour laisser voir les parties pro-fondes.

Fig. 3. *Pied-bot équin type.* — Le pied est sur la même ligne que la jambe, et ne repose sur le sol que par les orteils. Le talon est maintenu élevé par la rétraction du tendon d'Achille. — *a*, lieu d'élection ou se pratique la ponction de la peau pour la section de ce tendon.

Fig. 4. *Opération de la section du tendon d'Achille;* position de l'aide et du chirurgien. Le ténotome *b*, introduit par la plaie *a*, et divi-sant le tendon d'arrière en avant.

Fig. 5. *Pied-bot talus.* — Le pied est dans la flexion forcée sur la jambe, le talon seul repose sur le sol, que les orteils ne touchent plus. — *a*, *a'*, point du tégument où le ténotome doit être introduit pour sectionner les tendons extenseurs des orteils.

Fig. 6. *Pied-bot valgus.* — Le pied repose sur son bord interne ; le bord externe regarde en haut, la face plantaire directement en dehors.

Fig. 7. *Pied-bot varus.* — La plante est tournée en dedans, et for-tement concave d'avant en arrière, le pied repose sur son bord ex-terne, le bord interne est dirigé en haut.

PIEDS-BOTS. — SECTIONS TENDINEUSES DE LA JAMBE ET DU PIED.

Toutes les déviations du pied congéniales ou acquises, désignées sous le nom de *pied-bot*, sont accompagnées de la rétraction de certains muscles, tendons ou aponévroses. La ténotomie sous-cutanée a été appliquée avec succès à la guérison de ces déviations.

Il existe plusieurs variétés du pied-bot, elles sont toujours en rapport avec les mouvements normaux du pied sain, dont elles paraissent seulement l'exagération, cela est vrai surtout dans les cas où la difformité est simple et peu avancée; lorsqu'au contraire, elle est portée à ses dernières limites, l'organe prend des formes plus ou moins bizarres et qui s'éloignent entièrement de l'état normal.

A l'*extension* correspond le *pied-bot équin* dans lequel le talon est fortement relevé; le pied situé sur la même ligne que la jambe ne repose sur le sol que par les orteils et l'extrémité des métatarsiens. Le pied-bot équin est causé par la rétraction du tendon d'Achille, à laquelle dans un degré très-prononcé s'adjoint celle des fléchisseurs des orteils.

A la *flexion* répond le *pied-bot talus*, diamétralement opposé au précédent; le talon seul touche le sol, la face plantaire du pied regarde directement en avant; les orteils, qui ne touchent plus la terre, sont plus ou moins élevés et rapprochés de la crête du tibia. Cette variété, très-rare du reste, est due à la rétraction des muscles jambier et péronier antérieurs et des extenseurs des orteils.

A l'*adduction* correspond le *pied-bot varus*, la forme la plus commune. Le pied touche le sol par son bord externe, l'interne est dirigé en haut; la face plantaire regarde directement en dedans; les orteils sont presque toujours fortement fléchis et le talon élevé. Cette variété est presque toujours combinée, lorsqu'elle est un peu ancienne surtout, avec la première ou équinisme; elle est causée par la rétraction des muscles jambiers ou adducteurs, des gastrocnémiens et aussi par la rétraction de l'aponévrose plantaire.

Enfin l'*abduction* est aussi représentée par le *pied-bot valgus* opposé au précédent. Le pied repose sur son bord interne dont la concavité est effacée; le bord externe a quitté le sol en même temps que la majeure partie de la face plantaire qui regarde en dehors. Cette variété est le plus communément combinée avec le talus; elle est due à la rétraction des péroniers antérieur et latéraux. Le vice de conformation connu sous le nom de *pied-plat* n'est qu'un léger degré de valgus.

Si la rétraction des muscles constitue le plus souvent le point de départ, la première phase de ces difformités, elle n'est bientôt plus l'unique cause de leur permanence, les parties fibreuses, ligaments articulaires, aponévroses, gaînes tendineuses, se raccourcissent, se déforment à la longue et contribuent à perpétuer l'attitude vicieuse; les os eux mêmes subluxés les uns sur les autres, déformés par des pressions réciproques anormales perdent leur configuration et leurs rapports, au point d'interdire tout espoir de guérison; il faut donc être prévenu que l'art reste le plus souvent impuissant dans les cas de pieds-bots très-difformes, et dès que l'âge de quinze à dix-huit ans est atteint.

On peut opérer plus tard les pieds-bots dans lesquels la déviation est simple et peu prononcée; on peut, dans ce cas, améliorer sinon guérir.

La ténotomie si précieuse dans la cure des pieds-bots doit toujours être associée à l'action d'appareils divers, de machines destinées à ramener et à maintenir le membre dans la position normale. L'emploi simultané du massage est souvent fort utile.

La section des muscles rétractés se fait d'après les principes généraux de la ténotomie. Nous allons les rappeler brièvement en distinguant deux cas, suivant que le tendon est libre, susceptible de faire sous la peau une saillie isolée, ou suivant au contraire qu'il est accolé aux os, maintenu contre eux par une gaîne fibreuse résistante et entouré d'une membrane synoviale. Dans la première catégorie se rangent le tendon d'Achille et celui des muscles jambier antérieur, extenseurs des orteils, les tendons et muscles superficiels de la plante du pied, enfin les brides formées par l'aponévrose plantaire. La seconde catégorie comprend les tendons des muscles jambier postérieur, longs fléchisseurs des orteils et péroniers latéraux.

La section des tendons de la première espèce se fait d'après les principes suivants : on ne doit faire à la peau qu'une seule ouverture, laquelle doit être aussi étroite que possible, la largeur de la piqûre de la peau ne doit pas dépasser celle d'un instrument aussi petit que possible, sans toutefois qu'il soit exposé à se casser (Bonnet).

L'ouverture doit être assez loin du tendon pour que le trajet de la plaie sous-cutanée soit oblique et soustrait à la pénétration de l'air; on peut, pour obtenir ce résultat, soulever un pli des téguments et ponctionner à la base de ce pli (J. Guérin).

Une fois que le ténotome est arrivé sur les tendons, il peut les diviser de la profondeur à la surface ou en sens inverse; ce dernier procédé est préférable parce qu'on peut, à l'aide de pressions sur le dos de l'instrument aider beaucoup la section.

Le ténotome est glissé à plat sous la peau, et lorsque la partie moyenne de sa lame est arrivée sur le tendon on lui fait exécuter un quart de rotation, de manière à ce que le tranchant presse sur le tendon, tandis que le dos répond à la face profonde de la peau. Les ténotomes convexes sont préférables à ceux qui sont droits ou concaves ; on peut du reste en employer deux, l'un droit et aigu, l'autre convexe et mousse. Pendant l'introduction de l'instrument, le tendon qu'on veut diviser doit être dans le relâchement pour que la lame puisse se glisser sans peine entre lui et la peau ; il doit au contraire être tendu lors de la section : un aide est chargé de donner au membre l'attitude convenable pour que cette tension soit produite.

On reconnaît que la section est effectuée, à une secousse brusque souvent accompagnée d'un bruit particulier, à la disparition de la corde saillante formée par le tendon, et quelquefois à l'écartement appréciable des deux bouts de celui-ci.

Ces généralités énoncées, nous allons examiner chaque section tendineuse en particulier.

Section du tendon d'Achille. — Cette opération se fait pour obtenir la cure du pied-bot équin, mais elle est souvent indispensable dans le varus équin et même le varus simple chez les enfants. Elle a été pratiquée dans des cas tout différents : ainsi on l'a mise en usage dans la déviation connue sous le nom de rétraction du tendon d'Achille après l'amputation à la méthode de Chopart ; cette même section a amené de bons résultats dans des cas de fractures irréductibles de la jambe.

Anatomie chirurgicale. — Le tendon d'Achille est formé par les aponévroses d'insertion des muscles du mollet ; large à sa partie supérieure, ce tendon condense ses fibres de manière à former une corde verticale faisant sous la peau une saillie bien limitée et que les doigts peuvent embrasser dans l'étendue de cinq à six centimètres au moins.

Les fibres charnues abandonnent le tendon à une hauteur variable; on n'en trouve généralement plus à cinq ou six centimètres du calcanéum. Le tendon, à sa partie inférieure, s'élargit transversalement pour s'insérer sur la tubérosité calcanéenne dont il est séparé par une bourse séreuse. A la partie supérieure on s'applique, dans la section du tendon d'Achille, à ne pas blesser cette bourse séreuse et à ne pas attaquer le muscle dans sa portion charnue ; le lieu d'élection réside donc à trois centimètres environ au-dessus de l'insertion osseuse du tendon. Chez les enfants on opère à quinze millimètres du même point. L'adoption de cette distance a encore une raison anatomique. Le tendon, à sa partie postérieure, est recouvert seulement par la peau qu'il soulève; à sa partie antérieure au contraire, il est en rapport avec les muscles de la couche profonde et surtout avec les vaisseaux et nerfs tibiaux dont il est séparé seulement par une aponévrose. Au voisinage de la saillie du talon, le tendon est écarté des organes précités, dont le sépare une couche assez épaisse de tissu cellulo-graisseux; plus haut et plus bas que le lieu d'élection, on risque plus d'atteindre le paquet vasculo-nerveux. Au reste il faut se rappeler que l'instrument doit toujours être introduit à la partie interne, de manière à éviter la blessure des vaisseaux.

Le tendon d'Achille est entouré par une gaine fibreuse résistante, dans laquelle ses deux bouts se rétractent après la section, et qui joue un rôle assez important dans la cicatrisation des extrémités divisées. La fig. 2 montre les rapports du tendon, et montre l'écartement de ses deux bouts après l'opération.

Manuel opératoire. — Le malade couché sur le ventre, un aide saisit la jambe vers sa partie moyenne et le pied au niveau du milieu de la face plantaire; dans un premier temps il relâche le tendon pour permettre au ténotome de glisser sous la peau; dans le second temps, il exagère au contraire la tension du muscle pour rendre sa division plus facile; le chirurgien, placé en dedans du membre, ponctionne la peau avec une lancette ou le ténotome aigu au niveau du bord interne du tendon et à trois centimètres environ du bord supérieur du calcanéum (fig. 3, *a*). L'instrument couché à plat est glissé entre la face profonde de la peau et la saillie tendineuse, puis, par un quart de rotation sur son axe, son tranchant est appuyé sur la face postérieure de celle-ci, une pression directe, aidée mieux encore par un léger mouvement de va-et-vient, divise le tendon qui crie sous la lame. Un léger bruit, un soubresaut, la cessation de la résistance indiquent que la section est complète. On peut le plus souvent reconnaître une dépression profonde entre les deux bouts qui s'écartent; l'instrument est retiré avec précaution, il s'écoule à peine deux ou trois gouttes de sang; un morceau de diachylon est appliqué sur la petite plaie. Les appareils peuvent être placés deux ou trois jours après.

Section du muscle jambier antérieur. — Utile dans le talus et dans le varus, M. Bonnet pense cependant que dans ce dernier cas elle peut être négligée. L'opération se pratique dans le point où le tendon fait au-dessous de la peau le relief le plus marqué, c'est-à-dire au niveau de l'articulation tibio-tarsienne et de la tête de l'astragale. Les principes généraux que nous avons posés trouvent ici leur entière application, seulement il faut procéder avec précaution et s'arrêter dès que la division est effectuée afin de ne pas pénétrer dans les articulations sous-jacentes.

Section des muscles extenseur du gros orteil; extenseur commun, péronier antérieur. — Cette opération convient dans les cas de valgus et de talus. La saillie considérable que les tendons de ces muscles font sous le tégument rend leur section très-facile par les procédés connus; on peut les couper à l'aide d'une ou de plusieurs ponctions pratiquées au-devant des malléoles et au-dessus de l'interligne tibio-tarsien (fig. 5, *a a*). M. Bonnet préfère comme lieu d'élection le niveau des articulations métatarso-phalangiennes : on court moins le risque, de cette façon, de blesser les vaisseaux et les nerfs de la face dorsale du pied. La section des tendons du pédieux se ferait simultanément.

Section de l'aponévrose plantaire. — La rétraction des faisceaux de cette lame fibreuse est assez commune dans le varus; c'est ordinairement au niveau de l'articulation de la première avec la seconde rangée du tarse que les brides fibreuses font la saillie la plus marquée; on les divise par la méthode ordinaire de dehors en dedans ; les nombreux prolongements latéraux et profonds que présente cette aponévrose rendent très-difficile une section complète, et les résultats de l'opération ne sont jamais bien nets immédiatement ; on pourrait, quoique l'occasion de le faire soit rare, appliquer à ces sections les procédés que nous avons décrits pour l'aponévrose palmaire.

Nous ne dirons rien de la section des muscles des éminences thénar et hypothénar du pied ; ce sont des opérations presque toujours incomplètes, au moins très-incertaines et bien peu réglées.

La section des tendons du court fléchisseur se fait en même temps que celle des longs fléchisseurs, au niveau de la partie antérieure de la face plantaire des premières phalanges des orteils.

Les muscles péroniers latéraux, jambier postérieur, forment une seconde catégorie de muscles qui, intimement accolés aux os et maintenus par des gaînes fibreuses résistantes, ne font pas de saillie libre sous la peau, lorsqu'ils sont rétractés. Leur section ne se fait pas de la même manière que celle des muscles précités; on conseille, lorsque la ponction est faite à la peau suivant les principes généraux, de glisser au-dessous d'eux un ténotome convexe et aigu, et de les couper de la profondeur à la superficie ; la section de dehors en dedans que nous avons recommandée pour les muscles qui précèdent', exposerait à ouvrir les articulations du pied et à blesser les vaisseaux ; mais en revanche la difficulté qu'on éprouve à glisser le ténotome entre le tendon et la gaîne qui le renferme rend l'opération laborieuse et incertaine.

Section des péroniers latéraux. — On peut la faire en trois endroits : 1° derrière le péroné, à deux centimètres au-dessus du sommet de la malléole externe, il est possible de faire sans danger la section de dehors en dedans :.seulement, comme les fibres charnues accompagnent les tendons très-bas, la division doit être assez large.

2° On peut encore couper ces tendons à un centimètre au-dessous de la malléole externe, près du lieu où ils se réfléchissent d'arrière en avant ; on s'expose, il est vrai, à ouvrir l'articulation tibio-tarsienne, ce qui nous fait accorder la préférence au premier procédé.

3° Enfin on peut opérer immédiatement derrière la malléole ; mais la manœuvre est gênée par la crête osseuse qui limite la gouttière ostéo-fibreuse qui renferme ces tendons. La section des péroniers convient dans le valgus : elle paraît avoir beaucoup amélioré les pieds plats (Bonnet.)

Section du jambier postérieur. — On la pratique dans le pied équin et dans le varus des adultes, et les procédés varient suivant que cette difformité est légère ou au contraire très-prononcée. Dans le pied équin on peut couper le tendon derrière la malléole : mais l'opération est incertaine, et il vaut mieux opérer au-dessous de la malléole de la manière suivante : on reconnaît la saillie du scaphoïde ; on enfonce le ténotome à un centimètre au-dessus et un peu en avant jusqu'à la rencontre de l'astragale ; on le fait glisser contre cet os en faisant parvenir la pointe à quatre ou cinq millimètres au-dessous de la saillie scaphoïdienne, en relevant le tranchant en avant jusqu'à ce qu'il arrive au-dessous de la peau : on coupe sûrement le tendon ; le fléchisseur commun des orteils est presque toujours intéressé en même temps (Bonnet).

. Lorsque dans les varus très-prononcés le scaphoïde touche la malléole, le muscle n'a pas de portion pédieuse ; la section derrière les malléoles est préférable, mais toujours le résultat est incertain ; si l'on enfonce trop l'instrument, on s'expose à la blessure de l'artère tibiale postérieure, accident que M. Bonnet pense avoir plusieurs fois commis, sans grand danger à la vérité.

Section des tendons du fléchisseur propre du gros orteil et du fléchisseur commun des. orteils. — La position très-profonde de ces muscles ne permet de les couper, ni au voisinage des malléoles ni à la plante du pied : il faudrait en faire la section au niveau de la première phalange des orteils. Les procédés applicables aux muscles de la première catégorie seraient ici les seuls à mettre en usage ; il faudrait faire une ponction et une section au niveau de chaque orteil, ce qui n'aurait d'autre inconvénient que d'allonger l'opération. Les mêmes réflexions s'appliquent au court fléchisseur des orteils. Il arrive le plus souvent que les deux tendons fléchisseurs long et court sont divisés en même temps, ce qui au reste est le plus souvent indiqué par l'état de rétraction simultanée de ces deux muscles.

FIN.

TABLE DES PLANCHES.

OPÉRATIONS ÉLÉMENTAIRES.

SAIGNÉES.

LIGATURES.

DÉSARTICULATIONS.

AMPUTATIONS.

OPÉRATIONS

qui se pratiquent sur l'oreille et ses dépendances.

OPÉRATIONS

qui se pratiquent sur le nez et les fosses nasales.

OPÉRATIONS

qui se pratiquent sur la bouche et ses dépendances.

avive de haut en bas les bords de la division avec un bistouri. — 3° Figures théoriques représentant ce procédé. — 4° Procédé de M. de Pierris. — Figures théoriques expliquant ce procédé.
Pour l'ABLATION DES AMYGDALES, voy. pl. 46, page 190.

OPÉRATIONS
qui se pratiquent sur le cou.

OPÉRATIONS
qui se pratiquent sur le thorax.

ANATOMIE CHIRURGICALE des côtes et des artères intercostales.
OPÉRATIONS. — 1° Amputation du sein, 1re et 2e incision comprenant la tumeur dans un lambeau elliptique. — 2e Pansement après l'opération. — Empyème. Procédé de M. Sédillot.

OPÉRATIONS
qui se pratiquent sur l'abdomen.

ANATOMIE CHIRURGICALE. — Muscle droit de l'abdomen. — Ligne blanche. — Artère épigastrique.
OPÉRATIONS. — Ligne ponctuée indiquant les endroits où le trocart peut être plongé.

OPÉRATIONS. — 1° Suture en piqué de M. Gély. — 2e Procédé de M. Reybard. — 3° Plaie transversale de l'intestin. — Procédé de M. Jobert. — Affrontement de la séreuse contre la séreuse. — 4° Procédé de M. Lembert. — — 5° Procédé de M. Amussat. — Coupe longitudinale montrant le bouchon sur lequel les deux bouts de l'intestin sont étreints par un fil, muqueuse contre séreuse. — 6° Procédé de Denans. — Coupe de l'intestin montrant la disposition de l'appareil instrumental.

OPÉRATIONS
qui se pratiquent sur la région inguinale.

1° Couche superficielle du fascia sous-cutané, avec les vaisseaux qui en sillonnent les mailles. — 2° Couche profonde du fascia superficiel. — 3° Couche superficielle entièrement enlevée, laissant voir les différents organes des régions abdominale et crurale. — 4° Lame criblée relevée découvre les vaisseaux fémoraux enveloppés dans une gaîne cellulaire, ou *entonnoir fémoral*, divisé en deux loges : l'une externe, et l'autre interne, où la hernie crurale s'engage.

1° Partie du muscle grand oblique et son aponévrose enlevée. Petit oblique également à découvert. — 2° Région profonde montrant le muscle transverse, le canal inguinal, les vaisseaux transverses, le cordon spermatique et les vaisseaux fémoraux. — 3° Muscles abdominaux également enlevés et l'aponévrose renversée, montrant à découvert le fascia transversal en partie enlevé pour laisser voir le péritoine et le cordon spermatique. — 4° Face postérieure ou péritonéale de la paroi abdominale. — Fossettes. — Vessie. — Vaisseaux coupés. — 5° Ligament de

Fallope ou arcade crurale. — Ligament de Gimbernat. — 6° Fascia crural relevé. — Ligament de Fallope, artère et veine crurales à découvert. — Cordon spermatique. — Canal inguinal.

1° Figures représentant une coupe passant par une ouverture abdominale et les intestins herniés. — La masse intestinale refoulant devant elle le péritoine par l'ouverture abdominale. — 2° L'intestin et le péritoine ont franchi l'ouverture. — 3° Anse intestinale herniée renfermée dans le sac péritonéal. — 4° Formation du sac par le péritoine. — 5° Sacs multiples superposés. — 6° Sacs multiples, le second à côté du premier. — 7° Ouverture abdominale étranglant une anse intestinale complète. — 8° Ouverture étranglant seulement une portion de l'intestin.

1° Hernie inguinale externe et ses enveloppes. — 2° Hernie inguinale interne. — 3° Hernie crurale.

Opérations. — 1° Procédé de M. Gerdy. — L'opérateur introduit dans le canal inguinal le doigt indicateur de la main gauche pour y refouler la peau du scrotum. — 2° La première anse de fil étant dégagée, le porte-aiguille dirige un peu plus bas une seconde anse de fil. — 3° Les fils liés sur deux bâtonnets maintiennent dans l'intérieur du canal inguinal le bouchon organique formé par la peau du scrotum. — 4° Procédé de M. Bonnet (de Lyon). — Une première épingle passée sous le cordon testiculaire traverse le sac herniaire. — 5° Deux épingles traversant le sac sont passées l'une au-dessus, l'autre au-dessous du cordon testiculaire. — 6° La peau est enlevée pour montrer la position des épingles relativement au cordon.

Opérations. — 1° Incision du pli cutané. — 2° Lèvres de la plaie écartées laissant voir la tumeur recouverte de ses enveloppes, qui vont être incisées couche par couche avec le bistouri. — 3° Les enveloppes divisées, le pli du sac herniaire est soulevé avec des pinces et ouvert en dedans avec un bistouri. — 4° Hernie mise à nu. — Épiploon. — Une sonde cannelée est glissée entre la hernie et l'anneau constricteur. — 5° Débridement de la hernie. — L'opérateur glisse sur un doigt de la main gauche un bistouri boutonné garni de linge dans une certaine étendue , pour diviser en haut et en dehors l'anneau constricteur. — 6° Débridement. — Procédé de M. Vidal. — L'opérateur glisse le bistouri sur une spatule cannelée.

OPÉRATIONS

qui se pratiquent sur le scrotum et le cordon testiculaire.

1° Verge. — Peau du scrotum. — Fascia superficiel. — Dartos. — Tunique

OPÉRATIONS
qui se pratiquent pour des affections de l'anus et du rectum.

OPÉRATIONS

qui se pratiquent sur les organes génito-urinaires de l'homme.

OPÉRATIONS
qui se pratiquent sur les organes génito-urinaires de la femme.

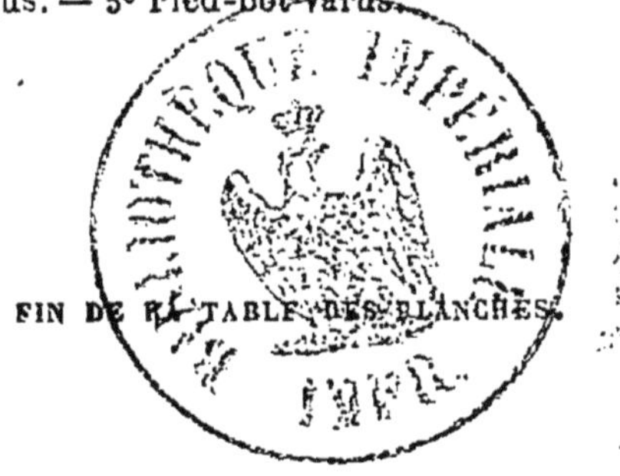

FIN DE LA TABLE DES PLANCHES.

TABLE DES MATIÈRES.

A

Planches.   Pages

R

S

T

FIN DE LA TABLE.

Corbeil. — Typ. et stér. de Crété fils.

www.ingramcontent.com/pod-product-compliance
Ingram Content Group UK Ltd.
Pitfield, Milton Keynes, MK11 3LW, UK
UKHW022050120726
13694UKWH00001B/69